全国高等医药院校护理系列教材

# 基础护理

总主编　翁素贞

主　编　徐筱萍　赵慧华

副主编　叶旭春　许方蕾　李　珺　李　婷

编　者（按姓氏笔画排序）

叶旭春　第二军医大学护理学院

许方蕾　同济大学附属同济医院

李　珺　上海健康医学院

李　婷　大理大学护理学院

张　颖　复旦大学附属华东医院

金舒静　上海交通大学附属第一人民医院

赵慧华　复旦大学附属中山医院

胡　丹　上海交通大学附属第一人民医院

顾妙娟　复旦大学附属华山医院

徐筱萍　复旦大学附属中山医院

崔　静　第二军医大学护理学院

复旦大學 出版社

# 内容提要

本教材依据临床一线护理人员所需的知识、能力、技能、素质需要；紧扣护理技术专业岗位"必需、够用"的原则；结合护士执业资格考试新大纲的变化及近年来国家卫计委对护理工作的要求选取教学内容，编写而成。

本教材以基础护理为主线，包括医院环境与安全、患者入院与出院护理、医院感染的预防与控制、舒适与护理、休息与活动、清洁与护理、生命体征的评估与护理、饮食与营养、排泄、给药、静脉输液和输血、标本采集、冷热疗法、病情观察和危重患者的抢救和护理、临终护理、医疗和护理文件记录17个章节内容。每个章节包括学习目标、情景案例、理论知识、实验实训和学习效果评价等5个部分。

本书结构新颖，内容丰富，临床实用性强，充分体现了临床护理的新理念、新方法、新理论、新进展，可作为护理专业本科、专科教材，也可供护理专业教师及广大护理人员学习参考。

# 全国高等医药院校护理系列教材
## 编写委员会名单

**总主编** 翁素贞

**编　委**（按姓氏笔画排序）

叶文琴　叶志霞　刘晓虹　刘薇群　孙建琴

张雅丽　姜安丽　施　雁　席淑华　席淑新

徐筱萍　栾玉泉　曹新妹　章雅青　黄　群

程　云　蒋　红　楼建华

**秘　书** 庹　焱

# 序 foreword

护理学属于医学的重要分支,在人类健康发展的历史长河中,医学因它的存在而生动,生命因它的奉献而灿然。幸福人生是一种超然的状态,在人们通往健康的大道上,每天都在演绎着心灵的故事,无论是个人还是家庭,患者还是健康者,均有可能接触到医学护理,通过这一"生命驿站"将健康之光代代延续。无疑,护理人员在任何时代都是最有医学使命,护理工作是具有文化责任的崇高职业,之所谓:赠人玫瑰,手有余香。南丁格尔——在我们的精神世界是最为圣洁的使者,她创造了历史的永恒!

今天,我们生活的世界无限扩展,生命的长度不断延伸,这给我们的护理学科带来了空前发展的机遇。护理学是以维护和促进健康、减轻病痛、提高生命质量为目的,运用专业知识和技术为人民提供健康服务的一门科学。随着人类疾病谱的改变、社会结构的转型及人口老龄化发展的趋势,公众对护理服务的需求和护理质量提出新的要求,亟需医药院校培养更多的具有国际化视野、适应我国国情特点的技能型护理人才,护理的职业教育前景广阔。护理职业教育必须着眼于职业教育与护理专业这两个基本特征,而编撰一套符合我国护理职业教育特点、紧密与临床实践结合、权威而有新意的护理学教材显得尤为重要。

为了进一步贯彻、落实《国家中长期教育改革和发展规划纲要(2010—2020年)》关于"大力发展职业教育"的精神,我们汇集了上海市护理界临床、教学方面的资深专家,并整合全国医药高等职业学校护理专业方面的优质资源,策划、编写了本系列护理教材。在编写过程中,我们特别强调结合临床护理的实际需要,忠实体现以"任务引领型课程"为主体的理念与编写思路,以确保教材的编写质量。全套教材包括主教材、实训指导、习题三大部分。其中主教材又分为基础课程、核心课程、专业方向课程、人文素养课程 4 个版块，共 30 种，并配套课件、操作视频和教学资源网络平台。

本系列教材针对护理职业教育的实际情况，突出以下特点：内容设计上，以理论知识"必须和够用"为原则，着重于对学生解决实际问题能力的培养，在技能方面体现其最新技术和方法，以保持教材的科学性与前沿性；体例编排上，突出能力培养特点，以"案例导入"为特色，引入启发式教学方法，便于激发学生的学习兴趣；版面设计上，采用目前国际流行的教材版式，风格清新，特色鲜明，版面活泼。此外，以模块结构组成教材，既可以适应职业教育大众化、技能教育大众化的新要求，又能达到"可教学可自学，可深学可浅学，可专修可免修"的教学目的，方便教师教、学生学，同时可以使职业教育学分制具有实际意义。

衷心希望本套教材在教学使用中能得到护理学科广大师生的认同和喜爱，并对其中的不足给予指正，以便再版时不断完善。

翁素贞

2015 年 5 月 1 日

# 前 言 preface

　　《基础护理》为普通高等教育"十三五"卫生部规划教材。本教材遵循护理教育的培养目标,在强化"三基"夯实基础的前提下,紧扣专业发展脉络与前沿。以"三贴近"即贴近临床、贴近学生、贴近岗位为导向,以理论知识"必需、够用"为原则,以拓展知识面适当增加深度,适应不同学生个性化学习需要为框架。并通过引入案例教学和启发式教学方法,激发学生的学习兴趣。

　　本教材在内容上充分体现了科学性、实用性、先进性。全书共分 17 个单元。具体包括:医院环境与安全、患者入院与出院护理、医院感染的预防与控制、舒适与护理、休息与活动、清洁与护理、生命体征的评估与护理、饮食与营养、排泄、给药、静脉输液和输血、标本采集、冷热疗法、病情观察和危重患者的抢救和护理、临终护理、医疗和护理文件记录。每个章节包括学习目标、情景案例、理论知识、实验实训和学习效果评价 5 个部分内容。

　　本教材的特点如下。①以学生为主体:以培养学生学习兴趣、拓展专业视野为基础;以帮助学生掌握护理专业基本理论、基本知识、基本技能为本位。并在学科教学的同时强化学科人文精神,培养学生良好的职业道德和职业素养。②以专业为导向:将近年来临床护理专业实践中的新知识、新理念、新业务、新技术,以及国家的行业新标准编入其中,不仅保证了学校教育与临床实践的良好衔接,也使学生能够通过本教材的学习更好地适应临床,更快地完成由学生到临床护理人员的角色转变。③以实用为目标:将理论知识与实践技能有机结合,两者融会贯通便于学生理解。理论教学内容紧密结合护士执业资格考试新大纲的变化及近年来国家卫计委对护理工作的要求,实践教学内容注重学生能力培养,以"应用"为宗旨,重点突出、培养学生分析问题、解决问题的能力,为走上护理岗位打下扎实的基础。

　　本教材不仅可作为全国高等医学院校护理专业学生用书,还可供护理专业教师及广大护理人员学习参考,尤其对临床低年资护理人员进一步巩固基础知识、扎实基础技能、规范护理行为提供帮助。

　　参与本教材编写者均来自于高等医学院校的护理专业教师和各大医院临床一线护理管理者和护理工作者,她们专业扎实、治学严谨、学术务实,为本教材的编写尽心尽力。借此机会对所有编写者表达深深谢意。

　　本教材在编写过程中,得到了各编写单位及护理界同仁的大力支持,在此谨致以真诚的感谢！尽管我们在教材的编写过程中付出了辛勤的努力,但仍限于学识、能力和时间,难免会有疏漏或不足之处,恳请使用的教师、学生,以及临床护理人员及时给予批评指正。

编者

2015 年 5 月

# 目 录 contents

# 第一章　绪论

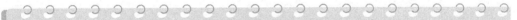

**学习目标**

1. 识记《基础护理》课程的学习内容。
2. 识记《基础护理》课程的学习目的。
3. 理解护理学、反思学习法的概念。
4. 理解《基础护理》课程的地位、基本任务。
5. 学会应用理论联系实际进行实验室学习和临床实践。
6. 学会应用反思学习增强《基础护理》课程学习效果。

护理学是一门在自然科学、社会科学理论指导下的综合性应用学科,是研究有关预防保健与疾病防治过程中的护理理论与技术的科学。随着社会的进步、科学技术的发展、人民健康需求的增加,护理学已经成为健康学科中的一门独立学科。《基础护理》是护理实践范畴中重要的组成部分之一,对培养具有扎实基本知识和娴熟基本技能的合格护理专业人才起着关键的作用。

## 项目一　《基础护理》课程学习的意义和任务

护理学的任务和范畴是随着护理学科自身发展的不断深入而不断发展的。护理学的任务是促进健康、维持健康、恢复健康、减轻痛苦。因此学习护理学的任务,对于理解护理学的性质十分重要。

### 任务一　课程的地位及意义

1. 课程的地位　《基础护理》是护理学科的基础,是护理专业体系中的专业基础课程和主干课程。在护理教育与护理实践中发挥着举足轻重的作用。《基础护理》不仅是护理专业学生的专业基础课程和必修课程,也是学生学习临床专业课(《内科护理》、《外科护理》、《妇产科护理》、《儿科护理》等)的必备前期课程。它为临床各专科护理的学习提供了必要的基础知识和基本技能。与临床医学、预防医学起着同等重要的作用。

2. 课程学习的意义 学习《基础护理》课程帮助学生掌握护理基本理论、基本知识和基本技能,培养学生发现问题、分析问题、解决问题、独立思考和评判性思维的能力,为学习以护理程序为框架的各临床护理课程,及日后走上临床护理工作岗位,应用护理程序开展整体护理,促进患者健康打下坚实的知识、技术和能力基础。

## 任务二 课程的教学任务

《基础护理》是学习临床专科护理的基础,是运用护理学的基本知识和基本技能,满足患者基本需要的重要课程。《基础护理》以患者为中心,针对患者生理、心理、社会、精神及文化等各层面的健康问题、采取科学、有效的护理对策、满足患者的需要,使其尽可能恢复到健康的最佳状态。因此,《基础护理》课程的基本任务就是以培养护生良好的职业道德和职业情感为核心,使护生树立整体护理的观念,掌握基础护理学的基本理论知识和基本操作技能,并将所学的知识和技能灵活地运用于临床护理实践中,履行护理人员的角色和功能。实现"减轻痛苦、恢复健康、预防疾病、促进健康"的护理目标。

1. 减轻痛苦 是护士从事护理工作的基本职责和任务。减轻痛苦包括两层含义:一是在护理实践中,运用所学的护理理论和技能,帮助个体或群体减轻疾病带来的痛苦;二是采取适当的护理措施减轻临终患者的身心痛苦,使其在临终时能够减轻痛苦,安宁、舒适地走完人生的最后旅程。

2. 恢复健康 是运用《基础护理》的知识和技能帮助已经出现健康问题的服务对象解决健康问题,改善其健康状况。如协助骨折术后患者实施有计划的功能锻炼,使其受伤肢体尽早恢复正常功能;鼓励慢性病或残疾者参加一些力所能及的活动,使他们从活动中增强自理能力、恢复自信,最大限度恢复健康;如做好乳腺癌术后患者的心理护理,使其尽快适应身体形象的改变,从而树立正性的自我概念。

3. 预防疾病 是帮助健康人群或易感人群减少或消除不利于健康的各种因素(包括生物学、环境、心理、社会及生活方式因素)以维持健康状态,预防疾病的发生。如指导肥胖者实施有效降低体重的计划,帮助高血压患者戒除烟、酒嗜好;帮助高脂血症患者建立良好的生活饮食习惯;帮助节奏快的人群放松心情、缓解工作压力等。

4. 促进健康 是帮助患者或亚健康人群维持最佳的健康水平或健康状态,同时使其获得在维持或增进健康时所需要的知识及资源,并不断提供教育与支持。《基础护理》可为护生及护理人员提供或巩固基本的护理专业知识和技能,可以帮助服务对象获取有关维持或增进健康所需的知识及资源。如让服务对象理解适当的运动、合理平衡的膳食、适当的睡眠,以及定期的身体检查等将有益于增进健康。

## 任务三 课程的学习目的

《基础护理》是满足患者基本需要的一系列护理活动,这些基础护理活动既包括满足患者生理需要的层面,也包含满足患者心理需要的层面。同时,《基础护理》的教学宗旨在于帮助护生有效掌握并灵活运用护理基础理论与技术,为全面开展"以服务对象为中心"的高质量、系统化的整体护理打下坚实的理论和实践基础。因此,学习《基础护理》课程的主要目的是使护生在完成本课程内容的学习后,能够满足以下需要。

1. 满足患者的基本需要 通过学习,护士可以在患者自理能力下降,不能满足自身的基本需要时,应用娴熟的护理技术、结合护理理论知识,为患者提供优质的护理服务。如漱口、刷牙是人们保持口腔清洁的基本生活习惯,当患者由于疾患等原因而不能自行漱口、刷牙时,护士应对其进行口腔护理,这不仅可使患者保持口腔清洁、湿润,去除口臭,感到舒适,还可预防口腔感染等并发症;排尿是人的正常生理活动,对于排尿发生障碍的尿潴留患者,在查明非尿路阻塞所致的情况下,护士可采取改变患者卧位、热敷、听流水声和按摩下腹部等护理措施,利用条件反射以诱导排尿。如上述措施无效,还可在无菌操作下施行导尿术,从膀胱内引流尿液,以减轻患者的痛苦,满足其排尿的基本生理需要。

2. 满足患者的心理、社会需要 患者由于疾病的因素,加上住院后生活环境、生活方式、作息制度的改变,会产生焦虑、烦躁、紧张、抑郁等心理反应,从而影响健康。护士应该用所学的知识对患者实施心理安慰、疏导、支持,调整患者的情绪,摆脱疾病的困扰,尽快完成角色的转换,以最佳的心理状态接受治疗护理。医院里护士接触患者时间最多,护士的言语、表情、举动都会影响患者的心理状态。因此,不断提高护士的业务素质、思想素质、心理素质和人文修养,对满足患者的心理、社会需要是非常重要的。

3. 满足患者的治疗需要 为了满足患者的治疗需要,护士根据医嘱为患者实施发药、注射、输液等治疗措施;护士通过生命体征的监测、病情的观察及时发现患者存在的潜在健康问题或并发症,及时为医生提供诊疗的信息和依据;护士针对患者的病情和治疗状况,为患者提供适宜的健康教育、康复指导,协助患者功能锻炼等,以达到提高疗效、促进健康的目的。

4. 认识自身价值,树立正确的价值观 认识自身价值是做好护理工作的原动力。通过学习《基础护理》帮助护生认识到护理既是一门科学,也是一门艺术。科学性体现在护理学专业有其相对独立的知识体系,并有一定的理论指导作为基础;艺术性则表现为护理对象是千差万别的个体,在对服务对象进行护理时必须有意识地将所学的知识和技能加以创造和升华。因此,护理是一门科学,也是一门人类需要的艺术。正如护理学的奠基人南丁格尔所说:"人是各种各样的,由于社会、职业、地位、民族、信仰、生活习惯、文化程度不同,所得的疾病与病情也有差异,要使千差万别的人都能达到治疗康复所需要的最佳状态,这本身就是一项最精美的艺术。"

# 项目二 《基础护理》课程的内容、范畴

## 任务一 课程的内容

《基础护理》是临床各专科护理的基础,并贯穿于患者治疗康复的全过程。其范畴包括理论与实践两个方面。其内容包括患者生活护理的实施、患者治疗需要的满足、患者病情变化的观察,以及基本的护理操作技术和健康教育等。具体内容包括:医院环境与安全、患者入院与出院护理、医院感染的预防与控制、舒适与护理、休息与活动、清洁与护理、生命体征的评估与护理、饮食与营养、排泄、给药、静脉输液和输血、标本采集、冷热疗法、病情观察和危重患者的抢救和护理、临终护理、医疗和护理文件记录等。

## 任务二 课程的范畴

护理学作为一门自然科学与社会科学相结合的综合性应用学科,其范畴包括理论范畴和实践范畴。基础护理是护理学实践范畴中主要的组成部分之一。

基础护理是专科护理的基础。它以护理学的基本理论、基本知识和基本技能为基础,结合患者生理、心理特点和治疗康复的需求,满足患者的基本需要。其内容包括:实施基本护理技能操作、清洁护理、安全和舒适护理、排泄护理、膳食护理、病情观察、临终关怀及医疗文件的记录书写等。

# 项目三 《基础护理》课程的学习方法与要求

基础护理是一门实践性很强的课程,学生在学习中既要注意动手能力的培养和锻炼,也要学会运用反思过程来不断提升自己分析问题和解决问题的能力。

1. **实践学习法** 《基础护理》课程的最终目的是让护生获得照顾患者所需的最基本的知识和技能,其内容的重点是基础护理操作。因此,实践学习法是护生学习《基础护理》的主要方法。

(1) 模拟病房学习:模拟学习是护生学习基础护理的重要方法之一,护生只有在模拟病房模拟的护理情境下能够独立、熟练地完成各项基础护理技能操作,达到教学大纲所要求的标准,才能够到临床真实的患者身上实施各项护理技能操作。因此要求护生掌握以下几个方面。

1) 端正实习课态度:实习前应预习相关护理操作原则、操作流程、操作要点。创造

模拟状态下的逼真情境如：操作者的个人准备、环境准备、操作过程中与患者的沟通、评估等。

2）掌握实习课要领：对于操作技能学习，教师示范是重要的环节。护生应集中注意力，仔细看清楚教师所示范的每一个步骤。在教师示范过程中，如有疑问或有没看清楚的地方，应在教师示范结束后及时提出。

3）模拟实践练习：观看完教师的示范后，护生要根据教师的示范，按照正确的操作程序逐步进行模拟练习。模拟练习中力求每一步骤都能符合操作标准要求，如有问题应及时请教实习课指导老师。

4）强化课后练习：技能学习是一个循序渐进、不断熟练的过程，需要学生课后不断进行练习。目前，为了提高护生的技能操作水平，国内大多数护理院校都将模拟病房不同程度地向护生开放。护生应有效利用模拟病房开放的时间，根据自身情况，有效地进行操作技能的反复训练，以使操作技能达到纯熟的程度。

（2）临床学习：是提高护生基础操作技能的一种有效的学习方法。通过临床学习，护生不仅能使各项操作技能逐渐达到熟练的程度，而且还能促进护生职业道德和职业情感的形成与发展。临床学习的前提条件是护生在模拟病房内进行各项技能操作时已经达到教学所规定的标准要求。如果护生的各项操作在模拟病房实习中尚未过关，绝不允许她们在临床真实患者身上进行任何技能操作，以保证患者的安全。护生在临床真实的护理情境中为患者实施基础护理的各项技能操作之初，需借助临床教师的指导，再逐渐过渡到自己独立完成各项操作。为了提高临床学习的效果，要求护生做到以下几点。

1）以护士的标准严格要求自己：进入临床后，护生应自觉遵守医院的各项规章制度，按照护士的伦理道德规范行事。

2）树立良好的职业道德和职业情感：护生到临床后，要树立高度的责任心和责任感，尊重、关心、同情、爱护患者，全心全意为患者服务，尽可能地满足患者提出的各种合理要求。

3）认真对待每一项基础护理技能操作：临床学习的经历是非常珍贵的，护生应珍惜每一次操作机会，在临床带教老师的指导下按照正确的操作程序和方法在患者身上实施各项操作，严格遵守无菌技术操作原则和查对制度，确保患者的舒适和安全。

4）虚心接受临床教师的指导和帮助：护生应有效的利用临床教师这一重要的学习资源，尊重他们、主动请教问题并虚心接受她们的指导。因此，如在临床学习中遇到各种压力时，护生应主动寻求临床教师的帮助，以避免压力对自身造成的各种不利影响。

2. 反思学习法　是指护生在完成某个基础护理技能操作后需要进行的反思过程。反思学习法是提高实践学习效果的重要方法，既可以用于模拟学习，也可以用于临床学习。护生应按照以下 3 个阶段进行反思。

（1）第一阶段：回到所经历的情景（回到经验中去）。在此阶段，护生只需去回忆自己所做的技能操作的全过程，描述所出现的失误，而不做任何评判，即问自己"发生了什么事？"

（2）第二阶段：专心于感受（注重感觉）。在此阶段，护生需要去体验有关技能操作的自我感受,即问自己"我的感觉如何?"。护生在进行基础护理技能操作之后,通常会产生不同的心理感受,有些是积极的,有些则是消极的。作为护生,应努力去体验那些积极的感受(例如,在临床学习中护生得到患者赞扬后的愉快感受),而采取适当的方法排除(如向带教教师或同学倾诉)消极的感受(如临床学习时连续两次静脉穿刺失败导致患者被激怒)。

(3) 第三阶段:重新评价阶段(分析意义)。这是反思学习的最后阶段,在此阶段,护生需将本次经验与其原有经验的想法和感受联系起来,并比较它们之间的相互联系(连接新经验与以往旧经验)。

反思过程需要不断实践和应用,指导护生能够熟练地执行基础护理技能操作的每个步骤并感到得心应手。反思学习法既适用于个体护生,也可以用于小组或全班同学,即在每次实习课或临床实习结束后,由实习指导老师或临床带教教师组织护生进行反思性讨论。讨论中,护生不仅可以反思自己的经历,还可以分享其他同学的经历和感受,从而对提高她们的技能和能力起到积极的促进作用。

总之,《基础护理》是护理专业学生重要的专业课程之一,它是学习其他临床护理专业课程的基础。护生只有理解《基础护理》课程在整个护理专业课程体系中的地位和任务,明确学习目的,并能按照正确的学习方法和要求进行学习,才能有效掌握基本理论知识和技能,从而为将来学习其他护理专业课程及从事临床护理工作奠定良好的基础。

**思考题**

1.《基础护理》课程学习的目的和学习内容?

2. 作为一名护理专业学生应该如何运用《基础护理》课程的学习方法与要求完成理论与实践操作学习?

# 第二章　医院环境与安全

医院(hospital)是对个人或社会特定人群进行防病、治病的场所,配备有一定数量的病床设施、相应的医疗设备和医务人员等,通过医务人员的集体协作,运用医学科学知识和技术,对住院或门诊、急诊患者实施诊断、治疗及护理的医疗卫生事业机构,包括各级综合性医院、教学医院、专科医院、民营医院、诊所(社区卫生服务中心)等。护士应为服务对象创造一个利于康复的环境,促进患者身心健康。

## 项目一　医院及医院环境

**案例导入**

患者王某,女性,23岁。因受凉后感冒、咳嗽并发热至门诊就诊,医生诊断为社区获得性肺炎,收入呼吸科病房。患者在住院第一天叙述自己的感受:"面对四面白墙的围绕,看着周围白衣天使的来回穿梭,我意识到自己处在一个陌生的环境——医院,如此的冰冷、如此的寂寞,时不时传来病友的呻吟、家属的嬉闹声,一种莫名的伤感油然而生。伴随着杂音,无法安然入睡……"

**分析提示**

这是一位首次入院的患者,既不清楚就诊流程,对医院这个陌生的环境感到恐惧和无助,护士应如何帮助该患者就诊? 如何通过对医院环境的改善来为患者排除负面情绪,让她尽快适应医院环境,尽早恢复健康呢?

## 任务一 医 院 概 述

1. 医院的性质 根据卫生部颁布的《全国医院工作条例》(后简称《条例》)中明确指出:"医院是治病防病、保障人民健康的社会主义卫生事业单位,必须贯彻党和国家的卫生工作方针政策,遵守政府法令,为社会主义现代化建设服务。"

2. 医院的工作特点 医院的服务对象为广大的人民群众,其中以患者为主,也包括健康的人群。医疗活动始终围绕着保障群众的身体健康与生命安全而开展工作。为此,医院的工作特点包括以下几个方面。

(1)以患者为中心:医院应从满足患者基本需求、保障患者生命安全、注重诊疗效果出发,各部门应该相互配合,包括医疗、护理、医技、行政等,以促进患者康复为首要目标开展医疗活动。

(2)科学性和技术性强:现代生理-心理-社会医学模式的观点认为,人是一个复杂的系统,应接受整体医疗护理。这就要求医务人员不但具有扎实的医学理论基础,还应具备娴熟的专业技能、崇高的职业道德。

(3)时效性和连续性:任何的医疗、护理工作都有一定的时间期限,唯有在规定时间内完成方能取得预期的效果。

(4)随机性和规范性:医院内疾病种类多、病情变化大、意外事件、突发事件频繁发生就注定医务人员应具备良好的随机应变的能力。另一方面,医疗服务关系到每位患者的生命安全。因此,要求医务人员严格遵守国家的卫生法规、医院的规章制度、严格执行护理工作程序及技术操作规范,保障患者的身心健康。

(5)社会性和群众性:医院作为卫生事业机构,其主要职责是为了满足广大人民群众对于健康的需求,包括个体、家庭和社会。然而,在服务于社会的同时,医院也需要广大群众的支持与理解。

(6)医院工作属于复合型劳动:医疗护理工作是一项复杂的创造性工作,需要医务人员进行缜密的脑力劳动,包括制订诊疗方案、学习新知识、新技术等,还进行重负荷的体力劳动,包括做手术、为患者翻身和擦背等。为此,需要医务人员不断提升自己的综合能力,以提供患者高品质的医疗服务。

3. 医院业务科室设置及护理工作 医院业务科室分为 3 种,即门诊部、急诊科和病区。二级以上综合性医院业务科室还包括手术室等。

（1）门诊部：是直接为广大群众提供医疗保健、治疗服务、护理措施的场所，是临床医疗工作的第一线，具有人群密集、流动性大、病种繁多的特点。

1）门诊的设置及布局：门诊具有高密集性、病种繁多的特点，注定了其易发生交叉感染，因此，在门诊布局设置中应做到通风、整洁。在就诊过程中，醒目的标示、便捷的就诊流程都能为患者解除内心的焦虑与恐惧，增加对医院的信任度。

门诊应设有挂号室、收费室、检验室、诊疗室、药房、换药室、输液室、放射科、计划生育科等。在各治疗、辅助科室的布局设置中，应根据性质的不同合理放置物品，如诊疗室应做好患者的隐私保护，配备遮隔设施。输液室应配备抢救物品及药品等。

2）门诊护理工作：包括预检分诊、安排候诊和就诊、提供健康教育与随访、护理服务、消毒隔离。预检护士一般由临床经验丰富、态度和蔼热情的护士担任。其主要职责是通过对患者的疾病概述，做出正确的诊断并进行合理分诊。对传染病或疑似病例应采取必要的隔离措施。

（2）急诊科：卫生部下发的《急诊科建设和管理指南(试行)》(简称《指南》)对二级以上综合医院急诊科的硬件设置、人员配备、科室管理、检查评估等进行了规定。

1）急诊科的设置及布局：《指南》中要求急诊科空间设置应利于缩短抢救半径，以便于患者迅速到达；场所、设施、设备、药品和技术力量应当与医院级别、功能和任务相适应；应当配备足够数量，受过专门训练，掌握急诊医学基本理论、基础知识和基本操作技能，具备独立工作能力的医护人员。

急诊科设有预检台、抢救室、观察室、诊疗室、监护室、药房、检验科、收费处等。

2）急诊科护理工作：《指南》中要求"急诊科应当有固定的急诊护士，且不少于在岗护士的75%，护士结构梯队合理。急诊护士应具有3年以上临床护理工作经验，经规范化培训合格，掌握急诊、危重症患者的急救护理技能，常见急救操作技术的配合及急诊护理工作内涵与流程，并定期接受急救技能的再培训，再培训间隔时间原则上不超过2年。"

急诊科主要护理工作包括预检分诊、抢救、病情观察。急诊预检护士除了进行预检分诊工作外，在遇到急危重症患者时，应给予及时的紧急救护措施。对于重大、特殊事故，如大批量患者伤亡、刑事案件等，应给予相应的处理。

急诊护士的抢救工作包括准备抢救物品和参与抢救。按照《急诊抢救室必备设施标准》配备抢救的药品、仪器。

急诊科应设有观察室，并配备一定数量的床位，收治需要进一步观察暂未确诊的患者、病情危重但暂时无法住院的患者。观察室护理工作包括建立患者入室登记，为患者提供护理服务、做好生活及心理护理等。

（3）病区：是住院患者接受医疗服务、健康指导、康复治疗的重要场所。病区一般可分为外科普通病区、内科普通病区、重症监护病房等。

1）病区的设置及布局：病区是患者住院期间活动、生活的场所。因此，在设计布局上应注重实用、便捷、安全、舒适。每个病区应设有病室、治疗室、处置室、医生办公室、护士办公室、配餐室、污洗室、厕所等。有条件的医院可配备活动室、健身室等。

2）病区护理工作：应以患者为中心，为患者提供连续性、全程性整体护理服务，满足患者身心需求,促进患者康复。病区护理工作主要包括为患者进行护理诊断、制订护理目标、实施护理计划、评估护理效果;及时、准确遵医嘱提供护理服务;观察患者病情变化,动态调整护理计划;提供患者生活护理,满足患者舒适需求;按要求完成护理文书;做好病区消毒隔离工作,预防院内感染;进行患者健康宣教,定期电话回访。

**知识拓展**

### 重症医学科基本设施

重症医学科应具备与其功能和任务相适应的场所、设备、设施和人员条件。

重症医学科必须配备足够数量、受过专门训练、掌握重症医学的基本理念、基础知识和基本操作技术,具备独立工作能力的医护人员。其中医师人数与床位数比例$>0.8:1$,护士人数与床位数比例$>3:1$;可以根据需要配备适当数量的医疗辅助人员,有条件的医院还可配备相关的设备技术与维修人员。重症医学科必须配置必要的监测和治疗设备,以保证危重症患者的救治需要。

医院相关科室应具备足够的技术支持能力,能随时为重症医学科提供床旁B超、血液净化仪、X线摄片等影像学,以及生化和细菌学等实验室检查。

重症医学科病床数量应符合医院功能任务和实际收治重症患者的需要,三级综合医院重症医学科床位数为医院病床总数的$2\%\sim8\%$,床位使用率以$75\%$为宜,全年床位使用率平均$>85\%$时,应该适度扩大规模。重症医学科每天至少应保留1张空床以备应急使用。

重症医学科每床使用面积$>15 m^2$,床间距$>1 m$;每个重症护理单元最少配备一个单间病房,使用面积$>18 m^2$,用于收治隔离患者。

重症医学科位于方便患者转运、检查和治疗的区域,并宜接近手术室、医学影像学科、检验科和输血科(血库)等。

资料来源:卫生部办公厅关于印发《重症医学科建设与管理指南(试行)》的通知

### 问题与思考

患者王某在信中提到对于住院环境中的各种设施感到陌生,让其产生孤独、寂寞的情绪,周围人的噪声也严重影响了她的休息与睡眠。请问作为责任护士,如何改善住院环境,为患者提供安静、舒适、温馨的休息空间呢?

## 任务二 医院环境

医院是为患者提供医疗卫生保健的服务机构,专业人员需创造适合患者身心健康的治疗性环境。始终围绕着以患者健康、照顾为目标的医院环境,应对人产生积极的影响,在布局上不仅要适合于医疗、护理的功能,还应注重患者的舒适与安全,满足患者多方面的需求,促进康复。

1. 护理与环境的关系　19 世纪南丁格尔提出了"护理与环境的关系是密不可分的"。护士应了解环境对健康、疾病的关系,以便能更好地为患者减轻痛苦、预防疾病、恢复健康、促进健康。1975 年国际护士会的政策声明中总结了护理与环境的关系,认为护理人员的职责是:①帮助发现环境对人类的不良影响及有利影响;②护士在与个人、家庭和社会集体接触的日常工作中,应告知他们如何防护具有潜在危害的化学制品及有放射线的废物污染等,并应用环境知识指导其预防和减轻潜在性危害;③采取措施预防环境因素对健康所造成的威胁,同时加强宣传,教育个人、家庭和社会集体对环境资源进行保护;④与卫生部门共同协作,提出住宅对环境与健康的威胁;⑤帮助社区处理环境卫生问题;⑥参加研究和提供措施,以早期预防各种有害于环境的因素,研究如何改善生活和工作条件。

2. 医院环境的特点

(1) 服务专业性:医院环境服务对象为患者,医务人员应具备扎实的专业理论,精湛的专业技能和丰富的临床经验,以满足患者对于健康更深层次的追求。

(2) 安全舒适性:安全是促使患者身心健康的基础与保障,也是良好医院环境最基本的要求。

1) 治疗性安全:安全舒适感首先来源于医院的物理环境,包括空间、温湿度、光线、噪声、空气等。医院的建筑设计、设备配置、布局应符合有关标准。如病室内地面清洁、干净、无湿滑,卫浴室设有扶手栏杆、安全警示灯。

2) 生物环境安全:医院治疗环境中,致病菌及病原微生物的密度相对较高,而患者抵抗力较低,极易发生院内感染和传染性疾病的传播。医院应建立医院感染监控系统,健全并严格执行院内感染管理相关制度,保障生物环境的安全。

3) 医患、护患关系和谐:医院应始终秉承"以患者为中心"的服务理念,为患者营造良好的沟通氛围,耐心倾听患者的主诉,关心患者的心理变化,满足其被尊重的需要及爱与归属的需要,以增加心理安全感。

(3) 管理统一性:医院医疗服务面广,需要多部门分工协作,医院应健全相关管理制度,实行统一管理。

(4) 文化特殊性:医院文化有广义和狭义之分。广义的医院文化泛指医院主体和个体在长期的医院实践中创造的特定的物质财富和精神财富的总和,如医疗设备、医院建筑、医院环境、医疗技术水平和医院在历史发展过程中形成的具有本医院特色的思想、观念等意识形态和行为模式以及与之相适应的制度和组织结构。

狭义的医院文化是指医院在长期医疗活动中逐渐形成的以人为核心的文化理论、价值观念、生活方式和行为准则等。适宜的医院文化是构建和谐医患关系的必要条件,将"以患者为中心"的原则融入医院管理是医院组织文化建设的关键。

3. 医院环境的要求与调控　医院是为患者提供医疗服务、卫生保健,促进机体身心健康的场所,医院环境的优劣不仅影响着患者的心理感受,还影响着疾病恢复的程度与进度。

(1) 医院物理环境的要求与调控:医院物理环境能直接影响患者的住院体验,关系着治疗效果及疾病的转归。具体包括以下几个方面。

1) 空间:医院应为患者提供利于活动的空间,如小儿需要游戏的空间、患者需要肢体康复的空间等。每个病区设30～40张病床为宜,每间病室2～4张病床或单床,尽可能配备卫生间,两床之间的距离≥1 m,床与床之间设有可移动的屏风或床帘,保护患者隐私。

2) 温度:适宜的温度使患者感到舒适,有利于患者休息、治疗及护理工作的进行。当室内温度过高时,不利于机体的散热。当室内温度过低时,容易着凉。一般病房内室温应控制在18～22℃为宜,新生儿室、手术室、产房内室温应控制在22～24℃为宜。

3) 湿度:病室湿度一般是指相对湿度,即在一定温度条件下,单位体积的空气中所含水蒸气的量与其达到饱和时含量的百分比。病室内湿度以50%～60%为宜。湿度的高低会影响皮肤蒸发散热的速度,而造成患者舒适感降低。湿度过高,利于细菌的繁殖,可增加院内感染的发生率,此外机体蒸发作用减弱,抑制出汗,患者会感到潮湿、憋闷,尿液排出量增加,加重肾脏负担。湿度过低,室内空气干燥,机体水分蒸发增加,患者会感到口干舌燥,对气管切开、呼吸道疾病患者更为不利。

4) 通风:空气流通可调节病室内温湿度,增加室内空气氧气含量,降低室内空气中的有害气体及微生物的密度,减少呼吸道疾病的传播,还能刺激皮肤的血液循环,促进机体散热。因此,病室内应每日定时开窗通风换气,每次以30分钟为宜。在冬季时,通风时间应根据温差和风力而定。开窗通风时应注意保暖,避免对流风而致着凉。

5) 噪声:是指不悦耳、不想听或能引起人们生理、心理上不愉快的声音。噪声不但能使患者烦躁不安、影响休息和睡眠,严重的噪声还可对患者的听力造成损害。医院的噪声主要来源于各类医疗器械使用时发生的机械摩擦声和人为的噪声,包括儿童的哭闹声、病室内大声喧哗、重步行走、用力开关门、各类医疗设备生锈发出的声音等。衡量声音强弱的单位是"分贝"(dB)。世界卫生组织(WHO)规定的噪声标准,白天医院较为理想的声音强度为35～40 dB,夜间控制在30 dB以下。因此,医务人员应做到"四轻":说话轻、走路轻、操作轻、关门轻。

6) 光线:病室内的采光分为自然光源和人工光源两种。日光是维持人类健康的要素之一。适量的日光照射,可使皮肤血管扩张,血流增快,改善皮肤和组织的营养状况,促进食欲。光线不足或光线过强都对人产生一定的影响。光线不足时,各项医疗护理工作都将无法顺利进行,甚至可导致意外事件的发生,危害患者的人身安全。长期处于光线不足的环境下,患者易出现眼睛疲劳、视力受损、头痛等症状。光线过强或24小时光源不断时会影响患者的休息与睡眠。

7) 装饰:病室的布局合理、装饰美观能使患者心情愉悦、身体舒适。各科室可以根据不同需求选择适当的颜色,如儿科病房可使用色彩丰富的暖色调,配以各式各样的卡通人物,增强亲和力,减少患儿的恐惧感;手术室可选用绿色或蓝色,给患者信任、舒适、宁静的感受;一般病房可选用米黄色,病室走廊可增添适量的绿色植物,既可净化空气、美化环境,又可帮助患者减轻视觉疲劳。

(2) 医院社会环境的要求与调控:医院是社会的组成部分,贯穿于生命的每个周期。医务人员与患者及家属之间、医生与护士之间、患者与患者之间构成了一个特殊的医院社会环境,在这个特定的人际关系中,患者因为各种身体、心理上的不适,而造成情绪和行为上的异常,常常表现为情绪低落、对于未知事物的恐惧等,而医务人员的言行举止对医院社会环境产生直接的影响。护理人员有责任帮助患者熟悉医院环境,消除负面情绪,恢复正常的心理状态,提高治疗护理的依从性,尽快适应患者角色的转变,适应医院的社会环境。

1) 人际关系:是指在社会交往过程中形成的,建立在个人情感基础上的彼此为寻求满足某种需要而建立起来的人与人之间的相互吸引或排斥的关系。医院内人际关系包括医患关系、医护关系、病友关系、患者与其他人员的关系等。而护患关系作为医患关系中重要的组成链,能影响患者适应医院社会环境的进度与程度。

● 护患关系:在护理过程中,护士与患者之间产生和发展的一种工作性、专业性和帮助性的人际关系称为护患关系。良好的护患关系有助于患者身心的康复。在护患关系中,护士是处于相对主动地位的群体,因此,在与患者沟通时,应善于运用沟通技巧,发挥语言的积极作用,使患者感受到亲切感,消除患者对陌生环境的恐惧,建立彼此的信任。护士在进行任何护理操作时,都应一视同仁,一切以维护患者的利益出发,注重患者的感受,尊重患者的权益与人格;护士应仪表仪容端庄,行为举止大方,态度和蔼可亲,并通过扎实的理论及娴熟的技能使患者产生安全感;护理人员的工作情绪对患者具有很大的感染力,护士应以乐观、积极、开朗、热情的工作情绪去感染患者,从而激发患者面对疾病积极向上的情绪、态度。

● 病友关系:病区内的每一个人都是社会环境中的一员,在共同的治疗康复生活中相互影响。积极的病友关系有利于患者消除对新环境的陌生感和不安情绪,尽快适应医院环境,促进疾病康复。护士是病友关系的主要协调者,应主动将同室病友介绍给患者,引导患者相互关心、相互交流、相互鼓励、协助病友间建立良好的情感交流。

2) 医院规章制度:是指医院依据国家相关部门有关医院管理的规定,并结合医院自身的特点制定相应的规章制度,如入院须知、患者的权利与义务、陪护制度、探视规则等。医院的规章制度是以患者的切身利益出发,为患者创造一个适合机体康复的场所,但是也对患者的日常作息产生了一定的制约。因此,护士应协助患者熟悉院规,明白遵守规章制度的意义并取得患者的谅解,帮助患者尽快适应住院环境。

● 耐心解释,取得理解:向患者及家属详细解释每一项规章制度的内容,并说明其目的,以取得患者的主动配合,使其自觉遵守医院的各项规章制度。

● 让患者对其周围的环境具有一定的自主权:患者不能按照自己的意志活动,必须服从医务人员的安排,处于服从地位,易产生压抑感。因此,在遵守规章制度的同时,尽可能让患者对其个人环境有自主权,并对患者的居住空间表示尊重,满足患者对生活习惯的要求。如进门需敲门,整理患者床单位及物品时需征得其同意等。

● 满足患者需求、尊重探视人员:患者的家属及亲朋好友的探望能使患者减少对陌生环境的恐惧,使其获得安全感、归属感,带给患者心理上的支持,减少患者的寂寞、无助与社交隔离。因此,要尊重前来探视的人员。如果探视人员不受欢迎,或探视时间不恰当,影响正常的医疗护理工作,应加以劝阻和限制。

● 提供有关信息与健康教育:护士在进行任何一项护理操作前后及过程中,都应向患者做好详细的解释说明,并给予心理上的支持。允许并鼓励患者参与决策,讨论方案,以增进其自我认同感及自我价值感,积极配合各项治疗护理工作。

● 尊重患者的隐私权:是维护患者人格尊严的基础,也是取得患者信任的重要条件。护士在进行任何一项护理操作时,应考虑患者的隐私保护,适当遮挡患者,避免不必要的暴露。对患者的病情、诊断、诊疗方案、检查结果等,护士有义务为患者保密。

● 鼓励患者自我照顾:对于生活能力受限、需依赖他人照顾的患者,应给予及时的帮助。同时,为避免患者产生自卑感,可在病情允许的情况下,鼓励并协助患者进行自我照顾,恢复其自信心和自我保护能力。

## 项目二　床单位及实施

**案例导入**

　　患者方某,男性,54 岁。因醉酒后不慎滑倒,导致右脚踝部粉碎性骨折,经急诊石膏固定后,转至骨科病房等待择期手术。作为责任护士,你该如何为患者做好住院环境的准备?

**分析提示**

　　作为责任护士,应与急诊护士商议转科时间,询问患者目前的病情,是否需要准备必要的医疗、护理用物,如氧气等,及早为患者准备整洁、平整的床单位。

### 任务一　病床单位及设施

1. **床单位的构成**　患者床单位是指医院提供给患者使用的家具与设备,是患者在住院期间用以接受治疗、休息、睡眠、进食、排泄、活动等最基本的生活单位。患者住院期间大部分时间需在床单位内活动,因此,护士应为患者提供整洁、舒适的活动空间。患者床单位的设备及管理应以患者的舒适、安全和利于患者康复为前提,其固定设备包括:床、床垫、床褥、枕芯、棉胎或毛毯、大单、被套、枕套、橡胶单和中单、床旁桌、床旁椅、床上桌(需要时)。床头墙上应配备照明灯、呼叫装置、供氧和负压吸引管道等设施(图 2-1)。

（1）床：病床是病房内的主要设备，是患者休息和睡眠的用具。卧床患者的治疗、进食、便溺、活动、治疗、护理等几乎均在床上进行。因此，病床必须符合实用、耐用、安全、舒适的原则。一般普通病床长 200 cm、宽 90 cm、高 60 cm，最好有护栏。医院内常用的病床有：①钢丝床：床头、床尾可支起或摇起，以调节患者体位。床脚装有脚轮，便于移动和制动。②木板/钢板床：多用于骨科患者，以利于骨断端的固定，可通过在钢丝床上加一木板而成。③电动控制多功能床：可通过按钮控制床板的高度、旋转角度和床头、床尾的倾斜角度，可为医护人员协助患者变换体位提供便捷（图 2-2）。

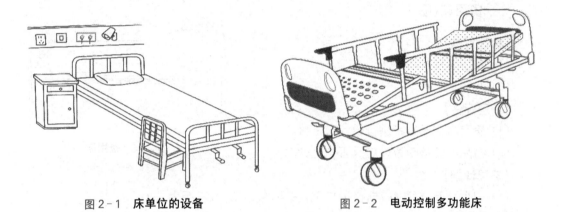

图 2-1　床单位的设备　　　　图 2-2　电动控制多功能床

（2）床垫：长、宽与床的规格相匹配，厚 10 cm。垫芯多选用棕丝、棉花、木棉、马鬃或海绵，包布多选用牢固的布料制作。患者大多数时间卧于床上。因此，床垫宜坚硬结实，以免承重较多的部位凹陷。

（3）床褥：铺于床垫之上，长、宽与床的规格相匹配，一般选用棉花作为褥芯，棉布作为褥面。

（4）棉胎：长 210 cm，宽 160 cm，胎芯多选用棉花，也可选用人造棉或羽绒。

（5）枕芯：长 60 cm，宽 40 cm，内装木棉、羽绒或人造棉。

（6）大单：长 250 cm，宽 180 cm，选用棉布制作。

（7）被套：长 230 cm，宽 170 cm，选用棉布制作，尾端开口处钉有布带或尼龙搭扣。

（8）枕套：长 65 cm，宽 45 cm，选用棉布制作。

（9）橡胶单：长 85 cm，宽 65 cm，两端各加白布 40 cm。

（10）中单：长 170 cm，宽 85 cm，选用棉布制作。

（11）床旁桌：放于患者床头一侧，用于摆放患者日常所需的物品。

（12）床旁椅：患者床单位至少放置一把床旁椅，供患者、探视人员或医务人员使用。

（13）床上桌：有移动的专用床上桌，也有床尾挡板架于床档上，供患者进食、阅读、写字或其他活动时使用。

## 问题与思考

患者方某经择期骨科手术后，由手术室通知，即将转回骨科病房，责任护士该为患者准备何种床单位?

## 任务二　患者床单位的准备

铺床是为了保持病室内床单位的整齐,满足患者休息的需要。铺床术的基本要求是舒适、平整、紧扎、安全、实用。常用的铺床术包括备用床、暂空床、麻醉床和卧床患者更换床单位法。

### 一、备用床(图2-3)

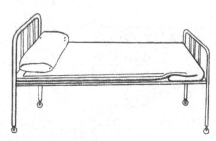

图2-3　备用床

【护理目的】

(1) 保持病室整洁。

(2) 迎接新患者。

【护理评估】

(1) 病室内有无患者进行治疗或进餐。

(2) 物品准备及床旁设施是否齐全、完好。

【护理计划】

(1) 护士准备:着装整洁,修剪指甲,洗手,戴口罩,取下手表。

(2) 用物准备:治疗车、床、床垫、床褥、大单、被套、棉胎或毛毯、枕套、枕芯。

【实施】　见表2-1,图2-4,图2-5。

表2-1　备用床操作步骤及要点说明

| 步　骤 | 要点说明 |
| --- | --- |
| 1. 放置用物:将铺床用物按操作顺序放于治疗车上,推至患者床旁。移开床旁椅放于床尾处,椅背离床尾15 cm,叠棉胎或毛毯、床褥,连同枕芯一起放于床旁椅上 | 治疗车与床尾间距离便于护士走动<br>便于拿取铺床用物,避免多次走动,以提高工作效率,节省体力<br>棉胎或毛毯竖折三折(对侧一折在上),再按"S"形横折三折(床头侧一折在上)叠好<br>床褥自床头至床尾对折2次,叠好<br>自下而上的摆放顺序:枕芯、棉胎、床褥 |
| 2. 移开床旁桌:向左侧移开床旁桌,距床20 cm | 便于铺床头角 |
| 3. 检查床垫:检查床垫或根据需要翻转床垫 | 避免床垫局部经常受压而凹陷 |
| 4. 铺床褥:将床褥齐床头平放于床垫上,将对折处下拉至床尾,铺平床褥 | 患者躺卧舒适 |
| 5. 铺底单或床褥罩法<br>(1) 大单法(图2-4)<br>　　1)将大单横、纵中线对齐床面横、纵中线放于床褥上,同时向床头、床尾一次打开 | 床褥中线与床面中线对齐<br><br>护士取大单后,正确运用人体力学原理,双下肢左右分开,站于床右侧中间,减少来回走动,节时省力 |

| 步　骤 | 要点说明 |
| --- | --- |
| 2）将靠近护士一侧（近侧）大单向近侧下拉散开，将远离护士一侧（对侧）大单向远侧散开 | 护士双下肢前后分开站立，两膝稍弯曲，保持身体平稳，使用肘部力量 |
| 3）铺大单床头：护士移至床头将大单散开平铺于床头 | 铺大单顺序：先床头，后床尾；先近侧，后对侧 |
| 4）铺近侧床头角：右手托起床垫一角，左手伸过床头中线将大单折入床垫下，扶持床头角 | |
| 5）做角：右手将大单单边缘提起使大单侧看呈等边三角形平铺于床面，将位于床头侧方的大单塞于床垫下，再将床面上的大单下拉于床缘 | |
| 6）移至床尾，同步骤③～⑤铺床尾角 | |
| 7）移至床中间处，两手下拉大单中部边缘，塞于床垫下 | 使大单平紧，不易产生褶皱，美观 |
| 8）转至床对侧，同步骤③～⑦铺对侧大单 | |
| （2）床褥罩法 | |
| 1）将床褥罩横、纵中线对齐床面横、纵中线放于床褥上，一次将床褥罩打开 | |
| 2）同大单法的④～⑧的顺序分别将床褥罩套在床褥及床垫上 | 床褥罩平紧<br>床褥罩角与床褥，床垫角吻合 |
| 6. 套被套（或毛毯）<br>（1）"S"形套被套法（图2-5）<br>　1）将被套横、纵中线对齐床面横、纵中线放于大单上，向床头侧打开被套，使被套上端距离床头15 cm，再向床尾侧打开被套，并拉平 | |
| 　2）将近侧被套向近侧床缘下拉散开，将远侧大单向远侧床缘散开 | 被套中线与床面中线和大单中线对齐 |
| 　3）将被套尾部开口端的上层打开至1/3处 | 有利于棉胎放入被套 |
| 　4）将棉胎放于被套尾端开口处，棉胎底边与被套开口边缘平齐 | |
| 　5）套被套：拉棉胎上缘中部至被套被头中部，充实远侧棉胎角于被套顶角处，展开远侧棉胎，平铺于被套内 | 棉胎上缘与被套被头上缘吻合、平整、充实 |
| 　6）充实近侧棉胎角于被套顶角处，展开近侧棉胎，平铺于被套内 | 棉胎角与被套顶角吻合、平整、充实 |
| 　7）移至床尾中间处，一手持被套下层底边中点、棉胎底边中点、被套上层底边中点于一点，一手展平一侧棉胎；两手交换，展平另一侧棉胎，拉平盖被 | 盖被上端距床头15 cm |
| 　8）系好被套尾端开口处系带 | 避免棉胎下滑出被套 |
| 　9）折被筒：护士移至左侧床头，平齐远侧床缘内折远侧盖被，再平齐近侧床缘内折近侧盖被 | 床面整齐、美观 |
| 　10）移至床尾中间处，将盖被两侧平齐两侧床缘内折成被筒状 | |

（续表）

| 步　骤 | 要点说明 |
|---|---|
| 　　11）于床两侧分别将盖被尾端塞于床垫下<br>（2）卷筒式套被套法<br>　　1）将被套正面向内，平铺于床上，使中线与床中线对齐，封口端平齐床头，开口端向床尾<br>　　2）将棉胎（毛毯）铺于被套上，上缘与被套封口端平齐<br>　　3）将棉胎与被套一并自床头卷向床尾，再由开口端翻转至床头，于床尾处拉平棉胎（毛毯）及被套，系带 |  |
| 7. 套枕套：将枕套套于枕芯外，并横放于床头盖被上 | 枕芯与枕套角、线吻合，平整、充实<br>枕套开口端背门，使病室整齐、美观 |
| 8. 移回床旁桌、床旁椅 | 保持病室整齐美观 |
| 9. 推治疗车离开病室 | 放于指定位置 |
| 10. 洗手 |  |

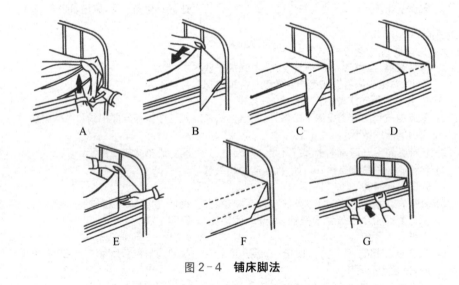

A　　　　　B　　　　　C　　　　　D

E　　　　　F　　　　　G

图 2 - 4　铺床脚法

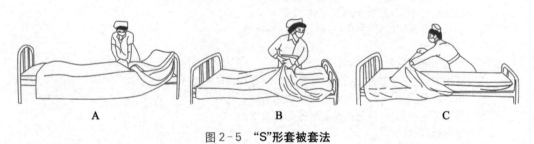

A　　　　　　　B　　　　　　　C

图 2 - 5　"S"形套被套法

【护理评价】

(1) 符合铺床的实用、耐用、舒适、安全的原则。

(2) 用物准备齐全,床单位周围环境整洁。

(3) 床基单中缝与床中线对齐,四角平整、紧扎。

(4) 盖被平整、无皱褶,被头端无虚边,两侧内折部分对称。

(5) 枕头充实,开口背门。

(6) 注意省时、节力原则。

## 二、暂空床(图2-6)

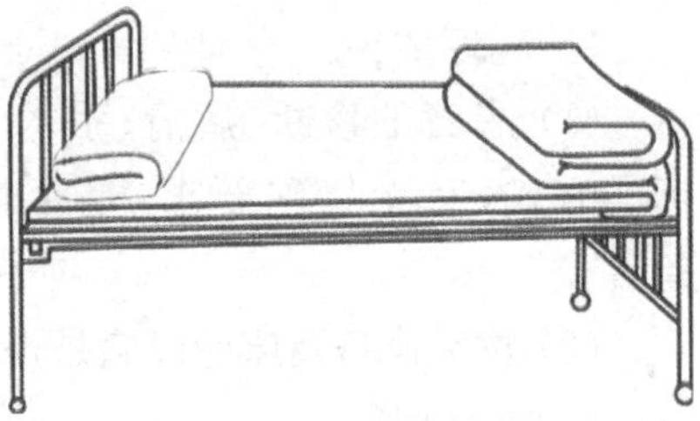

【护理目的】

(1) 保持病室整洁、美观。

(2) 供暂离床活动的患者使用。

【护理评估】

(1) 住院患者是否能暂离床活动或外出检查。

(2) 病室内有无患者进行治疗或进餐。

图2-6 暂空床

【护理计划】

(1) 护士准备:着装整洁,修剪指甲,洗手,戴口罩,取下手表。

(2) 用物准备:按备用床准备用物,必要时备橡胶单、中单。

【实施】 见表2-2。

表2-2 暂空床操作步骤及要点说明

| 步 骤 | 要点说明 |
| --- | --- |
| 1. 改备用床为暂空床<br>(1) 洗手、戴口罩,备齐用物<br>(2) 移动床旁椅放于床尾处,将枕头放于椅面上<br>(3) 将备用床的盖被上端向内折1/4,然后扇形三折于床尾,并使之平齐<br>(4) 将枕头放回床头<br>(5) 移动床旁椅<br>(6) 洗手、脱口罩 | <br><br>方便患者上下床活动,保持病室整齐美观<br><br>枕套开口端背门<br>保持病室整洁<br>避免交叉感染 |
| 2. 铺暂空床<br>(1) 同备用床步骤1~6<br>(2) 在右侧床头,将备用床的盖被上端向内折,然后扇形三折于床尾,并使之平齐<br>(3) 同备用床被套式7~10 | <br><br>方便患者上下床活动,保持病室整齐美观 |

【护理评价】

(1) 同备用床【护理评价】(1)~(6)。

(2) 用物准备符合患者病情需要。

（3）方便患者上、下床。

### 三、麻醉床（图 2-7）

**【护理目的】**

（1）便于接收和护理麻醉术后的患者。

（2）使患者安全、舒适，预防并发症。

（3）保护床上用物不被血液或呕吐物污染，便于更换。

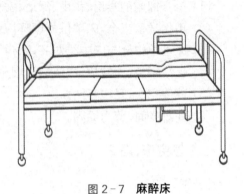

图 2-7　麻醉床

**【护理评估】**

（1）患者的诊断、病情、手术名称、部位、麻醉方式，有无特殊要求，是否需要急救设备等。

（2）物品准备及床旁设施是否齐全、完好。

**【护理计划】**

（1）护士准备：着装整洁，修剪指甲，洗手，戴口罩，取下手表。

（2）用物准备

1）床上用物：同备用床用物准备，另备橡胶单和中单各两条。

2）麻醉护理盘：无菌治疗巾内放置开口器、压舌板、拉舌钳、牙垫、吸氧管、吸痰管、通气导管、治疗碗、镊子和纱布数块。无菌治疗巾外放置血压计、听诊器、治疗巾、弯盘、棉签、胶布、手电筒、别针、护理记录单和笔等。

3）其他用物：输液架、必要时备吸痰器、胃肠减压器、氧气筒、心电监护仪等。

（3）环境准备：病房内无人进食或进行治疗、护理工作。

**【实施】**　见表 2-3。

表 2-3　麻醉床操作步骤及要点说明

| 步　　骤 | 要点说明 |
| --- | --- |
| 1. 同备用床步骤 1~6 铺好近侧大单 | |
| 2. 铺橡胶单和中单 | 根据患者的麻醉方式和手术部位铺橡胶单和中单<br>防止呕吐物、分泌物或伤口渗液污染大单 |
| （1）于床中部或床尾部铺一橡胶单和中单，余下部分塞在床垫下 | 腹部手术铺在床中部；下肢手术铺在床尾<br>若需要铺在床中部，则橡胶单和中单的上缘应距床头 45~50 cm<br>避免橡胶单外露，接触患者皮肤 |
| （2）于床头铺另一橡胶单，将中单铺在橡胶单上，余下部分塞在床垫下 | 橡胶单和中单的上缘应与床头平齐，下缘应压在中部橡胶单和中单上<br>非全麻手术患者，只需在床中部铺橡胶单和中单 |
| 3. 转至对侧，铺好大单、橡胶单和中单 | 中线要齐，各单应铺平、拉紧，防皱褶 |

| 步 骤 | 要点说明 |
|---|---|
| 4. 同备用床步骤6,套被套 | |
| 5. 于床尾向上反折盖被底端,齐床尾,系带部分内折整齐 | 盖被尾端向上反折25 cm |
| 6. 将背门一侧盖被内折,对齐床缘 | |
| 7. 将近门一侧盖被边缘向上反折,对齐床缘 | |
| 8. 将盖被三折叠于背门一侧 | 盖被三折上下对齐,外侧齐床缘,便于患者术后被移至床上 |
| 9. 同备用床步骤7,套枕套,横立于床头 | 枕套开口端背门,使病室整齐、美观 |
| 10. 移动床旁桌、床旁椅 | 避免床旁椅妨碍将患者移至病床上 |
| 11. 将麻醉护理盘放置于床旁桌上,其他物品按需要放置 | 放于指定位置 |
| 12. 推治疗车离开病室 | |
| 13. 洗手 | |

【护理评价】

(1) 同备用床【护理评价】(1)～(6)。

(2) 手术后患者所需的设施、用物齐全,能满足患者急救和护理的需要。

### 三、卧床患者更换床单位法

【护理目的】

(1) 保持床单位平整、舒适,使病室环境美观。

(2) 保持患者清洁,预防压疮等并发症。

【护理评估】

(1) 患者的病情、意识状态、活动能力及配合度。

(2) 床单位的清洁程度。

(3) 病室内有无患者进行治疗或进餐。

【护理计划】

(1) 护士准备:着装整洁,修剪指甲,洗手,戴口罩,取下手表。

(2) 患者准备:向患者说明更换床单的目的、方法,以取得相应的配合。

(3) 用物准备:大单、中单、被套、枕套、床刷及床刷套,需要时可备干净的病衣裤。

(4) 环境准备:调节适宜的温度,关闭门窗、屏风遮挡。

【实施】 见表2-4。

表 2-4　卧床患者更换床单位法操作步骤及要点说明

| 步　骤 | 要点说明 |
| --- | --- |
| 1. 推护理车至床旁　将放置用物的护理车推至患者床旁 | 护理车与床尾间距离以便于护士走动为宜 |
| 2. 放平床头和膝下支架 | 方便拿取物品 |
| 3. 移开床旁桌椅　移开床旁椅,放于床尾处;移开床旁桌,距床 20 cm 左右 | 方便操作 |
| 4. 移患者至对侧　松开床尾盖被,将患者枕头移向对侧,并协助患者移向对侧,患者侧卧、背向护士 | 患者卧位安全,防止坠床,必要时加床挡<br>避免患者受凉 |
| 5. 松近侧污单　从床头至床尾将各层床单从床垫下拉出 | 保持恰当的姿势,注意节力 |
| 6. 清扫近侧橡胶单和床褥<br>（1）上卷中单至床中线处,塞于患者身下<br>（2）清扫橡胶单,将橡胶单搭于患者身上<br><br>（3）将大单上卷至中线处,塞于患者身下<br>（4）清扫床褥 | 中单污染面向上内卷<br>清扫原则:自床头至床尾;自床中线至床外缘<br>大单污染面向上内卷 |
| 7. 铺近侧清洁大单、近侧橡胶单和清洁中单<br>（1）同备用床步骤 5(1)放置大单<br>（2）将近侧大单向近侧下拉散开,将对侧大单内折后卷至床中线处,塞于患者身下<br>（3）同备用床步骤 5(4)～5(7)<br>（4）铺平橡胶单,铺清洁中单于橡胶单上,近侧部分下拉至床缘,对侧部分内折后卷至床中线处,塞于患者身下;将近侧橡胶单和中单边缘塞于床垫下 | 大单中线与床中线对齐<br><br><br>中单清洁面向内翻卷 |
| 8. 移患者至近侧:协助患者平卧,将患者枕头移向近侧,并协助患者移向近侧,患者侧卧、面向护士,躺卧于已铺好床单的一侧 | 患者卧位安全,防止坠床,必要时加床挡<br>避免患者着凉 |
| 9. 松对侧污单:护士转至床对侧,从床头至床尾将各层床单从床垫下依次拉出 | 保持恰当的姿势,注意节力 |
| 10. 清扫对侧橡胶单和床褥<br>（1）上卷中单至中线处,去除污中单,放于护理车污衣袋内<br>（2）清扫橡胶单,将橡胶单搭于患者身上<br><br>（3）将大单自床头内卷至床尾处,取出污大单,放于污衣袋内<br>（4）清扫床褥 | 清扫原则:自床头至床尾;自床中线至床外缘 |
| 11. 铺对侧清洁大单,近侧橡胶单和清洁中单<br>（1）同备用床步骤 5 及 8,铺对侧大单 | |

（续表）

| 步　　骤 | 要点说明 |
|---|---|
| （2）放平橡胶单,铺清洁中单于橡胶单上,将对侧橡胶单和中单边缘塞于床垫下 | |
| 12. 摆体位　协助患者平卧,将患者枕头移向床中间 | 避免患者着凉 |
| 13. 套被套<br>（1）同备用床步骤 6(1)将被套平铺于盖被上<br>（2）自污被套内将棉胎取出,装入清洁被套内<br><br>（3）撤出污被套<br>（4）将棉胎展平,系好被套尾端开口处系带<br><br><br><br>（5）折被筒,床尾余下部分塞于床垫下 | <br><br>避免棉胎接触患者皮肤<br>避免患者着凉<br><br>盖被头端充实<br>盖被头端距床头 15 cm 左右<br>清醒患者可配合抓住被头两角,配合操作<br>嘱患者屈膝配合<br>使患者躺卧舒适 |
| 14. 更换枕套 | |
| 15. 铺床后处理<br>（1）移回床旁桌、床旁椅<br>（2）根据天气情况和患者病情,摇起床头和膝下支架,打开门窗<br>（3）推护理车离开病室<br>（4）洗手 | <br>病室整齐、美观<br>患者躺卧舒适<br>保持病室空气流通,空气新鲜<br>放于指定位置 |

【护理评价】

（1）同备用床【护理评价】(1)～(6)。

（2）患者感觉舒适、安全、无疲劳感。

（3）能与患者有效的沟通,注重患者的主观感受。

# 项目三　患者安全

## 案例导入

　　患儿丹丹,女性,5 岁,因腹泻原因待查收入儿科病房。患儿入院后哭闹、爱玩耍、不配合治疗,作为责任护士,应该如何帮助患儿积极配合治疗,并确保住院期间的安全问题?

## 任务一　患者安全

　　安全(safety)是人类的基本需求，在马斯洛的人类基本需要层次中，安全需要仅次于生理的基本需求。对于患者而言，由于疾病关系，易导致身体虚弱、活动能力受限，进而增加发生意外事件的概率。患者的安全是促进机体康复的基本保障。为此需要护理人员能正确评估影响患者安全的因素，采取有效的措施，为患者提供一个适合身心康复的住院环境，满足患者对于安全的需求。

### 一、患者安全的相关概念

　　1. 安全环境(safety environment)　是指平安而无危险、无伤害的环境。

　　2. 患者安全(patient safety)　WHO 2009 年将患者安全定义为"患者安全是指将卫生保健相关的不必要伤害减少到可接受的最低限度的风险控制过程"。同时定义了可接受的最低限度的风险是指在医疗保健现有的、可获得的知识、资源和情境条件下经控制所能达到的水平。在公布的"患者安全国际分类"的研究报告中，对涉及患者安全的相关概念或术语进行了界定。

　　(1) 医疗相关损害：是指在制定医疗服务计划或提供医疗服务期间发生的由医疗服务直接引起或间接相关的损害。

　　(2) 损害：是指机体结构不完整或功能不正常和(或)疾病、损伤、不适、残障，或死亡等导致的个体生理、心理和社会的有害影响。损害程度包括以下几个方面。

　　1) 无损害：患者未出现相关症状或体征，也不需要进行相应的治疗。

　　2) 轻微损害：是指患者出现轻微的相关症状或功能丧失，或出现轻微的或暂时的中度损害，不需要或只需轻微的治疗干预，如需额外的观察或轻微的治疗。

　　3) 中度损害：是指患者出现相关症状并需要治疗干预，或需延长住院时间，或导致终生或长期的功能丧失，如需再次手术或治疗。

　　4) 严重损害：是指患者出现相关症状，需要执行抢救生命的措施，或需大手术或医疗干预，减少期望寿命或导致严重的永久性或长期的损伤或功能丧失。

　　5) 死亡：排除其他相关原因，患者因安全意外导致短期内死亡。

　　(3) 意外：是指引起或可能引起对患者的不必要伤害的事件或情境。意外可源于医院设施、医疗仪器设备、临床管理、临床医疗护理实践、文件记录、医院内感染、药物或输液、血制品、医患双方行为等。意外包括：

1）可能的风险情境：如抢救室、重症监护室（ICU）等易发生意外安全事件的可能的风险环境。

2）潜在失误：如护士配错补液，但在为患者输液前及时发现。

3）无损害意外：是指失误发生于患者但未给患者造成伤害，如护士为患者输错液，但未给患者造成伤害。

4）有损害意外：又称不良事件，是指意外事件发生于患者且对患者造成伤害，如护士输错血液导致患者出现溶血反应。

（4）失误：是指未能执行事先计划的正确的救治措施，或者执行了错误的措施，导致患者受伤害的风险增加。

### 二、影响患者安全的因素

1. 患者因素

（1）年龄：年龄差异会影响个体对周围环境的认知和判断，从而影响个体采取相应的自我保护行为。如新生儿与婴幼儿需要依赖他人的照护；老年人各器官功能减退，易受到伤害。

（2）感觉功能：能帮助个体了解周围的环境，如果感觉功能障碍会妨碍个体识别周围环境中现存的或潜在的危险，进而增加了受伤害的可能。例如视觉、听觉、触觉、嗅觉功能障碍者，更易受伤害。

（3）健康状况：良好的健康状况能使个体具备保护自己的能力，然而，身体健康状况不佳时，可导致个体身体虚弱、活动无耐力或行为受限而发生跌倒、坠床；免疫力下降时，机体易发生感染等。

2. 医务人员因素 是指医务人员的素质或数量方面的因素。医务人员的素质包括思想素质、职业素质和业务素质。医务人员的合理配置也是保障患者安全的重要因素。《护士条例》中明确指出："医疗卫生机构配备护士的数量不得低于国务院卫生主管部门规定的护士配备标准"，为促使患者安全提供了人力保障的法律依据。此外，医务人员的良好素质是数量配置合理的前提，如果人数达到了相关要求，而医务人员不具备职业胜任素质要求，就有可能因为个人失误或行为不当而使患者受伤害。

3. 医院环境因素 医院硬件条件包括基础设施、医疗设备、物品配备等，能直接或间接影响患者的安全。因此，护理人员应向患者及家属做好医院环境的介绍，减轻患者对陌生环境的恐惧感，增进彼此间信任。医院要定期对硬件设备进行维护、保养，便于及时发现影响患者安全的隐患。

4. 诊疗方面的因素 为疾病的诊断、治疗而进行的一些操作和检查有可能会给患者带来伤害，如各种侵入性诊断的检查或治疗，可造成患者皮肤的损伤及增加感染的可能。

### 三、患者的安全评估

医院是一个特殊的环境，存在着各类可能危害患者安全的因素，包括有毒有害的气体、医疗污染器械、放射线、化学制剂等。而患者对陌生的环境缺乏一定的认识,增加了受到伤害的可能。护理人员应具备识别影响患者安全因素的能力,采取相应防范措施,以保证患者的安全。对患者安全需要的评估可分为以下两大方面。

1. 患者方面

(1) 个人特点:年龄、性别、教育背景、个性等。如幼儿、老人易发生意外伤害。

(2) 身心健康状况:患者的疾病种类、病程、严重程度、生活自理能力、情绪情感状态都是影响患者安全的因素。当患者病情严重时,可出现烦躁、谵妄、嗜睡等意识上的改变,易造成跌倒、坠床。精神异常患者、癌症晚期患者易发生自伤、自残行为等。

(3) 感觉功能:个体通过正常的感觉功能了解周围环境,当感觉功能发生异常时,易发生意外伤害。如单侧或双侧肢体功能感觉障碍的患者,易发生烫伤、跌倒等。

2. 医院方面

(1) 诊疗手段:在进行疾病诊断、治疗、护理过程中,有时一些诊疗手段会给患者造成一定的伤害,如有创性治疗技术(介入治疗、静脉治疗等),某些药物所致的不良反应,也会对患者造成伤害。

(2) 医院环境:医院中存在着各种影响患者安全的因素,包括照明过亮或过暗、缺少安全把手、设备放置不合理、地面湿滑、不平或有障碍物等,由于患者对陌生环境的不熟悉或护士进行宣教不到位,易造成患者损伤。

### 四、医院常见的不安全因素及防范措施

1. 物理性损伤　是由于不同物理因素造成患者的损伤,包括机械性损伤、温度性损伤、压力性损伤、放射性损伤。

(1) 机械性损伤:医院最常见的机械性损伤为跌倒和坠床。烦躁、谵妄、神志不清、嗜睡患者,年老体弱者、婴幼儿、使用特殊药物者易发生跌倒、坠床。护理人员应对此类患者加强评估,采用有效的预防保护性措施,如拉床栏,必要时使用保护具限制肢体活动。病室内地面保持清洁、干燥,移去不必要的器械或杂物;在走道、浴室、卫生间应设置扶手、供行动不便的患者使用;浴室、卫生间还应放置防滑垫,设置呼叫系统。在病房内备有辅助器具,如拐杖、轮椅等,方便患者外出检查。在进行各项操作、使用各种医疗器具时,应严格按照操作规程、动作轻柔,避免损伤患者的皮肤及黏膜。

(2) 温度性损伤:包括灼伤、烫伤、烧伤和冻伤等。如使用热水袋所致的烫伤;冰袋、制冷袋所致的冻伤;各种电器如烤灯、高频电刀所致的灼伤;易燃、易爆物品如乙醚、氧气及其他液化气体所致的烧伤。护理人员在为患者进行冷、热疗时应注意观察患者的皮肤温度情况,听取患者的主诉,对于老年、意识不清患者在使用热水袋时,更应加强对局部皮肤的观察,以防烫伤。医院应加强对易燃、易爆物品的管理。医院内的电路、电动仪器应定时检查和维修。

(3) 压力性损伤:临床上常见的压力性损伤包括局部皮肤长期受压所致的压疮、高压氧舱、呼吸机治疗不当所致的气压伤等。压疮防范措施详见相关章节。

(4) 放射性损伤:包括电离辐射和核辐射损伤。常见的放射性损伤包括放射性治疗时处理不当,可导致放射性皮炎、皮肤溃疡坏死,甚至死亡;紫外线消毒时直接照射可引起

皮肤、黏膜损伤等。医护人员应正确掌握放射治疗的计量和时间。患者局部皮肤有破损时,应避免物理刺激和化学刺激,减少患者不必要的暴露,保证照射区域标记的准确性。

2. 化学性损伤 各种内服药、外用药、注射药等在应用于治疗疾病时,可产生非预期或过度强烈的反应即药物的不良反应,从而可能对患者造成一定的伤害。化学性损伤通常是指由于药物使用不当或错用药物引起的。因此,护理人员在为患者进行药物治疗时,应严格执行查对制度,同时向患者及家属做好用药指导。

3. 生物性损伤 包括微生物及昆虫等损害。致病微生物可通过呼吸道、切口及肠道感染等引起医院内感染,直接威胁患者的安全。昆虫损害多见于卫生条件不佳的医疗环境,不仅影响患者的休息与睡眠,还可导致过敏性伤害,甚至传播疾病。护士应严格执行消毒隔离制度、遵守无菌操作原则。院内可定期进行防蚊防虫工作。

4. 心理性损伤 是由各种原因造成患者神经系统或精神受到伤害,产生不愉快的情绪而引起的。其因素包括对陌生环境的不熟悉、对所患疾病的认知缺乏、医务人员的行为和态度不佳等。护理人员在为患者提供照护的同时,要注重患者心理感受,学会倾听患者的主诉,帮助患者排除不良心境。此外,娴熟的技能、良好的业务水平能为患者带来信任感、安全感。

5. 医源性损伤 是指由于医务人员言谈及行为上的不慎或操作上的不当、失误而造成患者心理或生理上的损伤,均为医源性损伤。医院应加强对医务人员整体素质的培养,包括思想素质、职业素质和业务素质。

### 五、保护具的运用

保护具是用来限制患者身体某些部位的活动,以达到维护患者安全与治疗效果的各种器具。

1. 适用范围

(1) 儿科:因认识及保护自我能力尚未发育完善,尤其是未满 6 岁的儿童,易发生坠床、撞伤、抓伤等意外,或不配合治疗的行为。

(2) 易发生坠床的高危人群:如麻醉术后尚未清醒者、意识不清、烦躁不安、失明、高热、痉挛或年老体弱患者。

(3) 实施某些手术的患者:如白内障摘除术等。

(4) 皮肤瘙痒者:包括全身或局部瘙痒难忍者。

(5) 精神疾患患者:如狂躁症等。

(6) 易发生压疮者:如长期卧床、极度消瘦者等。

2. 使用原则

(1) 知情同意原则:使用保护具前应向患者及家属说明原因、目的、方法及种类,取得患者及家属的同意、配合。如非必须,尽可不用。

(2) 短期使用原则:保护具只适宜短期使用。

(3) 随时评价原则:一旦使用保护具,应定时评价保护具使用效果,观察患者有无出现局部血液循环障碍、皮肤破损、坠床、撞伤等并发症或意外事件。各项检查治疗及护理措施能否顺利进行等。

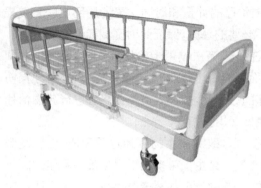

图2-8　**床档**

3. 常用保护具的种类及使用方法

（1）床档：又称床栏，主要用于防止患者坠床。常见的有半自动床档、多功能床档等。多功能床档使用时插入两侧床缘，平时不用时插于床尾。必要时可将床档取下垫于患者背部，用于进行胸外心脏按压。半自动床档可按需升降，平时折叠于两侧床缘（图2-8）。

（2）约束带：主要用于保护躁动或精神疾患的患者，限制其肢体活动，防止患者自伤、坠床。

1）宽绷带（图2-9）：用于固定手腕及踝部。先用棉垫包裹手腕或踝部，再用宽绷带打成双套结，套在棉垫外，稍拉紧，使之不易脱出，松紧度以不影响血液循环为宜（以能容入一个手指为宜），然后将绷带系于床沿。

2）肩部约束带（图2-10）：用于固定肩部，限制患者坐起。肩部约束带用布制成，一端制成袖筒。使用时将袖筒套于患者肩部，腋窝衬棉垫。两袖筒上系带在胸前打结固定，将两条长宽带系于床头。

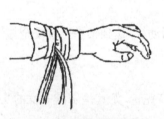

图2-9　**宽绷带打成双套结**

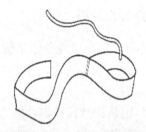

图2-10　**肩部约束带**

3）膝部约束带（图2-11）：用于固定膝关节，限制患者下肢活动。膝部约束带亦用布制成，宽带中部分别钉两条双头带。使用时，两膝之间垫上棉垫，将约束带横放于两膝上，双头带各绑住一侧膝关节，然后将宽带两端系于床缘（图2-12）。

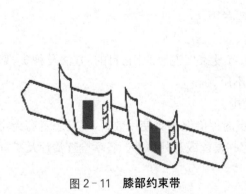

图2-11　**膝部约束带**　　　　图2-12　**膝部约束带约束法**

4）尼龙搭扣约束带：用于固定手腕、上臂、膝部、踝部。约束带由尼龙搭扣和布制成。使用时，在被约束部位垫上棉垫，应注意松紧适宜，然后将带子系于床缘。

（3）支被架（图2-13）：主要用于肢体瘫痪的患者，防止盖被压迫肢体而造成足下垂、足尖压疮和不适等，也可用于烫伤患者暴露疗法需保暖时。使用时将支被架罩于防止受压部位的上方，盖好被子。

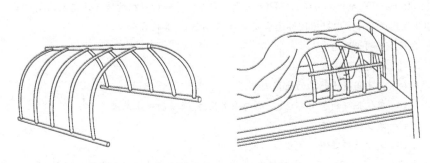

图2-13　支被架

⚠ 问题与思考

作为护士，应该从哪些方面入手，保障患者住院期间的人身安全？

## 任务二　患者安全目标

2014年，中国医院协会结合我国医院质量管理的实践，经修订与完善，形成《患者安全目标（2014～2015）》。

目标一　严格执行查对制度，正确识别患者身份。

目标二　强化手术安全核查，防治手术患者、手术部位及术式错误。

目标三　加强医务人员有效沟通，完善医疗环节交接制度，正确及时传递关键信息。

目标四　减少医院感染的风险。

目标五　提高用药安全。

目标六　强化临床"危急值"报告制度。

目标七　防范与减少患者跌倒、坠床等意外伤害。

目标八　加强医院全员急救培训，保障安全救治。

目标九　鼓励主动报告医疗安全（不良）事件，构建患者安全文化。

目标十　建立医务人员劳动强度评估制度，关注工作负荷对患者安全的影响。

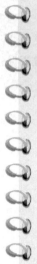

 **知识拓展**

### 国际患者安全目标(IPSG)

JCI 是国际医疗卫生机构认证联合委员会(Joint Commission on Accreditation of Healthcare Organizations, JCAHO)用于对美国以外的医疗机构进行认证的附属机构。在 JCI 医院评审标准中提出国际患者安全目标(IPSG),其内容如下。

(1) 正确识别患者。

(2) 提高有效沟通。

(3) 提高高风险药物的使用安全。

(4) 确保正确的手术部位、正确的手术操作、正确的手术患者。

(5) 减少医院感染风险。

(6) 减少患者跌倒造成伤害的风险。

资料来源:《国际医院管理标准(JCI)中国医院实践指南》。Clifford LK. Pang,彭磷基。人民卫生出版社。

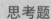

**思考题** ••••••••••••••••••••••••••••••••••••••••••

1. 试述通过调控医院环境的哪些方面可以满足患者的需求?

2. 你能根据不同患者的需求选择合适的床单位吗?

3. 试述患者安全评估的内容,并举例说明。

# 第三章　患者入院和出院护理

**学习目标**

1. 识记患者入院护理与出院护理的目的,以及入院的程序。
2. 识记患者入院健康教育的内容,护理分级的方法、依据、各级护理要点。
3. 理解入院护理、分级护理、出院护理的概念。
4. 学会应用护理分级标准根据患者病情、自理能力制订护理级别、实施分级护理。
5. 学会应用正确的方法使用轮椅或平车搬运患者。
6. 学会应用人体力学原理增进患者的舒适、减轻护士的腰背部损伤,提高工作效率。

## 项目一　入 院 护 理

**案例导入**

患者刘某,男性,69岁。因晨起(约上午8:00)无明显诱因下出现心前区疼痛,伴胸闷、恶心呕吐、出汗,无放射痛,无头晕、黑矇,自服异山梨酯(消心痛)无效。9:30至医院急诊。心电图检查显示S-T段在Ⅱ、Ⅲ、aVF导联有轻度抬高,V5～V6轻度压低。诊断为急性心肌梗死。经急诊紧急对症处理,患者心前区疼痛无明显好转,为进一步诊治而收治入院。请问:患者如何转运? 新患者入院如何处理? 患者经治疗后康复出院时,如何处理?

**分析提示**

根据患者病情选择合适的转运方法。接到新患者入院信息,应做好迎接的准备工作。通知医生,并热情接待,做好入院护理和入院健康宣教。待患者经治疗后康复准备出院,应实施相应的出院护理。

　　入院护理是指患者经门诊或急诊医生诊查后,因病情需要进一步住院观察、检查和治疗,经诊查医生建议并签发住院登记单,由护士为患者提供一系列的护理工作。入院护理的目的包括:协助患者了解和熟悉环境,使患者尽快适应医院作息生活,消除紧张、焦虑等不良情绪;满足患者各种合理需求,以调动患者配合治疗、护理的积极性;做好健康教育,满足患者对疾病知识的需求。

**入院的基本程序**

入院程序是指门诊或急诊患者根据医生签发的住院登记单,自住院处办理入院手续至进入病区的过程。

1. 登记与入院　患者或家属凭医生签发的住院登记单,到住院处填写登记表格,交纳住院保证金,办理入院手续。一般急诊患者须由医务人员护送,护送患者时应注意其安全和保暖,避免停止患者必要的治疗,如输液、吸氧等。护送外伤者时应注意其体位(即卧位)。患者送入病室后,应与接收科室护士执行交接制度,并在相关文件上记录,签名确认。对需急救或急诊手术的患者,可先实施抢救或手术,后补办入院手续。

2. 通知与准备　入院手续办理完毕后,住院处会立即通知相关病区护理人员,根据病情做好收治新患者的准备工作。当病区值班护士接到住院处或急诊科通知后,应立即根据病情做好相应的准备工作。包括病室的选择、床单位的准备、急救物品备用等。

### 反馈与思考

患者刘某,男性,69岁。因诊断急性心肌梗死急诊收治入院。请问:运送患者入院过程中,应采取哪种搬运法? 运送中需注意哪些问题?

**任务二**　**患者入住病区后的初步护理**

病区值班护士接到住院处通知后,应立即根据患者病情需要选择病室、准备床单位。危、重患者应安置在危重病室,病室备用床改为暂空床,危、重患者应在床单上加铺橡胶单和中单。急诊手术患者需准备麻醉床。备齐患者所需用物,危、重患者和急诊手术患者需同时准备急救用物(包括急救药品和急救设备)。

### 一、门诊患者的入院护理

1. 热情接待　责任护士应热情迎接患者,做好自我介绍。陪同患者至指定病室床位,并妥善安置患者。

2. 通知医生　通知负责医生诊治患者,必要时给予紧急护理措施或协助医生为患者进行体格检查、治疗等。

3. 卫生处置　协助患者更换病员衣裤,指导或协助患者完成个人清洁卫生处置。

4. 佩戴腕带　日间由办公室护士,夜间由当班护士填写腕带各项信息,并经责任护士或另一名当班护士核对后固定于患者右手腕。若双手腕因疾病均无法固定的患者可固定于脚腕。使用电子病历后,计算机会根据住院处录入的患者相关信息自动生成腕带各项信息,无需再重新填写。

5. 文书处置　准备患者全套病史。填写患者入院相关资料,包括患者入院登记本、病房工作日志、诊断卡(一览表卡)、床头(尾)卡等。

6. 监测生命体征　下午 2:00 前门诊入院患者,于当日下午 2:00 测量评估体温、脉搏、呼吸、疼痛;下午 2:00 后门诊入院患者,于下午 6:00 测量评估相关内容,并做好相应记录。必要时测量身高。

7. 入院宣教　向患者或家属介绍主管医生、护士、病区护士长。介绍病区环境、呼叫铃使用方法、作息时间、探视制度及有关管理规定等。鼓励患者、家属表达自己的需要及顾虑。

8. 入院护理评估　填写(或计算机录入)各项护理评估内容。包括新入院患者护理评估、各种可能发生护理并发症的高危因素评估,如跌倒危险因素评估、压疮危险因素评估等。

9. 制订护理级别　根据护理分级标准与医师沟通确定患者护理级别。并向患者或家属做好护理级别的介绍,落实相应护理级别的护理措施。

10. 订餐　根据医生下达的患者饮食医嘱,与营养室联系准备膳食。

## 二、急诊患者的入院护理

1. 通知医生　接到住院处电话通知后,护士应立即通知负责或值班医生做好抢救准备。

2. 准备床单位　根据患者病情将其安置在危重病室或抢救室。备用床改为暂空床,床单位加铺橡胶单、中单或一次性中单、棉垫等。对直接入手术室的急诊手术患者,准备麻醉床。

3. 准备急救设备和药物　如抢救车、心电监护仪、氧气、吸引器、输液器、血压计、听诊器、特别护理记录单等。

4. 热情接待　责任护士应热情迎接患者,做好自我介绍。陪同患者至准备好的病室床位,并妥善安置患者。

5. 做好转运交接　急诊与危重病人入院后,当班护士应与护送人员做好转运交接工作,交接完毕后,双方签名确认。当班护士立即通知医生;配合医生紧急处理患者,并做好相应护理记录。

6. 卫生处置　协助患者更换病员衣裤,依据病情是否允许协助患者完成个人清洁卫生处置。

7. 监测生命体征　急诊患者入院后,应即刻测量评估体温、脉搏、呼吸、疼痛,并做好相应的记录。同时遵医嘱测量血压。

8. 其他　同门诊患者入院护理 7～10。

### 反馈与思考

门诊入院患者和急诊入院患者在入院护理方面有哪些区别?

## 任务三  入院健康宣教

患者因病住院，为了使患者及家属在住院期间与医务人员取得良好配合，早日康复，护士将告知患者及家属应遵守医院有关规章制度即入院须知。

1. 患者的权利义务　患者享有知情同意、参与选择、保护隐私、人格受尊重和意见投诉的权利；患者应履行遵守医院规定和秩序、配合诊断和治疗、不隐瞒病情、尊重医务人员的义务。

2. 重要服务告知

（1）委托代理：患者可以委托具有民事行为能力的人作为代理人，代患者行使相关的知情同意权和参与选择权、谈话签字、医疗纠纷和投诉、复印病历等。

（2）谈话签字：各种创伤性检查、治疗（输血）和手术都有一定的并发症发生率。根据国家卫生行政主管部门的要求，采取上述诊治措施都必须经医生与患者或者家属谈话，取得理解和同意并签字后方可实施。当患者或家属拒绝接受常规治疗和护理操作时，也应履行签字手续，这些签字的文件具有法律效力。

（3）医疗纠纷和投诉：当患者或家属对患者的医疗护理有纠纷或不满意时，可向医院的专门部门或通过联系电话反映投诉。

（4）复印病历：当患者或家属需要复印病历时，可至相关部门办理手续。

3. 作息制度　见表3-1。

表3-1　作息时间和作息内容

| 作息时间 | 作息内容 | 作息时间 | 作息内容 |
|---|---|---|---|
| 6：00 | 抽血、起床、测量体温 | 14：00～15：00 | 测体温、冲开水、晚间护理 |
| 6：30～7：30 | 冲开水、早餐、服药 | 16：00～17：00 | 医生夜查房 |
| 8：00～10：00 | 晨间护理、治疗、医生查房 | 17：00～18：00 | 晚餐、服药 |
| 11：00～12：00 | 午餐、服药 | 18：00～20：30 | 测体温、夜间治疗 |
| 12：00～14：00 | 午睡 | 21：00 | 熄灯睡觉 |

4. 请假制度　患者入院后，应遵守病房规章制度，按时作息，不得擅自离院。如有特殊情况需要外出者，应经主管医生或护士长同意后持请假证外出，当晚20：00前必须回院，且不可在外留宿，离院期间发生意外者责任自负。

5. 安全制度　包括告知患者防跌倒、不得擅自操作医用设备、住院期间妥善保存贵重物品以防失窃等。

6. 探视陪护制度

（1）时间：患者住院期间，每天15：00～19：00，星期六、日及节假日9：00～11：00，可接受探视，12：00及晚20：00后家属应自动离院以保证患者休息，每次探视以2人为限，身高1.2 m以下儿童不得入内。

（2）陪客证：为了使医疗护理工作有秩序的进行，病区护士长可根据患者病情需要开具陪客证。

（3）家属及陪客管理：护士承担患者的护理。探访家属及陪客应自觉遵守医院各项规章制度，不得从事患者的治疗护理；不随地吐痰、不准吸烟、不串病房、不在病房沐浴、洗衣服和蒸煮自带的生食，保持病房的安静和清洁卫生；节约水电，爱护国家财产，损坏公物照价赔偿。

**反馈与思考**

刘某，因急性心肌梗死入院，护理人员在做好疾病相关的健康宣教的同时，还应向患者做哪些方面的宣教？

## 任务四　护　理　分　级

护理分级是指依据患者病情和自理能力，分为特级护理、一级护理、二级护理和三级护理 4 个护理级别。

1. 分级方法

（1）患者入院后应根据患者病情严重程度确定病情等级。

（2）根据患者 Barthel 指数，确定自理能力的等级。自理能力是指在日常生活中个体照料自己的行为能力。日常生活活动是指人们为了维持生存及适应生存环境而每天反复进行的、最基本的、具有共性的活动。

（3）将病情等级和自理能力等级进行综合评定，确定患者护理分级。

（4）临床医护人员应根据患者病情和自理能力的变化动态调整患者护理分级。

2. 分级依据

（1）符合以下情况之一，可确定为特级护理：①维持生命，实施抢救性治疗的重症监护患者；②病情危重，随时可能发生病情变化需要进行监护、抢救的患者；③各种复杂或大手术后、严重创伤或大面积烧伤的患者。

（2）符合以下情况之一，可确定为一级护理：①病情趋向稳定的重症患者；②病情不稳定或随时可能发生变化的患者；③手术后或治疗期间需要严格卧床的患者；④自理能力重度依赖的患者。

（3）符合以下情况之一，可确定为二级护理：①病情趋于稳定或未明确诊断前，仍需观察且自理能力轻度依赖的患者；②病情稳定，仍需卧床，且自理能力轻度依赖的患者；③病情稳定或处于康复期，且自理能力中度依赖的患者。

（4）病情稳定或处于康复期，且自理能力轻度依赖或无需依赖的患者，可以确定为三级护理。

3. 自理能力分级

（1）分级依据：根据测量日常生活活动能力（ADL）的 Barthel（表 3 - 2）指数（以下简

称 Barthel 指数)评定量表得分,确定自理能力等级。

(2)分级:根据 Barthel 指数得分,将自理能力分为重度依赖、中度依赖、轻度依赖和无需依赖 4 个级别(表 3-3)。

表 3-2　Barthel 指数(BI)评定量表

| 项目 | 完全独立 | 需部分帮助 | 需极大帮助 | 完全依赖 |
|---|---|---|---|---|
| 进食 | 10 | 5 | 0 | — |
| 洗澡 | 5 | 0 | — | — |
| 修饰 | 5 | 0 | — | — |
| 穿衣 | 10 | 5 | 0 | — |
| 控制大便 | 10 | 5 | 0 | — |
| 控制小便 | 10 | 5 | 0 | — |
| 如厕 | 10 | 5 | 0 | — |
| 床椅移动 | 15 | 10 | 5 | 0 |
| 平地行走 | 15 | 10 | 5 | 0 |
| 上下楼梯 | 10 | 5 | 0 | — |

注:根据患者的实际情况,在每个项目对应的得分上划"√"。

表 3-3　自理能力分级

| 自理能力等级 | Barthel 指数得分范围 | 需要照护程度 |
|---|---|---|
| 重度依赖 | ≤40 分 | 完全不能自理,全部需要他人照护 |
| 中度依赖 | 41~60 分 | 部分不能自理,大部分需他人照护 |
| 轻度依赖 | 61~99 分 | 极少部分不能自理,部分需他人照 |
| 无需依赖 | 100 分 | 完全能自理,无需他人照护 |

(3)Barthel 指数评定量表评分细则

1)进食:用合适的餐具将食物由容器送到口中,包括用筷子(勺子或叉子)取食物、对碗(碟)的把持、咀嚼、吞咽等过程。10 分可独立进食;5 分需部分帮助;0 分需极大帮助或完全依赖他人,或留置胃管。

2)洗澡:5 分准备好洗澡水后,可自己独立完成洗澡过程;0 分在洗澡过程中需他人帮助。

3)修饰:包括洗脸、刷牙、梳头、刮脸等。5 分可自己独立完成。0 分需他人帮助。

4)穿衣:包括穿(脱)衣服、系扣子、拉拉链、穿(脱)鞋袜、系鞋带等。10 分可独立完成;5 分需部分帮助;0 分需极大帮助或完全依赖他人。

5)控制大便:10 分可控制大便;5 分偶尔失控,或需要他人提示;0 分完全失控。

6)控制小便:10 分可控制小便;5 分偶尔失控,或需要他人提示;0 分完全失控,或留置导尿管。

7）如厕：包括去厕所、解开衣裤、擦净、整理衣裤、冲水等过程。10分可独立完成；5分需部分帮助；0分需极大帮助或完全依赖他人。

8）床椅移动：15分可独立完成；10分需部分帮助；5分需极大帮助；0分完全依赖他人。

9）平地行走：15分可独立在平地上行走45 m；10分需部分帮助；5分需极大帮助；0分完全依赖他人。

10）上下楼梯：10分可独立上下楼梯；5分需部分帮助；0分需极大帮助或完全依赖他人。

4. 各护理级别护理要点

（1）特级护理要点：①严密观察病情变化，按医嘱监测生命体征（如每0.5小时，或每1小时一次）；②按医嘱，正确实施治疗给药措施（如口服、静脉等）；③按医嘱，准确测量出入量（如饮食、静脉输液、引流、排泄等）；④根据患者病情，正确实施基础护理和专科护理（如口腔、压疮、气道及管路护理等）；⑤实施安全措施（如评估、告知、警示、约束等）；⑥保持患者的舒适和功能体位（如半卧、侧卧、协助翻身及拍背等）；⑦实施床旁交接班（包括患者动态、病情、治疗、护理、特殊检查等，进行床旁、口头、书面交班）。

（2）一级护理要点：①每小时巡视，观察患者病情变化，根据患者病情，测量生命体征；②～⑤同特级护理要点；⑥提供护理相关的健康指导（入院、术前、饮食、特殊检查、特殊用药、康复及出院指导等）。

（3）二级护理要点：①每2小时巡视观察患者病情变化，根据患者病情，测量生命体征；②～⑥同一级护理要点。

（4）三级护理要点：①每3小时巡视观察患者病情变化，根据患者病情，测量生命体征；②～③同一级护理要点②和⑥。

5. 各护理级别住院患者基础护理服务项目

（1）特级护理患者基础护理服务项目见表3-4。

表3-4 特级护理患者基础护理服务项目

| 项目 | 项目内涵 | 备注 |
|---|---|---|
| 1. 晨间护理 | （1）整理床单位 | 1次/日 |
| | （2）面部清洁和梳头 | |
| | （3）口腔护理 | |
| 2. 晚间护理 | （1）整理床单位 | 1次/日 |
| | （2）面部清洁 | |
| | （3）口腔护理 | |
| | （4）会阴护理 | |
| | （5）足部清洁 | |
| 3. 对非禁食患者协助进食/水 | | |

（续表）

| 项目 | 项目内涵 | 备注 |
|---|---|---|
| 4. 卧位护理 | （1）协助患者翻身及有效咳嗽 | 1 次/2 小时 |
| | （2）协助床上移动 | 必要时 |
| | （3）压疮预防及护理 | |
| 5. 排泄护理 | （1）失禁护理 | 需要时 |
| | （2）床上使用便器 | 需要时 |
| | （3）留置尿管护理 | 2 次/日 |
| 6. 床上温水擦浴 | | 1 次/2~3 日 |
| 7. 其他护理 | （1）协助更衣 | 需要时 |
| | （2）床上洗头 | 1 次/周 |
| | （3）指/趾甲护理 | 需要时 |
| 8. 患者安全管理 | | |

（2）一级护理患者基础护理服务项目见表 3－5。

表 3－5　一级护理患者基础护理服务项目

| 项目 | 项目内涵 | 备注 |
|---|---|---|
| A. 患者生活不能自理 | | |
| 1. 晨间护理 | （1）整理床单位 | 1 次/日 |
| | （2）面部清洁和梳头 | |
| | （3）口腔护理 | |
| 2. 晚间护理 | （1）整理床单位 | 1 次/日 |
| | （2）面部清洁 | |
| | （3）口腔护理 | |
| | （4）会阴护理 | |
| | （5）足部清洁 | |
| 3. 对非禁食患者协助进食/水 | | |
| 4. 卧位护理 | （1）协助患者翻身及有效咳嗽 | 1 次/2 小时 |
| | （2）协助床上移动 | 必要时 |
| | （3）压疮预防及护理 | |
| 5. 排泄护理 | （1）失禁护理 | 需要时 |
| | （2）床上使用便器 | 需要时 |
| | （3）留置尿管护理 | 2 次/日 |

（续表）

| 项目 | 项目内涵 | 备注 |
|---|---|---|
| 6. 床上温水擦浴 | | 1次/2～3日 |
| 7. 其他护理 | （1）协助更衣 | 需要时 |
| | （2）床上洗头 | 1次/周 |
| | （3）指/趾甲护理 | 需要时 |
| 8. 患者安全管理 | | |
| B. 患者生活部分自理 | | |
| 1. 晨间护理 | （1）整理床单位 | 1次/日 |
| | （2）协助面部清洁和梳头 | |
| 2. 晚间护理 | （1）协助面部清洁 | 1次/日 |
| | （2）协助会阴护理 | |
| | （3）协助足部清洁 | |
| 3. 对非禁食患者协助进食/水 | | |
| 4. 卧位护理 | （1）协助患者翻身及有效咳嗽 | 1次/2小时 |
| | （2）协助床上移动 | 必要时 |
| | （3）压疮预防及护理 | |
| 5. 排泄护理 | （1）失禁护理 | 需要时 |
| | （2）协助床上使用便器 | 需要时 |
| | （3）留置尿管护理 | 2次/日 |
| 6. 协助温水擦浴 | | 1次/2～3日 |
| 7. 其他护理 | （1）协助更衣 | |
| | （2）协助洗头 | 需要时 |
| | （3）协助指/趾甲护理 | |
| 8. 患者安全管理 | | |

（3）二级护理患者基础护理服务项目见表3－6。

表3－6　二级护理患者基础护理服务项目

| 项目 | 项目内涵 | 备注 |
|---|---|---|
| A. 患者生活部分自理 | | |
| 1. 晨间护理 | （1）整理床单位 | 1次/日 |
| | （2）协助面部清洁和梳头 | |

(续表)

| 项目 | 项目内涵 | 备注 |
|---|---|---|
| 2. 晚间护理 | (1) 协助面部清洁 | 1 次/日 |
| | (2) 协助会阴护理 | |
| | (3) 协助足部清洁 | |
| 3. 对非禁食患者协助进食/水 | | |
| 4. 卧位护理 | (1) 协助患者翻身及有效咳嗽 | 1 次/2 小时 |
| | (2) 协助床上移动 | 必要时 |
| | (3) 压疮预防及护理 | |
| 5. 排泄护理 | (1) 失禁护理 | 需要时 |
| | (2) 协助床上使用便器 | 需要时 |
| | (3) 留置尿管护理 | 2 次/日 |
| 6. 协助沐浴或擦浴 | | 1 次/2~3 日 |
| 7. 其他护理 | (1) 协助更衣 | 需要时 |
| | (2) 协助洗头 | |
| | (3) 协助指/趾甲护理 | |
| 8. 患者安全管理 | | |
| B. 患者生活完全自理 | | |
| 1. 整理床单位 | | 1 次/日 |
| 2. 患者安全管理 | | |

（4）三级护理患者基础护理服务项目见表 3－7。

表 3－7　三级护理患者基础护理服务项目

| 项目 | 项目内涵 | 备注 |
|---|---|---|
| 1. 整理床单位 | | 1 次/日 |
| 2. 患者安全管理 | | |

　　临床工作中为了更直观便捷地了解患者的护理级别，通常在护士工作站、患者信息一览表的诊断卡、患者的床头卡上采用不同颜色标注患者相应的护理级别。各护理级别的颜色视各医院的习惯而定。

**凼 反馈与思考**

　　案例导入中患者刘某入院后，应如何给患者实施护理分级？并给予患者实施哪些基础护理服务项目？

# 项目二　出　院　护　理

出院护理是指患者经过住院治疗和护理,病情趋于好转、稳定或痊愈,经医师同意可以离院。或因进一步治疗或康复需要而转院(科),或因其他特殊原因自动离院时,护士对其进行的一系列的护理工作。出院护理的目的包括,对患者实施疾病相关的健康指导、继续按时接受治疗和定期随访等,帮助其尽快回归原来的工作和生活;指导患者或家属办理出院相关手续;对患者的床单位进行终末处理,铺好备用床迎接新患者。

## 任务一　出院前护理

当医生根据患者康复情况决定出院日期,开出出院医嘱后,护士应做好下列工作。

1. 通知患者及家属　根据医生的出院医嘱,将出院日期告知患者及家属,并协助患者做好出院准备。

2. 做好出院宣教　根据患者康复需要,进行适时、恰当的健康教育,告知患者出院后在休息、饮食、用药、功能锻炼和定期随访等方面的注意事项。必要时可为患者或家属提供相关的书面资料,便于患者或家属掌握疾病相关的护理知识和技能。

3. 注意患者的情绪变化　护士应特别注意病情无明显好转而转院、自动离院的患者,并做好相应的护理。如进行有针对性的安慰与鼓励,增进患者康复信心,以减轻患者因离开医院所产生的恐惧与焦虑。自动出院的患者应在出院医嘱上注明"自动出院",并要求患者或家属签名认可。

4. 征求意见　征求患者及家属对医疗护理、饮食起居、病室环境等各项工作的意见建议,以便提升服务内涵,持续质量改进。

### 反馈与思考

如果案例导入中的患者刘某经治疗后康复,医生开出了出院医嘱,作为护士应做哪些方面的工作?

## 任务二　出院当日护理

护士在患者出院当日,应根据出院医嘱停止患者相关的治疗,并处理各种医疗护理文件,协助患者或家属办理出院相关手续,整理病室及床单位。

1. 医疗护理文件的处理

(1) 执行出院医嘱

1) 停止一切医嘱:注销各种执行卡(口服药卡、静脉注射卡、肌内注射卡、治疗卡、护理卡、饮食卡等)或相关表单上患者的治疗护理信息。

2) 撤去相关信息:将"患者一览表"上的诊断小卡及床头(尾)卡撤去。

3) 登记信息:填写出院患者登记本,包括日期、床号、姓名、住院号、年龄、性别、入院日期、入院诊断、出院诊断、手术日期、手术名称、转归、住院天数、联系地址及电话等。

4) 用药指导:患者出院后需继续服药时,按医嘱领取药物直接交于患者或家属带回,并给予相应的用药指导。

5) 在体温单相应出院日期和时间栏内,用红笔填写出院时间。

(2) 填写患者出院护理记录单。

(3) 按要求整理病历,交病案室保存。

2. 患者护理

(1) 协助患者解除腕带。

(2) 协助患者整理用物:收回患者住院期间所借物品,并消毒处理。若患者有寄放物品应归还。

(3) 护送患者离开病区:患者及家属办完出院手续后,护士应根据患者病情,步行或用平车、轮椅护送患者离开病区。

3. 病室及床单位处理

(1) 病室:开窗通风。

(2) 床单位:护士应在患者离开病室后处理床单位,避免在患者未离开病室时撤去被服,从而给患者带来心理上的不舒服感。

1) 撤去病床上的污被服,放入污衣袋中。送被服间统一处理。

2) 用消毒液擦拭病床、床旁桌、床旁椅、呼叫器等。

3) 非一次性使用的痰杯、便器、尿壶用消毒液浸泡消毒后备用。

4) 床垫、床褥、棉胎、枕芯等用紫外线灯照射消毒或使用臭氧机消毒,也可置于日光下曝晒。

5) 特殊感染患者按院内感染要求进行终末消毒;传染病患者离院后,需按传染病终末消毒法进行处理。

(3) 铺好备用床,准备迎接新患者。

### 反馈与思考

患者刘某,男性,69 岁。因诊断急性心肌梗死急诊收治入院。经治疗后康复准备出院,患者的病史应该如何处理? 床单位应该如何处置?

# 项目三　运送患者技术

在患者入院、接受检查或治疗、出院时,凡不能自行移动的患者均需护士根据患者病情选用不同的运送工具,如平车、轮椅或担架等运送患者。在运送患者过程中,护士应将人体力学原理正确地运用于操作中,以避免发生损伤,减轻双方疲劳及患者的痛苦,提高工作效率,并保证患者安全与舒适。

## 任务一　轮椅运送法

【护理目的】
(1) 护送不能行走,但能坐起的患者,进行入院检查、治疗或室外活动及出院。
(2) 帮助患者下床活动,促进血液循环和体力恢复。
【护理评估】
(1) 患者的体重、意识状态、病变部位、病情与躯体活动能力。
(2) 患者对平车运送技术的理解、配合、接受程度。
(3) 平车的性能,是否处于良好的备用状态。
【护理计划】
　　1. 操作者准备　　通过评估提出轮椅运送过程中潜在的护理问题,做好相应的护理措施。操作者自身仪表规范,衣帽整洁,修剪指甲,洗手及戴口罩。
　　2. 患者准备　　向患者及家属解释轮椅运送的目的、方法及注意事项。以取得患者的理解和配合。
　　3. 用物准备　　轮椅(各部件性能良好),毛毯(根据季节酌情准备),别针、软枕(根据患者需要)。如是静脉输液患者,应配备轮椅专用盐水架。
　　4. 环境准备　　移开障碍物,保证环境宽敞。
【实施】　见表3-8。

表3-8　轮椅运送法操作步骤及要点说明

| 操作步骤 | 要点说明 |
| --- | --- |
| 1. 核对解释:核对患者信息。解释操作目的、步骤、配合要点 | 住院患者需核对床号、姓名、腕带 |
| 2. 检查轮椅:性能,推至患者床旁 | 需检查轮胎、椅座、椅背、脚踏板、制动闸等各部件性能,保证安全 |
| 3. 放置轮椅:椅背平床尾,椅面向床头,车闸制动,脚踏板翻起 | 轮椅需靠近病床且防止滑动,便于患者坐入 |
| 4. 患者准备<br>　(1) 协助患者坐起 | 询问、观察患者有无眩晕和其他不适,嘱咐患者双手掌支撑床面,双足沿床缘下垂 |
| 　(2) 协助患者穿衣、裤、袜子、鞋 | 寒冷季节注意保暖 |

（续表）

| 操作步骤 | 要点说明 |
|---|---|
| 5. 患者上轮椅<br>　（1）协助下床<br>　（2）协助转身<br>　（3）协助双足置于脚踏板上<br><br><br><br>　（4）整理床单位 | 患者双手置护士肩上，护士双手环抱患者腰部<br>嘱咐患者双手扶住轮椅把手，坐于轮椅中<br>翻下脚踏板。寒冷时可铺毛毯于轮椅上包裹患者保暖（图3-1），避免受凉。下肢水肿、溃疡或关节疼痛患者，可在脚踏板上垫以软枕，抬高双脚<br>铺好暂空床 |
| 6. 推行轮椅 | 观察患者无不适，放松制动闸。推行中注意观察病情变化。为保证安全，过门槛时，翘起前轮，避免过大震动。下坡时，嘱咐患者抓紧扶手，尽量向后靠，不可前倾、自行起立或下轮椅 |
| 7. 患者下轮椅<br>　（1）放置轮椅：轮椅推至床尾，椅背平床尾，患者面向床头，车闸制动，脚踏板翻起<br>　（2）协助站起、转身、坐于床缘<br><br><br>　（3）安置患者<br>　（4）整理床单位 | 轮椅需靠近病床且防止滑动，便于患者起立<br><br>不能自行站立者，为防止患者跌倒，护士应面对患者两脚前后分开，屈髋、屈膝，双手环抱患者腰部协助站立，坐回床缘<br>协助患者脱衣，取舒适卧位，盖好盖被<br>观察患者病情 |
| 8. 用物处理 | 轮椅置原处，便于其他患者使用 |
| 9. 护理人员 | 洗手，必要时记录 |

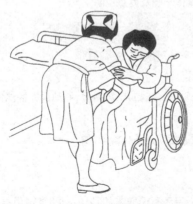

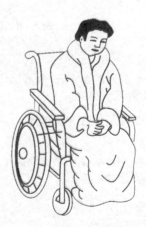

A. 协助患者坐进轮椅　　　　　　　　　B. 为患者包盖保暖

图 3-1　轮椅运送患者

【护理评价】

(1) 患者理解轮椅运送的目的和意义,积极主动地配合操作。

(2) 患者在轮椅转运过程中感觉舒适、未发生身体不适或意外损伤。

(3) 轮椅转运操作方法正确,患者安全、保暖落实。

【注意事项】

(1) 保证患者安全、舒适。

(2) 根据室外温度适当地给患者增加衣服、盖被(或毛毯),以免着凉。

(3) 定期检查轮椅的性能,使其处于良好的备用状态。

(4) 轮椅运行中宜慢不宜快。尤其是下坡或经过障碍物时,应确保患者安全,减轻患者不适。

(5) 操作中护士要正确应用人体力学原理。

【健康教育】

(1) 解释搬运的过程、配合方法及注意事项。

(2) 告知患者在搬运过程中,如感不适立刻向护士说明,防止意外发生。

### 反馈与思考

患者刘某,男性,69 岁。因诊断急性心肌梗死急诊收治入院。该患者适合轮椅运送吗? 思考一下轮椅运送过程有哪些注意事项?

## 任务二　平车运送法

【护理目的】　运送不能起床的患者,入院后做各种特殊检查、治疗、手术或转运。

【护理评估】

(1) 患者的体重、意识状态、病情与躯体活动能力。

(2) 患者损伤的部位和对平车运送的理解合作程度。

(3) 平车的性能,是否处于良好的备用状态。

【护理计划】

1. 操作者准备　通过评估平车运送过程中潜在的护理问题,做好相应的护理措施。操作者自身仪表规范,衣帽整洁,修剪指甲,洗手及戴口罩。

2. 患者准备　向患者及家属解释搬运的步骤及配合方法。以取得患者的理解和配合。

3. 用物准备　平车(各部件性能良好,车上置以被单和橡胶单包好的垫子和枕头),带套的毛毯或棉被。如为骨折患者,应有木板垫于平车上,并将骨折部位固定稳妥;如为颈椎、腰椎骨折患者或病情较重的患者,应备有帆布中单或布中单。如为补液患者,应配备轮椅专用盐水架。

4. 环境准备　移开障碍物,保证环境宽敞。

【实施】 见表 3-9。

表 3-9 平车运送法操作步骤及要点说明

| 操作步骤 | 要点说明 |
|---|---|
| 1. 核对患者信息,解释操作目的、步骤、配合要点 | 住院患者需核对床号、姓名、腕带 |
| 2. 检查平车性能,并推至患者床旁 | 需检查轮胎、车面、制动闸等各部件性能,保证安全 |
| 3. 妥善安置患者身上的导管、引流袋、仪器连接线等 | 避免导管滑脱,补液受阻、引流受压、液体逆流等 |
| 4. 搬运患者<br>挪动法<br>(1) 移开床旁桌、椅,松开盖被<br>(2) 平车推至患者床旁,与床平行,大轮靠近床头,车闸制动<br>(3) 协助患者按上身、臀部、下肢依次向平车移动,盖好盖被 | 根据患者病情及体重,确定搬运方法<br>适用于病情允许且能配合的患者<br><br>平车贴近床缘便于搬运<br><br>患者头部枕于大轮端,车闸制动,防止平车滑动,协助患者自平车移回床时,先移动下半身,再移动上半身 |
| 1 人搬运法<br>(1) 平车推至患者床旁,大轮端靠近床尾,使平车与床成钝角,车闸制动<br>(2) 搬运者一手臂自患者近侧腋下伸入至对侧肩外侧;另一手臂伸至患者对侧臀下。嘱患者双臂交叉环抱搬运者颈部;搬运者抱起患者(图 3-2)移至平车中央,盖好盖被 | 适用于上肢活动自如,体重较轻的患者<br>缩短搬运距离,节力。车闸制动,防止平车滑动<br>搬运者双下肢前后分开站立,扩大支撑面;略屈膝屈髋,降低重心,便于转身。稳步移动患者 |
| 2 人搬运法<br><br>(1) 同 1 人搬运法步骤(1)~(2)<br><br>(2) 站位:搬运者甲、乙 2 人站在患者同侧床旁,协助患者将上肢交叉于胸前<br>(3) 分工:搬运者甲一手托住患者头、颈、肩部;另一手托住患者腰部。搬运者乙一手托住患者臀部;另一只手托住患者膝部,两人合力同时抬起患者移至近侧床缘,然后同时抬起患者稳步向平车处移动(图 3-3),将患者放于平车中央,盖好盖被 | 适用于不能活动,病情较轻、体重较重患者<br>缩短搬运距离,节力。车闸制动,防止平车滑动<br><br><br>搬运者甲应使患者头部处于较高位置,减轻不适;抬起患者时,搬运者应尽量使患者靠近自己身体,节力 |
| 3 人搬运法<br><br>(1) 同 1 人搬运法步骤(1)~(2)<br><br>(2) 站位:搬运者甲、乙、丙 3 人站在患者同侧床旁,协助患者将上肢交叉于胸前 | 适用于不能活动,病情较轻、体重超重患者<br>缩短搬运距离,节力。车闸制动,防止平车滑动 |

（续表）

| 操作步骤 | 要点说明 |
|---|---|
| （3）分工：搬运者甲一手托住患者头、颈、肩部；另一手托住患者胸背部。搬运者乙一手托住患者腰部；另一手托住患者臀部。搬运者丙一手托住患者膝部；另一手托住患者双足，3人合力同时抬起患者移至近侧床缘，再同时抬起患者稳步向平车处移动（图3-4），将患者放于平车中央，盖好盖被<br><br>4人搬运法<br>（1）同挪动法步骤（1）～（2）<br>（2）站位：搬运者甲、乙分别站于床头与床尾；搬运者丙、丁分别站于病床和平车一侧<br>（3）将帆布中单铺于患者腰、臀部下方<br>（4）分工：搬运者甲托住患者头、颈、肩部；搬运者乙托住患者双腿；搬运者丙、丁抓住帆布中单4个角，4人同时抬起患者向平车移动（图3-5），将患者放于平车中央，盖好盖被 | 搬运者甲应使患者头部处于较高位置，减轻不适；抬起患者时，搬运者应尽量使患者靠近自己身体，节力。3人应同时抬起患者，保持平稳移动，减少意外伤害<br><br>适用于颈椎、腰椎骨折和病情较重患者平车上应放置木板，固定好骨折部位<br><br><br>中单能承受患者的体重<br>搬运者应协调一致，搬运者甲应随时观察患者病情变化；患者平卧于平车中央，避免碰撞 |
| 5. 整理床单位 | 铺暂空床 |
| 6. 运送患者 | 观察患者无不适，放松制动闸；推行中护士应位于患者头部，注意患者病情变化；保持输液管、引流管通畅。推行中平车小轮端应在前，转弯灵活；速度不可过快。上、下坡时，患者头部应位于高处，减轻患者不适，并嘱咐患者抓紧扶手，保证患者安全。进、出门时，避免碰撞房门。颅脑损伤、颌面部外伤以及昏迷患者，应将头偏向一侧。搬运颈椎损伤的患者时，头部应保持中立位 |
| 7. 用物处理 | 轮椅置原处，便于其他患者使用 |
| 8. 护理人员 | 洗手，必要时记录 |

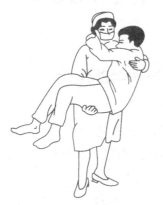

图3-2 1人搬运法

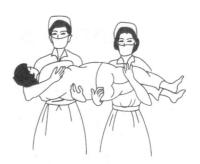

图3-3 2人搬运法

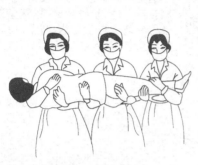
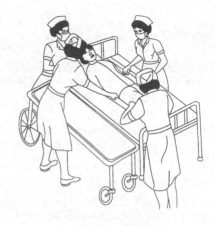

图3-4　3人搬运法　　　　　3-5　4人搬运法

【护理评价】

(1) 患者理解平车运送的目的和意义,积极主动配合操作。

(2) 患者在平车运送过程中感觉舒适、未发生身体不适或意外损伤。

(3) 平车运送操作方法正确,患者安全、保暖落实。

【注意事项】

(1) 搬运时注意动作轻稳、准确,确保患者安全、舒适。

(2) 搬运过程中,注意观察患者的病情变化,避免造成损伤等并发症。

(3) 确保患者的持续性治疗不受影响。

【健康教育】

(1) 向患者及家属解释搬运的过程、配合方法及注意事项。

(2) 告知患者在搬运过程中,如感不适立刻向护士说明,防止意外发生。

反馈与思考

平车运送患者时,有几种搬运法? 各适用于哪些患者? 患者刘某,男性,69岁。因诊断急性心肌梗死急诊收治入院。请问运送患者入院过程中,应采取哪种运送法? 运送中需注意哪些问题?

## ▌项目四　人体力学在护理学的运用

人体力学是运用力学原理研究维持和掌握身体的平衡,以及人体由一种姿势转换成另一种姿势时身体如何有效协调的一门科学。在临床护理实践中被广泛应用于护士职业防护与患者舒适护理。

护士在执行各项护理操作,如搬运移动患者,提举重物时,正确运用人体力学原理,维持良好姿势,可减轻自身肌肉紧张及疲劳,提高工作效率。同时,运用人体力学原理协助患者维持正常的姿势和体位,避免肌肉过度紧张,可增进患者舒适感,促进康复。

## 任务一　常用力学原理

1. 杠杆作用　杠杆是利用直杆或曲杆在外力作用下能绕杆上一固定点转动的一种简单机械。杠杆的受力点称为力点,固定点称支点,克服阻力(如重力)的点称阻力点(重点)。支点到动力作用线的垂直距离称动力臂(力臂),支点到阻力作用线的垂直具体称阻力臂(重臂)。当力臂大于重臂时,可以省力;力臂小于重臂时就费力;而支点在力点和阻点之间时,可以改变力方向。

人体的活动主要与杠杆作用有关。在运动时,骨骼好比杠杆,关节是运动的支点,骨骼肌是运动的动力。它们在神经系统的调节和各系统的配合下,对身体起着保护、支持和运动的作用。根据杠杆上的力点、支点和阻力点的相互位置不同,杠杆可分为 3 类:平衡杠杆、省力杠杆和速度杠杆。

(1) 平衡杠杆支点在动力点和阻力点之间的杠杆叫平衡杠杆。这类杠杆的动力臂与阻力臂可等长,也可不等长。例如,人的头部在寰枕关节上进行低头和仰头的动作。寰椎为支点,支点前后各有一组肌群产生作用力($F_1$, $F_2$),头部重量为阻力(L)。当前部肌群产生的力($F_2$)与阻力(L)的力矩之和与后部肌群产生的力($F_1$)的力矩相等时,头部趋于平衡(图 3-6)。

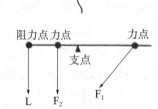

图 3-6　头部平衡杠杆作用

(2) 省力杠杆阻力点在动力点和支点之间的杠杆称省力杠杆。这类杠杆的动力臂比阻力臂长,所以省力。例如,人用足尖站立时,足尖是支点,足跟后的肌肉收缩为作用力(F),体重(L)落在两者间的距骨上。由于力臂较大,所以用较小的力就可以支撑体重(图 3-7)。

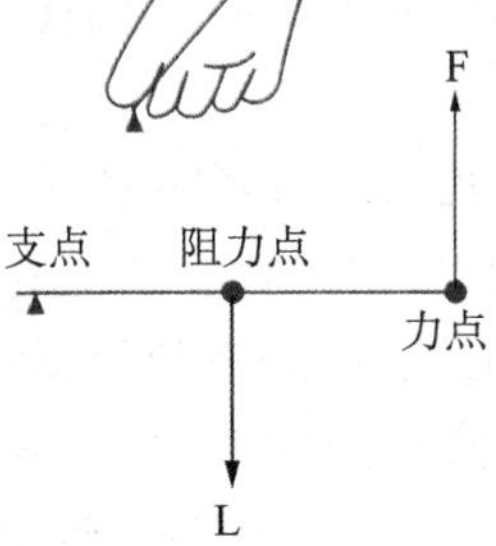

(3) 速度杠杆动力点在阻力点和支点之间的杠杆称速度杠杆。这类杠杆的动力臂比阻力臂短,因而费力,使用的目的在于工作方便。这类杠杆也是人体最常见的杠杆作用。例如,用手臂举起重物时的肘关节运动,肘关节是支点,手臂肌肉群(肱二头肌)的力作用于支点和重物之间,由于力矩较短,就得用较大的力,但赢得了速度和运动的范围。手臂后肌群(肱三头肌)的力和手中的重物力矩使手臂伸直,而肱二头肌的力矩使手臂向上弯曲,当两者相等时,手臂则处于平衡状态(图 3-8)。

图 3-7　足部省力杠杆作用

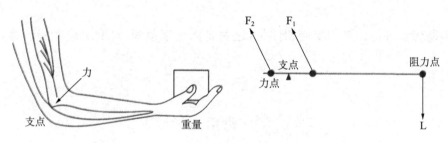

图 3-8 手臂速度杠杆作用

2. **摩擦力** 相互接触的两物体在接触面上发生的阻碍相对滑动的力为摩擦力。摩擦力的方向与运动的方向相反。当物体有滑动的趋势但尚未滑动时,作用在物体上的摩擦力称为静摩擦力。静摩擦力与使物体发生滑动趋势的力的方向相反,它的大小与该力相同,并随力的增大而增大。当力加大到物体即将运动时,静摩擦力达到最大值,称为最大静摩擦力。物体在滑动时受到的摩擦力称为滑动摩擦力。物体在滚动时受到的摩擦力称为滚动摩擦力。最大静摩擦力和滑动摩擦力与接触面上的正压力呈正比,比例系数分别称为静摩擦系数和滑动摩擦系数,通称摩擦系数,其大小主要取决于接触面的材料、光洁程度、干湿程度和相对运动的速度等,通常与接触面的大小无关。

3. **平衡与稳定** 为了使物体保持平衡,必须使作用于物体的一切外力相互平衡,即通过物体重心的各力的总和(合力)应等于零,并且不通过物体重心的各力矩的总和也等于零。人体局部平衡是整个人体平衡中不可缺少的一部分,而整个人体平衡也是通过各个平衡来实现的。物体或人体的平衡与稳定,是由其重量、支撑面的大小、重心的高低及重力线和支撑面边缘之间的距离决定的。

(1) 物体的重量与稳定性呈正比:物体重量越大,稳定性越高。推倒一个较重物体所用的力比推倒一个较轻物体所用的力要大。例如,在护理操作中,把患者移到较轻的椅子上时,应注意用其他的力量支撑椅子,如扶住椅子的靠背或将椅子靠墙。

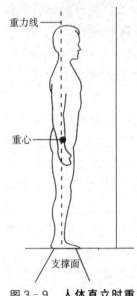

图 3-9 **人体直立时重心在骨盆中部**

(2) 支撑面的大小与稳定性呈正比:支撑面是人或物体与地面接触的各支点的表面构成的,并且包括各支点之间的表面积。各支点之间的距离越大,物体的支撑面积越大。支撑面小,则需付出较大的肌肉拉力,以保持平衡稳定。例如,用一只脚站立时,为了维持人体平衡稳定,肌肉必须用较大的拉力。扩大支撑面可以增加人或物体的稳定性,例如人体平卧位比侧卧位稳定;老年人站立或行走时,用手杖扩大支撑面,可增加稳定性。

(3) 物体的重心高度与稳定性呈反比:当物体的组成成分均匀时,重心位于它的几何中心。如物体的形状发生改变时,重心的位置也会随之变化。人体重心的位置随着躯干和四肢的姿势改变而改变。例如,人体在直立两臂下垂时,重心位于骨盆的第2骶椎前约7 cm处(图3-9);如把手臂举过头顶,重心随之升高;当身体下蹲时,重心下降;甚至吸气时膈肌下降,重心也会下降。人或物体的重心越低,稳定性越高。

重力线必须通过支撑面才能保持人或物体的稳定;竖直向下的重力与竖直向上的支持力,两者大小相等、方向相反且作用在一条直线上,即处于平衡状态。人体只有在重力线通过支撑面时,才能保持动态平衡。例如,当人从椅子上站起时,应该先将身体向前倾,一只脚向后移,使重力线落在扩大的支撑面内,这样可以平稳地站起来(图3-10)。如果重力线落在支撑面外,人体重量将会产生一个破坏力矩,使人易于倾倒。

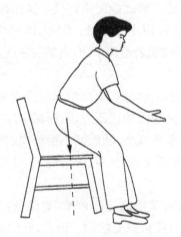 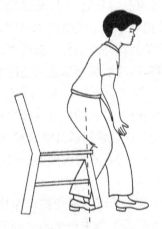

A. 起立时,重力线落在支撑面外, 身体向后落座的趋势,不易站起

B. 重力线落在支撑面内,姿势正确

图3-10 人体从坐位变立位时重力线的改变

### 反馈与思考

当你在临床护理工作中,需要搬运患者、提举重物时,会如何考虑采用合适的姿势达到事半功倍的效果?

## 任务二 人体力学在护理工作中的应用

1. 利用杠杆作用 护士在操作时,应靠近操作物体;两臂持物时,两肘紧靠身体两侧,上臂下垂,前臂和所持物体靠近身体,使阻力臂缩短,从而省力。必须提取重物时,最好把重物分成相等的两部分,分别由两手提取。若重物由一只手臂提取;另一手臂应向外伸展,以保持平衡。

2. 扩大支撑面 护士操作时,应根据实际需要将双下肢前后或左右分开,以扩大支撑面。例如,在协助患者移动体位时,双下肢应前后或左右分开站立,以扩大支撑面;协助患者侧卧位时,应协助患者两臂屈肘,一手放于枕旁,一手放于胸前,双下肢前后分开,上侧下肢屈膝屈髋在前,下侧下肢稍伸直,以扩大支撑面,增加患者的稳定性。

3. 降低重心 护士在提取位置较低的物体或进行平面的护理操作时,双下肢应随身体动作的方向前后或左右分开站立,以增加支撑面;同时屈膝屈髋,使身体呈下蹲姿势,降低重心,既保持身体稳定性,也可减少腰背部肌肉损伤。

4. 减少身体重力线的偏移　护士提取物品时,应尽量将物品靠近身体;搬运患者时,应尽量将患者靠近自己的身体,保证重力线落在支撑面内。

5. 尽量使用大肌肉或多肌群　护士进行护理操作时,应尽量使用大肌肉或多肌群做功,以减少疲劳。根据肌肉的生理特点,肌力大小与肌纤维数目及横断面积成正比,同样的重量被多束肌肉分散,可以减轻局部的疲劳。因此能使用整只手操作时,应避免仅用手指;能使用躯干和下肢肌肉力量时,应避免仅用上肢力量。例如,端治疗盘时,应5指分开,托住治疗盘并与手臂一起用力;搬运移动患者时应下蹲,两脚左右或前后分开使用下肢肌肉群,以减少腰背部肌肉的过度受力。

6. 合理利用摩擦力与压力　护理人员在搬运物品时,应尽量选用推或拉,避免提起或举起。因为在推拉物品时,可以减少物品与接触面的正压力,从而减小摩擦力。推物用的治疗车轮子应经常用润滑油润滑,使摩擦系数减小,从而减小推行中的摩擦力。对于卧床患者,护士可在其骨突处加用软垫以增加受力面积,减少局部所承受的压力,达到预防压疮的目的。

将人体力学的原理运用到护理操作中,可有效提高工作效率,确保患者安全舒适。同时也可减少护理工作中护士不必要的体力消耗和职业损伤。因此,在临床护理工作中,护理人员应有意识地去实践和体会人体力学的原理,使之成为自身的习惯动作。

**⚆ 反馈与思考**

人体力学的原理可以运用到哪些临床护理操作中?

---

**思考题** ••••••••••••••••••••••••••••••••••••••••••••••••••

1. 患者入院后如何依据病情、自理能力制订护理级别? 实施分级护理?

2. 轮椅运送法、平车运送法分别适用于哪些患者? 具体的操作步骤和注意事项?

3. 护理人员在日常护理实践中应该如何有效地利用人体力学?

# 第四章　医院感染的预防和控制

**学习目标**

1. 识记医院感染、清洁、消毒、灭菌、无菌技术和隔离技术的概念。

2. 识记医院感染的分类、形成原因及条件。

3. 识记医院选择消毒灭菌方法的原则、无菌技术操作原则和隔离原则。

4. 理解常用的物理分类，热力消毒灭菌法：干热消毒灭菌（如燃烧法、干烤法），湿热消毒灭菌（如压力蒸汽灭菌、煮沸消毒及辐射消毒法等。）

5. 理解各种化学消毒剂的作用范围、效力及使用时的注意事项。

6. 理解隔离区域的清洁区、半污染区和污染区。

7. 学会应用正确采取医院感染的预防措施来控制医院感染的发生，以及正确选择合适的消毒、灭菌方法进行医院日常的消毒灭菌工作。

8. 学会应用遵循无菌技术操作原则完成无菌技术基本操作、隔离技术操作，以及正确采取各类隔离措施，做好自身防护。

医院感染伴随医院而生，并随着社会的发展、医学的进步变得更加复杂，全世界所有医疗机构都无法回避。医院感染的发生率是评价医疗护理质量和医院管理水平的一个重要指标。据 WHO 估计，高收入国家医院感染发病率约为 7.6%，中低收入国家发病率为 5.7%～19.1%。医院感染涉及的对象除了病人及陪护家属外，医务人员、后勤人员都有发生感染的机会。

医院感染的预防与控制是保证医疗质量和医疗安全的重要内容，直接关系到广大人民群众的身体健康与生命安全。WHO 提出有效控制医院感染的关键措施为：清洁、消毒、灭菌、无菌技术、隔离、合理使用抗生素、消毒与灭菌的效果监测。这些措施都是护理工作的基础，贯穿于护理活动的全过程。由此可见，护理在医院感染管理中的作用不容忽视，护理人员必须严格遵循医院感染管理的制度和规范，正确掌握预防与控制医院感染的相关知识，认真执行各项技术，最大限度地降低医院感染的发生率。

# 项目一　医　院　感　染

**案例导入**

患者李某,男性,78岁。在医院行胃癌根治术,术后第7天,因上呼吸道感染诱发慢性阻塞性肺病急性发作,体温39.2℃……护士根据医嘱给予患者抗感染、平喘、祛痰等治疗。作为责任护士,在护理患者时,应注意哪些?

**分析提示**

作为责任护士,应清楚地知道该患者发生了医院感染而导致高热,在护理患者的过程中,针对患者"术后感染-体温升高"这一护理问题,正确地实施各项护理措施,让病人早日康复。

医院环境中,人员密集、病原体种类繁多且耐药性强,由于患者的免疫功能存在不同程度的下降或缺陷,增加了医院感染的机会。近年来,随着临床化疗、放疗及抗菌药物的广泛应用,加之疾病谱的变化和人口老龄化程度的不断提高,使得医院感染的传染源、传播途径和易感人群等方面都发生了很大改变。特别是病原体的变异和抗菌药物滥用导致微生物产生耐药性,并在医院内传播。因此,医院感染已为国内外医学界密切关注。

## 任务一　医院感染的概念

医院感染的概念是研究和分析医院感染的前提,而其概念、诊断与特点随着医院感染预防、控制和管理的发展,而不断地演变与完善。

1. **概念**　医院感染(nosocomial infection),又称院内感染(hospital infection)或医院获得性感染(hospital acquired infection),是指在医院发生的感染。其感染范围可分为各种患者、医院工作人员、陪护人员及探视人员。由于门急诊患者、陪护人员、探视人员及其他流动人员在医院里的时间短暂,而且感染因素较多,其感染常难于确定是否来自医院,故实际上医院感染的对象主要为住院患者。

实际工作中,通常引用我国卫生部2006年9月施行的《医院感染管理办法》中医院感染的定义:住院患者在医院内获得的感染,包括在住院期间发生的感染和在医院内获得、出院后发生的感染,但不包括入院前已开始或入院时已处于潜伏期的感染。如病毒性乙型肝炎,患者虽在医院内感染,发病往往在出院后。医院工作人员在医院内获得的感染也属于医院感染。

医源性感染是指在医学服务中,因病原体传播引起的感染。

疑似医院感染暴发,是指在医疗机构或其科室的患者中,短时间出现3例以上临床症候群相似、怀疑有共同感染源的感染病例;或者3例以上怀疑有共同感染源或感染途径的感染病例现象。医院感染暴发(infection in the hospital breaks out),是指在医疗机构或其科室的患者中,短时间出现3例以上的同种同源感染病例的现象。医院感染暴发是医院感染危害性的集中体现和最高体现,一旦发生,将对患者造成伤害和财产损失,有时甚至是无法弥补的严重后果。

2. 诊断标准　参照WHO及美国CDC诊断标准,我国卫生部于1990年制定出我国的《院内感染分类诊断标准》,主要依据临床资料、实验室检查及其他检查和临床医生判断。

(1) 对于有明确潜伏期的感染,住院日超过平均潜伏期后所发生的感染。

(2) 对于无明确潜伏期的感染,发生在入院48小时后的感染。

(3) 本次感染直接与上次住院有关。

(4) 在原有医院感染的基础上,出现新的不同部位的感染或在原有感染部位已知病原体的基础上,又培养出新的病原体。

(5) 新生儿在分娩过程中和产后获得的感染。

(6) 由于诊疗操作激活的潜在性感染,如疱疹病毒、结核分枝杆菌等的感染。

(7) 医务人员在医院工作期间获得的感染。

下列情况不应看作医院感染:

(1) 皮肤黏膜开放性伤口只有细菌定植而无炎症表现。

(2) 由于创伤或非生物性因子刺激而产生的炎症表现。

(3) 新生儿经胎盘获得的感染,如单纯疱疹病毒、弓形体、水痘病毒或巨细胞病毒等,在出生后48小时内出现感染指征。

(4) 患者原有的慢性感染在医院内急性发作。

3. 特点　医院内发生的感染与其他人群密集的地方,如托儿所、学校、旅馆、饭店、公共场所等发生的感染是不同的。其特点如下。

(1) 易感人群抵抗力低,病死率高。很多住院患者由于所患原发性疾病,或接受某些治疗造成抵抗力下降。还有些人,如老年患者和新生儿一般抵抗力较低,一旦发生感染很容易传播,则造成严重后果。

(2) 医院中病原体来源广泛、外环境污染也较严重,因此容易发生交叉感染。

(3) 医院中流行的菌株大多为多重耐药性,难以治疗。

## 任务二　医院感染的分类

1. 根据病原体的来源分类

(1) 内源性感染又称自身感染,是指各种原因引起的患者在医院内遭受自身固有病原体侵袭而发生的院内感染。内源性感染因子来自于患者自身,如皮肤、鼻腔、口腔、胃肠道或阴道,这些部位通常是微生物居住的地方,通常是不致病的,但当个体的免疫功能受损、健康状况不佳或抵抗力下降时则会成为条件致病菌发生感染。如患者因病长期使用抗生素、免疫抑制剂或激素等,导致全身抵抗力降低,而引起自身感染。

(2) 外源性感染又称交叉感染,是指各种原因引起的患者在医院内遭受非自身固有的病原体侵袭而发生的感染。病原体来自于患者身体以外,包括从个体到个体的直接传播和通过物品、环境而引起的间接感染,如护理患者的工作人员、探视者、医疗设备或医疗环境。

2. 根据病原体的种类分类 可将医院感染分为细菌、病毒、真菌、支原体、衣原体及原虫感染等,其中细菌感染最为常见。每一类感染又可根据病原体的具体名称分类,耐甲氧西林的金黄色葡萄球菌感染、白假丝酵母感染、柯萨奇病毒感染、肺炎支原体感染、沙眼衣原体感染、阿米巴原虫感染等。

3. 根据感染发生的部位分类 全身各系统、各器官、各组织都可能发生医院感染,详见表4-1。

**表 4-1 医院感染分类(按发生部位)**

| 发生部位 | 举 例 |
| --- | --- |
| 呼吸系统 | 上呼吸道感染、下呼吸道感染、胸腔感染 |
| 泌尿系统 | 肾盂肾炎、膀胱炎、尿道炎 |
| 运动系统 | 骨髓炎、关节感染、感染性肌炎 |
| 神经系统 | 颅内感染、椎管内脓肿 |
| 循环系统 | 心内膜炎、心包炎、心肌炎 |
| 血液系统 | 血管相关性感染、输血相关性肝炎 |
| 生殖系统 | 急性盆腔炎、外阴切口感染、前列腺炎 |
| 腹部与消化系统 | 感染性腹泻、肝炎、腹腔感染 |
| 皮肤与软组织 | 压疮感染、疖、坏死性筋膜炎、乳腺炎、脐炎 |
| 手术部位 | 浅表切口感染、深部切口感染、腔隙感染 |
| 全身多个部位 | 多系统感染、多器官感染 |
| 其他 | 口腔感染、中耳炎、结膜炎 |

## 任务三 医院感染的预防和控制

医院感染是当前公共卫生领域的一个重要问题,它直接影响着医疗质量和患者的安危。医务人员对医院感染的预防和控制知识及技能的不知道、不理解、不执行,是导致医院感染问题仍然严峻、医院感染暴发事件屡有发生的重要原因。因此,各级各类医院应将医院感染管理纳入到医院日常工作中,建立医院感染管理责任制,制定并落实医院感染管理的规章制度和工作规范,严格执行有关技术操作规范和工作标准,有效预防和控制医院感染,防止传染病病原体、耐药菌、条件致病菌及其他病原微生物的传播。

1. **建立医院感染管理机构,加强三级监控** 医院感染管理机构应有独立完整的体系,住院床位总数＞100张的医院应当设立三级管理组织,组成医院内感染管理系统:即医院感染管理委员会→医院感染管理科→各科室医院感染管理小组。

住院床位总数＜100张的医院应当指定分管医院感染管理工作的部门,其他医疗机构应当有医院感染管理专(兼)职人员。

医院感染管理委员会人员组成:根据卫生部《预防与控制医院感染行动计划(2012～2015年)》要求主任委员由医院院长担任;委员会成员由分管院长、主管医疗工作的副院长,以及医院感染管理部门、医务部门、护理部门、临床科室、消毒供应室、手术室、临床检验部门、药事管理部门、设备管理部门、后勤管理部门及其他有关部门的主要负责人组成。

医院感染管理部门、分管部门及医院感染管理专(兼)职人员具体负责医院感染预防与控制方面的管理和业务工作。

护理部应在医院感染管理委员会的领导下,建立层次分明的三级医院感染护理管理体系(一级管理——病区护士长和兼职监控护士;二级管理——科护士长;三级管理——护理部副主任,为医院感染管理委员会的副主任)加强医院感染管理,做到预防为主,及时发现、及时汇报、及时处理。

2. **健全各项规章制度,依法管理医院感染** 依照国家卫生行政部门颁发的法律法规、规范及标准来健全医院感染各项管理制度,建立和完善医院感染监测网络,建立健全医院感染暴发流行应急处置预案,做好医院感染的预防、日常管理和处理。发现医院感染病例或疑似病例,及时进行病原学检查及药敏试验,查找感染源、感染途径,控制蔓延,积极治疗患者,隔离其他患者,并及时准确地报告感染管理科,协助调查。发现法定传染病,按《传染病防治法》中有关规定报告。

我国医院感染学科近年来发展迅速,一系列国家规范、标准、指南相继颁布。严格遵守现行有效的规范、标准、指南,无疑是医务人员的基本要求和责任。与医院感染管理有关的法律法规主要包括:《中华人民共和国传染病防治法》、《医院感染管理办法》、《消毒管理办法》、《医疗废物管理条例》、《艾滋病防治条例》、《医疗卫生机构医疗废物管理办法》、《医疗废物管理行政处罚办法(试行)》、《医疗机构传染病预检分诊管理办法》、《医疗机构管理条例》、《突发公共卫生事件应急条例》、《一次性使用无菌医疗器械监督管理办法》等;规范及行业标准主要包括:《消毒技术规范》、《医院隔离技术规范》、《医院感染监测规范》、《医务人员手卫生规范》、《医院感染暴发报告及处置管理规范》、《医疗废物分类目录》、《医院消毒供应中心管理规范》、《医院消毒供应中心清洗消毒及灭菌技术操作规范》、《医院消毒供应中心清洗消毒及灭菌效果监测标准》、《抗菌药物临床应用指导原则》等。

3. 落实医院感染管理措施,阻断感染链　落实医院感染管理措施必须严格执行消毒技术规范、隔离技术规范,切实做到控制感染源、切断传播途径、保护易感人群,加强对重点部门、重点环节、高危人群及主要感染部位的感染管理。

具体措施主要包括:医院环境布局合理,二级以上医院必须建立规范合格的感染性疾病科;加强重点部门如 ICU、手术室、母婴同室病房、消毒供应室、导管室、门诊和急诊等的消毒隔离;做好清洁、消毒、灭菌及其效果监测;加强抗菌药物临床使用和耐药菌监测管理;开展无菌技术、洗手技术、隔离技术的监督监测;加强重点环节的监测,如各种内镜、牙钻、接触血及血制品的医疗器械、医院污水、污物的处理等;严格探视与陪护制度、对易感人群实施保护性隔离,加强主要感染部位如呼吸道、手术切口等的感染管理。

4. 加强医院感染防控知识的培训与教育　督促各级人员自觉预防与控制医院感染,重视医院感染管理学科的建设,建立专业人才培养制度,充分发挥医院感染专业技术人员在预防和控制医院感染工作中的作用。

(1) 培训原则:应将医院感染防控知识培训纳入医疗质量管理体系。培训既要有理论知识,又要有实际技能操作。要结合岗位工作需要,内容精炼、针对性强,提高培训效率及医务人员的学习兴趣。医院感染防控知识培训应多部门合作。医务部门协助组织全院医师、医技部门人员和进修人员,护理部门协助组织全院护理人员和进修人员,科教部门协助组织实习人员,人事部门协助组织新上岗人员,医疗服务保障部门协助组织工勤人员参加医院感染管理在职教育培训。科室负责人应组织并督促科内人员参加医院感染防控知识培训。

(2) 培训方法:包括制作并播放宣教片;以集中授课方式,现场演示操作方法和感染防控要点;利用科室交接班等时间进行简短的培训;将医院感染防控知识制成图文并茂、易于记忆的宣传手册,发给医务人员;将相关知识制成简单、易懂、有趣的展板,长期在医院或科室进行宣传;建立本院的医院感染防控知识培训工作坊,分科室、分人群小范围开展实战演练。

(3) 培训对象:根据岗位需求,对全院所有人员进行医院感染防控知识的培训与教育,包括临床医生(正式上岗医生、进修医生、实习医生),护理人员(正式上岗护士、进修护士和实习护士),医技人员(检验科、病理科、药剂科、影像科、超声科、心电图室等所有医技人员)、工勤人员(保洁人员、污水处理人员、医疗废弃暂存处管理人员、食堂工作人员、洗衣房工组人员)。

(4) 培训内容

1) 对全院所有人员的基本培训内容有:医院感染管理相关的法律、法规、规章、制度、标准等;预防、控制医院感染的目的、意义;职业安全与个人防护,要求诊疗活动中能规范执行个人防护,发生职业暴露时能正确进行处置;标准预防与手卫生,要求诊疗活动中能不断提高手卫生依从性;医疗废物管理,要求正确进行医疗废物的分类,发生外溢时能正确处置。

2) 重点培训内容:根据其岗位需求,重点培训内容有所不同。对护理人员重点培训内容有:医院感染诊断标准及医院感染监测,要求能够发现感染病例异常指征并及时告知相关医生;医院清洁、消毒灭菌与隔离、无菌操作技术,要求诊疗活动中能遵守并落实相关要求与操作;消毒、灭菌器械及一次性无菌医疗用品的规范使用;微生物标本的正确采集与运送,常见多重耐药菌感染的预防与控制措施,要求提高送检标本的合格率,落实相关防控措施,杜绝多重耐药菌的传播;抗菌药物合理应用、合理给药与毒副反应;重点环节相关感染的防控措施,包括呼吸机、中央导管插管、导尿管、手术及其他侵入性操作相关感染;重点部门的防控措施,包括各类 ICU、各类手术室、血液净化室、内镜室、消毒供应中心、产房、新生儿科等部门,建议单独对各重点部门医务人员进行针对性培训;医院感染暴发和处理步骤,要求掌握医院感染暴发的预警与发现,了解处理流程,并能积极配合相关部门做好防控措施。

(5) 效果评估:方法包括在培训刚结束的时候,了解听课人员对培训项目的主观感觉和满意程度;培训后通过问卷进行测试或组织考试等;在日常工作中观测医务人员对培训内容的实践情况,比较培训前后的依从率,定期对全体工作人员参加培训及知识掌握情况进行考核。

(6) 学时要求:不同人员的学时要求如下:①医务人员应参加与本职工作相关的医院感染在职教育培训,每年不少于 6 学时;②工勤人员应参加基础卫生学和消毒隔离知识的在职教育培训,每年不少于 3 学时;③新上岗人员、进修生和实习生应参加医院感染在职教育的岗前培训,时间不得少于 3 学时,考核合格后方可上岗;④医院感染管理专职人员应参加省级以上医院感染在职教育培训和学术交流,每年不少于 15 学时;⑤临床科室要组织科内人员进行医院感染防控知识学习,每月>0.5 学时。

## 项目二　清洁、消毒、灭菌

**案例导入**

　　护士,女性,25 岁。在肝炎病房工作。当其负责的肝炎患者出院时,该护士将对患者进行哪些消毒处理工作?

**分析提示**

　　作为一名传染科护士,当传染病患者出院时,应对患者、患者个人用物、患者使用过的被服、病室空气等进行终末消毒处理。

1847 年,奥地利医师 Semmelweis 提出产科医师在接产和检查患者前,必须用含氯石灰(漂白粉)溶液消毒双手,这一措施使他的病房产褥热发生率由 9.9% 下降至 1.2%。这是人类第一次有意识地使用消毒技术预防医院感染。同时,Semmelweis 医生还提出医疗器械和敷料均需事先消毒才可使用。19 世纪下半叶,英、法学者先后将苯酚等化学消毒剂用于医院消毒,继而研制成功压力蒸汽灭菌器,使医疗器械进入压力蒸汽灭菌时代。20世纪初相继将环氧乙烷、戊尔醛、过氧乙酸等新型高效消毒剂用于医院消毒和灭菌,近年来又先后研制成功了预真空和脉动真空压力蒸汽灭菌器,以及微波灭菌装置和低温等离子体灭菌新技术。这些都标志着医院消毒技术与现代医学达到同步发展的水平。

医院感染主要是通过侵入性操作、污染物品的接触、空气传播、给药等途径传播的,医院消毒的目的是切断医院感染的传播途径以达到预防和控制医院内感染的发生。所以,做好上述环节的清洁、消毒和灭菌是预防与控制医院感染的重要手段。

## 任务一 清洁、消毒、灭菌的概念

1. 清洁（cleaning） 是指通过除去尘埃和一切污垢,以去除和减少微生物数量的过程。适用于医院地面、墙壁、家具、医疗护理用品等物体表面的处理,也是物品消毒、灭菌前的必要步骤。常用的清洁方法包括水洗、清洁剂或去污剂去污、机械去污、超声清洗等。

2. 消毒（disinfection） 是指用物理的或化学的方法杀灭或清除环境中的病原微生物,使之达到无传播感染作用即不再有传播感染危险的处理。处理的重点是病原微生物,以达到保护暴露人群不受感染的目的。杀灭或清除医院内环境中和传播媒介上的病原微生物称为医院消毒。人们生活和工作环境中污染了病原体的固体、气体和液体物质,以及污染了的人体体表和表浅体腔均为传播媒介或媒介物。

（1）根据有无已知的传染源,可分预防性消毒和疫源性消毒。①预防性消毒:是指对可能受到病原微生物污染的物品和场所进行的消毒,医院预防性消毒是指对医疗器械和诊疗用品进行的消毒与灭菌和对医院内环境表面、空气,以及其他各种物品所进行消毒;②疫源性消毒:是指对疫源地内进行的各种消毒。

（2）根据消毒的时间可分为随时消毒和终末消毒。①随时消毒:是指在疫源地存在时、每日随时对疫区进行的消毒,其目的是及时杀灭或清除感染患者排出的病原微生物;②终末消毒:是指传染源离开了疫源地对全部污染场所做最后一次彻底的消毒。

3. 灭菌（sterilization） 是指用物理或化学的方法杀灭或清除传播媒介上的一切微生物,包括致病微生物和非致病微生物,也包括细菌芽胞和真菌孢子,使之达到无菌水平。灭菌是个绝对的概念,通过灭菌处理后不存在任何存活微生物,经过灭菌处理的物品可以直接进入人体无菌组织内而不会引起感染,因此,灭菌是最彻底的消毒。但是,医院消毒学对灭菌的概念更为严格,对进入人体的无菌物品,特别是药物或载药物品经过灭菌处理后在使之达到灭菌水平的同时,还要求达到无热源、无微粒的水平。

杀灭或清除微生物的方法归结起来可分为物理方法、化学方法和生物方法3种类型。医院消毒主要包括物理消毒、化学消毒、生物消毒、清洗消毒与消毒效果监测等。

## 任务二 常用物理消毒灭菌法

物理消毒灭菌法是常用的消毒灭菌方法之一,是利用物理因素如热力、光照、辐射、过滤等清除或杀灭病原微生物的方法,是一类历史悠久、应用广泛、效果可靠、发展快速的方法。

### 一、物理消毒灭菌法的共同特点

1. 杀菌效果可靠,性能稳定 如热力、射线、电磁波等都是通过一定的专用设备所产生,以能量形式作用,对生物因子都有固定作用机制,这些都决定了它们可靠稳定的性能。

2. 可以准确地控制剂量 由于它们由仪器设备生产,所以可以人为控制生产量,容易实现标化。

3. 对自然环境无污染 用于杀菌的物理因子都会遵守能量守恒定律,不会转化成其他有害物质留在自然界,因而不污染环境。

4. 便于生产、便于管理 物理消毒设备均可工业化生产,在使用寿命范围内,给予适当的维护即可以达到正常使用,可变因素少,外界影响相对比较容易控制。

5. 便于操作自动化 用于消毒与灭菌的物理因子其产品形式都是仪器设备,几乎所有因子控制、条件控制、剂量控制和操作都可设定成全自动控制程序,为准确控制剂量和使用条件提供了方便。

### 二、物理消毒灭菌法

#### (一)热力消毒灭菌法

热力消毒灭菌法是一种应用历史久、效果可靠、应用广泛、使用方便的方法。热可以杀灭各种微生物。一般情况下,不同微生物对热的抗力强弱依次为:朊毒体＞肉毒杆菌芽胞＞嗜热脂肪杆菌芽胞、破伤风杆菌芽胞＞炭疽杆菌、产气荚膜杆菌＞乙型肝炎病毒、结核分枝杆菌、真菌＞非芽胞菌和普通病毒。

热对微生物杀灭的机制主要是对蛋白质的凝固和氧化、对细胞膜和细胞壁的直接损伤、对细菌生命物质核酸的作用等,从而导致其死亡。其分为干热法和湿热法两类。干热法含普通干热和远红外干热及碘钨灯热源干热;湿热法包括煮沸法、流通蒸汽法和压力蒸汽法。干热法和湿热法的主要特点见表4-2。

1. 干热灭菌 是由热源通过空气传导、辐射对物体进行加热,是在有氧而无水条件下作用于微生物。

(1)燃烧法:直接用火焰灭菌。是一种简单、迅速、彻底的灭菌方法。适用于:①不需保存的物品,如病理标本、尸体、废弃衣物、纸张及医疗垃圾等的处理,可在焚烧炉内焚烧或直接点燃;②微生物实验室接种环、试管口的灭菌,直接在火焰上烧灼;③急用某些

表 4 - 2　干热法和湿热法的主要特点

| 区别要点 | 干热法 | 湿热法 |
| --- | --- | --- |
| 热传导介质 | 空气 | 水或蒸汽 |
| 损坏物品 | 比较明显 | 比较轻 |
| 适应对象 | 金属和玻璃器材 | 各种不怕热的物品 |
| 作用温度 | 150～250℃ | 80～138℃ |
| 杀菌速度 | 较慢 | 较快 |

金属器械(锐利刀剪禁用此法以免锋刃变钝)、搪瓷类物品时:灭菌前需洗净并干燥,金属器械可在火焰上烧灼 20 秒;搪瓷类容器可倒入少量 95％以上的乙醇,慢慢转动容器后使乙醇分布均匀,点火燃烧直至熄灭。

注意事项:远离易燃、易爆物品;在燃烧时不得添加乙醇,不得将引燃物投入消毒容器中;贵重及锐利器械禁用燃烧法消毒灭菌。

(2) 干烤法:利用专用密闭烤箱进行灭菌。适用于耐热、不耐湿、蒸气或气体不能穿透物品的灭菌,如油剂、粉剂和玻璃皿等的灭菌;不适用于纤维织物、塑料制品等的灭菌。干烤灭菌所需的温度和时间应根据物品种类和烤箱的类型来确定,一般为:160℃,2 小时;170℃,1 小时;180℃,0.5 小时。

注意事项:①灭菌前处理:物品应清洁、玻璃器皿需保持干燥;②物品包装:体积通常 < 10 cm × 10 cm × 20 cm;粉剂、油脂类厚度<0.7 cm;凡士林油纱条厚度<1.3 cm;③装载要求:高度不超过烤箱内腔高度的 2/3,物品包放置要在包与包之间留有 0.5 cm 以上的孔隙,不与烤箱底部及四壁接触;④有机物灭菌:温度<170℃,以防碳化;⑤灭菌时间:从达到灭菌温度时算起,同时需打开进风柜体的排风装置,中途不可打开烤箱放入新的物品;灭菌结束时,需要待灭菌箱内温度降到 40℃以下才可打开。

2. 湿热灭菌

(1) 压力蒸汽灭菌法:应用已有 100 多年的历史。因其是将蒸汽输入到专用灭菌器内处于很高的压力之下,所以可使蒸汽穿透力增强、温度提高,极大提高了杀菌效果。到目前为止,尚无任何一种消毒方法能完全代替压力蒸汽灭菌法。其主要特点是杀菌谱广、杀菌作用强、效果可靠、作用快速、无任何残余毒性、适用于包括液体在内的各种不怕热的物品的灭菌。

压力蒸汽灭菌设备根据排放其冷空气排除方法不同,分为下排气式压力蒸汽灭菌器和预真空(含脉动真空)式压力蒸汽灭菌器及正压排气灭菌器等不同类型;预真空(含脉动真空)式包括普通型和快速型。

1) 下排气式压力蒸汽灭菌器:其原理是利用蒸汽比空气轻,通过向灭菌器内输送蒸汽由上层逐渐将冷空气挤压至下层排气口排出。但这种排气方式排气不太彻底,会残留少量冷空气,控制不好会影响灭菌效果。可分为手提式压力蒸汽灭菌器、小型台式灭菌器、立式压力蒸汽灭菌器和卧式压力蒸汽灭菌器4种类型。

2）预真空压力蒸气灭菌器：通过在灭菌前先将灭菌器柜式内冷空气抽去（可排除冷空气98％）达到灭菌目的，它排除冷空气比较彻底，高温氧化比较轻，可在更高的温度下（132～134℃）使用而不增加物品的损坏性。由于提高了温度，因而可缩短灭菌时间，提高工作效率。预真空压力蒸汽灭菌器多为卧式灭菌器（目前也有小型台式），分为单扉和双扉两种形式。

临床上，应根据待灭菌物品选择适宜的压力蒸汽灭菌器和灭菌程序，灭菌器的操作方法遵循使用说明，灭菌参数见表4-3。

表4-3　压力蒸气灭菌器灭菌参数

| 灭菌器类别 | 物品类别 | 压力(kPa) | 温度(℃) | 所需最短时间(分钟) |
|---|---|---|---|---|
| 下排气式 | 敷料 | 102.9 | 121 | 30 |
| | 器械 | 102.9 | 121 | 20 |
| 预真空式 | 敷料、器械 | 205.8 | 132～134 | 4 |

3）快速压力蒸汽灭菌器：是针对常规压力蒸汽灭菌器而言，比普通压力蒸汽灭菌器相对缩短了灭菌周期，为应急性医疗器械灭菌，以及门诊和特殊科室少量器械灭菌提供方便。其灭菌时间和温度与灭菌器种类、物品是否带孔有关，见表4-4。

表4-4　快速压力蒸汽灭菌（132℃）所需最短时间

| 物品种类 | 灭菌时间(分钟) | |
|---|---|---|
| | 下排气 | 预真空 |
| 不带孔物品 | 3 | 3 |
| 带孔物品 | 10 | 4 |
| 不带孔＋带孔物品 | 10 | 4 |

压力蒸汽灭菌法注意事项：①安全操作：操作人员要经过专训练，合格后才能上岗；严格遵守操作规程；设备运行前每日安全检查并预热，预真空灭菌器每日开始灭菌运行前还应空载进行B～D试验。②包装合适：包装前将待灭菌器械或物品清洗干净并擦干或晾干；包装材料和包装方法符合要求，器械包重量不宜＞7 kg，敷料包重量不宜＞5 kg；物品捆扎不宜过紧，外用化学指示胶带贴封，灭菌包每包内放置化学指示物。③装载恰当：使用专用灭菌架或篮筐装载灭菌物品，灭菌包之间留有空隙；宜将同类材质的物品置于同一批次灭菌，如材质不同，将纺织类物品竖放于上层，金属器械类放于下层；手术器械包、硬式容器应平放，盘、盆、碗等开口朝向一致并斜放，底部无孔的物品倒立或侧放。要求：下排气式压力蒸汽灭菌器的灭菌包体积不宜＞30 cm×30 cm×25 cm，装载体积＜柜室容量的80％；预真空压力蒸汽灭菌器的灭菌包体积＜30 cm×30 cm×50 cm，装载量＜90％，但大于柜室容量的10％。如使用脉动真空压力蒸汽灭菌器，装填量大于柜室容量的5％。④密切观察：灭菌时随时观察压力和温度变化并准确计时，加

热速度不宜过快,只有当柜室的温度达到要求时开始计算灭菌时间。⑤灭菌后卸载:从灭菌器卸载取出的物品冷却时间应>30分钟,温度降至室温时才能移动;每批次应检查灭菌是否合格,若灭菌不彻底或有可疑污染如破损、湿包、有明显水渍、掉落地上等则不作无菌包使用。⑥快速灭菌程序不应作为物品的常规灭菌程序。应急情况下使用时,只适用于灭菌裸露物品,使用卡式盒或者专用灭菌容器盛放。快速压力蒸汽灭菌后的物品4小时内使用,不应储存,无有效期。⑦定期监测灭菌效果。

压力蒸汽灭菌法效果监测:压力蒸汽灭菌同其他灭菌因子一样,受诸多因素的影响,譬如消毒设备的质量和故障、蒸汽质量、残留冷空气、物品包装或摆放不当等都会造成灭菌失败。为了避免由于灭菌的失败而造成医院内感染,加强对消毒效果监测是确保灭菌质量的可靠手段。①工艺监测:包括消毒设备故障检查,确保灭菌温度、灭菌压力、灭菌时间和蒸汽质量不出问题,灭菌物品处理必须正确,如灭菌物品的包装和包装材料及包的大小合适、灭菌包在灭菌器内摆放正确等。②化学监测:主要用在日常灭菌包灭菌效果监测。所用化学指示剂包括化学指示卡、化学指示胶带和B~D指示图等。通过观察化学指示物颜色的变化判定是否达到灭菌要求。分为包外、包内化学指示物监测,具体要求为灭菌包外应有化学指示物,高度危险性物品包内应于最难灭菌的部位放置包内化学指示物;采用快速压力蒸汽灭菌程序灭菌时,应直接将一片包内化学指示物置于待灭菌物品旁边进行化学监测。③生物监测:通常将含对热耐受力较强的非致病性嗜热脂肪杆菌芽胞的菌片制成标准生物测试包或生物PCD(灭菌过程挑战装置),或使用一次性标准生物测试包,放入标准试验包的中心部位或待灭菌容器内最难灭菌的部位,并设阳性对照和阴性对照,灭菌后取出培养,如无指示菌生长则表明达到灭菌效果。

(2)煮沸消毒法:是应用最早的消毒方法之一,也是家庭常用的消毒方法。医院所用煮沸消毒是指在专用的煮沸消毒器内,将水加热至100℃,在此温度下,能有效杀灭细菌芽胞在内的各种微生物。多数细菌芽胞煮沸15分钟即将其杀灭,但某些热抗力极强的细菌芽胞需煮沸更长时间,如破伤风杆菌芽胞需煮沸60分钟方可杀灭,而肉毒杆菌芽胞则需煮沸3小时才能被杀死。煮沸消毒具有方法简单、使用方便、经济适用、效果可靠等优点,适用于耐湿、耐高温的物品,无金属器械、玻璃器材、棉织品、橡胶类、陶瓷制品及餐具茶具等的消毒与灭菌。

方法:在煮沸消毒器内加蒸馏水,物品刷洗干净后全部浸没在水中,加热待水达100℃计时;如中途加入物品,则在第二次水沸后重新计时。

注意事项:①消毒前物品刷洗干净,全部浸没水中,要求大小相同的容器不能重叠、放入总物品不超过容量的3/4,同时注意打开器械轴节或容器盖子、空腔导管内预先灌满水,碗盘类物品不要叠放;②根据物品性质决定放入水中的时间,如玻璃器皿、金属及搪瓷类物品通常冷水放入,橡胶制品用纱布包好,水沸后放入;③水的沸点受气压影响,海拔高的地区,水的沸点低,一般海拔每增高300 m,消毒时间需延长2分钟;④必须用蒸馏水,为增强杀菌作用、去污防锈,可加入碳酸氢钠,配成1%~2%的浓度,沸点可达到105℃;⑤消毒后应将物品及时取出,置于无菌容器内,及时应用,4小时内未用需要重煮消毒；⑥待水沸腾达 100℃再开始计时。

（3）其他：除压力蒸汽灭菌法和煮沸消毒法外，湿热消毒还可选择低温蒸汽消毒法、流通蒸汽法、巴氏消毒法、间歇灭菌法。医院主要使用压力蒸汽消毒法、煮沸法和流通蒸汽法，巴氏消毒法主要用在食品工业方面。流通法有普通流通蒸汽法和常压高温蒸汽灭菌法。低温蒸汽消毒法是用较低温度杀灭物品中的病原菌或特定微生物，可用于不耐高热的物品如内镜、塑料制品等的消毒，将蒸汽温度控制在 73～80℃，持续 10～15 分钟进行消毒；用于乳类、酒类消毒时又称巴氏消毒，将液体加热到 61.1～62.8℃、保持 30 分钟或加热到 71.7℃、保持 15～16 秒。流通蒸汽法有普通流通蒸汽法和常压高温蒸汽灭菌法。普通流通蒸汽法又称常压蒸汽法（一个大气压下），即利用 100℃的水蒸气进行消毒。由于流通蒸汽含有潜伏热，可在与消毒物品接触时冷凝成水放出潜伏热，因而使物品得到快速加热，故有很强的杀菌作用。常用于餐饮具、茶具、便器及其他不怕热器具等消毒。常压高温蒸汽灭菌法是 20 世纪 90 年代前后出现的一种蒸汽灭菌法，主要原理是在常压状态下，利用蒸汽和水在闭路循环中进行转换，对蒸汽进行 2 次加热形成 130℃的高温。利用这一原理制造的蒸汽灭菌锅比压力蒸汽灭菌器使用更安全，对物品损坏更轻。这种灭菌器特别适合各种培养液灭菌和生物制品灭菌。

### （二）辐射消毒法

主要是通过紫外线或臭氧的杀菌作用，使菌体蛋白质发生光解、变性，导致细菌死亡。

1. 日光曝晒法　利用日光的热、干燥和紫外线的作用来杀菌。常用于床垫、毛毯、书籍、衣服等物品的消毒。方法：将物品放在直射阳光下曝晒 6 小时，定时翻动、使物品各面均能受到日光照射。

2. 紫外线灯管消毒法　紫外线属于电磁辐射中的一种，为一种不可见光，所以又称紫外光。根据紫外线的波长，将其分为 3 个波段即 A 波段、B 波段和 C 波段。在消毒领域内主要使用 C 波段 200～280 nm 波长范围，而杀菌力较强的波段为 280～250 nm，紫外线杀菌灯所采用的波长为 253.7 nm。

紫外线消毒的作用特点：①杀菌谱广：可杀灭多种微生物，包括细菌繁殖体、细菌芽孢、结核分枝杆菌、病毒、真菌和立克次体等。②抗力差别：不同微生物对紫外线的抗力差别较大，可以相差 100～200 倍，抵抗力由强到弱依次为真菌孢子＞细菌芽胞＞抗酸杆菌＞病毒＞细菌繁殖体。③穿透力弱：紫外线属于低能电磁辐射，穿透力比较弱，除石英玻璃可以穿透 80%之外，大多数物质不能透过或只能透过少量紫外线。紫外线的这种穿透力弱的特性限制了其应用范围，所以紫外线很难用于复杂物品表面的消毒与灭菌。④剂量关系：杀菌效果直接与照射剂量有关，照射剂量等于辐射强度与照射时间的积，所以紫外线灯具辐射强度必须符合国家标准。⑤协同杀菌作用：采用化学协同作用可提高紫外线杀灭微生物作用，发挥紫外线独特的消毒方式。如物体表面用 75%乙醇湿润后再经紫外线照射，可极大提高杀菌能力；或单用紫外线或 3%过氧化氢作用 60 分钟不能破坏 HBsAg，但将污染有 HBsAg 的玻璃片经 3%过氧化氢湿润后，再经紫外线照射 30

分钟即可完全灭活 HBsAg。

紫外线的杀菌机制为：①破坏细菌核酸,使细菌核酸失去复制、转录等功能障碍,导致细菌死亡；②破坏菌体蛋白中的氨基酸,使氨基酸结构受到破坏从而使蛋白质失去生物学活性导致细菌死亡；③破坏菌体糖:虽然糖对紫外线的吸收量比较少,但有学者发现核酸链中的核糖可以吸收紫外线而使其受到破坏,造成核酸链断裂致细菌死亡；④自由基作用:紫外线照射下的化学物质可产生具有氧化性的自由基,如"OH"、"O",可引起氨基酸的电光离,也能致微生物死亡,但这种推测有待于进一步证实。紫外线主要适用于空气、物品表面和液体的消毒。

紫外线消毒方法:①用于空气消毒:首选紫外线空气消毒器,不仅消毒效果可靠,而且可在室内有人时使用,一般开机消毒 30 分钟;也可用室内悬吊式紫外线消毒灯照射,室内安装紫外线灯,按国家卫生部颁布的《消毒技术规范》第 3 版第 2 分册(医院消毒规范)规定,室内悬吊式紫外线消毒灯安装数量(30 μW 紫外线灯,在垂直 1 m 处辐射强度高于 70 μW/cm²)。为平均每立方米不少于 1.5 W,如 60 m³ 房间需要安装 30 W 紫外线灯 3 支,并且要求分布均匀、吊装高度距离地面 1.8～2.2 m,使得人的呼吸带处于有效照射范围。悬吊紫外线灯对室内空气消毒可用直接照射法,适合于无人条件下,一般从开灯计算,连续照射>30 分钟,可使静态空气达到消毒要求。②用于物品表面消毒,最好使用便携式紫外线表面消毒近距离移动照射;小件物品可放入紫外线消毒箱内照射;也可采取紫外线消毒灯悬吊照射,有效距离为 25～60 cm,物品摊开或挂起,使其充分暴露以受到直接照射,消毒时间为 20～30 分钟。③用于液体消毒:可采用水内照射法或水外照射法,紫外光源应装有石英玻璃保护罩,水层厚度应<2 cm,并根据紫外线辐射的强度确定水流速度。

紫外线灯管消毒时注意事项:①保持紫外线灯管清洁,一般每 2 周用无水乙醇擦拭 1 次,发现有污垢应随时擦拭。②消毒环境合适,保持室内清洁、干燥,电源电压为 220 V,空气适宜温度为 20～40℃,相对湿度为 40%～60%。③加强防护,紫外线对人的眼睛和皮肤有刺激作用,易引起眼炎、皮炎,且臭氧对人体不利,因此要保护眼睛和皮肤。一般不在有人的环境中使用,必须使用时应带防护镜,穿防护衣,或用被单遮盖肢体,照射完毕应开窗通风。④由于紫外线穿透力较差,紫外线灯管消毒法主要用于空气消毒和物品表面消毒。用于空气消毒,每 10 m² 安装 30 W 紫外线灯管一支,有效距离<2 m,消毒时间为 30～60 分钟;用于物品表面消毒,有效距离为 25～60 cm,消毒时物品应摊开或挂起,且定时翻动及保证各表面均受到直接照射,消毒时间为 20～30 分钟。⑤紫外线灯的使用过程中由于其辐射强度逐渐降低,故应定时检测,以保证灯管照射强度>70 μW/cm² 或记录使用时间,若使用时间>1 000 小时,应予以更换灯管。⑥紫外线的消毒时间必须从灯亮 5～7 分钟后开始计时,消毒时间＝杀灭目标微生物所需的照射剂量÷紫外线灯管的辐照强度。关灯后,如需再开启,应间歇 3～4 分钟,照射后应开窗通风。⑦定期监测灭菌效果。

3. 臭氧灭菌消毒法　利用臭氧强大的氧化作用进行杀菌。主要用于空气、医院污水、诊疗用水、物品表面的消毒。

注意事项：①臭氧对人有毒，国家规定大气中臭氧最高允许浓度为 0.2 mg/m³；②由于臭氧的强氧化性，对多种物品都有损坏；③温湿度、有机物、pH 等多种因素可影响臭氧的杀菌作用；④空气消毒时，应关闭门窗，人员离开房间，消毒结束后 30 分钟方可进入。

4. 电离辐射灭菌法　利用放射性核素⁶⁰Co 发射高能 γ 射线或电子加速器产生的高能电子束进行辐射灭菌。适用于不耐热的物品在常温下的灭菌，故又称冷灭菌。

注意事项：①由于放射线对人体有害，应用机械传送物品；②由于氧气对射线杀菌有促进作用，灭菌应在有氧环境下进行；③湿度越高，杀菌效果越好。

### （三）微波消毒灭菌法

微波是一种波长为 1 mm～1 m(界于红外线与无线电波之间)、频率在 300～3 000 MHz 的电磁波。可使物品中的极性分子发生高速运动并引起相互摩擦、碰撞，使温度迅速升高而达到消毒灭菌的目的。多用于食物及餐具的消毒、医疗药品及耐热非金属材料器械的消毒灭菌。

注意事项：①微波对人体有一定的伤害，应避免小剂量长期接触或大剂量照射；②微波对各种金属材料几乎全部反射，不吸收亦不穿透，故不能以铁罐等容器盛放消毒物品，也不能用于金属物品的消毒；③微波对生物体、水及含水材料具有良好吸收性能并可产生热能转换(水是微波的强吸收介质)，用湿布包裹物品或在炉内放一杯水会提高消毒效果；④被消毒的物品应为小件或不太厚。

### （四）生物净化法

采用生物洁净技术，不同的气流方式，通过三级空气过滤器除掉空气中的 0.5～5 μm 的尘埃，达到空气洁净的目的。主要用于烧伤病房或手术室等。

### （五）低温等离子体灭菌法

是消毒学领域近年来出现的一项新的物理灭菌技术。一些不耐高温的精密医疗仪器，如纤维内镜和其他不耐热材料都需要低温灭菌技术。它是继甲醛、环氧乙烷、戊二醛等低温灭菌技术后的新的低温灭菌技术。但这项新技术尚处在实验推广阶段。

## 任务三　常用化学消毒灭菌法

化学消毒灭菌法是医疗卫生行业常用的消毒方法。它是采用各种化学消毒剂来清除或杀灭病原微生物的方法，是利用液体或气体的化学药物渗透到菌体内，使菌体蛋白凝固变性，细菌酶失去活性，导致微生物代谢障碍而死亡，或破坏细胞膜结构，改变其通透性，导致细胞膜破裂、溶解，以达到消毒灭菌的目的。所用的化学物品称为化学消毒剂。凡不适用于物理消毒灭菌的物品，都可以选用化学消毒灭菌法，如对患者的皮肤、黏膜、排泄物及周围环境、光学仪器、金属锐器以及某些塑料制品的消毒。

1. 化学消毒灭菌法的特点　①使用方便，无需特殊设备；②使用范围广，各种物品、空气、水、人体和环境等均可使用；③节约，一次性投资少；④使用方法多样，可浸泡、擦拭、刷洗、喷雾、熏蒸，以及与物理因子协同等；⑤存在毒性、腐蚀性、有污染环境的可能性。

2. 选择化学消毒剂的标准　国际公认的理想消毒剂的标准如下：①杀菌谱广，效果可靠，作用快速；②性能稳定，便于储存和运输；③无毒无味，无刺激，无致畸致癌致突变作用；④易溶于水，不着色，易清除，不污染环境；⑤不易燃易爆，使用安全；⑥受有机物、酸碱和环境因素影响小；⑦使用浓度低，使用方便，价格低廉等。

3. 化学消毒剂的种类

(1) 按杀菌能力分类：可将化学杀菌剂分为灭菌剂、高效消毒剂、中效消毒剂和低效消毒剂，目前国外对化学消毒剂分类中去掉了中效消毒剂。

1) 灭菌剂：是指能杀灭包括细菌芽胞在内的各种微生物并能达到灭菌保证水平的化合物及其制剂。如戊尔醛、环氧乙烷等。

2) 高效(水平)消毒剂：是指能杀灭包括细菌芽胞在内的各种微生物的化学消毒剂，但不保证灭菌水平。如过氧乙酸、过氧化氢、部分含氯消毒剂等。

3) 中效(水平)消毒剂：是指能杀灭除细菌芽胞之外的各种微生物的化学消毒剂。如醇类、碘类、部分含氯消毒剂等。

4) 低效(水平)消毒剂：是指能杀灭抵抗力比较弱的微生物，不能杀灭细菌芽胞、真菌和结核分枝杆菌，对抵抗力强的亲水性病毒的灭活作用能力较弱。如酚类、胍类、季铵盐类消毒剂等。

(2) 按性状分类

1) 固体消毒剂：本身为固体的消毒剂主要有二氯异菁尿酸钠、三氯异菁尿酸钠及其他氯胺类、氯化磷酸三钠、氯己定等，还有复配的粉剂和片剂。

2) 液体消毒剂：除乙醇、异丙醇、正丙醇等液体消毒剂之外，多数消毒剂均为液体或配置成液体使用。

3) 气体消毒剂：环氧乙烷、臭氧及其他气体消毒剂。

4. 化学消毒剂的使用原则

(1) 合理使用，能不用时则不用，必须用时则尽量少用，能采用物理方法消毒灭菌的，尽量不使用化学消毒灭菌法。

(2) 根据不同物品的性能及各种微生物的特性，选择恰当的消毒剂。

(3) 严格掌握消毒剂的有效浓度、使用方法及消毒时间。

(4) 消毒剂应定期更换，易挥发的要加盖，并定期检测，调整浓度。

(5) 待消毒的物品须先洗净、擦干。

(6) 消毒剂中一般不放置纱布、棉花等物，以免因吸附消毒剂而降低消毒效力。

(7) 浸泡消毒后的物品使用前应先用无菌生理盐水冲洗，气体消毒后的物品使用前应待气体散发后，以免残留消毒剂刺激组织。

(8) 有毒物品应全部浸没在消毒液内，器械的轴节应打开，套盖应掀开，管腔挂满消毒液。

(9) 熟悉消毒剂的毒副作用,做好工作人员的防护。

5. 化学消毒剂的使用方法

(1) 浸泡法:是将被消毒的物品洗净、擦干后浸没在规定浓度的消毒液内一定时间的消毒方法。注意浸泡前要打开物品的轴节或套盖,管腔内要灌满消毒液。浸泡阀适用于大多数物品、器械。常用于耐湿、不耐热的物品,如锐利器械、精密器材等的消毒。

(2) 擦拭法:是蘸取规定浓度的化学消毒剂擦拭被污染物品的表面或皮肤、黏膜的消毒方法。常用于桌椅、墙壁、地面等的消毒。一般选用易溶于水、穿透力强、无显著刺激性的消毒剂。

(3) 喷雾法:是在规定时间内用喷雾器将一定浓度的化学消毒剂均匀地喷洒于空间,或物品表面进行消毒的方法。常用于桌椅、墙壁、地面等物品表面的消毒。

(4) 熏蒸法:是在密闭空间内将一定浓度的消毒剂加热或加入氧化剂,使其产生气体在规定的时间内进行消毒的方法,如手术室、换药室、病室的空气消毒以及精密贵重仪器、不能熏煮、浸泡物品的消毒。在消毒间或密闭的容器内,也可用熏蒸法对污染的物品进行消毒灭菌。

(5) 刷洗和冲洗法:是指用消毒剂溶液对污染物品或医疗器械和设备进行刷洗或冲洗,要求使用合适浓度,有去污作用,作用迅速,作为消毒与灭菌辅助手段。

(6) 喷洒法:是指借助喷洒器械均匀分散消毒剂(液体或粉剂),适合于大面积地面、建筑物、某些吸收性物品,主要用于大面积的疫源地环境处理。

(7) 联合作用:是指通过接触某些物理手段(热力、微波、超声波、电磁波)促进化学消毒剂作用。

6. 常用的化学消毒剂 见表4-5。

表4-5 常用的化学消毒剂

| 消毒剂名称 | 消毒效力 | 性质与作用原理 | 适用范围及使用方法 | 注意事项 |
|---|---|---|---|---|
| 醛类消毒剂:戊二醛 | 高效类 | 无色透明液体、有醛刺激性气味。通过醛基的烷基化直接或间接与微生物的蛋白质及酶的氨基结合,引起一系列反应导致微生物灭活 | ①适用于不耐热诊疗器械、器具与物品的浸泡消毒;②不应用于耐热、耐湿诊疗器械、器具与物品的浸泡消毒;③不应用于室内物体表面的擦拭或喷雾消毒、室内空气消毒、手、皮肤黏膜消毒;④不应用于注射针头、手术缝合线及棉线类物品的灭菌;⑤消毒参数:常用浓度2%,消毒浸泡20～45分钟;⑥灭菌参数:常用浓度2%,灭菌浸泡10 | ①诊疗器械、器具与物品在消毒前应彻底清洗、干燥。新启用的诊疗器械、器具与物品消毒前先除去污物及保护膜,再用清洁剂清洗去除油脂、干燥。②强化酸性戊二醛使用前应先加入pH调节剂(碳酸氢钠),再加防锈剂(亚硝酸盐)充分混匀。在20～25℃温度条件下,加入pH调节剂和亚硝酸钠后的戊二醛连续使用时间应≤14日。③用于浸泡灭菌的容器,应洁净、密闭,使用前应先经灭菌处理。④使用前应监测戊二醛的浓度,确保浓度符合产品使用说明的要求。⑤戊二醛应密封、避光、置于阴凉、干燥的环境中保存。⑥戊二 |

（续表）

| 消毒剂名称 | 消毒效力 | 性质与作用原理 | 适用范围及使用方法 | 注意事项 |
|---|---|---|---|---|
| | | | 小时，使用前使用无菌水冲洗 | 醛对人体有毒，使用环境应通风良好。对皮肤和黏膜有刺激性，使用时应注意个人防护。不慎接触，应立即用清水连续冲洗干净，必要时就医 |
| 醛类消毒剂：甲醛（福马林）37%～40% | 高效类 | 无色透明液体，刺激性强。能使菌体蛋白变性、酶活性消失 | ①适用于不耐高温，对湿、热敏感且易腐蚀的医疗器械的消毒灭菌；②常用甲醛灭菌器进行低温甲醛蒸气灭菌，气体浓度：3～11 mg/L，温度50～80℃，相对湿度为80%～90%，时间为30～60分钟 | ①必须在密闭的灭菌箱中进行，不可采用自然挥发法；②对人体有一定毒性和刺激性，消毒后应去除残留甲醛气体，需设置专用排气系统；③有致癌作用，不用于空气消毒 |
| 过氧化物类消毒剂：过氧乙酸 | 高效类 | 无色或浅黄色透明液体，有刺激性气味，带有醋酸味 能产生新生态氧，主要通过氧化和酸性作用等使细菌死亡 | ①浸泡法：将待消毒的物品浸没于装有0.5%（5 000 mg/L）过氧乙酸的容器中，加盖，作用时间为10分钟。一般物体表面采用1 000～2 000 mg/L。②擦拭法：大件物品或其他不能用浸泡法消毒的物品用擦拭法消毒；浓度和时间同浸泡法。③喷洒法：环境消毒时用0.2%～0.4%溶液喷洒，作用时间为30～60分钟 | ①过氧乙酸不稳定，应储存于通风阴凉处，远离可燃物质。用前应测定有效含量，原液浓度低于12%时不应使用。②稀释液应现用现配，使用时限≤24小时。③过氧乙酸对多种金属和织物有很强的腐蚀和漂白作用，浸泡消毒后，应及时用符合要求的水冲洗干净。④接触过氧乙酸，应采取防护措施；不慎溅入眼中或皮肤上，应立即用大量清水冲洗 |
| 环氧乙烷 | 高效类 | 低温为无色液态，有芳香醚味，＞10.8变为气态，易燃易爆；不损害消毒的物品且穿透力强；与菌体蛋白结合，使酶代谢受阻而杀灭微生物 | ①适用于不耐热、不耐湿的诊疗器械、器具和物品的灭菌，如电子仪器、光学仪器、纸质物品、化纤制品、塑料制品、陶瓷及金属制品等诊疗用品；②不适用于食品、液体、油脂类、粉剂类等灭菌 | ①应在环氧乙烷灭菌器内进行，灭菌器应取得卫生部消毒产品卫生许可批件。②灭菌器应由专业人员进行安装，包括专门的排气管道。③消毒员应经专业知识和紧急事故处理的培训。过度接触环氧乙烷后，应迅速移离中毒现场，立即吸入新鲜空气；皮肤接触后，用水冲洗接触处＞15分钟，同时脱去脏衣服。眼睛接触液态，环氧乙烷或高浓度环氧乙烷至少冲洗眼10分钟，并均应尽快就诊。④环氧乙烷灭菌器及气瓶或气罐应远离 |

| 消毒剂名称 | 消毒效力 | 性质与作用原理 | 适用范围及使用方法 | 注意事项 |
|---|---|---|---|---|
| | | | | 火源和静电。气罐不应存放在冰箱中。⑤每年对工作环境中的环氧乙烷浓度进行监测并记录。⑥物品灭菌前应彻底清洗干净，使用专用包装材料。⑦灭菌柜内装载物品周围应留有空隙，物品应放于金属网状篮筐内或金属网架上；纸塑包装应侧放。装载不超过总体积的80%。⑧除金属和玻璃材质以外的灭菌物品，灭菌后应经过解析。解析过程可以在灭菌柜内继续进行，也可以在通风柜内，不易采用自然通风法 |
| 含氯消毒剂：氯、含氯制剂 | 高、中效类 | 在水溶液中释放有效氯，有强烈的刺激性气味。通过氧化、氯化作用破坏细菌酶的活性使菌体蛋白凝固变性 | ①适用于物品、环境物体表面（地面、墙面、高频接触物体表面）、分泌物、排泄物等的消毒。常用的含氯消毒剂有水剂、片剂和粉剂。②浸泡法：细菌芽胞污染的物品采用浓度5 000 mg/L，浸泡30分钟以上。对结核分枝杆菌，如为病毒采用浓度1 000 mg/L，对细菌繁殖体采用浓度200 mg/L。③擦拭法：使用浓度、作用时间与浸泡法相同。④喷洒法：对于经血传播病原体、分枝杆菌、细菌芽胞污染的物品采用浓度2 000 mg/L消毒剂，浸泡60分钟以上 | ①粉剂应于阴凉处避光、防潮、密封保存；水剂应于阴凉处避光、密闭保存。使用液应现配现用，使用时限≤24小时。②配置漂白粉等粉剂溶液时，应戴口罩、手套。③未加防锈剂的含氯消毒剂对金属有腐蚀性，不应做金属器械的消毒。④对织物有腐蚀和漂白作用，不应用于有色织物的消毒 |
| 醇类消毒剂：乙醇、异丙醇、正丙醇，最常用的为70%～80%乙醇 | 中效类 | 破坏蛋白质的肽键，使之变性；侵入菌体细胞，解脱蛋白质表面的水膜，使之失去活性，导致微生物新陈代谢障碍；溶菌作用 | 穿刺部位皮肤：70%～80%乙醇擦拭2遍，作用3分钟 | ①对乙醇过敏者慎用；②不适用于黏膜或较大创面的消毒；③易燃、忌明火；④易挥发、使用时注意用量，以保证作用时间；⑤存放位置应适当，避免被人饮用 |

（续表）

| 消毒剂名称 | 消毒效力 | 性质与作用原理 | 适用范围及使用方法 | 注意事项 |
|---|---|---|---|---|
| 含碘类消毒剂：碘酊（碘酒） | 中效类 | 碘能很快穿过细胞壁，氧化破坏病原体原浆蛋白的活性基因，并与蛋白质的基因结合而使其变性沉淀 | ①穿刺部位皮肤：原液涂搽两遍，作用1～3分钟，再用70%～80%乙醇脱碘；②手术部位皮肤：原液涂搽两遍，作用1～3分钟，再用70%～80%乙醇脱碘 | ①对碘、乙醇过敏者禁用；②不适合于破损皮肤以及黏膜消毒；③避免接触二价金属制品；④不得与碱、生物碱、水合氯醛、苯酚、硫代硫酸钠、淀粉、鞣酸同用或接触；⑤不能大面积使用，以防碘大量吸收而出现中毒；⑥存放时间不宜过长，以防降低消毒效果 |
| 含碘类消毒剂：聚维酮碘（碘伏） | 同碘酊 | 同碘酊 | ①穿刺部位和手术部位皮肤：0.45%～0.55%聚维酮碘擦拭两遍，作用时间＞2分钟；②烧伤创面：0.45%～0.55%聚维酮碘涂擦或冲洗，作用时间2分钟；③口腔黏膜：0.1%～0.2%聚维酮碘涂擦，作用时间2分钟；④伤口消毒：0.1%～0.2%聚维酮碘涂擦或冲洗，作用时间2分钟；⑤阴道黏膜：0.05%聚维酮碘冲洗，作用时间2分钟 | ①对碘过敏者史者禁用；②烧伤面积＞20%时勿用；③稀释液不稳定，宜在使用前配置，且在阴凉处避光、防潮、密封保存；④消毒后应待其干燥后再使用电刀等带电设备，避免灼烧皮肤；⑤对金属有一定的腐蚀性 |
| 含碘类消毒剂：复方聚维酮碘消毒液 | 同碘酊 | 同碘酊 | ①手术及注射部位、外科手、手术部位皮肤、外伤创口及会阴部黏膜：原液涂搽两遍，作用3分钟；②烧伤、创面和口腔黏膜：原液稀释10倍，即有效碘为0.05%（W/V），涂擦或冲洗，作用3分钟；③阴道黏膜：原液稀释20倍，即有效碘为0.025%（W/V），涂擦或冲洗，作用3分钟 | 同聚维酮碘 |

（续表）

| 消毒剂名称 | 消毒效力 | 性质与作用原理 | 适用范围及使用方法 | 注意事项 |
| --- | --- | --- | --- | --- |
| 胍类消毒剂：氯己定水溶液 | 低效类 | 聚六甲基双胍分子的胍基聚合构成正电性，易被带负电的细菌或病毒吸附，从而紧紧缠绕微生物体，抑制细菌或病毒的分裂功能，使其丧失繁殖能力，加之聚合物形成的薄膜可堵塞细菌或病毒的呼吸通道使其迅速窒息死亡 | ①皮肤：原液直接喷雾或涂擦，作用3～5分钟；②皮肤创面：原液擦拭或冲洗，作用3～5分钟；③口腔黏膜：原液含漱，作用3～5分钟；④阴道黏膜：原液冲洗，作用3～5分钟 | ①不应与肥皂、洗衣粉等阴离子表面活性剂混合使用或前后使用，亦不可与碘酊合用；②偶见过敏反应或口腔黏膜浅表脱屑；③长期使用能使口腔黏膜着色和牙齿着色，舌苔变黑，味觉改变，咽部烧灼感，停药后可恢复；④与铁、铝等金属物质产生反应，禁忌使用金属制品容器配置；⑤冲洗消毒时，若创面脓液过多，应延长冲洗时间 |
| 季铵盐类消毒剂：苯扎溴铵 | 低效类 | 灭活产能酶，使重要细胞蛋白发生变性，并且使细胞膜破碎 | ①皮肤：原液稀释50倍，即浓度为0.1%溶液；②黏膜：原液稀释500倍，即浓度为0.01%溶液 | ①不得用塑料或铝制容器储存；②低温时可能出现浑浊或沉淀，可置于温水中加温，振摇溶解后使用；③用药部位如有烧灼感、瘙痒、红肿等情况应停药，并将局部药物洗净，必要时向医师咨询；④对苯扎溴铵溶液过敏者禁用，过敏体质者慎用；⑤不得与肥皂或其他合成洗涤剂并用；⑥局部消毒时勿与碘酊、高锰酸钾、过氧化氢溶液、磺胺粉等并用 |
| 过氧化物类消毒剂：过氧化氢溶液 | 低效类 | 通过产生破坏性的羟自由基，作用于脂质膜、DNA和其他必不可少的细胞成分从而产生抑菌和杀菌作用 | ①皮肤：原液直接擦拭，作用3～5分钟。②口腔黏膜：原液口腔含漱，作用3～5分钟。③还适用于化脓性外耳道炎、中耳炎、文森口腔炎、齿龈脓漏、扁桃体炎 | ①稀释液不稳定，临用前配置。②配置溶液时忌与还原剂、碱、碘化物、高锰酸钾等强氧化剂相混合。③过氧化氢对金属有腐蚀性，对织物有漂白作用。④不应用于伤口冲洗或消毒。⑤谨防溅入眼内或皮肤黏膜上，一旦溅上，即时用清水冲洗。⑥消毒被血液、脓液等污染的物品时，需适当延长作用时间。⑦高浓度对皮肤和黏膜会产生刺激性灼伤，形成一疼痛"白痂"。连续应用漱口可产生舌乳头肥厚，属可逆性。⑧用于灌肠时，若浓度≥0.75%可发生气栓和（或）肠坏疽 |

# 项目三　无 菌 技 术

## 案例导入

实习护生,女性,20 岁。包干床位为一位直肠癌患者。患者术后第一天,护生在为该患者进行口腔护理操作前,在治疗室准备用物时,发现该口腔护理包已过有效期,作为实习护生,面对这种状况,你该如何处理?

## 分析提示

作为实习护生,在使用无菌包之前,应检查并核对无菌包名称、灭菌日期、有效期、灭菌标识、有无潮湿或破损,任何一项不符合标准,都不能使用该无菌包。

无菌技术是预防医院感染的一项基本而重要的技术,其基本操作方法根据科学原则制订,任何一个环节都不能违反,每个医务人员都必须熟练掌握并严格遵守。

## 任务一　相 关 概 念

1. 无菌技术　是指在医疗、护理操作过程中,避免微生物污染已灭菌的物品或区域的技术。

2. 无菌区　是指经过灭菌处理且未被污染的区域。

3. 非无菌区　是指未经过灭菌处理,或虽经过灭菌处理但又被污染的区域。

4. 无菌物品　是指经过物理或化学方法灭菌后并保持无菌状态的物品。

5. 非无菌物品　是指未经灭菌处理,或虽经灭菌处理后又被污染的物品。

## 任务二　无菌技术操作原则

1. 环境要求　环境清洁、干燥、宽敞,进行无菌技术操作前 30 分钟通风,停止扫地及更换床单,减少人群走动,以降低空气中的尘埃。治疗室每日用紫外线灯照射消毒一次。

2. 工作人员仪表符合要求　无菌操作前,工作人员应着装整洁、修剪指甲、洗手、戴口罩,必要时穿无菌衣、戴无菌手套。

3. 无菌物品储存

(1) 灭菌后物品应分类、分架存放在无菌物品存放区。一次性使用无菌物品应去除外包装后,进入无菌物品存放区。

(2) 物品存放架或柜应距地面高度为 20～25 cm,离墙 5～10 cm,距天花板 50 cm,宜使用开放式的物架。

(3) 物品放置应固定,设置标识。接触无菌物品前应洗手或手消毒。

(4) 消毒后直接使用的物品应干燥、包装后专架存放。

(5) 有效期:无菌物品存放区达到相应环境标准时(相对湿度<70％,温度<24℃),使用纺织品材料包装的无菌物品有效期宜为 14 天,未达到环境标准时,有效期宜为 7 天;医用一次性纸袋包装的无菌物品,有效期宜为 1 个月;使用一次性医用皱纹纸、无纺布、纸塑袋以及硬质容器包装的无菌物品,有效期宜为 6 个月。

(6) 标识清楚:无菌包或无菌容器外需标明物品名称、灭菌日期;无菌物品与非无菌物品分别放置,并且有明显标志。

4. 无菌物品发放

(1) 应遵循先进先出的原则。

(2) 应确认无菌物品的有效性,不得发出散包、湿包、落地包、不洁包、失效及标识不明确、灭菌不合格的包。植入物及植入性手术器械应在生物监测合格后,方可发放。

(3) 发放记录应具有可追溯性,应记录一次性使用无菌物品出库日期、名称、规格、数量、生产厂家、生产批号、灭菌日期、失效日期等。

(4) 运送无菌物品的器具使用后,应清洁处理、干燥存放。

5. 操作过程中保持无菌　进行无菌操作时,应培养并加强无菌观念。

(1) 明确无菌区、非无菌区、无菌物品、非无菌物品,非无菌物品应远离无菌区。

(2) 操作者身体应与无菌区保持一定距离。

(3) 取、放无菌物品时,应面向无菌区。

(4) 取用无菌物品时应使用无菌持物钳。

(5) 无菌物品一经取出,即使未用,也不可放回无菌容器内。

(6) 手臂应保持在腰部或治疗室台面以上,不可跨越无菌区,手不可接触无菌物品。

(7) 避免面对无菌区谈笑、咳嗽、打喷嚏。

(8) 如无菌物品疑有污染或已被污染,即不可使用,应予以更换。

(9) 一套无菌物品,只供一位患者使用。

## 任务三　无菌技术基本操作法

临床工作中的无菌技术基本操作,包括无菌持物钳使用法、无菌容器使用法、无菌包包扎和打开法、铺无菌盘法、取用无菌溶液法和戴、脱无菌手套法。

### 一、无菌持物钳的使用法

无菌持物钳是用来夹取和传递无菌物品的器械。

【目的】　取放和传递无菌物品,保持无菌物品的无菌状态。

【操作前准备】

1. 护士准备　衣帽整洁、修剪指甲、洗手、戴口罩。

2. 环境准备　清洁、宽敞、明亮、定期消毒。

3. 用物准备　无菌持物钳、盛放无菌持物钳的容器。

(1) 持物钳(镊)的类别(图4-1)

1) 三叉钳:呈弧形向内弯曲,用以夹取盆、盒、瓶、罐等较重的物品。

2) 卵圆钳:卵圆形环,用以夹取刀、剪、钳、镊、治疗碗及弯盘等。由于两环平行紧贴,不能持重物。

3) 镊子:尖端细小,使用时灵巧方便,用以夹取棉球、针头、缝针、注射器等小物品。

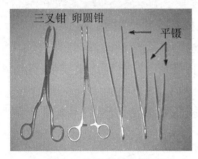

图4-1　持物钳(镊)的类别

(2) 无菌持物钳(镊)的存放:每个容器只放一把无菌持物钳,有消毒液浸泡法(图4-2)和干燥保存法(图4-3)。目前临床主要使用干燥保存法,即将盛有无菌持物钳的无菌干罐保存在无菌包内,在集中治疗前开包,4小时更换一次。

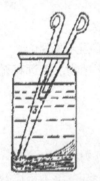

图4-2　消毒液浸泡法

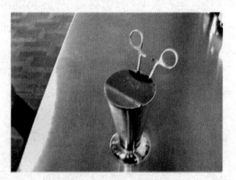

图4-3　干燥保存法

【操作步骤】　见表4-6。

表4-6　无菌持物钳的操作步骤及要点说明

| 操作步骤 | 要点说明 |
| --- | --- |
| 1. 查对　检查并核对名称、有效期、灭菌标识 | 确保在灭菌有效期内使用 |
| 2. 取钳　打开盛放无菌持物钳的容器盖,手持无菌持物钳上1/3处,闭合钳端,将钳移至容器中央,垂直取出,关闭容器盖 | 容器盖闭合时,不可从盖孔中取、放无菌持物钳<br>取、放时,不可触及容器口边缘 |
| 3. 使用　保持钳端向下,在腰部以上视线范围内活动,不可倒转向上 | 保持无菌持物钳的无菌状态 |

（续表）

| 操作步骤 | 要点说明 |
| --- | --- |
| 4. 放钳　用后闭合钳端，打开容器盖，快速垂直放回容器，关闭容器盖 | 防止无菌持物钳在空气中暴露过久而污染<br>第一次使用，应记录打开日期、时间并签名，4小时内有效 |

**【注意事项】**

（1）严格遵循无菌操作原则。

（2）无菌持物钳使用过程中，遵循"六个不可"原则：①钳端不可倒举向上；②不触及容器口缘及溶液液面以上容器内壁；③不到远处夹取物品；④不能夹取非无菌物品；⑤不能用于换药或消毒皮肤；⑥不能夹取油纱布。

（3）无菌持物钳一旦污染或可疑污染应重新灭菌。

（4）干燥法保存时应4小时更换一次。

（5）无菌持物钳如为湿式保存，除上述注意事项外，还需注意：①盛放无菌持物钳的有盖容器底部垫有纱布，容器深度与钳的长度比例适合，消毒液面浸没无菌持物钳轴节以上2～3 cm或镊子长度的1/2；②无菌持物钳及其浸泡容器每周清洁、消毒2次，同时更换消毒液；③使用频率较高的部门，如手术室、门诊换药室、注射室等，应每日消毒、灭菌；④取、防无菌持物钳时，不触及溶液液面以上容器内壁；⑤放入无菌持物钳时需松开轴节以利于钳与消毒液充分接触。

## 二、无菌容器的使用法

经灭菌处理，用来盛放无菌物品的容器称无菌容器。常用的无菌容器有无菌盒、罐、盘等，无菌容器内盛灭菌器械、棉球、纱布等。

**【目的】**　用于盛放无菌物品，并保持其无菌状态。

**【操作前准备】**

1. 护士准备　衣帽整洁、修剪指甲、洗手、戴口罩。

2. 环境准备　清洁、宽敞、明亮、定期消毒。

3. 用物准备　盛有无菌持物钳的无菌罐、盛放无菌物品的容器。

**【操作步骤】**　见表4-7。

**表4-7　无菌容器的操作步骤及要点说明**

| 操作步骤 | 要点说明 |
| --- | --- |
| 1. 查对　检查并核对无菌容器名称、灭菌日期、失效期、灭菌标识 | 应同时查对无菌持物钳以确保在有效期内 |
| 2. 开盖　取物时，打开容器盖，内面向上置于稳妥处，或拿在手中 | 开、关盖时，手不可触及盖的边缘及内面以防止污染 |

（续表）

| 操作步骤 | 要点说明 |
|---|---|
| 3. 取物　用无菌持物钳从无菌容器内夹取无菌物品 | 无菌持物钳及物品不可触及容器边缘 |
| 4. 关盖　取物后,立即将盖盖严 | 避免容器内无菌物品在空气中暴露过久 |
| 5. 手持容器　手持无菌容器(如治疗碗)时,应托住容器底部 | 第一次使用,应记录开启日期、时间并签名,24小时内有效 |

**【注意事项】**

(1) 严格遵循无菌操作原则。

(2) 移动无菌容器时,应托住底部,手指不可触及无菌容器的内面及边缘。

(3) 从无菌容器内取出的物品,即使未用,也不可再放回无菌容器中。

(4) 无菌容器应定期消毒灭菌;一经打开,使用时间不超过 24 小时。

(5) 用毕盖严容器盖,避免无菌容器内无菌物品在空气中暴露过久。

## 三、取用无菌溶液法

**【目的】**　保持无菌溶液的无菌状态,供治疗护理用。

**【操作前准备】**

1. 护士准备　衣帽整洁、修剪指甲、洗手、戴口罩。

2. 环境准备　清洁、宽敞、明亮、定期消毒。

3. 用物准备　无菌溶液、开瓶器、弯盘;盛放无菌溶液的容器;棉签、消毒液、记录纸、笔等,必要时备盛有无菌持物钳的无菌罐、无菌纱布罐。

**【操作步骤】**　见表 4-8。

**表 4-8　无菌溶液的操作步骤及要点说明**

| 操作步骤 | 要点说明 |
|---|---|
| 1. 清洁　取盛有无菌溶液的密封瓶,擦净瓶外灰尘 | |
| 2. 查对　检查并核对:①瓶签上的药名、剂量、浓度和有效期;②瓶盖有无松动;③瓶身有无裂缝;④溶液有无沉淀、浑浊或变色 | 确定溶液正确、质量可靠<br>对光检查溶液质量<br>同时需查对无菌持物钳、无菌纱布有效期 |
| 3. 开瓶　用开瓶器撬开瓶盖,消毒瓶塞,待干后打开瓶塞 | 手不可触及瓶口及瓶塞内面,防止污染<br>避免沾湿瓶签 |
| 4. 倒液　手持溶液瓶,瓶签朝向掌心,倒出少量溶液旋转冲洗瓶口,再有原处倒出溶液至无菌容器中 | 倒溶液时,勿使瓶口接触容器口周围,勿使溶液溅出 |
| 5. 盖塞　倒好溶液后立即塞好瓶塞 | 必要时消毒后盖好,以防溶液污染 |
| 6. 记录　在瓶签上注明开瓶日期及时间并签名,放回原处 | 已开启的溶液瓶内的溶液,可保存 24 小时 |
| 7. 处理　按要求整理用物并处理 | 余液只做清洁操作用 |

【注意事项】

(1) 严格遵循无菌操作原则。

(2) 不可将物品伸入无菌溶液瓶内蘸取溶液,已倒出的溶液不可再倒回瓶内;倾倒液体时不可直接接触无菌溶液瓶口。

(3) 已开启的溶液瓶内的溶液,可保存 24 小时,余液只做清洁操作用。

## 四、无菌包使用法

无菌包布是用质厚、致密、未脱脂的棉布制成双层包布,其内可存放器械、敷料以及各种技术操作用物,经灭菌处理后备用。

【目的】 用无菌包布包裹无菌物品用以保持物品的无菌状态,供无菌操作使用。

【操作前准备】

1. 护士准备 衣帽整洁、修剪指甲、洗手、戴口罩。

2. 环境准备 清洁、宽敞、明亮、定期消毒。

3. 用物准备

(1) 盛有无菌持物钳的无菌罐、盛放无菌包内物品的容器或区域。

(2) 无菌包:内放无菌治疗巾、敷料、器械等。无菌包灭菌前应妥善包好,将需灭菌的物品放于包布中央,用包布一角盖住物品,左右两角先后盖上并将角尖向外翻折,盖上最后一角后用化学指示胶带贴妥,再贴上注明物品名称及灭菌日期的标签。

(3) 记录纸、笔。

【操作步骤】 见表 4－9。

表 4－9 无菌包使用的操作步骤及要点说明

| 操作步骤 | 要点说明 |
| --- | --- |
| 1. 查对 检查并核对无菌包名称、灭菌日期、有效期、灭菌标识、无潮湿或破损 | 应同时查对无菌持物钳,以确保在有效期内<br>如超过有效期或有潮湿破损不可使用 |
| 2. 根据包内物品取出的量使用无菌包<br>(1) 取出包内部分物品<br>  1) 放置:无菌包平放在清洁、干燥、平坦处<br>  2) 开包:手接触包布四角外面,以此揭开四角<br>  3) 取物:用无菌钳夹取所需物品,放在备妥的无菌区<br>  4) 回包:按原折痕包盖<br>(2) 取出包内全部物品<br>  1) 开包:将包托在手上;另一手打开包布四角并捏住<br>  2) 放物:稳妥地将包内物品放在备妥的无菌包内<br>  3) 整理:将包布折叠放妥 | 不可放在潮湿除处,以免污染<br>打开包布时手不可触及包布内面<br>不可跨越无菌区<br>有效期为 24 小时<br>投放时,手托住包布使无菌面朝向无菌区域 |

【注意事项】

(1) 严格遵循无菌操作原则。

（2）无菌包应定期消毒灭菌,有效期 7～14 天;检查无菌包的有效期及质量,潮湿、破损时不可使用。

（3）打开无菌包时避免系带污染无菌区。

（4）开包、关包时只能接触包布四角的外面,手不可触及包布内面、污染包内无菌物品,不能跨越无菌区。

（5）无菌物品一次未使用完,关包时系带横向缠绕,表示此包已打开过,且要准确注明开包日期及时间,剩余物品可在 24 小时内使用。

## 五、铺无菌盘

无菌盘是将无菌治疗巾铺在清洁、干燥的治疗盘内,使其内面为无菌区,放置无菌物品,以供治疗和护理操作使用。短期存放无菌物品和便于无菌操作,有效期限＜4 小时。治疗巾折叠法有纵折法、横折法两种。

【目的】 形成无菌区域以放置无菌物品,供无菌操作用。

【操作前准备】

1. 护士准备  衣帽整洁、修剪指甲、洗手、戴口罩。

2. 环境准备  清洁、宽敞、明亮、定期消毒。

3. 用物准备

（1）盛有无菌持物钳的无菌罐、盛放治疗巾的无菌包、无菌物品。

（2）治疗盘、记录纸、笔。

【操作步骤】 见表 4－10。

表 4－10  铺无菌盘的操作步骤及要点说明

| 操作步骤 | 要点说明 |
| --- | --- |
| 1. 查对  检查并核对无菌包名称、灭菌日期、有效期、灭菌标识、无潮湿或破损 | 同无菌包使用法<br>应同时查对无菌持物钳、无菌物品以确保在有效期内 |
| 2. 取巾  打开无菌包,用无菌持物钳取一块治疗巾置于治疗盘内 | 如治疗巾未用完,应按要求开包,回包,注明开包时间,限 24 小时内使用 |
| 3. 铺盘<br>（1）单层底铺盘法(图 4－4)<br>　　1) 铺巾:双手捏住无菌巾一边外面两角,轻轻抖开,双折平铺于治疗盘上,将上层呈扇形折至对侧,开口向外<br>　　2) 放入无菌物品<br>　　3) 覆盖:双手捏住扇形折叠层治疗巾外面,遮盖于物品上,对齐上下层边缘,将开口处向上翻折两次,两侧边缘分别向下折一次,露出治疗盘边缘 | 治疗巾内面构成无菌区,不可跨越无菌区<br><br>手不可触及无菌巾内面<br><br><br>保持物品无菌<br>手不可触及无菌巾内面<br>调整无菌物品的位置,使之尽可能居中 |

（续表）

| 操作步骤 | 要点说明 |
| --- | --- |
| （2）双层底铺盘法(图4-5)<br>　1）铺巾：双手捏住无菌巾一边外面两角，轻轻抖开，从远到近，3折成双层底，上层呈扇形折叠，开口向外<br>　2）放入无菌物品<br>　3）覆盖：放入无菌物品，拉平扇形折叠层，盖于物品上，边缘对齐<br>　4）记录：注明铺盘日期及时间并签名 | 手不可触及无菌巾内面<br><br><br>保持物品无菌<br>手不可触及无菌巾内面<br>调整无菌物品的位置，使之尽可能居中<br>铺好的无菌盘4小时内有效 |

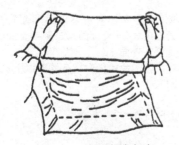
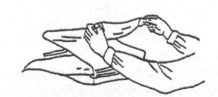

图4-4　单层底铺盘法　　　图4-5　双层底铺盘法

【注意事项】

（1）严格遵循无菌操作原则。

（2）治疗盘必须清洁、干燥，无菌巾避免潮湿、污染。

（3）铺盘时非无菌物品和身体应与无菌盘保持适当距离，手不可触及无菌巾内面，不可跨越无菌区。

（4）衣袖及其他非无菌物品不可触及治疗巾的无菌面，以免污染。

（5）覆盖无菌巾时要对准边缘，一次盖好，避免污染。

（6）无菌盘铺好后，有效时间为4小时。

## 六、戴、脱无菌手套法

【目的】　预防病原微生物通过医务人员的手传播疾病和污染环境，适用于医务人员进行严格的无菌操作时，接触患者破损皮肤、黏膜时。

【操作前准备】

1. 护士准备　衣帽整洁、修剪指甲、洗手、戴口罩。

2. 环境准备　清洁、宽敞、明亮、定期消毒。

3. 用物准备　无菌手套、弯盘。无菌手套一般有两种类型：①天然橡胶、乳胶手套；②任何合成的非乳胶产品，如乙烯、聚乙烯手套。

【操作步骤】　见表4-11。

表 4-11　戴、脱无菌手套的操作步骤及要点说明

| 操作步骤 | 要点说明 |
| --- | --- |
| 1. 查对　检查并核对无菌手套外的号码、灭菌日期,包装是否完整、干燥 | 选择适合操作者手掌大小的号码 |
| 2. 打开手套袋　将手套袋平放于清洁、干燥的桌面上打开 | |
| 3. 取、戴手套<br>(1) 分次取、戴法<br>　1) 一手掀开手套袋开口处;另一手捏住一只手套的反折部分(手套内面)取出手套,对准5指戴上<br>　2) 未戴手套的手掀起另一只袋口,再用戴好手套的手指插入另一只手套的反折内面(手套外面),取出手套,同法戴好<br><br>(2) 一次性取、戴法<br>　1) 两手同时掀开手套袋开口处,用一手拇指和示指同时捏住两只手套的反折部分,取出手套<br>　2) 将两手套五指对准,先戴一只手,再以带好手套的手指插入另一只手套的反折内面,同法戴好 | 手不可触及手套外面(无菌面)<br>手套取出时外面(无菌面)不可触及任何物品<br><br>已戴手套的手不可触及未戴手套的手及另一手套的内面(非无菌面);未戴手套的手不可触及手套的外面<br>戴好手套的手始终保持在腰部以上水平、视线范围内<br><br>要点同分次取、戴手套 |
| 4. 调整　将手套的翻边扣套在工作服衣袖外面,双手对合交叉检查是否漏气,并调整手套位置 | 手套外面(无菌面)不可触及任何非无菌物品 |
| 5. 脱手套　用戴着手套的手捏住另一手套腕部外面,翻转脱下;再将脱下手套的手伸入另一手套内,捏住内面边缘将手套向下翻转脱下 | 不可强拉手套<br>勿使手套外面(污染面)接触到皮肤 |
| 6. 处理　按要求整理用物并处理,洗手、脱口罩 | 弃置手套于黄色医疗垃圾袋内 |

【注意事项】

(1) 严格遵循无菌操作原则。

(2) 选择合适手掌大小的手套尺码;修剪指甲以防刺破套。

(3) 戴手套时手套外面(无菌面)不可触及任何非无菌物品;已戴手套的手不可触及未戴手套的手及另一手套的内面;未戴手套的手不可触及手套的外面。

(4) 戴手套后双手应始终保持在腰部或操作台面以上视线范围内的水平;如发现有破损或可疑污染应立即更换。

(5) 脱手套时,应翻转脱下,避免强拉,注意勿使手套外面(污染面)接触到皮肤;脱手套后应洗手。

(6) 诊疗护理不同患者之间应更换手套;一次性手套应一次性使用;戴手套不能代替洗手,必要时进行手消毒。

## 项目四　隔　离　技　术

**案例导入**

　　护士,女性,20岁。肝炎病房工作。某日,当其为新入院的肝炎病人做环境介绍时,经过医生办公室、检验室、配膳室等,护士如何向其解释,才能让患者明白哪些地方可以进入,哪些地方不能进入?

**分析提示**

　　作为一名传染科护士,需熟练掌握清洁区、污染区、半污染区等概念,在患者入院时,做好清晰的入院宣教,让患者理解。

　　隔离(isolation)是采用各种方法、技术,防止病原体从患者及携带者传播给他人的措施。通过隔离可以切断感染链,将传染源、高度易感人群安置在指定地点、暂时避免和周围人群接触,防治病原微生物在患者、工作人员及媒介物中扩散。2009年12月1日起实施的《医院隔离技术规范》是当前医院隔离工作的指南。

### 任务一　隔离相关概念

　　隔离是预防医院感染的重要措施之一,医院建筑设计应符合卫生学要求,布局合理,具备隔离预防的功能。在隔离工作中护理人员应自觉遵守隔离制度,严格遵循隔离原则,认真执行隔离技术,同时应加强隔离知识教育使出入医院的所有人员理解隔离的意义并能主动配合隔离工作。

#### 一、基本概念

　　1. 感染源　病原体自然生存、繁殖并排出的宿主或场所。
　　2. 传播途径　病原体从感染源传播到易感者的途径。
　　3. 易感人群　对某种疾病或传染病缺乏免疫力的人群。
　　4. 标准预防　是基于认定所有血液、体液、分泌物、排泄物(不含汗水)、破损的皮肤和黏膜都可能带有可被传播的感染源的原则,适用于所有医疗机构内的所有患者,不论是疑似或确认有感染的患者,目的在于预防感染源在医务人员和患者之间的传播。包括手卫生、个人防护装备(隔离衣、口罩、护目镜或防护面屏)、呼吸卫生(咳嗽)礼仪、患者安置时应考量是否可能造成感染源传播、仪器(设施)和环境的有效管理、患者使用过的织物的正确处理、安全注射等。

备注:呼吸卫生(咳嗽)礼仪是通过源头控制预防呼吸道病原体传播的一项综合措施,适用于所有具有呼吸道症状和体征的人员,包括医务人员、患者和探视者。

5. 空气传播　带有病原微生物的微粒子≤5 μm,通过空气流动导致的疾病传播。

6. 飞沫传播　带有病原微生物的飞沫核>5 μm,在空气中短距离(1 m 内)移动到易感人群的口、鼻黏膜或眼结膜等导致的传播。

7. 接触传播　病原体通过手、媒介物直接或间接接触导致的传播。

8. 感染链　感染在医院内传播的 3 个环节,即感染源、传播途径和易感人群。

9. 个人防护用品　用于保护医务人员避免接触感染性因子的各种屏障用品,包括口罩、手套、护目镜、防护面罩、防水围裙、隔离衣、防护服等。

10. 清洁区　是指进行呼吸道传染病诊治的病区中不易受到患者血液、体液和病原微生物等物质污染及传染病患者不应进入的区域。包括医务人员的值班室、卫生间、男女更衣室、浴室以及储物间、配餐间等。

11. 潜在污染区　又称半污染区,是指进行呼吸道传染病诊治的病区中位于清洁区与污染区之间,有可能被患者血液、体液和病原微生物等物质污染的区域。包括医务人员的办公室、治疗室、护士站、患者用后的物品、医疗器械等的处理室、内走廊等。

12. 污染区　是指进行呼吸道传染病诊治的病区中传染病患者和疑似传染病患者接受诊疗的区域,包括被其血液、体液、分泌物、排泄物污染物品暂存和处理的场所。包括病室、处置室、污物间以及患者入院、出院处理室等。

13. 两道通　是指进行呼吸道传染病诊治的病区中的医务人员通道和患者通道。医务人员通道、出入口设在清洁区一端,患者通道、出入口设在污染区一端。

14. 缓冲间　是指进行呼吸道传染病诊治的病区中清洁区与潜在污染区之间、潜在污染区与污染区之间设立的两侧均有门的小室,为医务人员的准备间。

15. 负压病区(房)　又称负压病室,是指通过特殊通风装置,使病区的空气按照由清洁区向污染区流动,使病区内的压力低于室外压力。负压病区排出的空气需经处理,确保对环境无害。

16. 床单位消毒　对患者住院期间、出院、转院、死亡后所用的床及床周围物体表面进行的清洁与消毒。

17. 终末消毒　传染源离开疫源地后,对疫源地进行的一次彻底的消毒。如传染病患者出院、转院或死亡后,对病区进行的最后一次消毒。

## 二、医院建筑布局与隔离要求

1. 医院建筑分区与隔离要求

(1) 医院建筑区域划分:根据患者获得感染危险性的程度,将医院分为 4 个区域:①低危险区域:包括行政管理区、教学区、图书馆、生活服务区等;②中等危险区域:包括普通门诊、普通病房等;③高危险区域:包括感染疾病科(门诊、病房)等;④极高危险区域:包括手术室、重症监护病房、器官移植病房等。

(2)隔离要求：①应明确服务流程，保证洁、污分开，防止因人员流程、物品流程交叉导致污染；②建筑布局分区的要求，同一等级分区的科室相对集中，高危险区的科室宜相对独立，宜与普通病区和生活区分开；③通风系统应区域化，防止区域间空气交叉污染；④按照 WS/T 313-2009 的要求配备合适的手卫生设施。

2. 呼吸道传染病病区的建筑布局与隔离要求　适用于经呼吸道传播疾病患者的隔离。

(1)建筑布局：呼吸道传染病病区应设在医院相对独立的区域，分为清洁区、潜在污染区和污染区，设立两通道和三区之间的缓冲间。各区域之间宜用感应自控门，缓冲间两侧的门不应同时开启，以减少区域之间空气流通。经空气传播疾病的隔离病区，应设置负压病室。病室的气压宜为 -30 Pa，缓冲间的气压宜为 -15 Pa。

(2)隔离要求：①严格服务流程和三区的管理，各区之间界限清楚，标识明显；②病室内有良好的通风设置，各区安装适量的非手触式开关的流动水洗手池；③不同种类传染病患者分室安置；疑似患者单独安置；受条件限制的医院，同种疾病患者可安置于一室，两病床之间距离 >1.1 m。

3. 负压病室的建筑布局与隔离要求　适用于经空气传播疾病患者的隔离。

(1)建筑布局：①应设病室及缓冲间，通过缓冲间与病区走廊相连。病室采用负压通风，上送风、下排风；病室内送风口应远离排风口，排风口应置于病床床头附近，排风口下缘靠近地面但应高于地面 10 cm。门窗应保持关闭。②病室送风和排风管道上宜设置压力开关型的定风量阀，使病室的送风量、排风量不受风管压力波动的影响。③负压病室内应设置独立卫生间，有流动水洗手和卫浴设施。配备室内对讲设备。

(2)隔离要求：①送风应经过初、中效过滤，排风应经过高效过滤处理，每小时换气6 次以上。②应设置压差传感器，用来检测负压值，或用来自动调节不设定风量阀的通风系统的送、排风量。病室的气压宜为 -30 Pa，缓冲间的气压宜为 -15 Pa。③应保障通风系统正常运转，做好设备日常保养。④一间负压病室宜安排一个患者，无条件时可安排同种呼吸道感染疾病患者，并限制患者到本病室外活动。⑤患者出院所带物品应消毒处理。

4. 感染性疾病病区的布局与隔离要求　适用于主要经接触传播疾病患者的隔离。

(1)建筑布局：感染性疾病病区应设在医院相对独立的区域，远离儿科病区、重症监护病区和生活区。设单独入、出口和入、出院处理室，设清洁区、半污染区、污染区，三区设缓冲间。中小型医院可在建筑物的一端设立感染性疾病病区。

(2)隔离要求：①分区明确，标识清楚。②病区通风良好，自然通风或安装通风设施；配备适量非手触式开关的流动水洗手设施。③不同种类的感染性疾病患者应分室安置；每间病室不应 >4 人，病床间距应 >1.1 m。

5. 普通病区的建筑布局与隔离要求

(1)建筑布局：在病区的末端，设一间或多间隔离病室。

(2)隔离要求：①感染性疾病患者与非感染性疾病患者宜分室安置；②受条件限制的医院，同种感染性疾病、同种病原体感染患者可安置于一室，病床间距宜 >0.8 m；

③病情较重的患者宜单人间安置;④病室床位数单排不应>3张;双排不应>6张。

6. 门诊的建筑布局与隔离要求

(1) 建筑布局:①普通门诊应单独设立出入口,设置问讯、预检分诊、挂号、候诊、诊断、检查、治疗、交费、取药等区域,流程清楚,路径便捷;②儿科门诊应自成一区,出入方便,并设预检分诊、隔离诊查室等;③感染疾病科门珍应符合国家有关规定。

(2) 隔离要求:①普通门诊、儿科门诊、感染疾病科门诊宜分开挂号、候诊;②诊室应通风良好,应配备适量的流动水洗手设施和(或)配备速干手消毒剂;③建立预检分诊制度,发现传染病患者或疑似传染病患者,应到专用隔离诊室或引导至感染疾病科门诊诊治,可能污染的区域应及时消毒。

7. 急诊科(室)的建筑布局与隔离要求

(1) 建筑布局:①应设单独出入口、预检分诊、诊查室、隔离诊查室、抢救室、治疗室、观察室等;②有条件的医院宜设挂号、收费、取药、检验、X线检查、手术室等;③急诊观察室床间距应>1.2 m。

(2) 隔离要求:①应严格预检分诊制度,及时发现传染病患者及疑似患者,及时采取隔离措施;②各诊室内应配备非手触式开关的流动水洗手设施和(或)配备速干手消毒剂;③急诊观察室应按病房要求进行管理。

## 任务二　隔 离 原 则

1. 医院隔离的管理与原则

(1) 医院在新建、改建与扩建时,建筑布局合理,应具备隔离预防的功能,区域划分明确、标识清楚。

(2) 根据国家的有关法规,结合本医院的实际情况,制定医院隔离预防制度并实施。

(3) 隔离的实施应遵循"标准预防"和"基于疾病传播途径的预防"的原则。

(4) 加强传染病患者的管理,包括隔离患者,严格执行探视制度。

(5) 应采取有效措施,管理感染源、切断传播途径和保护易感人群。

(6) 应加强医务人员隔离与预防知识的培训,为其提供合适的、必要的防护用品,掌握常见传染病的传播途径、隔离方式和防护技术,熟练掌握操作规程。

(7) 医务人员的手卫生应符合 WS/T 313。

2. 隔离措施

(1) 隔离标志明确,卫生设施齐全:①隔离病区设有工作人员与患者各自的进出门、梯道,通风系统区域化;隔离区域标识清楚,入口处配置更衣,换鞋的过渡区,并配有必要的卫生、消毒设备等。②隔离病室门外或患者床头安置不同颜色的提示卡(卡正面为预防隔离措施、反面为使用的疾病种类)以表示不同性质的隔离;门口放置用消毒液浸湿的脚垫,门外设立隔离衣悬挂架(柜或壁橱),备隔离衣、帽子、口罩、鞋套以及手消毒物品等。

（2）严格执行服务流程，加强三区管理：明确服务流程、保证洁、污分开，防止因人员流程、物品流程交叉导致污染：①患者及患者接触过的物品不得进入清洁区。②患者或穿隔离衣的工作人员通过走廊时，不得接触墙壁、家具等。③各类检验标本应放在指定的存放盘和架上。④污染区的物品未经消毒处理，不得带到他处。⑤工作人员进入污染区时，应按规定穿隔离衣，戴帽子、口罩，必要时换隔离鞋；穿隔离衣前，必须将所需的物品备齐，各种护理操作应有计划并集中执行以减少穿脱隔离衣的次数和刷手的频率。⑥离开隔离病区前脱隔离衣、鞋，并消毒双手，脱帽子、口罩。⑦严格执行探视制度，探陪人员进出隔离区域应根据隔离种类采取相应的隔离措施，接触患者或污染物品后均必须消毒双手。

（3）隔离病室环境定期消毒，物品处置规范：①隔离病室应每日进行空气消毒和物品表面消毒，应用Ⅳ类环境的消毒方法，根据隔离类型确定每日消毒的频次。②患者接触过的物品或落地的物品应视为污染物，消毒后方可给他人使用；患者的衣物、稿件、钱币等消毒后才能交予家人。③患者的生活用品如脸盆、痰杯、餐具、便器个人专用，每周消毒；衣服、床单、被套等消毒后清洗；床垫、被、褥等定期消毒；排泄物、分泌物、呕吐物须经消毒处理后方可排放。④需送出病区处理的物品分类置于黄色污物袋内，袋外要有明显标记。

（4）实施隔离教育，加强隔离患者心理护理：①定期进行医务人员隔离与防护知识的培训，为其提供合适、必要的防护用品，正确掌握常见传染病的传播途径、隔离方式和防护技术，熟练掌握隔离操作规程。同时开展患者和探陪人员的隔离知识教育，使其能主动协助、执行隔离管理。②了解患者的心理状态，合理安排探视时间，尽量解除患者因隔离而产生的恐惧、孤独、自卑等心理反应。

（5）掌握解除隔离的标准，实施终末消毒处理。

1）传染性分泌物3次培养结果均为阴性或已度过隔离期，医生开出医嘱后，方可解除隔离。对出院、专科或死亡患者及其所住病室、所用物品及医疗器械等进行的消毒处理，包括患者的终末处理、病室和物品的终末处理。

2）患者的终末处理：患者出院或转科前应沐浴，换上清洁衣服，个人用物须消毒后才能带离隔离区。如患者死亡，衣物原则上一律焚灭，尸体须用中效以上消毒剂进行消毒处理，并用浸透消毒液的棉球填塞口、鼻、耳、阴道、肛门等孔道，一次性尸单包裹后装入尸袋内密封后再送太平间。

3）病室及物品的终末处理：关闭病室门窗、打开床旁桌、摊开棉被、竖起床垫，用消毒液熏蒸或用紫外线照射；打开门窗，用消毒液擦拭家具、地面；体温计用消毒液浸泡，血压计及听诊器放熏蒸箱消毒；被服类消毒处理后再清洗。

## 任务三　隔离的种类和措施

目前，医院隔离预防主要是在标准预防的基础上，实施两大类隔离：①基于传染源特点切断疾病传播途径的隔离；②基于保护易感人群的隔离。

## 一、基于切断疾病传播途径的隔离预防

确认的感染性病原微生物的传播途径主要有 3 种，即接触传播、空气传播和飞沫传播。通过多种传播途径传播的感染疾病应联合应用多种隔离预防措施。

1. 接触传播的隔离与预防　适用于预防通过直接或间接接触患者或患者医疗环境而传播的感染源，如耐甲氧西林金黄色葡萄球菌（MRSA）、耐万古霉素肠球菌（VRE）、艰难梭菌、诺如病毒等，无论是疑似或确诊感染或定植都应隔离。在标准预防的基础上，应采取以下预防措施。

（1）患者安置

1）应将患者安置于单人病房，条件受限时，应遵循如下原则：①优先安置容易传播感染的患者，如大、小便失禁的患者。②将感染或定植相同病原体的患者安置在同一病房。③当需与未感染或定值相同病原体的患者安置于同一病房时，应遵循如下原则：避免与感染后可能预后不良或容易传播感染的患者安置于同一病房，如免疫功能不全、有开放性伤口或可能长期住院的患者；床间距≥1 m，并拉上病床边的围帘；不论同一病房的患者是否都需要采取接触隔离，在接触同一病房内不同的患者之间，都应更换个人防护装备及执行手卫生；隔离病室使用蓝色隔离标志。

2）门急诊应尽快将患者安置于检查室或分隔间。

（2）个人防护装备

1）不论是接触患者完整的皮肤或环境表面，如医疗设备、窗栏杆，都应在进入房间或分隔间时戴手套。

2）隔离衣：进入病房或分隔间时应穿隔离衣，并于离开患者医疗环境前脱卸隔离衣及执行手的卫生；脱卸隔离衣后，应确保衣服及皮肤不接触污染的环境表面。

（3）患者转运：①除非必要，应限制患者在病房外活动及转运；②确需转运时，应覆盖患者的感染或定值部位；③转运前，工作人员应执行手卫生，并脱卸和丢弃受污染的个人防护装备；④转运到达目的地后，医务人员再穿戴干净的个人防护装备处置患者。

（4）医疗装置和仪器（设备）：①遵循标准预防的原则，处理相关医疗装置和仪器（设备）；②一般诊疗用品，如听诊器、血压计、体温计、压舌板、压脉带等应专用，不能专用的医疗装置应在每一位患者使用前后进行清洁和消毒。

（5）环境：病房环境表面，尤其是频繁接触的物体表面，如窗栏杆、床旁桌、卫生间、门把手及患者周围的物体表面，应经常清洁消毒，每班至少一次。

2. 空气传播的隔离与预防　适用于预防通过空气传播的感染源，如麻疹病毒、水痘病毒、结核分枝杆菌、播散性带状疱疹病毒，推测 SARS～CoV（SARS 冠状病毒）在特殊情况下，也有可能，无论是疑似或确诊感染或定植的患者都应隔离。在标准预防的基础上，应采取以下预防措施。

（1）患者安置

1）应将患者安置于负压病房，负压病房应达到以下要求：①空气交换≥6 次/小时

(现存病房)或≥12次/小时(新建或改建病房);②病房空气可直接排至室外,若排入临近空间或空气循环系统需经高效过滤;③每日监测、记录负压值,并通过烟柱、飘带等肉眼观察压值;④病房门应随时保持密闭,隔离病室使用黄色隔离标志。

2)当负压病房不足时,应尽快将患者转送至有条件的医疗机构。

(2)门急诊

1)建立预检分诊制度,及时发现通过空气传播疾病的患者或疑似患者。

2)尽快将患者安置于负压病房,条件受限时,应指导患者佩戴外科口罩并安置于专用隔离诊室或引导至感染性疾病门诊。当患者离开以后,应将房间空置至少1小时。

3)指导患者佩戴外科口罩并遵守呼吸卫生(咳嗽)礼仪。除了在负压病房内,患者需持续佩戴外科口罩。

(3)人员限制:应尽可能安排具有特异性免疫的医务人员进入病房。

(4)个人防护装备:医务人员无论是否具有特异性免疫,当进入病房时,均应佩戴经过密合度测试的N95呼吸防护器或医用防护口罩。

(5)患者转运:①应限制患者在病房外活动及转运;②确需转运时,应指导患者佩戴外科口罩,并遵循呼吸卫生(咳嗽)礼仪;③覆盖水痘或天花或结核性等皮肤损伤。

3. 飞沫传播的隔离与预防 适用于预防通过飞沫传播的感染源,如百日咳杆菌、流感病毒、腺病毒、鼻病毒、脑膜炎双球菌及A群链球菌(特别是指使用抗菌药物治疗24小时之内的患者)等,无论是疑似或确诊感染或定值的患者都应隔离。在标准预防的基础上,应采取以下预防措施。

(1)患者安置

1)应将患者安置于单人病房,条件受限时,应遵循如下原则:①优先安置重度咳嗽且有痰的患者;②将感染或定植相同病原体的患者安置在同一病房;③当需与其他不同感染原的患者安置于同一病房时,应遵循如下原则:避免与感染后可能预后不良或容易传播感染的患者安置于同一病房,如免疫功能不全或可能长期住院的患者;床间距应≥1 m,并拉上病床边的围帘;不论同一病房的患者是否都需要采取飞沫隔离,在接触同一病房内不同的患者之间,都应更换个人防护装备及执行手卫生;隔离病室使用粉色隔离标志。

2)门急诊应尽快将患者安置于检查室或分隔间,并且建议患者遵循呼吸卫生(咳嗽)礼仪。

(2)个人防护装备:①进入病房或分隔间应戴口罩;②密切接触患者时,除了口罩以外,不建议常规佩戴护目装备,例如护目镜或防护面罩;③针对疑似或确诊SARS、禽流感或流感大流行的患者应遵循最新感染控制指南。

(3)患者转运:①除非必要,应限制患者在病房外活动及转运;②确需转运时,应指导患者佩戴口罩,并遵循呼吸卫生(咳嗽)礼仪;③如患者已戴口罩,负责转运患者的人员不必戴口罩。

4. 其他传播途径疾病的隔离与预防 应根据疾病的特性,采取相应的隔离与防护措施。

## 二、基于保护易感人群的隔离预防

保护性隔离以保护易感人群作为制定措施的主要依据而采取的隔离,又称反向隔离,适用于抵抗力低下或极易感染的患者。如严重烧伤、早产儿、白血病、器脏移植及免疫缺陷等患者。其隔离的主要措施如下。

1. 环境管理

(1) 环境控制:①病房送风应经过高效过滤;②病房空气应定向流动,从房间的一侧送风,穿过病床,从房间的对侧排风;③病房正压差应≥2.5 Pa,每日应通过烟柱、飘带等,肉眼观察压差;④病房应有良好的密闭性;⑤空气交换≥12 次/小时。

(2) 物体表面应光滑、无孔,易于擦洗。日常应湿式清洁。

(3) 走廊和病房不应铺设地毯。

(4) 病房内禁止摆放干花和鲜花、盆栽植物。

2. 患者管理　尽可能缩短患者在保护性病房外的逗留时间。

3. 个人防护设备　建筑施工期间,患者离开保护性病房时,如果病情允许应给患者提供呼吸防护医用防护口罩。

4. 隔离措施

(1) 对所有患者采取标准预防。

(2) 按照疾病的传播途径采取飞沫和接触预防。对病毒性感染患者采取的基于传播途径的预防期限应适当延长。

(3) 如果患者没有可疑或确诊感染,或者按照标准预防的原则没有使用指征,则不需要采取屏障预防,如口罩、隔离衣、手套。

(4) 如果需要保护性隔离的患者,同时又感染了需要空气隔离的疾病(如肺或喉结核、水痘-带状疱疹急性期),应执行空气隔离措施。①保护性病房应保持正压;②在病房与走廊之间应设置缓冲间:病房空气应有独立的排风管道,如果回风则管道中应放置高效空气过滤器;③如果没有缓冲间,则应将患者置于负压病房,并使用便携式工业空气过滤器以加强对真菌孢子的过滤。

## 任务四　隔　离　技　术

为保护医务人员和患者,避免感染和交叉感染,应加强手卫生,根据情况使用口罩、帽子、手套、鞋套、护目镜、防护面罩、防水围裙、隔离衣、防护服等防护用品。

### 一、帽子和口罩的使用

帽子可防止工作人员的头屑飘落、头发散乱或被污染,分为布制帽子和一次性帽子。口罩能阻止对人体有害的可见或不可见的物质吸入呼吸道,也能防止飞沫污染无菌物品或清洁物品。①外科口罩:符合 YY 0469,为无纺布或复合材料制成,采用系带。3 层材料分别为:外层抗水、中层吸附、内层吸湿,并带有鼻夹。能阻止接触直径>4 μm 的感染因子,适用于有创操作中阻止血液、体液和飞溅物的防护,以及经飞沫传播的呼吸道传染病的防护。②医用防护口罩:符合 GB 19083,如 N95 口罩,能阻止吸入直径<5 μm 的感染因子,如结核分枝杆菌、天花病毒、SARS 病毒和含有感染源的粉尘,如曲霉菌属等真菌孢子,适用于经空气传播的呼吸道传染病的防护。③普通医用口罩:符合 YZB,为无纺布或复合材料制成,采用松紧带。3 层材料分别为:外层抗水、中层吸附、内层吸湿,并带有鼻夹。适用于普通环境下的卫生护理,不得用于有创操作。④纱布口罩:符合 GB 19084,适用于普通环境下的卫生护理,不得用于有创操作。

【目的】　保护工作人员和患者,防止感染和交叉感染。

【操作前准备】

1. 护士准备　着装整洁,洗手。

2. 用物准备　根据需要备合适的帽子、口罩。

3. 环境准备　清洁、宽敞。

【操作步骤】　见表 4-12。

表 4-12　帽子和口罩的操作步骤及要点说明

| 操作步骤 | 要点说明 |
|---|---|
| 1. 洗手 | 按揉搓洗手的步骤洗手 |
| 2. 戴帽子　将帽子遮住全部头发、戴妥 | 帽子大小合适,能遮护全部头发 |
| 3. 戴口罩 | 根据用途及佩戴者脸型大小选择口罩,口罩要求干燥、无破损、无污渍 |
| (1) 戴纱布口罩:将口罩罩住鼻、口及下巴,口罩下方带系于颈后,上方带系于头顶中部 | |
| (2) 戴外科口罩(图 4-6):①将口罩罩住鼻、口及下巴,口罩下方带系于颈后,上方带系于头顶中部;②将双手指尖放在鼻夹上,从中间位置开始,用手指向内按压,并逐步向两侧移动,根据鼻梁形状塑造鼻夹;③根据颜面部形状,调整系带的松紧度,检查闭合性 | 如系带时耳套式,分别将系带系于左右耳后<br><br>不要用一只手捏鼻夹<br>确保不漏气 |
| (3) 戴医用防护口罩(图 4-7,图 4-8):①一手托住口罩,有鼻夹的一面背向外;②将口罩罩住鼻、口及下巴,鼻夹部位向上紧贴面部;③用另一手将下方系带拉过头顶,放在颈后双耳下;④将上方系带拉过头顶中部;⑤将双手指尖放在金属鼻夹上,从中间位置开始,用手指向内按鼻夹,并分别向两侧移动和按压,根据鼻梁的形状塑造鼻夹;⑥检查:将双手完全盖住口罩,快速呼气,检查密合性,如有漏气应调整鼻夹位置<br>密合性测试方法:将双手完全盖住防护口罩,快速呼气,若鼻夹附近有漏气,调整鼻夹,若漏气位于四周,应调整到不漏气为止。 | 不应一只手按压鼻夹<br><br><br>应调整到不漏气为止 |

（续表）

| 操作步骤 | 要点说明 |
| --- | --- |
| 4. 脱口罩（图4-9） 洗手后取下口罩,先解开下面的系带,再解开上面的系带,用手指仅捏住系带,将口罩丢入医疗垃圾袋内<br>5. 脱帽子 洗手后取下帽子 | 如是一次性帽子、口罩,脱下后放入污物袋;如是布制帽子或纱布口罩,每天更换,清洗消毒 |

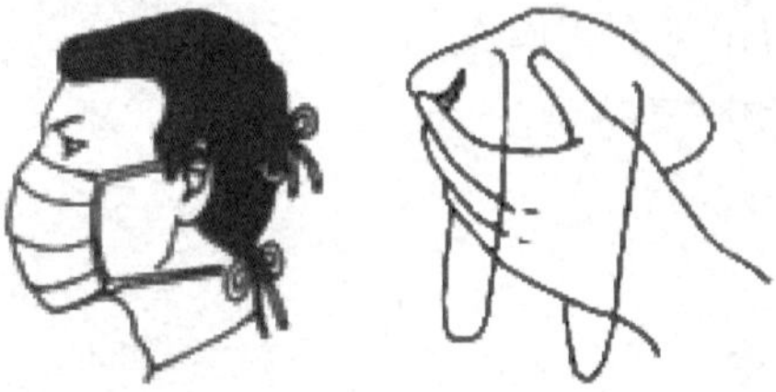

（1）　　　　　（2）
图4-6　外科口罩佩戴

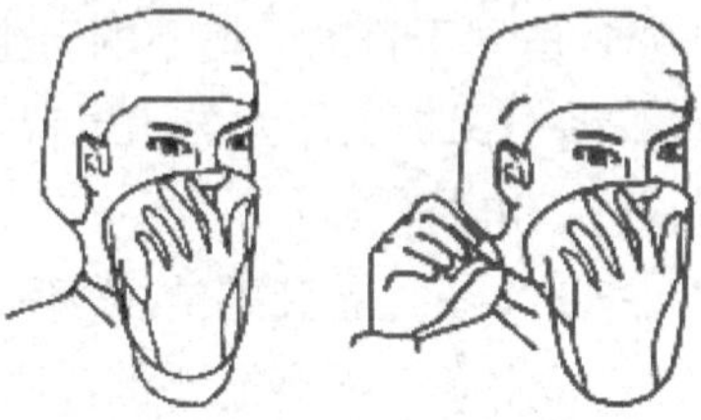

（1）　　　　　（2）
图4-7　医用防护口罩佩戴方法

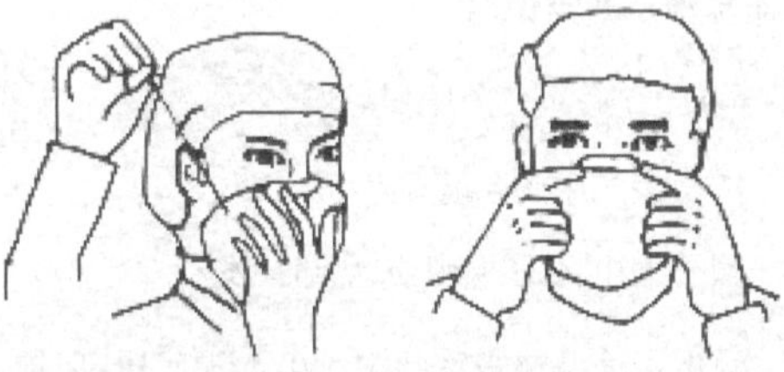

（1）　　　　　（2）
图4-8　医用防护口罩佩戴方法

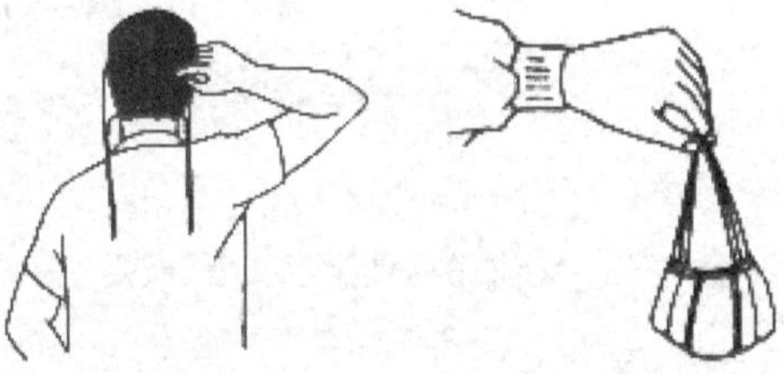

（1）　　　　　（2）
图4-9　摘口罩方法

【注意事项】

1. 使用帽子的注意事项　①医务人员进入污染区和洁净环境前、进行无菌操作等时应戴帽子;②帽子要大小合适,能遮住全部头发;③被患者血液、体液污染时,应立即更换帽子;④布制帽子应保持清洁,每次或每天更换与清洁;⑤一次性帽子应一次性使用。

2. 使用口罩的注意事项　①应根据不同的操作要求选用不同种类的口罩:一般诊疗活动,可佩带纱布口罩或外科口罩;手术室工作或护理免疫功能低下患者、进行体腔穿刺等操作时应带外科口罩;接触经空气传播或近距离接触飞沫传播的呼吸道传染病患者时,应戴医用防护口罩。②佩戴医用防护口罩的人员应进行密合性测试和培训,并根据个人合适的医用防护口罩。面部特征发生明显变化时应重新进行密合性测试。③始终保持口罩的清洁、干燥;口罩潮湿后、受到患者血液、体液污染后、应及时更换。④纱布口罩应每天更换、清洁与消毒,与污染及时更换;医用外科口罩只能一次性使用。⑤脱口罩前后应洗手,使用后的一次性口罩应放入医疗垃圾袋内,以便集中处理。

## 二、护目镜和防护面罩的使用

护目镜能防止患者的血液、体液等具有感染性物质溅入人体眼部;防护面罩能防止患者的血液、体液等具有感染性物质溅到人体面部。

【戴护目镜或防护面罩的使用方法】 戴上护目镜或防护面罩,调节舒适度,如图4-10。

【摘护目镜或面罩的使用方法】 捏住靠近头部或耳朵的一边摘掉,放入回收或医疗废物容器内,如图4-11。

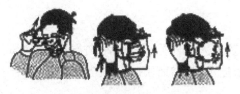 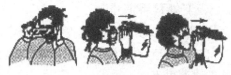

图4-10 **戴护目镜、防护面罩**　　　　图4-11 **摘护目镜、防护面罩**

【注意事项】 下列情况应使用护目镜或防护面罩:①在进行诊疗、护理操作,可能发生患者血液、体液、分泌物等喷溅时;②近距离接触经飞沫传播的传染病患者时;③为呼吸道传染病患者进行气管切开、气管插管等近距离操作,可能发生患者血液、体液、分泌物喷溅时,应使用全面性防护面罩;④护目镜、防护面罩佩戴前应检查有无破损、变形及其他明显缺陷,佩戴装置有无松懈;每次使用后应清洁与消毒。

## 三、手消毒

### (一)卫生手消毒

医务人员接触污染物品或感染患者后,手常被大量细菌污染,仅一般洗手尚不能达到预防交叉感染的要求,必须在洗手后再进行卫生手消毒。

【目的】 清除致病性微生物,预防感染与交叉感染,避免污染无菌物品和清洁物品。

【操作前准备】

1. 护士准备　衣帽整洁,剪指甲、取下手表、饰物,卷袖过肘。

2. 环境准备　清洁宽敞。

3. 用物准备　流动水洗手设施、清洁剂、干手物品、速干手消毒剂。

【操作步骤】 见表4-13。

表4-13 **卫生手消毒的操作步骤及要点说明**

| 操作步骤 | 要点说明 |
|---|---|
| 1. 洗手　按洗手步骤洗手并保持手的干燥 | 符合洗手的要求与要点 |
| 2. 涂剂　取速干手消毒剂于掌心,均匀涂抹至整个手掌、手背、手指和指缝,必要时增加手腕及腕上10 cm | 消毒剂要求:作用速度快、不损伤皮肤、不引起过敏反应 |
| 3. 揉搓　按照揉搓洗手的步骤揉搓双手,直至手部干燥 | 保证消毒剂完全覆盖手部皮肤<br>揉搓时间>15秒 |
| 4. 干手 | 自然干燥 |

**【注意事项】**

(1) 卫生手消毒前先洗手并保持手部干燥,遵循洗手的注意事项。

(2) 速干手消毒剂揉搓双手时方法正确,注意手的各个部位都需揉搓到。

(3) 医务人员在下列情况下应先洗手,然后进行卫生手消毒:①接触患者的血液、体液和分泌物后;②接触被传染性致病微生物污染的物品后;③直接为传染病患者进行检查、治疗、护理后;④处理传染患者污物之后。

## (二) 外科手消毒

为保证手术效果,减少医院感染,外科手术前医务人员必须在洗手后再进行外科手消毒。

**【目的】** 清除指甲、手部、前臂的污物和暂居菌,将常居菌减少到最低程度。抑制微生物的快速再生。

**【操作前准备】**

1. 护士准备  衣帽整洁,剪指甲、取下手表、饰物,卷袖过肘。

2. 环境准备  清洁宽敞。

3. 用物准备  洗手池、清洁用品、手消毒剂、干手物品、计时装置、洗手流程及说明图等。

**【操作步骤】**  见表 4 - 14。

表 4 - 14  外科手消毒的操作步骤及要点说明

| 操作步骤 | 要点说明 |
|---|---|
| 1. 准备  摘除手部饰物,修建指甲 | 手部饰物包括手镯、戒指、假指甲<br>指甲长度不能超过指尖,甲缘平整 |
| 2. 洗手  调节水流,湿润双手,取适量的清洁剂揉搓并刷洗双手、前臂和上臂下 1/3 | 注意使用毛刷清洁指甲下的污垢和手部皮肤的皱褶处<br>揉搓用品应每人使用后消毒或一次性使用;清洁指甲用品每日清洁与消毒 |
| 3. 冲净  流动水冲洗双手、前臂和上臂下 1/3 | 始终保持双手位于胸前并高于肘部 |
| 4. 干手  使用干手物品擦干双手、前臂和上臂下 1/3 | |
| 5. 消毒<br>(1) 免冲洗消毒法:①涂抹消毒剂  取适量的免冲洗消毒剂涂抹至双手的每个部位、前臂和上臂下 1/3;②揉搓自干  认真揉搓直至消毒剂干燥 | 每个部位均需涂抹到消毒剂<br>手消毒剂的取液量、揉搓时间及使用方法遵循产品的使用说明 |
| (2) 冲洗手消毒法:①涂剂揉搓  取适量的手消毒剂涂抹至双手的每个部位、前臂和上臂下 1/3,认真揉搓 2～6 分钟;②流水冲净  流水冲净双手、前臂和上臂下 1/3 | 每个部位均需涂抹到消毒剂<br>手消毒剂的取液量、揉搓时间及使用方法遵循产品的使用说明<br>水由首部流向肘部<br>流动水的水质应符合生活饮用水标准,如水质达不到要求,手术医师在戴手套前,应用醇类手消毒剂再消毒双手后戴手套 |
| (3) 按序擦干  无菌巾彻底擦干双手、前臂和上臂下 1/3 | 无菌巾擦干顺序:手部、前臂、上臂下 1/3 |

**【注意事项】**

(1) 外科手消毒应遵循先洗手,后消毒;不同患者手术之间、手套破损或手被污染时,应重新进行外科手消毒。

(2) 洗手前应先摘除手部饰物(包括假指甲)和手表,修剪指甲时要求长度不超过指尖,保持指甲周围组织的清洁。

(3) 在整个手消毒过程中始终保持双手位于胸前并高于肘部;涂抹消毒剂并揉搓、流水冲洗、无菌巾擦干等应从手部开始,然后再向前臂、上臂下 1/3 进行。

(4) 用后的清洁指甲用具、揉搓用品如海绵、手刷等,应放到指定的容器中;揉搓用品应每人使用后消毒或者一次性使用;清洁指甲用品应每日清洁与消毒。

(5) 术后摘除外科手套后,应用肥皂(皂液)清洁双手。

## 四、隔离衣的使用

隔离衣是用于保护医务人员避免受到血液、体液和其他感染性物质污染,或用于保护患者避免感染的防护用品,分为一次性隔离衣和布制隔离衣。一次性隔离衣通常用无纺布制作,由帽子、上衣和裤子组成,可分为连身式、分身式两种。通常根据患者的病情、目前隔离种类和隔离措施,确定是否穿隔离衣,并选择其型号。

**【目的】** 保护医务人员避免受到血液、体液和其他感染性物质的污染,或用于保护患者避免感染。

**【操作前准备】**

1. 护士准备 衣帽整洁,剪指甲,取下手表,卷袖过肘、洗手、戴口罩。

2. 环境准备 清洁宽敞。

3. 用物准备 隔离衣一件,挂衣架,手消毒用物。

**【操作步骤】** 见表 4-15。

表 4-15 穿隔离衣的操作步骤及要点说明

| 操作步骤 | 要点说明 |
| --- | --- |
| 1. 穿隔离衣(图 4-12)<br>(1) 评估:患者的病情、治疗与护理、隔离的种类及措施、穿隔离衣的环境<br>(2) 取衣:查对隔离衣,手持衣领取衣,将隔离衣清洁面朝向自己,污染面向外,衣领两端向外折齐,对齐肩缝,露出肩袖内口<br>(3) 穿袖:一手持衣领,另一手伸入一侧袖内,持衣领的手向上拉衣领,将衣袖穿好;换手持衣领,依上法穿好另一袖<br>(4) 系领:两手持衣领,由领子中央顺着边缘由前向后系好衣领<br>(5) 系袖口:扣好袖口或系上袖带,需要时用橡皮圈束紧袖口<br>(6) 系腰带:将隔离衣一边(约在腰下 5 cm 处)逐 | 隔离衣应后开口,能遮住全部衣服和外露的皮肤<br>根据隔离种类确定是否穿隔离衣,并选择其型号<br>查对隔离衣是否干燥、完好,大小是否合适,有无穿过;确定清洁面和污染面<br>隔离衣的衣领和隔离衣内面视为清洁面<br>系衣领时袖口不可触及衣领、面部和帽子<br>后侧边缘须对齐,折叠处不能松散 |

（续表）

| 操作步骤 | 要点说明 |
| --- | --- |
| 渐向前拉，见到衣边捏住，同法捏住另一侧衣边。两手在背后将衣边边缘对齐，向一侧折叠，一手按住折叠处，另一手将腰带拉至背后折叠处，腰带在背后交叉，回到前面打一活结系好 | 手不可触及隔离衣的内面<br>如隔离衣后侧下部边缘有衣扣，则扣上<br>穿好隔离衣后，双臂保持在腰部以上，视线范围内；不得进入清洁区，避免接触清洁物品 |
| 2. 脱隔离衣（图4-13）<br>　（1）解腰带：解开腰带，在前面打一活结<br>　（2）解袖口：解开袖口，在肘部将部分衣袖塞入工作衣袖内，充分露出双手<br>　（3）消毒双手<br>　（4）解衣领：解开领带（或领扣）<br>　（5）脱衣袖：一手伸入另一侧袖口内，拉下衣袖过手（遮住手），再用衣袖遮住的手在外面握住另一衣袖的外面并拉下袖子，两手在袖内使袖子对齐，双臂逐渐退出<br>　（6）挂衣钩：双手持领，将隔离衣两边对齐，挂在衣钩上；不再穿的隔离衣，脱下后清洁面向外，卷好投入医疗污物袋中或回收袋内<br>　（7）洗手 | 明确脱隔离衣的区域划分<br>如隔离衣后侧下部边缘有衣扣，则先解开<br>不可使衣袖外侧塞入袖内<br><br>不能沾湿隔离衣<br>保持衣领清洁<br>衣袖可能污染手及手臂<br>双手不可触及隔离衣外面<br>如使用一次后即更换，双手持带将隔离衣从胸前向下拉，两手分别捏住对侧衣领内侧清洁面下拉脱去袖子，将隔离衣污染面向里，衣领及衣边卷至中央，放入污衣袋内清洗消毒后备用 |

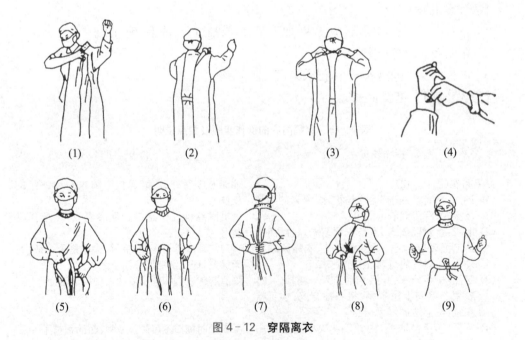

（1）　　　　（2）　　　　（3）　　　　（4）

（5）　　　　（6）　　　　（7）　　　　（8）　　　　（9）

图4-12　穿隔离衣

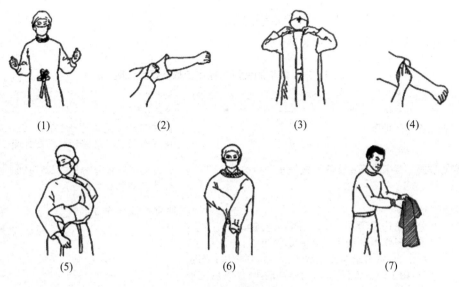

(1)　　　　　　(2)　　　　　　(3)　　　　　　(4)

(5)　　　　　　　　(6)　　　　　　　　(7)

图 4 - 13　脱隔离衣

**【注意事项】**

(1) 隔离衣只能在规定区域内穿脱,穿前检查有无潮湿、破损,长短须能全部遮盖工作服。

(2) 隔离衣需每日更换,如有潮湿或污染,应立即更换。

(3) 穿脱隔离衣过程中避免污染衣领、面部、帽子和清洁面,始终保持衣领清洁。

(4) 穿好隔离衣后,双臂保持在腰部以上,视线范围内;不得进入清洁区,避免接触清洁物品。

(5) 消毒手时不能沾湿隔离衣,隔离衣也不可触及其他物品。

(6) 脱下的隔离衣如挂在半污染区,清洁面向外;挂在污染区,污染面向外。

(7) 接触多个同类传染病患者时,隔离衣可连续使用;接触疑似患者时,隔离衣应每次更换。

下列情况应穿隔离衣:①接触经接触传播的感染性疾病患者如传染病患者、多重耐药菌感染患者等时;②对患者实行保护性隔离时,如大面积烧伤、骨髓移植等诊疗、护理时;③可能受到患者血液、体液、分泌物、排泄物喷溅时。

## 五、防护服的使用

医务人员在接触甲类或按甲类传染病管理的患者时须穿防护服。防护服应具有良好的防水、抗静电和过滤效能,无皮肤刺激性,穿脱方便,结合部严密,袖口、脚踝口应为弹性收口。防护服属于一次性防护用品,分连体式和分体式两种。防护服应符合GB 19082 的规定。

**【目的】**　保护医务人员和患者,避免感染和交叉感染。

**【操作前准备】**

1. 护士准备　衣帽整洁;修剪指甲、取下手表;卷袖过肘、洗手、戴口罩。

2. 环境准备　清洁、宽敞。

3. 用物准备 防护服一件,消毒手用物。

【操作步骤】 见表4-16。

表4-16 防护服使用的操作步骤及要点说明

| 操作步骤 | 要点说明 |
|---|---|
| 1. 取衣 查对防护服 | 查对防护服是否干燥、完好、大小是否合适、有无穿过;确定内面和外面 |
| 2. 穿防护服 穿下衣→穿上衣→戴帽子→拉拉链 | 无论连体式还是分体式,都遵循本顺序勿使衣袖触及面部 |
| 3. 脱防护服<br>(1) 脱分体防护服(图4-14):①拉开拉链;②脱帽子:上提帽子使帽子脱离头部;③脱上衣:先脱袖子,再脱上衣,将污染面向里放入医疗垃圾袋内;④脱下衣:由上向下边脱边卷,污染面向里,脱下后置于医疗垃圾袋内<br>(2) 脱连体防护服(图4-15):①拉开拉链:将拉链拉到底;②脱帽子:上提帽子使帽子脱离头部;③脱衣服:先脱袖子,再由上向下边脱边卷,污染面向里,全部脱下后置于医疗垃圾袋内 | 脱防护服前先洗手 |

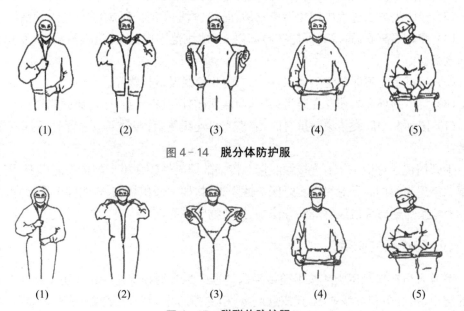

(1)　　　(2)　　　(3)　　　(4)　　　(5)

图4-14 脱分体防护服

(1)　　　(2)　　　(3)　　　(4)　　　(5)

图4-15 脱联体防护服

【注意事项】

(1) 防护服只能在规定区域内穿脱,穿前检查有无潮湿、破损,长短是否适合。

(2) 接触多个同类传染病患者时,防护服可连续使用;接触疑似患者时,防护服应每次更换。

（3）防护服如有潮湿、破损或污染，应立即更换。

下列情况应穿防护服：①临床医务人员在接触甲类或按甲类传染病管理的传染病患者时；②接触空气传播或飞沫传播的传染患者，可能受到患者血液、体液、分泌物、排泄物喷溅时。

### 六、鞋套的使用

鞋套应具有良好的防水性能，并一次性应用。从潜在污染区进入污染区时和从缓冲间进入负压病室时应穿鞋套。应在规定区域内穿鞋套，离开该区域时应及时脱掉。发现破损应及时更换。

### 七、防水围裙的使用

防水围裙主要用于可能受到患者的血液、体液、分泌物及其他污染物质喷溅、进行复用医疗器械的清洗时。分为两种：①重复使用的围裙，每班使用后应及时清洗和消毒；遇有破损或渗透时，应及时更换。②一次性使用的围裙，应一次性使用，受到污染时应及时更换。

### 八、避污纸的使用

避污纸是备用的清洁纸片，做简单隔离操作时，使用避污纸可保持双手或物品不被污染，以省略消毒程序。取避污纸时，应从页面抓取，不可掀开撕取并注意保持避污纸清洁以防交叉感染。避污纸用后弃于污物桶内，集中焚烧处理。

---

**思考题** ·····························

1. 简述压力蒸汽灭菌法的注意事项。
2. 简述化学消毒剂的使用原则。
3. 在无菌操作时，应遵循哪些原则？

# 第五章　舒适与护理

**学习目标**

1. 识记患者舒适的影响因素,临床常用卧位的适用范围和实施要点,以及疼痛评估的主要内容。

2. 理解舒适和不舒适的基本概念和影响因素,疼痛的常见原因和影响因素。

3. 学会应用根据患者病情和治疗的需要,为其选择并安置合适的卧位,协助其变换卧位,促进患者的舒适和安全。采用正确的方法,较为准确地评估患者的疼痛程度,并给予恰当的护理措施。

舒适是人的基本需要,涉及生理、心理、社会和环境等多个方面。当个体处于健康状态时,可以通过自身自主或不自主的调节来满足其舒适的需要。当个体患病时,机体正常状态遭到破坏,就会处于不舒适的状态。护士在护理时,应通过密切观察、注意倾听患者的主诉、观察患者的反应,及时发现和判断影响患者舒适的各种因素,采取适当的措施,满足患者舒适的需要。

## 项目一　舒　适　概　述

**案例导入**

患者叶某,男性,72岁。因大叶性肺炎收治入院,患者高热昏迷3天,出汗较多。作为护士,你如何评价患者的舒适度? 应该如何增进患者的舒适度?

**分析提示**

患者的舒适度受到多种因素的影响,护士应通过密切观察,准确评估患者的舒适程度,分析影响舒适的因素,并有针对性地实施相关护理措施,以增进患者舒适度。

## 任务一　舒适的概念

1. 舒适的概念　舒适是指处在轻松、安宁的环境状态下,个体所具有的身心健康、满意、没有疼痛、没有焦虑、轻松自在的感觉。舒适是一种主观感觉,具有个体差异,个体的文化背景和生活经历不同,对舒适的理解和体验不同。其包括 4 个方面:①生理舒适:即个体身体上的舒适感觉;②心理舒适:即信仰、信念、自尊、生命价值等精神需求的满足;③社会舒适:即个体、家庭和生活的相互关系协调、统一为个体带来的舒适感觉;④环境舒适:即外在物理环境中的音响、光线、颜色、温度和湿度符合个体需求,使其产生舒适的感觉。任何一个方面出现问题,都会导致个体的不舒适。

2. 不舒适的概念　不舒适是指个体身心不健全或有缺陷、周围环境有不良刺激、对生活不满、负荷过重的一种感觉。不舒适表现为烦躁不安、紧张、精神不振、不能入睡、消极失望,以及身体无力、难以坚持日常生活和工作。舒适和不舒适之间没有截然的分界线,个体处在舒适和不舒适之间的某一点上,且呈动态变化。当个体体力充沛、精神舒畅、感到安全与完全放松,生理与心理需要均得到满足时,处于最高水平的舒适。而当生理、心理需求不能得到满足时,舒适的程度则逐渐下降。护士在日常护理工作中,要用动态的观点评估患者舒适与不舒适的程度,全面收集主、客观资料,采取积极有效的护理措施,促进患者舒适。

## 任务二　影响舒适的因素

影响患者舒适的因素很多,主要包括身体因素、心理精神因素、社会因素和环境因素,这些因素之间相互联系、相互影响。

1. 身体因素

(1) 疾病:疾病导致的疼痛、恶心、呕吐、头晕、咳嗽、腹胀、发热等症状会造成机体的不舒适。

(2) 姿势或体位:肢体缺乏适当的支撑、关节过度屈曲或伸展、肌肉过度牵拉或紧张、局部长期受压、因疾病导致的强迫体位等,都可造成局部肌肉和关节的疲劳、麻木、疼痛等不适。

(3) 活动受限:因疾病或治疗的需要不能随意翻身或使用约束带、石膏、夹板等限制患者的活动而造成不适。

(4) 个人卫生:当患者自理能力降低,不能保持个人清洁卫生,若缺乏良好的护理,导致口腔异味、皮肤污垢、汗臭、瘙痒等引起不适,甚至影响其自尊。

2. 心理因素

(1) 焦虑与恐惧:新入院的患者对医院和病房环境不熟悉、不适应,患者担心疾病造成的伤害、治疗和检查可能引起的痛苦等,对疾病康复缺乏信心,对死亡感到恐惧,担忧患病对家庭、经济、工作和学习造成的影响等,这些均会给患者带来心理压力,继而产生紧张、焦虑、失眠、烦躁等心理不适的表现。

(2)缺乏关心与尊重:诊疗护理过程中,患者感到被医护人员疏忽、冷落,被关心照顾不够,或者在治疗、护理过程中隐私权得不到保护,如操作时身体暴露过多、缺少遮挡等,都可使患者感觉不受重视和尊重,导致自尊心受挫,产生不适感。

3. 社会因素

(1)角色适应不良:患病后仍担心家庭、子女、工作或学习等,不能很好地适应患者角色,无法安心养病,甚至出现角色行为冲突的表现等,影响患者的康复。

(2)生活习惯改变:医院环境的特殊性,使得患者的饮食起居等生活习惯发生改变,若患者一时不能适应即可能导致不舒适。

(3)支持系统缺乏:诊疗过程中缺乏经济支持,住院后与家人分离或被亲朋好友忽视等,都会引起患者的不舒适。

4. 环境因素

(1)物理环境:包括周围环境中的温度、湿度、色彩、光线、声音等,如病房内温度或湿度过高或过低、空气有异味、噪声过强或干扰过多、被褥不整洁、床垫软硬不当等都可使患者感到不适。

(2)社会环境:由于对医院的医护人员、规章制度等感到陌生或不适应,新入院的患者容易产生压抑、焦虑或不安全感等。

### 🄹 反馈与思考

对患者进行全面评估后,护士发现患者目前处于不舒适的状态,分析影响其舒适程度的原因,主要包括疾病引起的高热,出汗引起的个人卫生不良,以及活动受限等因素。针对患者的不舒适状态,护士应如何促进患者的舒适呢?

### 任务三 促进患者舒适的原则

1. 预防为主,促进舒适　为了使患者保持舒适状态,护士应熟悉舒适的4个方面和影响患者舒适的因素,对患者身心及所处的环境进行全面的评估,发现潜在威胁舒适的因素,为患者提供必要的护理和健康教育,做到预防在先,积极促进患者的舒适程度。如指导或协助患者正确活动、保持良好的个人卫生、采取舒适卧位等。

2. 细致观察,去除不舒适诱因　舒适和不舒适都是患者的主观感觉,准确评估较为困难。护士可以通过细致地观察,有效地与患者和家属沟通,结合患者的表情和行为,如患者的面色、表情、姿势、活动能力、皮肤颜色等,全面地收集资料,进行科学的评估与分析,及时、准确地判断患者的舒适程度,找出并积极去除、控制引起患者不舒适的因素,以促进患者舒适。

3. 建立良好的护患关系,加强心理支持　良好的心理支持是缓解和消除患者不适症状的有效措施,特别是对心理社会因素引起不舒适的患者。护士应通过与患者及家属的有效沟通,让患者宣泄内心的感受,正确指导患者调节情绪,帮助患者提高心理适应能力,并积极协调有效的社会支持系统等,以助患者感到安心舒适。

4. 加强生活护理,建立优良休养环境　良好的生活护理和优良的环境能有效地促进舒适的程度。护士应在对患者自我护理能力评估的基础上,及时给患者提供适当的生活护理。同时,注重创设优良的医院环境,如调整合适的环境温度、湿度,保持病区安静,注重环境美化等,以使患者感觉安全、舒适。

🔲 反馈与思考

护士针对影响患者舒适的因素,遵医嘱给予抗生素治疗,采取物理降温等降低患者体温,做好患者的个人卫生,及时为患者更换衣物和床单位,帮助患者采取舒适的卧位、定时翻身,并帮助患者活动肢体及关节,让患者感觉安全、舒适。

# ▌项目二　卧　　位

## 案例导入

患者李某,女性,身高 160 cm,体重 70 kg。因急性右下腹疼痛伴发热由家人送入医院。患者主诉疼痛、发冷,身体蜷缩,诊断急性阑尾炎合并穿孔,急诊入院,并在硬膜外麻醉下行阑尾切除术,术中顺利,术后血压稳定,病情平稳,随即将患者送回病房。作为护士,应如何安置患者卧位? 如何保证患者卧床期间的舒适和安全?

## 分析提示

护士应熟悉各种卧位的安置方法与要求,根据患者的病情与治疗的需要为患者提供合适的卧位,以增进患者的舒适和预防并发症。

## 任务一　舒适卧位概述

卧位即患者卧床的姿势,是患者休息、检查、治疗和护理时所采取的卧床姿势。正确的卧位对增进患者的舒适、减轻疲劳、治疗疾病、减轻症状、预防并发症等均能起到良好的作用。护士在临床护理工作中应熟悉各种卧位的基本要求和安置方法,协助或指导患者采取舒适、安全、正确的卧位。

1. 舒适卧位的基本要求　舒适卧位,即患者卧床时,身体各部位均处于合适的位置,感到轻松自在,达到完全放松的目的。为了协助或指导患者卧于正确而舒适的位置,护士必须了解舒适卧位的基本要求,并按照患者的实际需要使用合适的支撑物或保护性设施。

（1）卧床姿势：卧床姿势应尽量符合人体力学的要求，将体重平均分布于身体的各个部位，维持关节处于正常功能位，并适当支撑以保持身体平衡。

（2）体位变换：应根据患者病情及受压部位情况经常变换体位，至少每2小时变换一次。

（3）身体活动：在无禁忌证的情况下，患者身体各部位每天均应活动，变换卧位时应进行全范围关节运动和练习。

（4）防止受压：加强皮肤护理，预防压疮的发生。

（5）保护隐私：当患者卧床或护士对其进行各项护理操作时，均应注意保护患者隐私，根据需要适当地遮盖患者的身体，使其身心舒适。

2．卧位的分类

（1）根据卧位的自主性和患者的活动能力：通常可将卧位分为主动卧位、被动卧位和被迫卧位3种。

1）主动卧位：是指患者根据自己的意愿和习惯自主采取的最舒适、最随意的卧位，并能随意变换卧位，称为主动卧位。常见于病情较轻、术前及疾病恢复期患者。

2）被动卧位：是指患者自身没有变换卧位的能力，处于被他人安置的卧位，称为被动卧位。常见于昏迷、瘫痪、极度衰弱的患者。

3）被迫卧位：是指患者意识清晰，也有变换卧位的能力，但为了减轻疾病所致的痛苦或因治疗需要而被迫采取的卧位，称为被迫卧位。如肺源性心脏病、心力衰竭、重症哮喘等患者因呼吸困难而被迫采取端坐卧位。

（2）根据卧位的平衡性：卧位的平衡性与人体的重量、支撑面呈正比，与重心高度呈反比，根据卧位的平衡性可将卧位分为稳定卧位和不稳定卧位。

1）稳定卧位：支撑面大，重心低，平衡稳定的卧位。处于此卧位的患者，感觉轻松、舒适。

2）不稳定卧位：支撑面小，重心较高，难以平衡的卧位。患者为保持该卧位而导致肌肉紧张，易疲劳，感到不舒适。

#### 问题与思考

患者入院时由于受疾病的影响，采取被迫卧位来缓解疼痛，护士应注意卧位的平衡性和舒适性，根据患者的实际需要帮助其调整相应的卧位。患者术后返回病房应该采取何种卧位？有何具体要求？

## 任务二　常用卧位

1．仰卧位　又称平卧位，是一种自然的休息姿势。具体的姿势为：患者仰卧，头下枕一枕，两臂放于身体两侧，两腿自然伸直。根据病情、检查或治疗的需要，仰卧位又可分为以下几种。

（1）去枕仰卧位

1）适用范围：①昏迷或全身麻醉未清醒的患者，以防止呕吐物误入气管引起窒息或肺部并发症；②椎管内麻醉或脊髓腔穿刺后的患者，以预防因脑压减低而引起的头痛。

2）姿势：去枕仰卧，头偏向一侧，两臂放于身体两侧，两腿自然放平，将枕头横立于床头（图5－1）。

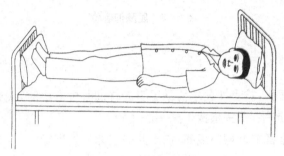

图5－1　去枕仰卧位

（2）中凹卧位

1）适用范围：休克患者。抬高头胸部，有利于保持呼吸道通畅，改善通气功能及缺氧症状；抬高下肢，有利于静脉血回流，增加心输出量而有利于休克症状的缓解。

2）姿势：抬高患者头胸部10°～20°，抬高下肢20°～30°（图5－2）。

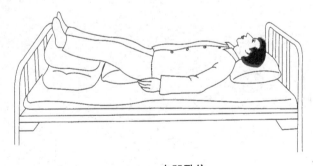

图5－2　中凹卧位

（3）屈膝仰卧位

1）适用范围：①腹部检查的患者，有利于放松腹肌，便于检查；②导尿、会阴冲洗等操作时，便于暴露操作部位。

2）姿势：患者仰卧，头下垫枕，两臂放于身体两侧，两膝屈起，并稍向外分开（图5－3）。

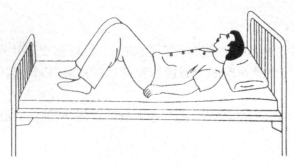

图 5-3　屈膝仰卧位

**反馈与思考**

　　患者术后返回病房,护士按要求协助患者去枕仰卧位 6 小时,头偏向一侧,两臂放于身体两侧,两腿自然放平,枕头横置于床头。

　　卧床 6 小时后患者主诉切口疼痛,护士此时应如何处理呢?

　　2. 侧卧位

　　(1) 适用范围　①灌肠、肛门检查及配合胃镜、肠镜检查等,便于暴露操作部位或方便操作;②臀部肌内注射,采用该体位注射时,患者应上腿伸直,下腿弯曲,以充分放松注射侧臀部的肌肉;③协助患者侧卧位与平卧位交替,便于擦洗和按摩受压部位,亦避免局部组织长期受压,预防压疮。

　　(2) 姿势　患者侧卧,两臂屈肘,一手放在枕旁,一手放在胸前,下腿伸直,上腿弯曲。必要时在两膝之间、胸腹部、后背部放置软枕,以扩大支撑面,增加稳定性,增进患者舒适和安全(图 5-4)。

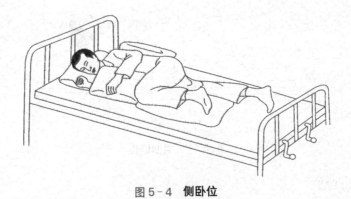

图 5-4　侧卧位

　　3. 半坐卧位

　　(1) 适用范围:①某些面部及颈部手术后患者,采取半坐卧位可减少局部出血。②心肺疾病引起呼吸困难的患者。采取半坐卧位,由于重力作用,部分血液滞留于下肢和盆腔,减少回心血量,从而减轻肺淤血和心脏负荷;同时可使膈肌位置下降,胸腔容积扩大,减轻腹腔内脏器对心肺的压力,肺活量增加,有利于肺通气,使呼吸困难症状得到改善。③腹腔、盆腔手术后或有炎症的患者。采取半坐卧位,一方面可使腹腔渗出液流入盆腔,减少炎症扩散和毒素吸收,促使感染局限化和减轻中毒反应;另一方面可减轻腹部切口缝合处的张力,以缓解疼痛,促进舒适,有利于伤口愈合。④疾病恢复期体质虚弱的患者。采取半坐卧位,使患者逐渐适应体位改变,有利于向站立位过渡。

(2) 姿势:患者仰卧于床上,先摇起床头支架 30°～50°,再摇起膝下支架,以防患者下滑。必要时,床尾可置一软枕,垫于患者的足底,增加舒适感,并且防止下滑;放平时,先摇平膝下支架,再摇平床头支架(图 5-5)。

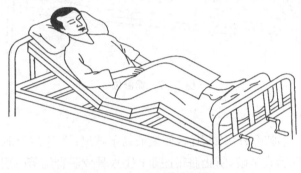

图 5-5　半坐卧位(摇床)

4. 端坐位

(1) 适用范围:心力衰竭、心包积液、支气管哮喘发作等疾病引起呼吸困难的患者。患者由于极度呼吸困难而被迫采取端坐位。

(2) 姿势:扶患者坐起,摇起床头支架将床头抬高 70°～80°,使患者的背部能向后依靠;患者身体稍向前倾,床上放一跨床小桌,桌上放一软枕,让患者伏桌休息。膝下支架抬高 15°～20°(图 5-6)。拉起床栏,以保证患者安全。

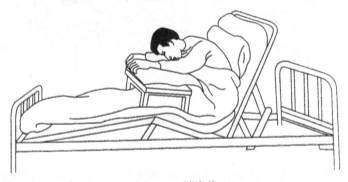

图 5-6　端坐位

5. 俯卧位

(1) 适用范围:①腰背部检查或胰、胆管造影检查时;②脊椎手术后或腰、背、臀部有伤口,不能平卧或侧卧的患者;③胃肠胀气导致腹痛的患者。采取俯卧位,使腹腔容积增大,可缓解胃肠胀气所致的腹痛。

(2) 姿势:患者俯卧,两臂屈曲放于头的两侧,两腿伸直;胸下、髋部及踝部各放一软枕,头偏向一侧(图 5-7)。

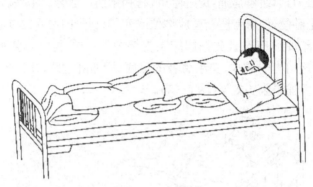

图 5-7　俯卧位

6. 头低足高位

(1) 适用范围:①肺部分泌物引流,使痰液易于咳出;②十二指肠引流术,有利于胆汁引流;③妊娠晚期胎膜早破,防止脐带脱垂;④跟骨或胫骨结节牵引时,利用人体重力作为反牵引力。

(2) 实施方法:患者取仰卧位,头偏向一侧,枕头横立于床头,以防碰伤头部。床尾用支托物垫高 15～30 cm(图 5-8)。这种卧位易使患者感到不适,故不可长时间使用;颅内高压者禁用。

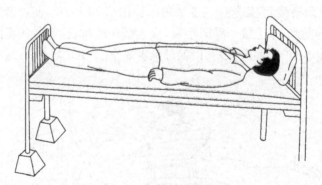

图 5-8　**头低足高位**

7. 头高足低位

(1) 适用范围:①颅脑手术后的患者;②降低颅内压,预防或减轻脑水肿;③颈椎骨折行颅骨牵引术的患者,借助人体重力作为反牵引力。

(2) 姿势:患者仰卧,床头用支托物垫高 15～30 cm 或根据病情而定,床尾横立一软枕。如为电动床可使整个床面向床尾倾斜(图 5-9)。

8. 膝胸卧位

(1) 适用范围:①肛门、直肠、乙状结肠镜检查及治疗;②矫正胎位不正或子官后倾；③促进产后子宫复原。

（2）姿势：患者跪卧，两小腿平放于床上，稍分开，大腿和床面垂直，胸贴床面，腹部悬空，臀部抬起，头转向一侧，两臂屈肘放于头的两侧（图5-10）。

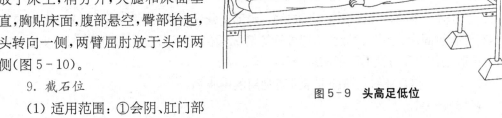

图5-9　头高足低位

9. 截石位

（1）适用范围：①会阴、肛门部位的检查、治疗或手术，如膀胱镜检查、妇产科检查、阴道灌洗等；②产妇分娩。

（2）实施方法：患者仰卧于检查台上，两腿分开，放于支腿架上（支腿架上放软垫），臀部齐台边，臀下垫纸巾或治疗巾，两手放于身体两侧或胸前（图5-11）。注意遮挡患者及保暖。

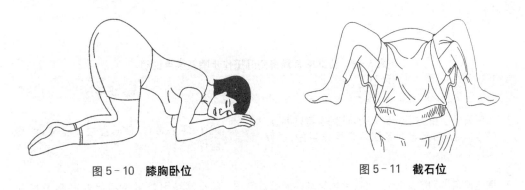

图5-10　膝胸卧位　　　　　　　图5-11　截石位

🏔 反馈与思考

1. 护士在了解患者的情况后，将患者床头摇起，并将软枕放于患者两膝下，协助患者取半坐卧位，以减轻切口缝合处的张力，减轻患者的疼痛。

2. 2小时后，护士小王巡视病房时发现患者身体下移，一只脚伸出床面，护士应该如何处理？

## 任务三　变换卧位术

### 一、协助患者翻身侧卧

【护理目的】

（1）协助不能起床的患者更换卧位，增进患者的舒适感。

（2）减轻局部组织受压，预防压疮发生。

（3）减少并发症，如坠积性肺炎。

(4) 检查、治疗和护理的需要,如更换床单位、背部皮肤护理等。

【护理评估】

1. 环境　地面是否容易滑倒,操作空间是否足够大等。

2. 患者　年龄、体重、病情、活动能力,局部皮肤受压情况、手术部位、伤口及引流情况,有无骨折固定、牵引、输液及留置导管等情况,需要变换卧位的原因等;患者及家属对翻身侧卧的作用和方法的了解和配合程度等。

3. 护士　自身能够负荷的重量及可利用的资源等。

【护理计划】

1. 操作者准备　着装整洁,洗手、戴口罩;视患者情况决定护士人数。

2. 用物准备　根据病情备好软枕、床栏等物品。

3. 环境准备　移开障碍物,提供宽敞的操作环境。

4. 患者准备　向患者及家属解释操作的目的、方法,指导患者及家属与护士配合。

【实施】　见表 5-1。

表 5-1　协助患者翻身侧卧操作步骤及要点说明

| 操作步骤 | 要点说明 |
|---|---|
| 1. 核对解释　备齐用物到床旁,核对患者姓名、床号、腕带等信息,向患者及家属解释操作目的、过程、配合要点 | 确认、评估患者,使其建立安全感,取得合作 |
| 2. 固定设备　固定床脚轮,将各种导管及输液装置等安置妥当,必要时将盖被折叠至床尾或一侧 | 防止翻身引起导管连接处脱落或扭曲受压 |
| 3. 患者卧位　患者仰卧,两手放于腹部,两腿屈曲 | |
| 4. 翻身<br><br>(1) 一人协助患者翻身术(图5-12):①先将患者双下肢移向靠近护士侧的床沿,再将患者肩、腰、臀部向护士侧移动。②一手托肩;另一手托膝,轻轻将患者转向对侧,使患者背向护士。③检查安置患者肢体各关节处于功能位置。<br><br>(2) 两人协助患者翻身术(图5-13):①护士两人站在床的同一侧,一人托住患者的颈肩部和腰部;另一人托住患者的臀部和腘窝部,两人同时将患者抬起移向近侧。②分别托扶患者的肩、腰、臀和膝等部位,轻轻将患者转向对侧。③检查安置患者肢体各关节处于功能位置 | 适用于体重较轻或病情较轻的患者<br>不可拖、拉,以免擦伤患者皮肤;注意应用节力原则,翻身时,让患者尽量靠近护士,以缩短力臂,达到省力目的<br>将患者翻向对侧前拉起对侧床栏,防止坠床<br>促进舒适,防止关节挛缩<br><br>适用于体重较重或病情较重的患者<br>不可拖、拉,以免擦伤患者皮肤<br>将患者翻向对侧前拉起对侧床栏,防止坠床<br>为牵引患者翻身时不能放松牵引 |

（续表）

| 操作步骤 | 要点说明 |
| --- | --- |
| （3）轴式翻身术：①患者去枕、仰卧，护士小心地将大单铺于患者身体下；②两名护士站于病床同侧，分别抓紧靠近患者肩背、腰、髋部、大腿等处的大单，将患者拉至近侧，拉起床栏；③至病床另一侧，将患者近侧手臂移至头侧；另一手放于胸前，两膝间放一软枕；④护士双脚前后分开，两人双手抓紧患者肩背、腰、髋部、大腿等处的近侧大单，由其中一人发口令，两人动作一致地将患者整个身体以圆滚轴式翻转至侧卧，使患者面向护士 | 协助脊椎受损或脊椎手术后患者改变卧位时，避免翻身时脊椎错位而损伤脊髓扩大支撑面，降低重心，有利于节力，且可防止护士的腰部发生职业性损伤翻转时，勿让患者身体屈曲，以免脊柱错位 |
| 5. 垫枕 按侧卧位要求，在患者背部、胸前及两膝间垫上软枕，使患者舒适、安全，拉起床栏 | 扩大支撑面，使患者卧位稳定、舒适、安全 |
| 6. 记录 观察背部皮肤，必要时进行背部护理，记录翻身时间及皮肤情况，做好交班 | 翻身间隔时间视病情及局部受压情况而定 |

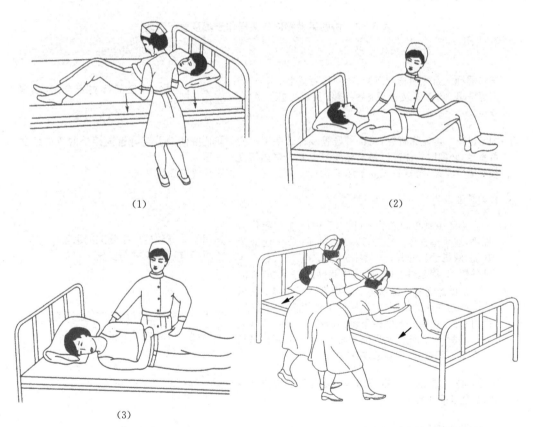

（1）

（2）

（3）

图 5-12 一人协助患者翻身侧卧

图 5-13 两人协助患者翻身侧卧

【护理评价】

（1）患者及家属理解翻身目的及操作要点，积极主动配合。

(2) 护士动作轻稳、节力、协调,患者感觉舒适、安全,未发生损伤和并发症。

(3) 患者皮肤受压情况得到改善。

## 二、协助患者移向床头

【护理目的】 协助滑向床尾而自己不能移动的患者移向床头,使患者恢复安全而舒适的卧位。

【护理评估】

1. 环境 地面是否容易滑倒,操作空间是否足够大等。

2. 患者 年龄、体重、病情、活动能力,局部皮肤受压情况、手术部位、伤口及引流情况,有无骨折固定、牵引、输液及留置导管等情况,身体下移情况及向床头移动的距离;患者及家属对移向床头方法的了解和配合程度等。

3. 护士 自身能够负荷的重量及可利用的资源等。

【护理计划】 同协助患者翻身侧卧。

【实施】 见表5-2。

表5-2 协助患者移向床头操作步骤及要点说明

| 操作步骤 | 要点说明 |
| --- | --- |
| 1. 核对解释 备齐用物到床旁,核对患者姓名、床号、腕带等信息,向患者及家属解释操作目的、过程、配合要点 | 确认、评估患者,使其建立安全感,取得合作 |
| 2. 固定设备 固定床脚轮,将各种导管及输液装置等安置妥当,必要时将盖被折叠至床尾或一侧。根据病情放平床头支架,将枕头横立于床头 | 防止操作中引起导管连接处脱落或扭曲受压<br>避免撞伤患者头部 |
| 3. 移动患者 | |
| (1) 一人协助患者移向床头术(图5-14):①患者仰卧屈膝,双手握住床头栏杆,双脚蹬床面;②护士靠近床侧,双脚适当分开,一手托住患者的肩部;另一手托住臀部,抬起患者同时,嘱患者两脚蹬床面,移向 | 适用于体重较轻或恢复期的患者<br>不可拖、拉,以免擦伤皮肤 |
| (2) 两人协助患者移向床头术:①患者仰卧屈膝;②两人分别站在床的两侧,交叉托住患者颈肩部和臀部,同时用力,协调一致地将患者抬起移向床头,或两人站于同侧,一人托住颈肩部及腰部;另一人托住臀部及腘窝,同时抬起患者移向床头 | 适用于体重较重或病情较重的患者<br>不可拖、拉,以免擦伤皮肤 |
| 4. 整理归位 放回枕头,视病情需要摇起床头或支起靠背架,整理床单位 | |

【护理评价】

(1) 患者上移达到预定的位置。

(2) 护士动作轻稳、节力、协调,患者感觉舒适、安全,未造成损伤。

(3) 护患沟通有效,患者愿意接受、配合操作。

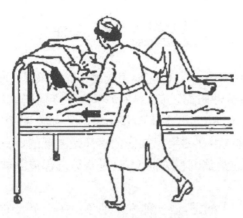

图 5-14　一人协助患者移向床头

**反馈与思考**

　　护士小王评估患者病情及体重等情况，认为李女士不能自己移向床头，且体重较重，配合能力较差。于是请来另外一名护士小张，在征得患者同意后，两人一起协助李女士移向床头，并整理好床单位。患者卧床期间，小王每隔 2 小时帮助其翻身，检查背部皮肤并进行护理，预防压疮和其他并发症的发生。第 2 天患者在家人协助下下床活动。

# 项目三　疼 痛 护 理

**案例导入**

　　患者张某，男性，65 岁。因肝癌晚期收治入院，患者主诉疼痛难忍，夜晚难以入睡。作为护士，应该如何处理？

**分析提示**

　　作为护士，应掌握疼痛的相关知识，理解疼痛的特点和影响因素，通过与患者及家属的深入沟通，认真观察，全面评估患者的疼痛，尤其是疼痛的部位、时间、性质、程度、对患者的影响、伴随症状等，并采取护理措施帮助患者减轻或解除疼痛。

　　疼痛是个体的主观感受。疼痛的发生，常提示着个体的健康受到威胁。疼痛与疾病的发生、发展与转归有着密切的联系，是临床上诊断疾病、鉴别疾病的重要指征之一，同时也是评价治疗与护理效果的重要标准。护士应掌握疼痛的相关知识，帮助患者避免疼痛、控制或减轻疼痛，做好疼痛患者的护理。

## 任务一　概　述

1. **疼痛的概念**　疼痛(pain)是伴随现存或潜在的组织损伤而产生的主观感受,是机体对有害刺激的一种保护性防御反应。1979 年国际疼痛研究协会(The International Association for the Study of Pain,IASP)将疼痛定义为"一种令人不愉快的感觉和情绪上的感受,伴随有现存的或潜在的组织损伤。"疼痛是主观的,每个人在生命的早期就通过损伤的经历学会了表达疼痛的相关词汇,这是身体局部或整体的感觉,也是令人不愉快的一种情绪上的感受。

疼痛包含两层含义:①痛觉,是一种意识现象。属于个人的主观知觉体验,会受到人的心理、性格、经验、情绪和文化背景的影响,患者表现为痛苦、焦虑;②痛反应,是指身心对疼痛刺激产生的一系列生理病理变化和心理变化,如呼吸急促、血压升高、瞳孔扩大、出汗、骨骼肌收缩和心理痛苦、无助感、焦虑、抑郁等;同时表现出一系列行为反应,如身体蜷曲或烦躁不安、皱眉、咬唇、呻吟、哭闹等。这些反应的出现表明疼痛的存在。

2. **疼痛的特征**　疼痛是由于机体内、外的较强刺激所产生的临床症状,是机体的主观感觉和体征,其具有以下特征。

(1) 疼痛是一种主观感受,很难加以评估。每个人的疼痛只有本人能感受到,他人无法感同身受。同时,区分生理或心理因素引起的疼痛也非常困难。

(2) 疼痛常表示存在着组织损伤,提示有治疗护理的必要。疼痛是一种重要的症状,但疼痛的强度不一定与组织损伤的严重程度和范围呈正比。

(3) 相同程度的疼痛,因个人对疼痛的耐受力不同,表现出的反应也不同。

(4) 疼痛的强度、性质、持续时间、节律随引起疼痛的原因或侵犯器官系统的不同而不同。

(5) 疼痛是一种机体的保护机制,是重要的危险警告信号。当机体碰到有害刺激如热引起疼痛,会通过回缩反射,避开刺激,免于再次受到伤害。

3. **疼痛的分类**　疼痛可发生于身体的任何部位,其病因错综复杂,许多疼痛既是某些疾病的一组典型的症候群或综合征,又可随着疾病的发展而变化。因此,疼痛的分类至今尚无统一的标准,根据不同分类方法有不同的类型。常见的分类方法有以下几种。

(1) 以疼痛的病程分类:疼痛根据其发生情况和延续时间分为急性疼痛和慢性疼痛。

1) 急性疼痛:常发生于急性外伤、疾病或外科手术后,发作迅速且程度由中至重度不等。持续时间较短,通常少于 2 个月。

2) 慢性疼痛:持续时间较长且程度不一,慢性疼痛的时间界限各专家说法不一,多认为无明显组织损伤,持续 3 个月以上的疼痛。近年来,在慢性疼痛的诊断上,更强调慢性疼痛引起的焦虑和抑郁,丧失社会交往和工作能力,导致患者生活质量的降低。

(2) 以疼痛的程度分类

1) 轻度疼痛:是指疼痛可以忍受,并能正常生活、睡眠不受干扰的疼痛。

2）中度疼痛：是指疼痛明显，不能忍受，患者要求用镇痛药，睡眠受到干扰的疼痛。

3）重度疼痛：是指疼痛剧烈不能忍受，需要镇痛药物，睡眠严重受到干扰的疼痛，可伴有自主神经紊乱的表现或被动体位。

4）极度疼痛：为一种持续性剧痛，伴血压、脉搏等变化的疼痛。

（3）以疼痛性质的分类

1）钝痛：常见的包括酸痛、胀痛、闷痛等。

2）锐痛：常见的包括刺痛、切割痛、灼痛、绞痛、撕裂样痛、暴裂样痛、钻顶样痛等。

3）其他描述：跳痛、压榨样痛、牵拉样痛等。

（4）以疼痛的发病机制分类　从病理生理学角度，疼痛可分为躯体性疼痛（身体或内脏）和神经性疼痛两大类。

1）躯体性疼痛：特点是刺激经正常路径传入，如果疼痛长期存在，可造成正常组织的损伤和潜在损伤，非阿片类和（或）阿片类治疗有效。可分为身体性痛和内脏痛，身体性痛可发生于骨、关节、肌肉、皮肤或结缔组织，性质常为剧痛或跳动性痛，且常可明确定位；内脏痛可发生在内脏器官，如胃肠道和胰腺。实质性脏器被膜病变（如胰腺肿瘤）引起的疼痛往往剧烈并定位明确，空腔性脏器病变（如肠梗阻）所致疼痛常定位不清，且多为间歇性绞痛。

2）神经性疼痛：特点为感觉冲动经由异常的外周或中枢神经系统传入，治疗通常需要给予辅助性止痛药物。可分为中枢神经性疼痛和周围神经性疼痛，前者又可分为传入性疼痛和交感神经源性疼痛。

（5）以疼痛的表现形式分类

1）原发痛：是指组织内的神经末梢直接受到机械性或化学性刺激而产生的疼痛。

2）牵涉痛：当某些内脏器官发生病变时，常在体表的一定区域产生感觉过敏或痛觉，这种现象称为牵涉痛。

3）反射痛：又称扩散痛，是指神经的一个分支受到刺激或损害时，疼痛除向该分支支配区放射外还可累及该神经的其他分支支配区而产生疼痛。

**问题与思考**

针对患者的主诉，护士应认识到疼痛作为一种主观感受，患者说有疼痛就是疼痛，同时，由于疼痛的特点，对其进行全面的评估和积极的处理非常重要。对患者的疼痛，其可能的原因和影响因素有哪些？

## 任务二　疼痛原因与影响因素

### 一、疼痛的原因

1. **物理损伤**　如碰撞、针刺、刀切割、身体组织受牵拉、肌肉挛缩、受压等可直接刺激神经末梢而引起疼痛。大部分物理损伤引起的缺血、淤血、炎症等促使组织释放化学物质,而使疼痛加剧、疼痛时间延长。

2. 化学刺激　化学物质如强酸、强碱,可直接刺激神经末梢引起疼痛,或者损伤组织释放化学致痛物质,再次作用于痛觉感受器,使疼痛加剧。

3. 温度刺激　过高或过低的温度作用于体表,均会引起组织损伤。受伤的组织释放组胺等化学物质,刺激神经末梢导致疼痛。如高温可引起灼伤,低温可导致冻伤。

4. 病理变化　疾病造成的体内某些管腔堵塞,组织缺血、缺氧,空腔脏器过度扩张、平滑肌痉挛或过度收缩,局部炎性浸润等均可引起疼痛。

5. 心理因素　心理状态不佳,如情绪紧张或低落、愤怒、悲痛、恐惧等都能引起局部血管收缩或扩张而导致疼痛。如神经性疼痛常因心理因素引起。此外,疲劳、睡眠不足、用脑过度等可导致功能性头痛。

### 二、疼痛的影响因素

疼痛是一种主观感受,个体对于疼痛的感受和耐受力存在很大差异,同样性质和强度的疼痛不同个体可引起不同的反应。个体所能感觉到的最小疼痛称为疼痛阈,个体所能忍受的疼痛强度和持续时间称为疼痛耐受力。个体疼痛阈或疼痛耐受力受多种因素的影响,主要包括年龄、个性特征、个人经验、社会文化背景、注意力、情绪、疲乏、支持系统及医疗护理因素等。

1. 年龄　个体对疼痛的敏感性随着年龄的增长而有所不同。婴幼儿对疼痛的敏感程度低于成年人,随着年龄增长,对疼痛的敏感性也随之增加。而老年人对疼痛的敏感性则逐步下降。

2. 个性特征　个人对疼痛的耐受程度和表达方式常因气质、性格特征而有所不同。伤害性刺激作用于机体引起的痛感觉和痛反应受人的心理素质和个性特征的影响。自控力及自尊心较强的人常能忍受疼痛,一般外向型性格的患者诉说疼痛的机会较多。

3. 社会环境和文化背景　患者所生活的社会环境和文化背景可影响他们对疼痛认知的评价,进而影响其对疼痛的反应和表达。持有不同人生观、价值观的患者对疼痛也有不同的反应。若患者生活在鼓励忍耐和推崇勇敢的文化背景中,往往更能够耐受疼痛。患者的文化教养也会影响其对疼痛的反应和表达方式。

4. 个人经历　包括个体以往的疼痛经验、对疼痛的态度及对疼痛原因的理解。疼痛经验是个体自身对刺激体验所获得的感受,进而从行为中表现出来。个人对疼痛的态度则直接影响其行为表现。个体对任何一种单独刺激所产生的疼痛,都会受到以往类似疼痛经验的影响,如经历过手术疼痛的患者对即将再次进行手术时产生的不安情绪促使他对痛觉格外敏感。

5. 注意力　个体对疼痛的注意程度会影响其对疼痛的感受。注意力过于集中于疼痛的患者,其疼痛的敏感性显著增高。当注意力高度集中于其他事物时,痛觉可以减轻甚至消失。运用分散或转移注意力的方法,可使疼痛减轻甚至消失,如松弛疗法、手术后听音乐、看电视、愉快交谈等均可分散患者对疼痛的注意力,从而减轻疼痛。

6. 情绪　影响患者对疼痛的反应。愉快、兴奋、有信心等一些积极的情绪可减轻疼痛，而恐惧、焦虑、悲伤、失望等消极的情绪可使疼痛加剧，如焦虑可使偏头痛的患者疼痛加剧。

7. 疲乏　患者疲乏时对疼痛的耐受性降低，疼痛感加剧，尤其是长期慢性疾病的患者尤为显著。当得到充足的睡眠和休息时，疼痛的感觉会减轻。

8. 社会支持系统　疼痛患者更需要家属和朋友的鼓励、支持和帮助。经历疼痛时，如果有家属或亲人陪伴，可以减少患者的孤独和恐惧感，减轻患者的心理负担，有助于疼痛的缓解。

9. 应对方式　可影响患者处理疼痛的能力。内控者认为环境和事情的结果（包括疼痛）都在他们自己的掌控中。相反，外控者依赖外部环境因素（如护士）来控制疼痛。应对方式也因此而有差异。护士应注意评估患者的应对资源并纳入护理计划中，以支持患者或缓解疼痛。

10. 治疗与护理因素

（1）治疗和护理操作都有可能引起或加剧患者的疼痛，如注射、静脉输液等。护士在执行可能引起疼痛的操作时，应尽可能以轻柔、熟练的动作来完成，并尽量满足患者的生理和心理需求，用关心的语言安慰患者。

（2）护士对疼痛的理论知识和实践经验的掌握程度，可影响其对疼痛的正确判断与处理。

（3）护士缺少必要的药理知识，过分担心药物的不良反应或成瘾性，可使患者得不到必要的镇痛处理。

**⑫ 反馈与思考**

在了解患者的疾病情况，与患者进行简单沟通后，护士发现，患者疼痛的主要原因是肿瘤侵袭周围组织。然而偏内向的个性，悲伤、失望的情绪，身体的疲乏等因素加重了患者疼痛的感觉。为了给患者实施有效的护理措施，护士需对患者进行疼痛评估，需要全面评估哪些内容？如何进行评估？

## 任务三　疼痛的评估

有效的疼痛管理必须建立在明确诊断的基础之上，而疼痛评估是有效止痛的第一步，也是重要的步骤之一。护士必须学习、了解相关知识，掌握基本的疼痛的评估与记录方法，以保证及时、正确地掌握疼痛的发生、加重与缓解情况，便于调整治疗方案，落实护理措施，提高患者的生活质量。

【评估内容】　对患者的疼痛进行评估时，应注意综合评估，除患者的一般情况外，应重点评估疼痛发生的时间、部位、性质、程度、伴随症状；患者自身控制疼痛的方式、对疼痛的耐受性；引起或加重疼痛的各种因素及减轻疼痛的方法等。

1. 患者一般情况的评估　有些疼痛有明确的性别、年龄之差，如肋软骨炎多发生在 20 岁左右的青年女性。因此,护士在评估疼痛时应注意患者一般情况的评估,包括性别、年龄、职业、过去史、家族史、患病史及手术史、疼痛的诊断、疼痛治疗过程及效果等。

2. 疼痛的诱发因素与发病情况　　许多疼痛性疾病有明显的诱发因素,如功能性疼痛在潮、湿、凉的环境中易发病,神经血管性疼痛在精神紧张时易发病。有些疼痛的出现或加重也有明显的诱发条件及因素,如韧带损伤及炎症在某种体位时疼痛加重,常有明显的压痛点。因此,护士在评估疼痛时应注意发病开始的时间,最初疼痛的情况,如有无外伤,外伤时的体位及部位等,对判断起病原因及部位有重要意义。

3. 疼痛的性质　　常见疼痛性质的描述有刺痛、灼痛、钝痛、酸痛、胀痛、绞痛等。疼痛是一种主观感觉,对它的表述受多种因素的影响,其中包括患者的文化素质、疼痛经历等。患者常对疼痛表述不清,或找不到恰当的词语来形容,但是疼痛的性质对诊断具有重要的意义,如酸痛多为肌肉组织的功能性疼痛,神经根或神经干受压常引起放射性疼痛,晚期肿瘤疼痛多呈部位固定、持续性且逐渐加重等。

4. 疼痛的部位　　多数疼痛性疾病,疼痛的部位即为病变所在部位。护士应详细评估患者疼痛的部位,如部位是否明确和固定、有无逐渐或突然扩大;如有多处部位发生疼痛,则应了解疼痛是否同时出现、是否对称及这些疼痛之间有无联系。

5. 疼痛的程度　　可根据患者疼痛严重程度分为轻度、中度和重度等,并了解患者的耐受情况。WHO 将疼痛的程度分为以下 4 级(表 5 - 3)。

表 5 - 3　　WHO 疼痛程度分级

| 分级 | 临床表现 |
| --- | --- |
| 0 级 | 无痛 |
| 1 级(轻度疼痛) | 有疼痛但不严重,可忍受,睡眠不受影响 |
| 2 级(中度疼痛) | 疼痛明显,不能忍受,睡眠受干扰,要求用镇痛药 |
| 3 级(重度疼痛) | 疼痛剧烈,不能忍受,睡眠严重受干扰,需要用镇痛药 |

6. 疼痛对患者的影响

(1) 生理状态的影响:疼痛会导致患者出现一系列生理变化,如血压、呼吸、脉搏的改变等,同时可能引起患者出现呕吐、便秘、头晕、发热、虚脱等症状。护士还需要了解疼痛是否导致患者睡眠、食欲和活动等改变。

(2) 精神状态及有关心理社会方面的影响:是全面评估患者疼痛的一个重要部分。护士在评估患者的病史和疼痛史时,应观察患者的精神状态和心理反应,有助于及时发现心理障碍的患者,并给予相应的心理支持治疗。如绝大多数癌痛患者都存在不同程度的恐惧、愤怒、抑郁、焦虑和孤独等心理障碍,如未及时发现,缺乏正确的疏导,即使给予患者足量的止痛剂,其痛苦仍得不到满意的缓解。

7. 伴随症状　　各种疼痛性疾病通常都有各自的伴随症状,掌握这些规律可使诊断局限于某类疾病或某种疾病。如关节疼痛伴有肿胀、晨僵者多为类风湿关节炎。

8. 影响因素 了解哪些因素可加重或减轻疼痛,如温度、姿势、运动等,从而寻找有效的针对性的解决方法。

9. 止痛效果的评估 是有效缓解疼痛的重要步骤,也是护理程序的步骤之一。护士应对止痛治疗效果及可能引起的不良反应,疼痛程度、性质和范围等方面进行评估,为下一步疼痛管理提供可靠的依据。

【评估方法】

1. 询问法 疼痛本身是一种主观感觉,患者是唯一有权利描述其疼痛是否存在,以及疼痛性质的人。护士应通过与患者有效地沟通,认真听取他对现病史和既往史的主诉,并注意患者的语言和非语言表达,综合评估患者的疼痛。切忌根据自身对疼痛的理解和体验来主观判断患者的疼痛程度。

2. 观察与体格检查 检查患者疼痛的部位,注意观察疼痛时的生理、行为和情绪反应。护士应通过对患者的面部表情、身体动作等观察,评估患者对疼痛的感受及疼痛的程度、部位等。

(1) 静止不动:即患者维持某一种最舒适的体位或姿势,常见于四肢或外伤疼痛者。

(2) 无目的乱动:在严重疼痛时,有些患者常通过无目的地乱动来分散其对疼痛的注意力。

(3) 保护动作:是患者对疼痛的一种逃避性反射,如患者锁骨骨折时会不由自主地出现歪头、耸肩的动作以保护受损的锁骨。

(4) 规律性动作或按摩动作:是为了减轻疼痛的程度常使用的动作。如头痛时用手指按压头部,内脏性腹痛时按揉腹部等。

此外,疼痛发生时,患者常发出各种声音,如呻吟、喘息、尖叫、呜咽、哭泣等。应注意观察其音调的大小、快慢、节律、持续时间等。音调的变化可反映出患者的痛觉行为,尤其是无语言交流能力的患儿,更应注意收集这方面的资料。

3. 疼痛评估工具 在评估患者的疼痛程度时,护士可视患者的病情、年龄和认知水平,选择相应的疼痛评估工具加以评估。

(1) 数字评分法:用数字代替文字来表示疼痛的程度(图 5-15)。患者可以选择其中一个能代表自己疼痛感受的数字来表示疼痛的程度。此评分法便于医护人员掌握,也容易被患者理解。

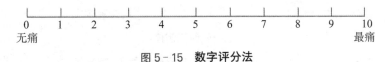

图 5-15 **数字评分法**

引自:赵继军.疼痛护理学.第 2 版.北京:人民军医出版社,2010

(2) 文字描述评分法:把一条直线等分成 5 段,每个点均有相应的描述疼痛程度的文字,其中一端表示无痛;另一端表示无法忍受的疼痛。中间依次为微痛、中度疼痛、重度疼痛、非常严重的疼痛(图 5-16)。请患者按照自身疼痛的程度选择合适的描述文字。

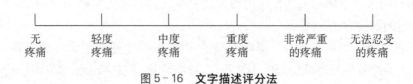

无          轻度         中度         重度       非常严重      无法忍受
疼痛        疼痛        疼痛        疼痛        的疼痛       的疼痛

图 5-16　文字描述评分法

（3）视觉模拟评分法：用一条直线，不作任何划分，仅在直线的两端分别注明"不痛"和"剧痛"，请患者根据自己对疼痛的实际感觉在直线上标记疼痛的程度（图 5-17）。这种评分法使用灵活方便，患者有很大的选择自由，不需要仅选择特定的数字或文字。适合于任何年龄的疼痛患者，且没有特定的文化背景或性别要求，易于掌握，不需要任何附加设备。对于急性疼痛的患者、儿童、老年人及表达能力丧失者尤为适用。该法也有利于护士较为准确地掌握患者疼痛的程度以及评估控制疼痛的效果。

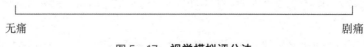

无痛                                                              剧痛

图 5-17　视觉模拟评分法

（4）面部表情量表法：采用从微笑、悲伤至哭泣的 6 种面部表情来表达疼痛程度，该方法简单直观，适用于年龄＞3 岁的儿童。如图所示（图 5-18），6 个面部表情分别代表不同的疼痛程度，儿童可从中选择一个面孔来代表自己的疼痛感受。

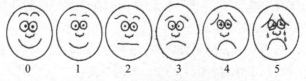

0          1          2          3          4          5

图 5-18　面部表情量表法

引自：赵继军.疼痛护理学.第 2 版.北京：人民军医出版社,2010

（5）Prince-Henry 评分法：主要适用于胸腹部大手术后或气管切开插管不能说话的患者，需要在术前训练患者用手势来表达疼痛程度。此法简单、可靠，临床使用方便。可分为 5 个等级，分别赋予 0～4 分的分值以评估疼痛程度（表 5-4）。

表 5-4　Prince Henry 评分

| 评分 | 临床表现 |
| --- | --- |
| 0 分 | 咳嗽时无疼痛 |
| 1 分 | 咳嗽时有疼痛发生 |
| 2 分 | 安静时无疼痛，但深呼吸时有疼痛发生 |
| 3 分 | 静息状态时即有疼痛，但较轻微，可忍受 |
| 4 分 | 静息状态时即有剧烈疼痛，并难以忍受 |

此外，护士还必须观察患者的表情、动作、睡眠等情况，如疼痛剧烈会使患者面部表

情极度痛苦、皱眉咧嘴或咬牙、呻吟或呼叫、大汗淋漓、辗转难眠等,这些均可作为评估疼痛程度的参考指标。

（6）五指法：此方法分类形式与 Prince-Henry 评分法相似。评估时向患者展示 5 指,小指表示无痛,无名指为轻度痛,中指为中度痛,示指为重度痛,拇指为剧痛,让患者进行选择。

### 🔲 反馈与思考

护士通过认真听取患者及家属的主诉,观察患者的面部表情、身体动作、情绪反应等,了解他们对疼痛的感受及对疼痛的耐受性、疼痛的部位、性质和伴随症状等。数字评分法评估患者的疼痛程度为 8 分,表现为疼痛剧烈,严重影响患者的睡眠,需要使用镇痛剂来止痛。护士将患者情况汇报医生,并实施针对性的护理措施。

## 任务四 疼痛患者的护理

疼痛的管理需要多学科合作,护士是与患者接触最多、最密切的群体,应该作为疼痛管理的指导者、咨询者、教育者、实施者,是这一专业中必不可少的成员之一。对于疼痛患者,护士应综合采用对因和对症的措施,帮助患者减轻或消除疼痛,促进患者的舒适。

**1. 探寻引起疼痛的原因** 护理疼痛患者时,首先应设法减少或消除引起疼痛的原因,避免引起疼痛的诱因。如外伤所致的疼痛,应酌情给予止血、包扎、固定、处理伤口等措施；胸、腹部手术后,患者因咳嗽或呼吸引起伤口疼痛,术前应对其进行健康教育,指导术后深呼吸和运用有效咳嗽的方法,术后可协助患者在深呼吸和咳痰时按压伤口以减轻疼痛。

**2. 缓解或解除疼痛**

（1）药物止痛：是疼痛治疗最基本、最常用的方法。护士应掌握相关的药理知识,了解患者身体状况和有关疼痛治疗的情况,正确使用镇痛药物。如麻醉性镇痛药具有成瘾性和耐受性,仅应用于重度疼痛的患者；轻度和中度疼痛的患者,应使用非麻醉性镇痛药。临床上在选择药物止痛时,首先,要诊断明确,以免因镇痛而掩盖病情,造成误诊；其次,要明确疼痛的病因、性质、部位及对镇痛药的反应,选择有效的镇痛药或者联合用药,以达到满意的治疗效果。另外,在治疗的同时,还应密切观察用药后的情况,评估其药效,使用药剂量更加个体化。对药物的不良反应,要积极处理,以免患者因不适而拒绝用药。

护士应严格掌握用药的时间和剂量,掌握患者疼痛发作的规律。对于慢性疼痛的患者,最好在疼痛发生前给药,此时给药疼痛容易控制,且用药量小、效果好。对于手术后患者,适当应用止痛药物,可促使患者早期下床活动,以减少并发症的发生。给药 20～30 分钟后需评估并记录使用镇痛药的效果及不良反应,当疼痛缓解时应及时停药,防止药物的不良反应、耐药性及成瘾性。

1) 三阶梯疗法：对于癌性疼痛的药物治疗，目前临床普遍采用 WHO 推荐的三阶梯疗法。其目的是逐渐升级、合理应用镇痛剂来缓解疼痛。具体方法为：①第一阶梯：选用非阿片类药物、解热镇痛药和抗炎类药，如阿司匹林、布洛芬、对乙酰氨基酚等。主要适用于轻度疼痛的患者；②第二阶梯：选用弱阿片类药，如氨酚待因、可待因、曲马多、布桂嗪等。主要适用于中度疼痛的患者；③第三阶梯：选用强阿片类药，如吗啡、哌替啶、美沙酮、二氢埃托啡等。主要用于重度和剧烈癌痛的患者。在癌痛治疗中，常采取联合用药的方法，即加用一些辅助药物以减少主药的剂量和不良反应。常用辅助药物有：弱安定药，如艾司唑仑和地西泮等；强安定药，如氯丙嗪和氟哌啶醇等；抗抑郁药，如阿米替林等。

三阶梯止痛疗法的基本原则是：提倡口服给药；按时给药，即在前次给药效果消失前给予，以维持有效血药浓度，保证疼痛连续缓解；按阶梯给药，即选用药物应由弱至强，逐渐升级，最大限度减少药物依赖的发生；个体化给药，即根据每个人的疼痛程度、既往用药史、药物药理学特点等来确定及调整药物类型及剂量。

2) 患者自控镇痛法：患者自控镇痛技术（patient control analgesia，PCA），即由患者根据其疼痛程度按压计算机控制的镇痛泵的启动键，自行给予由医生预先设定剂量的止痛药物的方法。此方法可满足不同患者、不同时刻、不同疼痛强度下的不同镇痛需求，并可使药物在体内持续保持最小镇痛药物浓度。相比传统的大剂量低频率给药法，PCA 这种小剂量频繁给药的方式镇痛效果更好，也更安全。

临床上使用的 PCA 泵主要有电子泵和一次性 PCA 泵。电子泵是装有芯片的容量型输液泵，其优点是能最大限度地满足个体镇痛要求，并记录患者的使用情况；安全系数大，配有多种报警装置。一次性 PCA 泵是利用机械弹性原理将储药囊内的药液以设定的稳定速度、恒定地输入患者的体内，其优点为携带方便、轻巧，操作简单，价格低廉。

（2）物理止痛：是应用自然界中及人工的各种物理因子作用于人体，以治疗和预防疼痛。如应用冷、热疗法，如冰袋、冷湿敷或热湿敷、温水浴、热水袋等，减少肌肉痉挛、提高痛阈、减轻局部疼痛。此外，电疗法、光疗法、磁疗法、超声波和冲击波疗法、水疗法等也是临床上常用的物理止痛方法。物理止痛要收到预期的效果，除了考虑病情和病程及患者机体状态外，还应正确掌握物理因子的种类、剂量及使用方法，并根据治疗的进展及时调整。

（3）中医止痛：中医在疼痛治疗中分别采取通与补的方法，且手段灵活而丰富，可内服中药、针灸按摩、药物外洗、薰、敷、膏、贴、热熨等，均具有显著的止痛效果，有着广阔的前景和深远的意义，也有着西医无法取代的地位。如针灸止痛就是根据疼痛的部位，针刺相应的穴位，使人体经脉疏通、气血调和，以达到止痛的目的。

（4）神经阻滞疗法止痛：直接在神经末梢、神经干、神经丛、脑脊髓神经根、交感神经节等神经组织内或附近注入药物，或给予物理刺激而阻断神经传导的治疗方法，称为神经阻滞疗法，包括化学性阻滞和物理性阻滞两种。①化学性神经阻滞疗法：主要采用局部麻醉药，其阻滞作用一般是可逆的、随着药物作用的消失，局部已被阻断的神经传导功能又逐渐恢复；②物理性神经阻滞：是指使用加热、加压、冷冻，或应用电流刺激等物理手段,阻断、干扰神经信号的传导,或干扰中枢对伤害性信号的处理,进而使患者的疼痛感消失。人体各部位各种性质的疼痛几乎都可以使用神经阻滞疗法,包括各种急性疼痛、各种慢性疼痛、癌痛,具有起效迅速、效果确切、不良反应少及安全价廉的优点,是国内外疼痛诊疗的主要治疗手段。

(5)其他方法止痛:电刺激镇痛主要是通过影响外周和中枢神经系统的疼痛信号向大脑的传入,并引起内源性镇痛物质的释放来缓解疼痛,常用的方法有经皮神经电刺激、脊髓电刺激和经皮脊髓电刺激镇痛。电刺激镇痛主要用于顽固性慢性疼痛,包括腰背痛、四肢痛、头痛、偏头痛等;也可用来治疗心绞痛及改善外周血液循环等。此外,微创手术止痛技术、笑气止痛、鞘内持续输注系统止痛等也是临床上用来缓解患者疼痛的方法。

3. 心理护理

(1)减轻心理压力:紧张、忧郁、焦虑、恐惧或对康复失去信心等,均可加重患者的疼痛程度,而疼痛的加剧反过来又会影响其情绪,形成不良循环。患者情绪稳定、心境良好、精神放松,可以增强对疼痛的耐受性。护士应以同情、安慰和鼓励的态度支持患者,与患者建立相互信赖的友好关系。只有当患者相信护士是真诚关心他,能在情绪、知识、身体等各方面协助其克服疼痛时,才会无保留地把自己的感受告诉护士。护士应鼓励患者表达疼痛时的感受及其对适应疼痛所作的努力,尊重患者对疼痛的行为反应,并帮助患者及家属接受其行为反应。

(2)采取认知行为疗法

1)分散注意力:通过向患者提供愉快的刺激,可以使患者的注意力转向其他事物,从而减轻对疼痛的意识,甚至增加对疼痛的耐受性。如对患儿来说,护士的爱抚和微笑、有趣的故事、玩具、糖果、游戏等都能有效地转移他们的注意力。

2)音乐疗法:运用音乐分散患者对疼痛的注意力是有效的方法之一。优美的旋律对降低心率、减轻焦虑和抑郁、缓解疼痛、降低血压等都有很好的效果。注意应根据患者的不同个性和喜好,选择不同类型的音乐。如悠扬、沉静的乐曲能振奋精神,可用于悲观的患者。

3)引导想像:是通过对某特定事物的想象以达到特定的正向效果。让患者集中注意力想像自己置身于一个意境或一处优美风景中,能起到松弛和减轻疼痛的作用。在作诱导性想像前,先做规律性的深呼吸运动和渐进性的松弛运动效果更好。

4)松弛术:是身心解除紧张或应激的一种状态。成功的松弛可以带来许多生理和行为的改变,如血压下降,脉搏和呼吸减慢,氧耗减少,肌肉紧张度减轻,代谢率降低,感觉平静和安宁;松弛还可以消除身体或精神上的紧张,并促进睡眠,而足够的睡眠有助于缓解焦虑,减轻疼痛。冥想、瑜伽、念禅和渐进性放松运动等都是常用的松弛技术。

5)生物反馈:是一种行为治疗方法。操作时,告诉患者有关生理反应的信息(如血压或紧张)和对这些反应进行自主控制的训练方法以产生深部松弛的效应。此方法对肌肉紧张和偏头痛尤其有效。但是,掌握这种方法可能需要较长时间。

4. 积极采取促进患者舒适的措施 通过护理活动促进舒适是减轻或解除疼痛的重要护理措施。帮助患者采取正确的姿势、提供舒适整洁的病床单位、良好的采光和通风设备、适宜的室内温湿度等都是促进舒适的必要条件。此外,在进行各项护理活动前,给予条理清晰、准确的解释,并将护理活动安排在镇痛药物显效时限内,确保患者所需物品伸手可及等均可减轻焦虑,促使患者身心舒适,从而有利于减轻疼痛。

5. 健康教育　根据患者情况,选择相应的健康教育内容。一般包括疼痛的机制、疼痛的原因、如何面对疼痛、减轻或解除疼痛的各种技巧、止痛方法的作用及注意事项等。

（1）准确描述:指导患者准确描述疼痛的性质、部位、持续时间、规律,并指导其选择适合自身的疼痛评估工具;当患者表达受限时,采用表情、手势、眼神或身体其他部位示意,以利于医护人员准确判断。

（2）客观叙述:教育患者应客观地向医护人员讲述疼痛的感受,既不能夸大疼痛的程度,也不要因担心怕麻烦别人或影响他人休息而强忍疼痛,导致用药不当。

（3）用药指导:指导患者正确使用止痛药物,如用药的最佳时间、用药剂量等,避免药物成瘾。

（4）效果评价指导:指导患者正确评价接受治疗与护理措施后的效果。以下内容均可表明疼痛减轻:①一些疼痛的征象减轻或消失,如面色苍白、出冷汗等;②对疼痛的适应能力有所增强;③身体状态和功能改善,自我感觉舒适,食欲增加;④休息和睡眠的质量较好;⑤能重新建立一种行为方式,轻松地参与日常活动,与他人正常交往。

### 🔄 反馈与思考

医生经过了解患者情况,并在体格检查后,开出医嘱给予吗啡控释片口服。护士小王遵医嘱协助患者服药,并引导患者放松精神、分散注意力,以减轻患者的焦虑情绪。同时,小王对患者进行了疼痛的原因、如何面对疼痛、止痛方法的作用及注意事项等方面的健康教育,帮助患者采取舒适的卧位,整理好床单位后离开。1小时后,小王再次到患者床前评估其疼痛情况,发现患者已入睡,疼痛得到缓解。

---

**思考题** ••••••••••••••••••••••••••••••••••••••••••••••••

1. 如何根据患者的病情,为其安置合适的卧位?
2. 试述疼痛评估的内容和方法。

# 第六章 休息与活动

**学习目标**

1. 识记休息、睡眠、活动的意义,影响休息和睡眠的因素,以及压疮的定义、分期与临床表现。
2. 理解活动受限的原因及对机体的影响。
3. 学会应用促进休息与睡眠的护理措施,被动性 ROM 练习运动。
4. 学会应用压疮的治疗与护理措施。

休息与活动是人类生存和发展的最基本生理需要之一,适当的休息与活动对健康人来说,可以消除疲劳、减轻压力,维护个体舒适和保证身心健康。对于患者而言,合理的休息与活动不仅能调节情绪,还能增强机体的免疫功能,提高抗御疾病的能力,从而促进康复。所以,护理人员应充分认识到休息与活动的意义、条件和方法,能正确评估患者休息与活动的状况,根据患者的具体情况,满足患者的需要,促进疾病的康复。

**案例导入**

郝先生,80 岁。洗澡时不慎滑倒,造成左侧股骨粗隆骨折,来医院后行皮肤牵引。护士发现连续 2 天患者夜间入睡困难,睡眠质量差,白天精神萎靡,食欲不振,作为他的责任护士,你将如何进行评估与护理?

**分析提示**

首先应先了解造成患者夜间入睡困难和睡眠质量差的原因,对相关的原因进行分析,责任护士应根据具体情况和患者各方面的因素,制订促进睡眠的措施,保证其睡眠的时间和质量,以达到有效的休息。

# 项目一　休息与睡眠

休息对维持人体健康非常重要,每个人都有休息的需要,休息的方式也因人而异,睡眠是最常见也是最重要的一种休息方式。护士应充分认识休息的作用和意义,创造适合患者休息的条件,协助其得到充足而适当的有效休息。

## 任务一　休　息

休息(rest)是指一段时间内相对地减少活动,使个体在生理上和心理上得到松弛,处于一种良好的心理状态,消除或减轻疲劳,促进精力和体力恢复的过程。通过休息可解除人体的疲劳,缓解精神上的压力。

1. **休息的意义**　休息是维护人体健康,使身心处于最佳状态的必要条件,属于人类最基本的生理需要。休息可以:①促进机体正常的生长发育;②维持机体生理调节的规律性;③减轻或消除疲劳,缓解精神紧张和压力;④减少能量的消耗;⑤促进蛋白质的合成及组织修复。对于患者来说,由于疾病导致生理的不适、负性情绪和生活节律的改变等,常造成其不同程度的休息障碍,因此充分的休息对其而言更为重要。

2. **休息的方式**

休息并不意味着静止不动,它的形式为多种多样,因人而异,取决于个体的年龄、健康状况、工作性质和生活方式等因素。在休息的各种形式中,睡眠是最常见也是最重要的一种休息方式,通常睡眠质量的好坏会直接影响到休息的质量。娱乐也是休息的一种方式,现代生活中的快节奏、高效率,常让人们感觉到忙碌、疲惫,需要适当的娱乐来消除疲劳、缓解压力、振奋精神,以适应社会。无论采取何种方式,只要达到缓解疲劳、减轻压力、促进体力精力、恢复身心舒适的目的,就是有效的休息。

3. **休息的条件与护理**

(1) 身体方面:身体舒适是保证有效休息的前提。因此,减轻不适的来源并加以去除,是保证患者获得休息的根本性措施。包括控制或减轻疼痛、去除身体不适的刺激源、保持合适的体位、满足个人卫生需求等。

(2) 心理方面:心情愉快、精神放松是保证休息质量的关键。患者通常由于环境的变化、社会角色的改变等多种原因会产生紧张、焦虑、烦躁、沮丧、依赖等情绪,难以适应疾病带来的各种问题,从而影响休息。因此,护理人员要仔细评估患者的心理问题,从引起患者焦虑和紧张的因素入手,耐心地为患者提供解释,通过调动患者家庭和社会支持系统等方式,帮助患者排解心中的苦闷和压抑,及时调节患者的不良情绪,指导其以积极的心态正确面对疾病,保持情绪的稳定。

(3) 环境方面:医院环境是影响患者休息的重要因素。医院物理环境中的空间、温度、湿度、光线、色彩、空气、声音等和社会环境中的人际关系、医院规则等对患者的休息习惯、休息质量和疾病康复等均有不同程度的影响。所以,护理人员应尊重患者的休息习惯,对患者的医疗及护理活动相对集中,以保持物理环境的安全、安静和整洁;同时帮助患者建立良好的护患关系和病友关系,以创建和谐、舒适的社会环境。

（4）睡眠方面:睡眠的数量和质量是影响休息的重要因素。护士应全面评估影响患者睡眠的因素及患者个人的睡眠习惯,制订促进睡眠的措施,保证患者睡眠的时间和质量,以达到有效的休息。

## 任务二　睡　眠

睡眠（sleep）是休息的一种重要形式,是人们日常生活中的一个重要环节,是人类维持正常生命活动的一种与觉醒周期性地交替出现的生理需要,也是适应白天和黑夜变化节律的一种重要生理活动。良好的睡眠不仅能够让人们从疲劳和困倦中恢复体力,完成机体自身的修复,更重要的是保持机体的免疫能力,如脑下垂体分泌的生长素、促甲状腺素的增加等。

1. 影响休息与睡眠的因素

（1）心理因素:由于疾病的压力、生活中出现了负性事件或长期处于紧张的工作状态,造成焦虑、抑郁、情绪紧张等都会影响正常的睡眠。

（2）生理因素:包括年龄、运动等因素。如随着年龄的增长,个体的睡眠时间会逐渐减少;长期处于紧张忙碌的工作状态,缺乏适当的运动或长期处于单调乏味的生活环境等,都会影响睡眠的质量。

（3）环境因素:睡眠环境改变、声音嘈杂、空气混浊、床铺不舒适,以及灯光、室温过冷或过热等都会影响患者入睡及睡眠质量。

（4）习惯改变:长时间频繁的夜间工作或航空时差,会造成生物节律移位,影响睡眠;患者不习惯病房作息制度、环境等,生活节律被打乱也可影响睡眠。

（5）药物因素:某些神经系统药、抗高血压药、抗组胺药、平喘药、镇痛药、镇静药、激素等均对睡眠有一定的影响。如利尿剂的应用会导致夜尿增多而影响睡眠;安眠药虽能够加速睡眠,但长期不适当地使用可产生药物依赖或出现戒断反应,加重原有的睡眠失调。

（6）内分泌因素:机体激素水平的改变,会影响调节睡眠的脑神经介质的水平,从而影响睡眠。如妇女在月经前期或月经期、更年期及甲亢患者等都会存在不同程度的睡眠障碍。

2. 常见睡眠障碍　　睡眠障碍（sleep disorder）是指睡眠量及质的异常,或在睡眠时发生某些临床症状,包括影响入睡或保持正常睡眠能力的障碍,如睡眠减少或睡眠过多,以及异常的睡眠相关行为。随着现代生活节奏加快及生活方式的改变,各种睡眠障碍性疾患已成为危害人类健康、降低生活质量的突出问题。常见的睡眠障碍有以下几种类型。

(1) 失眠:是睡眠型态紊乱中最常见的一种,通常是指患者对睡眠时间和(或)质量不满足并影响白天社会功能的一种主观体验。常见的失眠形式有:①睡眠潜伏期延长:入睡时间>30分钟;②睡眠维持障碍:夜间觉醒次数>2次或凌晨早醒;③睡眠质量下降:睡眠浅、多梦;④总睡眠时间缩短:通常<6小时;⑤日间残留效应:次晨感到头晕、精神不振、嗜睡、乏力等。失眠根据病程可分为:①急性失眠:病程<4周;②亚急性失眠:病程>4周,<6个月;③慢性失眠:病程>6个月。

(2) 睡眠过度:是指睡眠时间过多或长期处于想睡的状态。表现为睡眠周期正常,总睡眠时数过多,可持续数小时或数天,难以唤醒。睡眠过度可发生于多种脑部疾病,如脑血管疾病、脑外伤、脑炎等;也可见于糖尿病、应用镇静剂过量等;还可见于严重的忧郁、焦虑等心理疾病。

(3) 睡眠性呼吸暂停:是指在睡眠中发生的呼吸紊乱及其所导致的一系列综合征,每次停顿≥10秒,通常每小时停顿>20次。根据呼吸紊乱事件中是否存在呼吸频率减弱或消失可分为中枢性呼吸暂停和阻塞性呼吸暂停两种类型。①中枢性呼吸暂停:是因脑干神经元过度极化而影响呼吸中枢,使横隔运动停止,患者出现呼吸暂停,根据是否存在可以鉴别的病因又分为特发性和继发性,后者可有基础疾病和环境因素所致。②阻塞性呼吸暂停:是由于睡眠时呼吸张力降低,再加上患者原有的频繁打鼾,过度睡眠而使上呼吸道的肌肉松弛,造成上呼吸道塌陷所致。两种型态的睡眠性呼吸暂停都可合并动脉血氧饱和度下降和低氧血症。

3. 睡眠的评估方法

(1) 描述性评估:由于目前睡眠障碍的诊断基本上仍处于症状学的层面上,所以患者及观察者对症状的描述就显得至关重要。从症状的描述和病史等,我们可以初步判定患者的睡眠障碍类别,缩小下一步的诊断范围。

(2) 量表评估:介绍常用的3种量表。

1) 睡眠日记:是了解睡眠—觉醒周期特点最为简单实用的工具,只要对患者进行简单指导就可进行。睡眠日记不仅可以协助诊断睡眠障碍,还可作为有效的认知行为治疗和疗效评估的工具。它可以让患者清晰地了解自己睡眠的变化趋势,有助于掌握影响睡眠质量的原因。

"睡眠日记"可自行设计,无需统一格式,但基本要点有以下几个方面:①一页纸记录一个周期(多为1周或1个月)的睡眠情况,记录睡着所需时间、醒来的次数等;②记录增加药物使用情况、有无疾病发作(如癫痫和发作性睡病等)等内容;③初步估算该周期每晚平均的睡眠时间和睡眠效率(睡眠效率=睡着时间占全部卧床时间的百分率)。目前,比较常用的"睡眠日记"是由台湾大学附属医院睡眠障碍中心督导李宇宙医生编写的,可供临床医生和患者参考。

2) 爱泼沃斯嗜睡量表/困倦程度量表(epworth sleepiness scale, ESS)是由澳大利亚墨尔本epworth医院设计,是一种十分简便的患者自我评估白天嗜睡程度的问卷表。

3) 匹兹堡睡眠质量指数(pittsburgh sleep quality index, PSQI):是一个比较具体、

便捷的量表,可以用于对自己的睡眠情况进行初步的评估。

(3) 客观检查

1) 多导睡眠图检查(plysornnography, PSG):是通过同步监测躯体的多种生物电活动和生理活动来观察和研究睡眠的重要手段,它提供了对睡眠障碍的全面评定,被认为是睡眠检测的金标准。通过采用夜间多导睡眠图能监测了解夜间睡眠特点,或采用24 小时多导睡眠图监测了解昼夜睡眠特点及睡眠—觉醒周期等。

2) 白天多次睡眠潜伏期测定:采用多导睡眠图记录白天多次睡眠潜伏期,即分别在基线晚和用药晚的夜间多导睡眠图监测结束后的 2 小时开始进行,共包括 5 次小睡,每次 30 分钟,同时记录多导睡眠图。分析指标包括平均睡眠潜伏期、每次测定的睡眠潜伏期、各次小睡中的主要睡眠参数等。主要用来评估个体白天的困倦状态,对发作性睡病的诊断与鉴别诊断其有重要作用。

3) 活动记录仪:作为一种客观检查,活动记录仪对诊断睡眠错觉、睡眠中断性失眠及生物节律紊乱非常有用。使用活动记录仪时将一个监测器戴在手腕上,记录连续 1 分钟以上的活动,并存储在一个微电脑芯片中。但是,活动记录仪作为睡眠—觉醒状态的初步判断,有时会出现假阳性,对睡眠较为精确的客观估计和诊断仍需采用多导睡眠图的监测。

4. 促进休息与睡眠的护理

(1) 作出正确护理计划:首先要详细了解患者的病史和进行相关的检查,寻找失眠的原因,如器质性失眠和非器质性失眠、原发性和继发性、是否有药物滥用史等。了解患者睡眠型态与习惯,如每天通常睡几个小时、何时入睡、有无午睡、就寝前有无特殊习惯、多长时间能入睡、入睡后是否易醒、晨起后体力和精力状态如何等,从而判断患者是否存在睡眠障碍,找出原因,制订护理计划。

(2) 营造良好的休息环境:根据患者习惯和护理计划,创设一个温湿度适宜、清洁、通风、光线幽暗、无噪声适于睡眠的环境。选择合适的寝具用品也是保证优质睡眠的前提,如枕头需硬度适中,形状以扁枕为宜;被子应选择内芯以绿色天然、环保健康的材质为宜。

(3) 消除影响睡眠的因素:对任何可能造成睡眠障碍的生理现象,都应尽可能的加以控制和去除。如给予舒适的体位、保暖、按摩、足浴等护理活动都有助于入睡。睡前热水泡脚不仅可以促进全身血液循环,还可以对大脑皮质产生抑制和放松的作用,有助于加快入睡。泡脚时间不宜过长,最好在 10～20 分钟,水温约 40℃为宜,浸过足踝部位。对不同睡眠障碍患者的护理应有侧重点,如发作性睡眠或梦游症应注意防护,避免意外损伤;遗尿病人,睡前应限制饮水,嘱排空膀胱及勿过度兴奋等。

(4) 舒缓焦虑情绪,保持平常而自然的心态:出现失眠不必过分担心,越是紧张,越是强行入睡,结果适得其反。护理人员可通过仔细的观察和有效的沟通,帮助患者找出失眠的原因,指导患者正确对待失眠,通过呼吸、想像、自我暗示等松弛训练方法逐步放松精神和肌肉,达到降低患者的警觉水平,缓解紧张焦虑及肌肉紧张的目的,诱导患者入睡,缓解和消除不适症状。通过参加体育活动,如散步、游泳等有氧活动来调节体内的激素和神经递质,可直接起到对抗焦虑的作用。

(5) 注意睡眠卫生,养成良好的睡眠习惯:作息时间安排要有规律,只有做到起居有常,才能形成条件反射,从而养成良好的睡眠习惯,促进睡眠。如避免白天睡觉时间过长,午后避免进食兴奋性物质,如咖啡、烟、酒等。睡前不要太饱或太饿,睡前可以听些舒缓的音乐,阅读消遣性的画册、读物,以保持心情宁静。睡前不宜做剧烈的运动,可以做一些放松的柔软体操。

# 项目二　活　　动

## 任务一　活动的概念与意义

活动是人体维持和促进健康的重要形式。人们通过进食、排泄、行走等活动来满足机体基本生理需要;通过身体活动来维持呼吸、循环、消化及骨骼肌肉的正常功能;通过思维活动维持个人意识和智力发展,防止大脑功能退化;通过学习和工作满足自我实现的需要。每天进行适量的活动,可以保持良好的肌张力,增强运动系统的强度和耐力,保持关节的弹性和灵活性,增强全身活动的协调性,控制体重,避免肥胖,预防压疮、关节僵硬等;适量活动可以促进血液循环,提高机体氧合能力,增强心肺功能,预防深静脉血栓、坠积性肺炎等;有利于促进胃肠蠕动,帮助消化及预防便秘,同时还有助于缓解心理压力,促进身心放松,保持良好的精神状态,有助于休息和睡眠,能预防长期卧床引起的焦虑、烦躁情绪;并能减慢老化过程、减少慢性疾病的发生。

如果患者因疾病的影响导致活动能力下降或丧失,不仅会直接影响机体各系统的生理功能,还会影响其心理状态。因此,护士应了解活动对人类健康的意义,协助患者选择并进行适当的活动,以预防并发症的发生,促进康复。

## 任务二　活动受限的原因

活动受限(immobility)是指身体的活动能力减弱,或身体任何一个部位的活动由于某些原因而受到限制。活动受限的常见原因包括以下几个方面。

1. 疼痛　剧烈的疼痛往往限制患者相应部位的活动,如胸、腹部手术后的患者因伤口疼痛不愿意做咳嗽、深呼吸等动作;或限制了相应关节的活动范围,如风湿性关节炎的患者,因为疼痛会尽量减少活动,特别是形成某种特定的姿势。

2. 神经系统受损　这种损伤会严重地,甚至是永久地改变人体的活动能力。如重症肌无力患者,脑卒中或脑血栓所致的瘫痪、运动神经元病变的患者等都会出现明显的活动受限,甚至不能活动。

3. 肌肉、骨骼和关节的损伤　如扭伤、挫伤、骨折等,往往导致受伤肢体的活动受限。

4. 身体残疾　肢体的先天性畸形或其他残障及失明等,均可造成肌体活动受限。

5. 严重疾病　心肺疾病引起的供氧不足,为减轻心肺负担,而减少活动。

6. 营养状态改变　某些疾病所导致的严重营养不良、虚弱无力等患者,因不能提供身体活动所需的能量而受到限制。反之,极度肥胖所致的患者也会引起活动受限。

7. 医护措施的限制　有时候为治疗某些疾病而采取的医护措施也会限制患者的活动。如意识不清的患者为防止其躁动发生坠床的意外,需对其加以约束;骨折固定或牵引部位也要限制活动,以促进骨折的愈合等。

8. 精神心理因素　当个体承受的压力过大或极度忧郁时,可引起情绪波动而影响其活动,如悲伤、沮丧、烦闷时不愿接触他人,导致活动减少。

## 任务三　活动受限对机体的影响

活动受限对机体的生理、心理、社会交往方面都会产生影响,活动受限的程度越重影响就越大。

1. 对皮肤的影响　活动受限或长期卧床,可导致皮肤抵抗力下降,容易产生压疮。详见本章"项目三"。

2. 对运动系统的影响　日常活动产生的机械压力有助于维持肌肉强度和耐力,维护骨骼的坚固及支持体重,并有利于肌肉收缩以促进静脉回流。对患者而言,由于诊治的需要常被限制活动的范围和强度,但如果骨骼、关节和肌肉组织长期处于活动受限的状态,常会导致以下情况。

(1)肌肉萎缩:活动受限时,局部肌肉不能进行主动收缩,反射性肌肉收缩减少,神经冲动降低,可影响肌肉代谢而引起肌肉萎缩;另一方面,活动受限时,肌肉内的一些酶蛋白由于其转换率高于收缩蛋白,其含量下降很快,酶的活性迅速降低致使肌肉萎缩。主要表现不仅肌肉形态变小,还包括其运动功能、强度、耐力和协调性变差。

(2)骨质疏松:成骨细胞的功能依赖于活动和负重的刺激。活动受限使骨组织血液循环减少,血流减慢,改变了组织液的酸碱度,妨碍了骨无机盐的代谢,导致骨钙和矿物质严重流失,造成骨质疏松,严重时还会发生病理性骨折。

(3)关节挛缩:活动受限使关节长期处于某一位置,造成血液及淋巴液回流不畅,组织间隙中浆液纤维性渗出物和纤维蛋白沉积,导致关节内及周围组织发生纤维性粘连,出现僵硬、挛缩等不同程度的功能障碍。

3. 对循环系统的影响　活动受限对循环系统的影响主要有体位性低血压和深静脉血栓形成。

　　(1) 体位性低血压:是指患者从平卧到坐位、直立位,或长时间站立发生的脑供血不足引起的低血压。一般认为,站立后收缩压较平卧时下降 20 mmHg 或舒张压下降 10 mmHg 即为体位性低血压。造成体位性低血压的主要原因是:①由于长期卧床造成的肌肉张力下降,肌肉收缩促进静脉血液回流的能力降低,使静脉血液滞留在下半身,循环血容量减少;②由于患者长期卧床,神经血管反射能力降低,患者体位改变时,血管不能及时收缩以维持血压,机体出现全身冷汗、面色苍白、烦躁不安等低血压表现。

　　(2) 深静脉血栓形成:深静脉血栓是指血液在深静脉内非正常地凝结引起的静脉回流障碍性疾病,多发生在下肢。主要表现为肢体的突然肿胀疼痛、肢端冰冷苍白、软组织张力增高;活动后加重,抬高患肢可减轻,静脉血栓部位常有压痛。长期卧床的患者,由于机体活动量减少,血容量的相对不足,使血液黏稠度增高,同时因为缺少肢体活动,下肢深静脉血流缓慢,加之不恰当的体位,如果超过机体组织受损的代偿时间,就会发生血管内膜受损,进一步促进血栓形成。静脉血栓一旦脱落,会随血流运行,引起栓塞,严重时会危及生命。患者卧床的时间越长,发生深静脉血栓的危险性越高,特别是肥胖、脱水、贫血及休克的卧床患者发生的概率会更高。

　　4. 对呼吸系统的影响　　活动受限对呼吸系统的影响,主要表现为限制有效通气和影响呼吸道分泌物的排出,最终导致坠积性肺炎的发生。原因是:①活动减少可使胸廓的扩张受阻,肺膨胀受到限制,使肺组织的顺应性和弹性回缩能力下降,进而影响肺通气;②无力进行有效的深呼吸,清除痰液的能力降低,脱水使呼吸道分泌物黏稠,致使呼吸道内分泌物蓄积,并因重力作用流向肺底,将会造成气管炎、支气管炎和坠积性肺炎。最终肺底部因长期处于充血、淤血状态,肺部扩张受限,有效通气减少,影响氧气的正常交换,导致二氧化碳潴留,严重时会出现呼吸性酸中毒。

　　5. 对消化系统的影响　　由于活动量的减少和疾病的消耗,活动受限或卧床患者常出现食欲不振、厌食,摄入的营养物质减少,导致负氮平衡,甚至会出现严重的营养不良。此外,长期卧床还会导致胃肠道的蠕动减慢,辅助排便的腹肌和提肛肌力量的减弱,加之患者摄入的水分和纤维素减少,患者经常出现便秘,严重者出现粪便嵌塞,使排便更加困难。

　　6. 对泌尿系统的影响　　正常情况下,当处于站姿或坐姿时,能使会阴部肌肉放松,同时肌肉下压刺激排尿。活动受限的患者,由于其排尿姿势和习惯的改变,会影响正常的排尿活动,出现排尿困难。若长期存在,膀胱高度膨胀造成逼尿肌过度伸展,机体对膀胱胀满的感受性变差,引起尿潴留的发生,继而泌尿道的冲洗作用减少,大量细菌繁殖,致病菌由尿道口进入并上行,造成泌尿道感染。

　　7. 对心理、社会状态的影响　　活动受限、长期卧床的患者,由于社交活动受限,生活需要他人照顾,身体外观的改变等原因往往会出现焦虑、抑郁等社会心理方面的问题,表现为自我概念紊乱、情绪容易波动、定向力障碍、行为消极胆怯等方面的变化。

## 任务四 患者活动的评估

患者活动量的减少,对疾病的恢复有一定的益处,但长期卧床活动受限会给机体带来不利的影响,引起许多系统的并发症,不仅影响正常的生理活动,还加重了原有疾病。因此,护士应该指导患者进行适当的活动,加强活动的护理。

在指导活动前,护士应对患者的身体状况、影响活动的因素和活动能力进行正确的评估,并根据患者的实际情况制订相应的活动计划。评估的主要内容包括以下几个方面。

1. 一般资料 包括患者的年龄、性别、文化程度、职业、家庭情况等。年龄是决定机体对活动的需要及耐受程度的重要因素之一;性别使运动方式及运动强度产生区别;文化程度和职业可以帮助护士分析和预测患者对活动的态度和兴趣。

2. 影响活动的因素 活动是机体的正常生理需要之一,任何导致活动受限的原因,如各种躯体疾病、精神心理因素和医护措施的执行等都会影响活动的顺利进行。疾病的性质和严重程度决定机体活动受限的程度。另外,由于活动会增加机体对氧的需要量,给呼吸和循环系统带来压力和负担,患者的心肺功能决定了机体活动的耐力和水平。

3. 活动能力 评估患者的关节功能、骨骼肌肉状态和日常活动能力。

(1)关节功能状态:关节的功能取决于它的活动度和稳定性,一般情况下稳定性大的关节活动度小,稳定性小的关节活动度大。通常根据关节的运动方式来评估关节的功能状况,在主动运动或被动运动时,观察关节的活动范围、有无受限,是否僵硬、变形,活动时关节有无声响或疼痛不适等。

(2)骨骼肌肉状态:肌肉收缩是机体活动的基础,以肌力和肌张力来表现其力学特性。肌力是指肌肉收缩的力量,一般通过机体收缩特定肌肉群的能力来判断肌力大小,肌力程度一般分为6级(表6-1)。

表6-1 肌力强度分级

| 级别 | 临床表现 |
| --- | --- |
| 0级 | 完全瘫痪、肌力完全丧失 |
| 1级 | 可见肌肉轻微收缩但无肢体活动 |
| 2级 | 肢体可移动位置但不能抬起 |
| 3级 | 肢体能抬离但不能对抗阻力 |
| 4级 | 能做对抗阻力的运动,但肌力减弱 |
| 5级 | 肌力正常 |

(3)日常活动能力:通过对患者日常活动情况的评估来判断其活动能力。评估内容包括患者的行走、穿衣、修饰、如厕等活动的完成情况。日常活动能力可分为5级(表6-2)。

表 6-2 日常活动能力分级

| 级别 | 临床表现 |
|------|----------|
| 0 级 | 完全能独立,可自由活动 |
| 1 级 | 需要使用辅助设备或器械 |
| 2 级 | 需要他人的帮助、监护或指导 |
| 3 级 | 既需要帮助,也需要辅助设备和器械 |
| 4 级 | 完全不能活动,全部依赖他人 |

## 任务五 满足患者活动的需要

护士应根据患者活动评估的结果制订活动计划,依据患者的不同年龄、身心发育特点和疾病情况选择适宜的活动方式,以提高护理措施的针对性。

1. 选择合适的体位 合适的体位要求身体各部位均被安置于能发挥最大解剖功能的位置,体位应舒适、稳定,全身尽可能放松。各种卧位法详见第五章有关内容。

2. 预防压疮 长期卧床和缺乏活动是发生压疮的高危因素,因此对于活动受限的患者,护理人员应按需给予翻身,按摩受压部位,促进局部血液循环,帮助放松,减轻疼痛,避免压疮的发生。

3. 保持脊柱的正常生理弯曲和各关节的功能位置 脊柱对行走、跑跳时产生的震动具有缓冲作用,并对脊髓和脑组织起着重要的保护作用。长期卧床患者,由于缺乏活动或长时间采取不适当的体位,会引起脊柱及周围肌肉组织的变形,失去正常的生理弯曲及功能,出现局部疼痛、肌肉僵硬等症状。因此,卧床患者应注意在颈部和腰部以体位垫支撑,如病情许可,还应经常变换体位,并给予背部护理,按摩受压肌肉,促进局部血液循环,以保持肌肉和关节的功能。同时要指导患者腰背肌的锻炼,保持脊柱的正常生理活动和活动范围。

4. 维持关节的活动性 活动受限的患者应进行关节活动的练习,以维持肌张力和关节的活动度,促进血液循环、刺激神经末梢,有利于关节的营养供给,防止关节僵硬、粘连和挛缩。同时可以增强心、肺功能和机体耐力,避免因卧床导致的虚弱、无力,减轻患者因卧床导致的不良情绪和心理压力。

关节运动范围(range of motion, ROM)是指关节运动时所通过的运动弧,常以度数表示,又称关节活动度。关节活动度练习简称 ROM 练习,是根据每一特定关节可活动的范围,通过应用主动或被动的练习方法,维持关节正常的活动度,恢复和改善关节功能的锻炼方法。ROM 练习可分为主动性和被动性两种方法,对活动受限的患者,应根据病情尽快进行 ROM 练习,开始可由医务人员完全协助或部分协助患者完成,之后逐渐过渡到患者独立完成。被动性 ROM 练习时应注意:①让患者取自然放松的姿势,面向操作者,并尽量靠近,以利于运动。②操作者应密切注意患者的运动反应,当抬起其手脚时,应移动自己的重心,扩大支撑面,尽量用腿部力量,以减少疲劳。③依次对患者的颈、肩、肘、腕、手指、髋、踝、趾关节做屈曲、伸展、外展、内收、内旋、外旋等关节运动(图 6 - 1),对比两侧肢体关节的活动情况,以了解其原有的关节活动度。各关节的活动形式和范围(表 6 - 3)。④每个关节每次可有节律地做 5～10 次完整的 ROM 练习,若患者在活动中出现疼痛、疲劳、痉挛或有反抗反应时,要立即停止。⑤操作时护士的手应做环状或呈支架的姿势,支撑住患者的关节进行运动。⑥运动结束,记录操作的活动关节、次数、时间、反应、生命体征等。

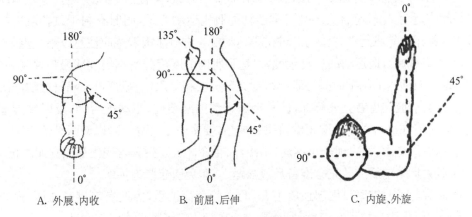

A. 外展、内收　　　　B. 前屈、后伸　　　　C. 内旋、外旋

图 6 - 1　肩关节的活动范围

表 6 - 3　各关节的活动形式和范围

| 部位 | 屈曲 | 伸展 | 过伸 | 外展 | 内收 | 内旋 | 外旋 |
|---|---|---|---|---|---|---|---|
| 脊柱 | 颈段前曲 35°<br>腰段前曲 45° | 后伸 35°<br>后伸 20° | | | 左右侧屈 30° | | |
| 肩部 | 前屈 135° | 后伸 45° | | 90° | 左右侧屈 30° | 135° | 45° |
| 肘关节 | 150° | 0° | 5°～10° | | 45° | | |
| 前臂 | | | | | | 旋前 80° | 旋后 100° |
| 腕关节 | 掌屈 80° | 背伸 70° | | 桡侧偏屈 50° | | 尺侧偏屈 35° | |
| 手 | 掌指关节 90°<br>近侧指间关节 120°<br>远侧指间关节 60°～80° | | | 拇指屈曲 50° | | 过伸 45°<br>屈曲 80°<br><br>外展 70° | |
| 髋 | 150° | 0° | 15° | 45° | | 40° | 60° |
| 膝 | 135° | 0° | 10° | | 30° | | |
| 踝关节 | 背屈 25° | 跖屈 45° | | | | | |

　　5. 肌肉的等长运动和等张运动　　肌肉收缩有等长收缩和等张收缩两种形式,因此,

可将肌肉运动分为等长运动和等张运动两大类。

(1) 等长运动:肌肉收缩而肌纤维不缩短,即可增加肌肉的张力而不改变肌肉的长度。因为不伴有明显的关节运动,故又称静力运动。等长运动的优点是不引起明显的关节运动,可在肢体被固定时早期应用,以预防肌肉萎缩,在关节内损伤、积液、某些炎症存在的情况下使用。其缺点是主要增加静态肌力,并有关节角度的特异性,即在某一关节角度下运动时,只对增加关节处于接近这一角度时的肌力有效。

(2) 等张运动:肌肉收缩时肌纤维缩短,即肌肉长度改变因而肢体活动。因伴有大幅度关节运动,又称动力运动。此运动可增加肌肉力量,并促进关节功能。等张运动的优点是动态运动,比较符合大多数日常活动的肌肉运动方式,同时有利于改善肌肉的神经控制。常用的等张运动方法为渐进抗阻运动法。进行肌肉锻炼应注意以下几点。

1) 严格掌握肌肉运动的量及频度,以达到肌肉适度疲劳而不出现明显疼痛为原则,每次运动后有适当的间歇时间让肌肉得到充分放松和复原,一般每日或隔日运动一次。

2) 练习前应向患者充分解释,让其理解运动的必要性,主动配合,并及时掌握运动要领。对患者在练习过程中取得的效果和成绩,要多鼓励,少指责,以增强其信心。

3) 患者锻炼中,如出现严重疼痛、出冷汗、生命体征发生异常变化等应立即停止。

4) 肌力运动前后应做充分准备及放松运动,避免引起肌肉损伤。

5) 肌肉等长收缩时可引起血压上升,心血管负荷加重,因此有轻度高血压、冠心病或其他心血管疾患者慎用肌肉运动,有严重心血管疾患者禁忌作肌肉运动。

# 项目三 压疮的预防与护理

## 任务一 压疮的概念

压疮(pressure ulcer)是指身体局部皮肤或深部组织由于长期受到压力,或压力混合剪切力及/摩擦力作用,血液循环发生障碍,局部组织持续缺血、缺氧,营养缺乏,致使皮肤失去正常功能而引起的组织破损和坏死。

## 任务二 压疮发生的原因

压力是引起压疮的主要原因,当持续性的垂直压力超过毛细血管压(正常为 16~32 mmHg),组织会发生缺血、缺氧,甚至溃烂坏死。压疮的发生不仅与垂直压力有关,而且也受摩擦力和剪切力的影响,通常是几种力联合作用引起。

### 1. 外在因素

(1) 垂直压力:来自于自身的体重和附加与身体的力,是引起压疮最主要的原因,且与持续时间的长短有关。压力经皮肤由浅入深扩散,呈圆锥样递减分布,最大压力在骨突处部位周围,当外界压力超过毛细血管压力(32 mmHg)时可致毛细血管闭合、萎缩,血液循环被阻断导致组织缺血和坏死,造成压疮。平卧位时,足跟所受压力为 50～94 mmHg;侧卧位 90°时,股骨大转子所受压力为 55～95 mmHg;坐在没有气垫的椅子上时,坐骨结节所受的压力为 300～500 mmHg。老年患者在同等压力及受压时间条件下,比年轻患者更容易发生压疮。

(2)剪切力:是由两层组织相邻表面间的滑行而成,由于剪切力往往作用于深部组织,在引起组织相对移位时能阻断相应部位较大区域的血液供应,因此剪切力比垂直压力更具危害性。剪切力与体位有密切关系,当仰卧患者的头部被抬起＞30°或采取半坐卧位时,患者尾骶部产生向下滑行的倾向,而患者臀部皮肤表面因受到摩擦阻力产生向上的反作用力,造成皮肤组织与皮肤相脱离并导致组织的变形,局部毛细血管的扭曲和撕裂,从而引起血流下降,促使压疮形成。

(3)摩擦力:是当两个物体接触时发生向不同方向的移动或相对移动时所形成的力。摩擦力作用于皮肤,易损害皮肤的保护性角质层而使皮肤屏障作用受损,致使病原微生物易于入侵皮肤。在组织受压缺血的情况下,增加了压疮发生的危险。摩擦力常发生在搬动患者时的拖拉动作、床铺不平整、多皱褶、床面有渣屑或皮肤表面多汗潮湿的状态下。摩擦力的大小可随皮肤的潮湿程度有所改变,少量出汗的皮肤摩擦力大于干燥皮肤,而大量出汗则可降低摩擦力。

(4)潮湿:皮肤受到汗液、尿液、粪水、渗出液等物质的刺激后,皮肤的酸碱度发生改变(正常皮肤的 pH 为 4.5～5.0),削弱了皮肤角质层的屏障保护作用,使有害物质容易通过,且利于细菌繁殖,皮肤本身对摩擦等机械性作用的防护能力也下降。潮湿皮肤较干燥皮肤发生压疮的概率高出 5 倍。老年危重病患者容易发生大小便失禁,造成会阴部及臀部的潮湿环境,尿液和粪水对皮肤也有刺激作用。

2. 内在因素

(1)年龄:压疮的发生与年龄呈正相关,随着年龄增加,表皮变得菲薄、皮下组织和胶原产物减少,皮肤相对干燥,加上血管的硬化使局部血液供应减少等生理性因素的改变,老年人发生压疮的风险增大。同时随着老年人运动及精神活力逐渐降低,其机体控制力、感觉功能也减退,保护性反射迟钝,老化的皮肤软组织新陈代谢率降低等因素使得老年人成为压疮发生的高危人群。

(2)活动能力:移动能力的减退与丧失是发生压疮的重要因素。引起活动能力减少或损害的主要原因是精神、体力或先天性功能障碍,如瘫痪、感觉减退患者,以及因外伤、骨折局部固定者。活动障碍减少了受压部位的血供,并延缓静脉血液回流,导致的水肿将进一步减少皮肤的氧供,长时间受压后,局部组织坏死,压疮的发生不可避免。

(3)营养:含有基本营养物质的平衡饮食对维持组织健康、促进组织修复、感染的预防都是非常必要的。当机体营养物质特别是能量和蛋白质摄入或利用相对不足,机体处于营养不良的状态时,患者常发生负氮平衡,皮下脂肪减少,肌肉萎缩,皮肤对外来性压力的感受性减弱。一旦受压,骨隆突处皮肤受压处缺乏肌肉和脂肪组织的保护,引起血液循环障碍,容易出现压疮。另一方面,过度肥胖的患者会因血液循环及活动困难也容易发生压疮。

(4) 组织灌注:促进血液供应和组织的氧合作用是维持组织活力的关键。因血管收缩(如动脉硬化)、血管受压或血容量减少(如出血)造成血流动力学改变,使舒张压下降至 8 kPa 以下导致组织灌注不足,可使皮肤及皮下组织处于缺血、缺氧状态,而使压疮发生的危险性增大。各种原因引起的组织水肿主要通过影响血液循环而导致压疮的发生。体温过低可造成机体末梢循环障碍,组织缺血性缺氧,更易造成局部压疮。

## 任务三　压疮的护理评估

压疮的发生是机体内外多因素共同作用的结果,因此评估时需要结合压疮发生的各项危险因素进行共同判断,以提高压疮的诊断率,减少压疮诊断的漏诊率和误诊率。

### 1. 压疮的风险性评估

正确应用压疮危险因素评估量表对患者的状况进行客观评估,是预防压疮的关键环节。通过护理人员对患者是否存在发生压疮的危险进行早期筛查,特别是对压疮的高危人群的预防起到积极作用。临床上常用的有 Braden 压疮危险预测表、Norton 评分表和 Waterlow(1988)的压疮危险评分表。

(1) Braden 评分法:是目前国内外用来预测压疮发生的较为常用的方法之一,对压疮高危人群具有较好的预测效果,且评估简便、易行。其评估内容包括活动能力(身体活动程度)、移动能力(改变和控制体位的能力)、摩擦力与剪切力、感觉、潮湿和营养 6 个部分,每项 1~4 分,总分 6~23 分。分值越少,发生压疮的危险性越高。18 分是发生压疮危险的临界值,15~18 分提示轻度危险,13~14 分提示中度危险,10~12 分提示高度危险,9 分以下提示极度危险。2003 年香港理工大学彭美慈等对 Braden 量表进行了修订,删除了原量表中"营养状况"的评分项目,增加了"体型/身高"、"皮肤类型"两项评分内容,共 7 个条目,修订者提供的诊断界值为<19 分(表 6 - 4)。

(2) Norton 评分法:这是公认的一种对预测压疮有价值的评估表,于 1962 年在研究如何预防老年患者发生压疮时而制订的,所以特别适用于评估老年患者。其将压疮危险因素分为 5 个方面,每项分为 4 个等级,即 1~4 分,得分范围在 5~20 分,得分越低发生压疮的危险性越高,评分≤14 分,提示易发生压疮。但是,Norton 评估表缺少对患者的营养评估,因此,在临床使用时必须另外增加患者的营养评估(表 6 - 5)。

表 6-4 Braden 评估表中文修订版

| 评分内容 | 1分 | 2分 | 3分 | 4分 |
|---|---|---|---|---|
| 感觉 | 完全受限 | 非常受限 | 轻微受限 | 未受损 |
| 潮湿 | 持续潮湿 | 潮湿 | 偶尔潮湿 | 很少潮湿 |
| 活动能力 | 卧床不起 | 局限于椅 | 偶尔行走 | 经常行走 |
| 移动能力 | 完全不能 | 非常限制 | 轻微限制 | 不受限 |
| 摩擦力和剪切力 | 有 | 潜在危险 | 无 | — |
| 体型/身高 | 肥胖 | 消瘦 | 偏瘦/偏胖 | 标准 |
| | 超过标准体重的30%或更多 | 低于标准体重20% | 标准体重±10%~20% | |
| 皮肤类型 | 水肿 | 皮肤增厚变粗糙 | 干燥 | 正常 |
| | 皮下有过多的液体积聚 | 表皮水分丢失增加且角质增厚 | 皮肤缺乏水分或油脂,有明显皱褶、皮屑或痒痕 | |

表 6-5 Norton 压疮危险评估表

| 身体状况 | | 精神状况 | | 活动能力 | | 灵活程度 | | 失禁情况 | |
|---|---|---|---|---|---|---|---|---|---|
| 良好 | 4 | 灵活 | 4 | 能走动 | 4 | 完全自主 | 4 | 无失禁 | 4 |
| 尚好 | 3 | 冷漠 | 3 | 需协助 | 3 | 有些限制 | 3 | 偶尔失禁 | 3 |
| 瘦弱 | 2 | 混乱 | 2 | 坐轮椅 | 2 | 非常受限 | 2 | 经常失禁 | 2 |
| 非常差 | 1 | 麻木 | 1 | 卧床 | 1 | 难以动弹 | 1 | 二便失禁 | 1 |

(3) Waterlow(1988)评估表:包括了人的身体指数、皮肤类型、性别、年龄、组织营养状况、失禁情况、活动情况、食欲、外科手术/创伤、药物、营养缺乏情况等。>10 分为危险;>15 分为高度危险;>19 分为极度危险。

2. 压疮易发部位 压疮好发于机体缺乏脂肪组织保护、无肌肉包裹或肌层较薄的骨隆突处及受压部位。卧位不同,受压点不同,好发部位也不同(表 6-6,图 6-2)。

表 6-6 不同体位下压疮的好发部位

| 卧位 | 与体位相关的压疮好发部位 |
|---|---|
| 仰卧位 | 好发于枕骨粗隆、肩胛部、肘部、脊椎体隆突处、骶尾部及足跟部 |
| 侧卧位 | 好发于耳郭、肩峰、肋骨、肘部、髋部、膝关节内外侧及内外踝处 |
| 俯卧位 | 好发于面颊部、耳郭、肩部、女性乳房、男性生殖器、髂嵴、膝部及脚趾处 |
| 坐位 | 好发于坐骨结节处 |

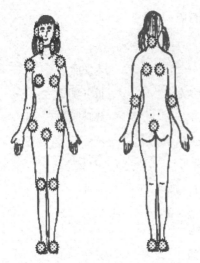

图6-2　**压疮好发部位**（如俯卧位、仰卧位）

3. 压疮的高危人群

(1) 肥胖患者：机体过重使承受部位的压力过大。

(2) 胸、腹水或水肿患者：水肿降低了皮肤的抵抗力，并增加了承受部位的压力。

(3) 身体衰弱、营养不良的患者：极度消瘦，或缺乏蛋白质及维生素等营养不良、贫血及恶病质患者，由于受压处皮肤菲薄，缺乏肌肉、脂肪组织的保护，组织耐受力下降。

(4) 大小便失禁、高热多汗患者：皮肤经常受到潮湿、污物的刺激。

(5) 瘫痪、意识不清或痛觉消失的患者：自主活动减少或丧失，长期卧床，身体局部组织长期受压。

(6) 中度精神或神经疾病患者：如忧郁症、强迫症、老年痴呆症等，患者常因情绪低落、强迫观念、偏执思维而表现为生活懒散，不愿活动，呆坐静卧，或保持呆板和怪诞的行为模式，封闭自己，限制活动，较易引起某一肢体或局部长时间的受压。

(7) 骨折患者：常因使用石膏托、石膏绷带固定、牵引固定或夹板等约束带固定导致翻身和活动受限。

(8) 慢性全身性疾病患者：如心脏血管疾病、糖尿病等，患者组织耐受力下降。

(9) 疼痛患者：为避免疼痛而处于强迫体位，机体活动减少。

(10) 使用镇静剂患者：自主活动减少。

任务四　压疮的预防

对压疮高危人群进行压疮预防的关键在于加强管理，消除危险因素。

评估：积极评估是预防压疮的关键。评估内容包括压疮发生的危险因素（如患者病情、意识状态、营养状况、肢体活动能力、自理能力、排泄情况及合作程度等）和易发部位。

1. 减轻局部压力与剪切力　间歇性解除压力是有效预防压疮的关键。在形成压疮的诸多因素中，局部组织长期受压是致病的关键。因此，避免或减少压力对组织的损坏是预防压疮最为有效的护理措施。

(1) 定时变换体位：翻身是最基本、最简单而有效地解除压力的方法。一般患者每隔2小时给予翻身1次，但长期卧床患者可通过评估其皮肤及全身情况来调整翻身的间隔时间：2小时翻身时若皮肤出现可见性充血反应在15分钟内能消退，则认为皮肤可以承受2小时的压力，否则应将翻身时间缩短至1小时。给患者翻身时，护士除掌握翻身技巧外，还要根据力学原理，减轻局部的压力。患者侧卧时，应使用体位垫支撑人体与床呈 30°角,以减轻局部所承受的压力,有利于压力分散和血液流动。若为 90°侧卧体位时,由于局部受力面积较小,可导致局部体重的压力超过毛细血管的压力,尤其是骨突处,引起血流阻断和缺氧,导致组织坏死。因此,目前临床上提倡 30°角的侧卧位。平卧时背部、膝部、踝部、足跟部垫薄软枕。

(2) 避免或减少摩擦力与剪切力的作用:患者取平卧位时,应避免长时间抬高床头 30°,以减少骶尾部的剪切力。如患者因病情需要取半坐卧位时,要在患者的臀下给予必要的支撑,以避免患者因下滑而产生剪切力。同时保持床单清洁、平整、无皱褶、无渣屑,减少其对局部的摩擦。使用提式床单帮助患者在床上移动对减轻皮肤摩擦十分有效。协助患者翻身、变换体位或搬运患者时,应将患者的身体抬离床面,避免拖、拉、推等动作,以免形成摩擦力而损伤皮肤。使用便器时,应协助患者抬高臀部,不可硬塞、硬拉,防止擦伤皮肤。

(3) 合理使用减压装置:目前临床上使用的减压装置根据作用部位分为两种:①局部的减压装置;②全身性的减压装置。其作用机制都是使身体压力再分布,从而减轻身体局部的压力。

1) 局部减压装置:目前使用的局部减压装置主要包括减压敷料(如软聚硅酮泡沫敷料、普通型泡沫敷料、痊愈妥泡沫敷料)、局部减压垫(脚手圈、泡沫减压垫)、体位垫。值得注意的是,以往临床经常使用的气垫圈已不建议使用,因为充气的气圈将皮肤的静脉回流压迫阻断,导致患者局部循环障碍加重,不仅不能降低压疮的发生,而且还促发局部压疮的发生。

2) 全身减压装置:目前国内临床上多使用波浪形气垫床和球形气垫床,水床应用不多。多房性电动充气床垫使小房交替充气、放气,变换承受压力的部位,使每一部位的受压时间不超过数分钟。空气缓慢释放床(空气漂浮)是空气通过床表面的纤维织物缓慢渗出,使患者漂浮于床上。

2. 皮肤护理 恰当的皮肤护理是预防皮肤破损的关键。

(1) 皮肤监测:密切注意观察皮肤的情况,特别是容易发生压疮的部位;同时指导患者或家属如何观察皮肤的情况。传统的护理方式认为按摩可以促进局部血液循环,改善营养状况。但是近期研究发现,按摩无助于防止压疮。因软组织受压变红是正常保护反应,是氧供应不足的表现,无需按摩。如果皮肤发红>30 分钟不能消退,则表明软组织受损,此时按摩将会导致更严重的创伤。

(2) 保持皮肤清洁:根据需要每日用温水和中性清洁剂清洁皮肤,擦洗过程中动作要轻柔,不可过度用力,防止损伤皮肤。及时更换汗湿的被服,保持皮肤干爽。皮肤清洁后给予润肤品外涂,避免用吸收性粉末来改善患者皮肤湿度,因为粉末聚集在皮肤皱褶处,可引起额外的皮肤损伤。尽量减少皮肤暴露在失禁、出汗及伤口引流液引起的潮湿环境中。如果患者有失禁,则需加强对会阴及肛周皮肤的护理,及时清洁弄脏的皮肤和更换衣物。

(3) 避免皮肤过度干燥:如低湿度(少于 40%)和寒冷,可能导致皮肤干燥,脆性增加,易受压力损伤。所以注意保持病房的湿度和温度,以减少环境因素的影响。

3. 增加营养　保持健康均衡的饮食和适当的液体摄入是压疮预防中绝对不可忽视的问题。加强饮食补充,尤其丰富的蛋白质摄入可明显减少压疮发生,而某些维生素、矿物质在构成新组织对损伤的愈合中具有十分重要的作用。只要胃肠消化功能好,尽可能通过消化道提供足够的营养。进食困难者可通过鼻饲注入或行静脉高营养输入机体所需要的各种营养物质,以保证患者全身营养的平衡,增强机体抵抗力。在增加蛋白摄入时,必须评估肝、肾功能,在肝、肾功能不良时,可通过保证患者获得足够的能量来降低蛋白质的摄入。

4. 健康教育　对家属、患者等进行健康教育是成功预防压疮的关键所在。让家属、患者了解皮肤损害的原因和危险性,讲解压疮的预防措施及方法,如经常改变体位的重要性,使患者变被动为主动,积极参与自我护理。讲解营养的重要性,鼓励多增加营养。积极评价和鼓励自我保健。

## 任务五　压疮的分期与临床表现

随着对压力性溃疡病理生理及解剖研究的深入,原本的分期方法逐渐不适用于临床。2007 年 2 月,美国压力溃疡顾问小组发布了新的分期系统,扩展了原有的 4 期分类法,在原有的 4 期基础上增加了深部组织损伤期及不可分期,总共分为 6 期。

1. 可疑的深层组织损伤　由于压力和剪切力造成皮下软组织受伤,但局部皮肤完整,仅出现皮肤颜色的改变如紫色、褐红色或充血水泡,与周围组织比较,这些受损区域的软组织可能有疼痛、坚硬、黏糊状的渗出、潮湿、发热或冰冷的情况出现。深肤色的患者较难发觉深层组织的损伤。

2. Ⅰ期　通常在骨突部位的皮肤出现压之不变白的红斑,但皮肤是完整的。深色色素沉着的皮肤可能没有明显的压之变白的现象,但它的颜色不同于周围皮肤组织。与邻近组织相比,该区域可能会有疼痛、僵硬、变软、皮温升高或降低等表象。Ⅰ期压疮可能在肤色较深的个体病人较难以发现,所以这类人群是"风险人群"。

3. Ⅱ期　表皮、部分真皮组织缺失,表现为无腐肉、红色或粉红色基的开放性浅层溃疡;也可能表现为表皮完整或已破损充满血清的水泡。

4. Ⅲ期　全皮层缺失,伤口可见到皮下脂肪组织,但肌肉,肌腱和骨骼尚未暴露,有坏死组织脱落,但坏死组织的深度不太明确。此期也可包括瘘管和隧道。3 期压力性溃疡的深度依解剖部位而异,如鼻子、耳朵、枕部、脚踝部因为没有皮下组织故此部位的 3 期压疮很表浅;相反,脂肪肥厚的区域产生压疮时往往发展为很深的溃疡。

5. Ⅳ期　全层皮肤缺失伴有肌肉,肌腱和骨骼的暴露,局部可出现坏死组织脱落或焦痂,常有瘘管和皮下隧道,甚至溃疡深及肌肉和支持系统(如筋膜、肌腱、关节囊等)而并发骨髓炎。

6. 不可分期　缺损涉及组织全层,但是溃疡的创面上被腐肉(黄色、棕褐色、灰色、绿色或者棕色)和(或)焦痂(棕黄色、棕色或黑色)完全覆盖。伤口的真正深度需将腐肉或焦痂完全清除后才能确定。在脚跟上稳定的焦痂(干燥、黏附着、完整而没有红斑或起伏),作为"皮肤天然保护层",不能除去。

任务六 **压疮的治疗和护理**

尽管压疮的预防措施是非常有效的,但一些高危个体仍然可能发生压疮。压疮的治疗包括伤口评估和伤口治疗。

**【伤口的护理评估】**

1. 整体评估

(1) 皮肤受损的原因:评估患者皮肤损伤的内在因素或外在因素,评估患者的年龄、营养及局部血供情况,患者的活动能力等。

(2) 伤口持续时间:在伤口处理过程中,经过 2～4 周正规伤口处理,若伤口没有任何愈合进展,则要评估是否存在影响伤口愈合的因素。

(3) 影响伤口愈合的因素:有全身性因素和局部性因素两个部分。全身性因素包括年龄、营养状况、血液循环系统功能、糖尿病、自身免疫性疾病及患者的全身用药情况等;局部性因素包括伤口的位置、大小和深度、伤口内有无异物、组织水肿等。

2. 局部评估 伤口局部评估包括伤口所在的位置、组织损伤程度、伤口所处阶段、伤口大小、有无潜行、窦道、伤口边缘及周围皮肤状况、伤口有无感染、疼痛等。

**【伤口的处理要点】** 不同时期压疮的处理方法不同。

1. 怀疑深层组织损伤 解除局部皮肤的压力与剪切力,减少局部的摩擦力。同时还应密切观察局部皮肤的颜色变化,有无水疱、焦痂形成。如局部皮肤完整时可给予赛肤润外涂,避免大力摩擦;如出现水疱则按Ⅱ期压疮处理。

2. Ⅰ期压疮 避免再次受压,观察局部发红皮肤的颜色消退情况,对于深色皮肤的患者要注意局部的皮肤颜色与周围皮肤颜色的差异变化。为减少局部摩擦力,可给予透明薄膜或薄的水胶体敷料或赛肤润。

3. Ⅱ期压疮

(1) 水疱:直径<2 cm 的小水疱可以让其自行吸收,局部黏贴透明薄膜保护皮肤;直径>2 cm 的水疱,局部皮肤消毒后,在水疱的最底端用小针头穿刺并抽吸出液体,表面覆盖透明薄膜,观察渗液情况。若水疱破溃,暴露出红色创面,应按照浅层溃疡原则处理伤口。

(2) 浅层溃疡:Ⅱ期压疮创面通常是无腐肉的红色或粉红色基底的开放性浅层溃疡,可根据渗液情况使用合适的敷料。当渗液较少时,可用薄的水胶体敷料,根据渗液 2～3 天更换一次;渗液中等或较多时应选用厚的水胶体敷料或泡沫敷料,3～5 天更换一次。

4. Ⅲ期和Ⅳ期压疮 这两期压疮的创面通常覆盖较多坏死组织,因此首先要进行伤口创面清创处理,保持引流通畅,促进肉芽组织生长。当伤口存在感染时,全身或局部使用抗生素前,先将伤口分泌物或组织做细菌培养和药敏试验,根据检查结果选用抗生素。感染性伤口可选择合适的消毒液清洗伤口,再用生理盐水清洁,伤口可使用银离子抗菌敷料。若发现伤口内有潜行或窦道时,应先仔细评估窦道的深度和潜行的范围,根据深度及渗出情况选择合适的敷料填充或引流。

5. 不可分期　当伤口无法界定属于哪一期时,应记录为不可分期,如是因伤口覆盖焦痂或坏死组织无法进行界定时,应先清除伤口内焦痂和坏死组织,再确定分期。伤口处理与Ⅲ期、Ⅳ期压疮方法相同。

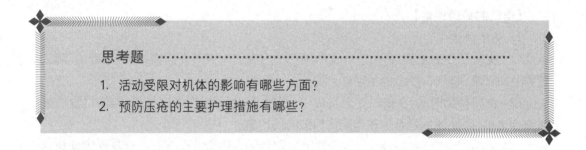

**思考题**

1. 活动受限对机体的影响有哪些方面?
2. 预防压疮的主要护理措施有哪些?

# 第七章　清洁与护理

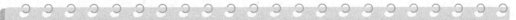

**学习目标**

1. 识记口腔护理、头发护理，皮肤护理，以及晨晚间护理的评估内容、目的和操作的注意事项。

2. 学会应用能运用所学的知识为患者进行口腔护理、头发护理、皮肤护理、会阴部护理，以及晨晚间护理。

3. 学会应用能运用所学的知识对患者进行各种清洁卫生的健康教育。

　　清洁是人类最基本的需要之一，维持个体清洁是确保个体舒适、安全及健康的重要保证。患者清洁与护理是临床护理的基础工作，是优质护理服务的重要组成内容之一，它采取包括口腔护理、头发护理、皮肤护理及晨晚间护理等操作，使患者清洁与舒适，预防其感染及并发症，是满足患者最低层次的健康护理需要。2005～2006 年世界患者安全联盟开展了以"清洁卫生更安全（clean care is safer care）"为主题的全球患者安全挑战行动，目的是加强医院感染的预防与控制，确保患者获得安全的医疗卫生服务。

　　目前，临床实施的护理分级标准中规定，护理人员采用 Barthel 指数评定量表定期评定患者的日常生活活动，根据 Barthel 指数总分，确定患者的自理能力等级（分为重度依赖、中度依赖、轻度依赖和无需依赖 4 个级别），护理人员应根据患者自理能力的等级不同，给患者提供不同程度的清洁与护理。

## ▌项目一　清 洁 概 述

**案例导入**

　　患者李某，男性，30 岁。建筑工人，工地高空坠落后，诊断为脑外伤送至医院急诊室，并行紧急颅内血肿清除术，术后转至神经外科重症监护室。责任护士小李接诊后，遵医嘱给予患者输液、采取正确的体位、固定好各类导管、仔细检查伤口后，面对患者全身的污垢，她将如何进一步处理？

　　清洁是指用物理方法清除物体表面的污垢、尘埃和有机物等。医院中的环境(如医院地面、墙壁和家具等),医疗护理用品(如口腔护理包、各类内镜等)和患者个体等都需要清洁。患者清洁是指去除身体表面的一切污垢,如尘埃、排泄物、分泌物等,使皮肤保持清爽洁净,维持其防御功能,促进血液循环,保护人体健康。

## 任务一　清洁的意义

　　随着医学科学的发展,护理的职能在不断延伸和扩展,护理手段也在不断提高和发展。但清洁与护理作为促进患者康复的重要条件,始终是护理工作永恒不变的基本内容。

　　无论是健康人还是患者,都有对身体清洁的需求,而且当一个人患病时,对清洁的需求会比健康状态时更强烈。因此,掌握良好的清洁护理知识、技术,指导与协助患者做好清洁卫生工作,不仅使患者感觉舒适;还通过与患者密切接触,有助于建立治疗性的护患关系。因此,护理人员应正确认识并重视清洁与护理,促进医患关系向更加和谐健康的方向发展。

## 任务二　影响个体清洁舒适的因素

　　清洁舒适是护理的主要目标之一。舒适护理是 1995 年美国学者 Kolcaba 首先提出,1998 年中国台湾地区萧丰富先生提出舒适护理模式,指出:舒适护理模式是一种整体的、个体化的、有效的及创造性的新型护理模式,认为护理的最终目标就是给患者一个最舒适的状态,使其在生理、心理、社会、灵性上达到最愉快的状态,或缩短、降低其不愉快的程度,真正从心理、生理、社会以及精神方面达到舒适,使患者尽快地达到适应社会的状态。目前,我国舒适护理研究还处于初级阶段。临床舒适护理模式的开展,要求医院从硬件设施及软件的护理方法都充分体现满足患者的舒适需求。

　　1. 与护理管理体制相关的因素　舒适环境的管理是舒适护理模式最重要内容,适宜的气味、温湿度、声响、光线能提高环境的舒适度,对患者的病情和情绪都有良好的帮助。我国现行的医院管理制度在进行病房分配时,主要考虑的是主治医生的分管床位,方便医生对患者的管理,而不是更多地考虑患者的具体需要与个性特点,这样很难满足所有患者对舒适度的要求。

2. 与医护人员相关的因素 护士的素质为是否能提供舒适护理的先决条件。要开展舒适护理,不仅要求护士能掌握全面的医学与护理知识,还要具备人文、心理、宗教等各方面的知识,对护士素质提出了更高的要求。

3. 家庭成员的支持 家庭成员是患者最为亲近的人,家人的支持和理解通常是其心理状态良好的根本保证。只有家庭成员的积极配合和支持,才能使患者更好地配合治疗,顺利地开展舒适护理。

## 项目二 口 腔 护 理

口腔是消化道的起端,由唇、颊、腭、牙齿、牙龈、舌等组织器官组成,具有摄食、吸吮、咀嚼、味觉、消化、吞咽、语言及辅助呼吸等生理功能。口腔健康是人体健康的重要组成部分。1981 年 WHO 制定的口腔健康标准是"牙齿清洁、无龋洞,无疼痛感,牙龈颜色正常,无出血现象"。也就是说人们应具有良好的口腔卫生习惯,健全的口腔功能和无任何口腔疾病。良好的口腔卫生可促进机体的健康和舒适。因口腔的温度、湿度及食物残渣适宜微生物的生长繁殖,故口腔中经常存在非致病菌群和(或)致病菌群。人在健康时身体抵抗力强,加上饮水、咀嚼、刷牙、漱口等自洁作用对细菌起到清除的效果,因此一般很少发病。但在患病时,机体抵抗力降低,并可能伴有因进食或饮水障碍等造成的自我口腔清洁能力下降,口内细菌迅速繁殖,引起口腔卫生不良,甚至导致口腔的局部炎症,并可产生溃疡,从而出现口臭,影响患者情绪、食欲及消化功能,甚至导致感染致败血症。所以口腔护理非常重要。护理人员应认真评估和判断患者的口腔卫生状况,观察舌质、舌苔变化,及时给予相应的护理措施和必要的卫生指导。对于生活不能自理的患者,护士需依据其病情及自理能力等级,协助完成口腔护理。

### 任务一 口腔卫生评估

口腔评估的目的是确定患者现存或潜在的口腔卫生问题,以制订护理计划,提供恰当的护理措施,从而预防或减少口腔疾患的发生。

1. 口腔卫生及清洁状况 口腔卫生状况的评估,包括口唇、口腔黏膜、牙龈、牙齿、舌、腭、唾液及口腔气味等。此外,评估患者口腔清洁状况和日常习惯,如刷牙、漱口或清洁义齿的方法、次数及清洁程度等。

2. 自理能力 评估患者口腔清洁过程中的自理程度。对于记忆功能减退或丧失的患者,可能需要他人提醒或指导方能完成口腔清洁活动;对于自我照顾能力表示怀疑的患者,应鼓励其发挥自身潜能,减少对他人的依赖,不断增强自我照顾能力。

3. 对口腔卫生保健知识的了解程度　评估患者对保持口腔卫生重要性的认识程度及预防口腔疾患等相关知识的了解程度,如刷牙方法、口腔清洁用具的选用、牙线的使用方法、义齿的护理,以及影响口腔卫生的因素等。

在为患者进行口腔护理前,应对患者的口腔卫生状况、自理能力及口腔卫生保健知识水平进行全面评估。评估时,可采用口腔护理评估表(表 7-1),将口腔卫生状况分为好、一般和差,分别记为 1 分、2 分和 3 分。总分为各项目之和,分值范围为 12~36 分。分值越高,表明患者口腔卫生状况越差,越需加强口腔卫生护理。

表 7-1　口腔护理评估表

| 部位/分值 | 1分 | 2分 | 3分 |
|---|---|---|---|
| 唇 | 滑润、质软、无裂口 | 干燥,有少量痂皮,有裂口,有出血倾向 | 干燥,有大量痂皮,有裂口,有分泌物,易出血 |
| 黏膜 | 湿润,完整 | 干燥,完整 | 干燥、黏膜破损或有溃疡面 |
| 牙龈 | 无出血及萎缩 | 轻微萎缩,出血 | 有萎缩,容易出血、肿胀 |
| 牙/义齿 | 无龋齿,义齿合适 | 无龋齿,义齿不合适 | 有许多空洞,有裂缝,义齿不合适,齿间流脓液 |
| 牙垢/牙石 | 无牙垢或者有少许牙石 | 有少量至中量牙垢或中量牙石 | 大量牙垢或牙石 |
| 舌 | 湿润,少量舌苔 | 干燥,有中量舌苔 | 干燥,有大量舌苔或覆盖黄色舌苔 |
| 腭 | 湿润,无或有少量碎屑 | 干燥,有少量或中量碎屑 | 干燥,有大量碎屑 |
| 唾液 | 中量、透明 | 少量或过多量 | 半透明或黏稠 |
| 气味 | 无味或有味 | 有难闻气味 | 有刺鼻气味 |
| 损伤 | 无 | 唇有损伤 | 口腔内有损伤 |
| 自理能力 | 完全自理 | 部分依赖 | 完全依赖 |
| 健康知识 | 大部分知识来自于实践,刷牙有效,使用牙线清洁牙齿 | 有些错误观念,刷牙有效,未使用牙线清洁牙齿 | 有许多错误观念,很少清洁口腔,刷牙无效,未使用牙线清洁牙齿 |

4. 口腔特殊问题　评估患者是否存在特殊的口腔问题。如佩戴义齿、取下义齿前,应先观察患者义齿佩戴是否合适,有无义齿连接过紧,说话时义齿是否容易滑下;取下义齿后,观察义齿内套有无结石、牙斑及食物残渣等,检查义齿表面有无破损和裂痕等。若患者因口腔或口腔附近的治疗、手术等戴有特殊装置或管道,应注意评估佩戴状况、对口腔功能的影响及是否存在危险因素。

### 任务二 一般口腔护理

1. 口腔卫生指导 从牙齿口腔的结构中看出,牙龈就像紧紧包裹牙齿的肌肉,它是牙齿稳固的基础所在。健康的牙龈与牙齿紧密相连,使细菌污垢无从下手,因此保护口腔的健康就显得尤为重要。护士应与患者讨论口腔卫生的重要性,定时检查患者口腔卫生情况,指导患者养成良好的口腔卫生习惯,提高口腔健康水平。

(1)正确选择和使用口腔清洁用具:牙刷是清洁口腔的必备工具,根据美国牙科协会的规定,牙刷头的长度为 2.5~3 cm,宽度为 0.8~1 cm,有 2~4 排刷毛,每排 5~12束,牙刷头前端应为圆钝形。尼龙刷毛软硬度和弹性适中,耐磨性好,对牙齿的清洁和按摩作用较佳,不会损伤牙龈。不可使用已磨损的牙刷或硬毛牙刷,因其不仅清洁效果欠佳,且易导致牙齿磨损及牙龈损伤。牙刷在使用间隔应保持清洁和干燥,至少每 3 个月更换一次。应选用无腐蚀性的牙膏,以免损伤牙齿。含氟牙膏具有抗菌和保护牙齿的作用,可推荐使用。药物牙膏可抑制细菌生长,具有预防龋齿、治疗牙周病或牙齿过敏的作用,可根据需要选择使用。

(2)采用正确的刷牙方法:刷牙可清除食物残渣,有效减少牙齿表面与牙龈边缘的牙菌斑,而且具有按摩牙龈的作用,有助于减少口腔环境中的致病因素,并增强组织抗病能力。刷牙通常于晨起和就寝前进行,每次餐后也建议刷牙,刷牙的最佳时间是进食后的 30 分钟,每次刷牙 2~3 分钟。它不仅可以使口气清新,还可以防止食物残渣为牙齿表面的细菌提供营养。

目前提倡的刷牙方法有颤动法和竖刷法。

1)颤动法:刷牙时刷毛与牙齿呈 45°角,使牙刷毛的一部分进入牙龈与牙面之间的间隙,另一部分伸入牙缝内,来回做短距离的颤动。每次只刷 2~3 颗牙齿,刷完一个部位后再刷相邻部位。对于前排牙齿内面,可用牙刷毛面的顶部以环形颤动方式刷洗;刷牙齿咬合面时,将刷毛压在咬合面上,使毛端深入裂沟区作短距离的前后来回颤动。

2)竖刷法:将牙刷毛末端置于牙龈和牙冠交界处,沿牙齿方向轻微加压,刷上牙时向下刷,刷下牙时向上刷。牙的内外面和咬合面都要刷到。在同一部位要反复刷多次。这种方法可以有效消除菌斑及软垢,并能刺激牙龈,使牙龈外形保持正常。

(3)配合使用牙线与舌苔刷:牙缝间的食物残渣通过刷牙很难清除,会导致有害物质在牙缝深层的积存和腐败。口气的产生与此关系明显。因此,刷牙后使用牙线可以彻底清洁牙齿。尼龙线、丝线及涤纶线均可作牙线材料,建议每日使用牙线剔牙 2 次,餐后立即进行效果更佳。具体操作方法是将牙线两端分别缠于双手示指或中指,以拉锯式将其嵌入牙间隙。拉住牙线两端使其呈"C"形,滑动牙线至牙龈边缘,绷紧牙线,沿一侧牙面前后移动牙线以清洁牙齿侧面,然后用力弹出,再换另一侧,反复数次直至牙面清洁或将嵌塞物清除。使用牙线后,需彻底漱口以清除口腔内的碎屑。操作中注意对牙齿侧面施加压力时,施力要轻柔,切忌将牙线猛力下压,以免损伤牙龈。

对于舌苔的卫生要特别注意。舌苔不能过度刷洗,经常用力刮舌苔,会损伤舌乳头,刺激味蕾,造成舌背部麻木,味觉减退、食欲下降。要使用特殊的舌苔刷来清洁舌苔。普通的牙刷也会对舌苔造成损伤。

(4) 定期口腔检查与洁牙:口腔医生建议每 6～12 个月需要洁牙一次,并做全面的口腔检查。这样可以使口腔病患消灭在萌芽状态,既简单有效,又不会花费很多。

2. 义齿的清洁护理　牙齿缺失者通过佩戴义齿(denture)可促进食物咀嚼,便于交谈,维持良好的口腔外形和个人外观。日间佩戴义齿,因其会积聚食物碎屑、牙菌斑及牙石,故应在餐后取下义齿进行清洗,其清洗方法与刷牙法相同。夜间休息时,应将义齿取下,使牙龈得到充分休息,防止细菌繁殖,并按摩牙龈。当患者不能自行清洗口腔时,护士应协助患者完成义齿的清洁护理。操作时护士戴好手套,取下义齿,清洁义齿并进行口腔护理。取下的义齿不应浸没于热水或乙醇溶液中,以免变色、变形及老化。佩戴义齿前,护士应协助患者进行口腔清洁,并保持义齿浸润以减少摩擦。

## 任务三　特殊口腔护理

对于高热、昏迷、危重、禁食、鼻饲、口腔疾患、术后及生活不能自理的患者,护士应遵医嘱给予特殊口腔护理,一般每天 2～3 次。如病情需要,应酌情增加次数。

【护理目的】　保持口腔清洁、湿润,预防口腔感染等并发症;预防或减轻口腔异味,清除牙垢,增进食欲,促进舒适;评估口腔内的变化(如黏膜、舌苔及牙龈等),提供患者病情动态变化的信息。

【护理评估】

(1) 患者的年龄、病情、意识、心理状态、配合程度及口腔卫生状况。

(2) 患者口唇、口腔黏膜、牙龈、舌苔有无异常;口腔有无异味;牙齿有无松动,有无活动性义齿。

(3) 患者的心理状态和合作程度。

【护理计划】

1. 环境准备　宽敞,光线充足或有足够的照明。

2. 患者准备　①了解口腔护理的目的、方法、注意事项及配合要点;②取舒适、安全且易于操作的体位。

3. 护士准备　衣帽整洁,修剪指甲,洗手、戴口罩。

4. 用物准备

(1) 治疗盘内备:治疗碗 2 个(分别盛漱口溶液和浸湿的无菌棉球)、镊子、弯止血钳、弯盘、压舌板、吸水管、棉签、液体石蜡、手电筒、纱布数块、治疗巾。必要时备开口器。

(2) 治疗盘外备:常用漱口液(表 7-2)、口腔外用药(按需准备,常用的有口腔溃疡膏、西瓜霜、维生素 $B_2$ 粉末、锡类散等)、手消毒液。治疗车下层备有生活垃圾桶和医用垃圾桶。

表7-2 口腔护理常用溶液

| 名称 | 浓度(%) | 作用及适用范围 |
| --- | --- | --- |
| 生理盐水 | 0.9 | 清洁口腔,预防感染 |
| 复方硼酸溶液(朵贝尔溶液) | | 除臭、抑菌,适用于轻度口腔感染 |
| 过氧化氢溶液 | 1~3 | 防腐、防臭,适用于口腔感染有溃烂、坏死组织者 |
| 碳酸氢钠溶液 | 1~4 | 属碱性溶液,适用于真菌感染 |
| 氯己定溶液(洗必泰溶液) | 0.02 | 清洁口腔,广谱抗菌 |
| 呋喃西林溶液 | 0.02 | 清洁口腔,光谱抗菌 |
| 醋酸溶液 | 0.1 | 适用于铜绿假单胞菌感染 |
| 硼酸溶液 | 2~3 | 酸性防腐溶液,有抑制细菌的作用 |
| 甲硝唑溶液 | 0.08 | 适用于厌氧菌感染 |

【实施】 见表7-3。

表7-3 特殊口腔护理操作步骤及要点说明

| 操作步骤 | 要点说明 |
| --- | --- |
| 1. 核对　备齐用物,携至患者床旁,核对患者床号及姓名 | 便于操作<br>确认患者 |
| 2. 体位　协助患者侧卧或仰卧,头偏向一侧,面向护士 | 便于分泌物及多余水分从口腔流出,防止反流造成误吸<br>使患者移近护士,利于护士操作时节力 |
| 3. 铺巾置盘　铺治疗巾于患者颈下,置弯盘于患者口角旁 | 防止床单、枕头及患者衣服被浸湿 |
| 4. 湿润口唇 | 防止口唇干裂者直接张口时破裂出血 |
| 5. 漱口　协助患者用吸水管吸水漱口 | |
| 6. 口腔评估　嘱患者张口,护士一手持手电筒;另一手持压舌板观察口腔情况。昏迷患者或牙关紧闭者可用张口器协助张口 | 便于全面观察口腔内状况(溃疡、出血点及特殊气味)<br>开口器应从臼齿内处放入,牙关紧闭者不可使用暴力使其张口,以免造成损伤<br>有活动义齿者,取下义齿并用冷水刷洗,浸于冷水中备用 |
| 7. 按顺序擦拭　用弯止血钳夹取含有无菌溶液的棉球,拧干棉球<br>(1) 嘱患者咬合上、下齿,用压舌板轻轻撑开左侧颊部,擦洗左侧牙齿的外面。沿纵向擦洗牙齿,按顺序由臼齿洗向门齿。同法擦洗右侧牙齿的外面<br>(2) 嘱患者张开上、下齿,擦洗牙齿左上内侧面、左上咬合面、左下内侧面、左下咬合面,弧形擦洗左侧颊部。同法擦洗右侧牙齿<br>(3) 擦洗舌面及硬腭部 | 棉球应包裹止血钳尖端,防止钳端直接触及口腔黏膜和牙龈<br>每次更换一个棉球,一个棉球擦洗一个部位<br>擦洗过程中动作应轻柔,特别是对凝血功能障碍的患者,应防止碰伤黏膜和牙龈<br><br><br>勿过深,以免触及咽部引起恶心 |

（续表）

| 操作步骤 | 要点说明 |
|---|---|
| 8. 再次漱口　协助患者用吸水管吸水漱口，将漱口水吐入弯盘，纱布擦净口唇 | 保持口腔清爽<br>有义齿者，协助患者佩戴义齿 |
| 9. 再次评估口腔状况 | 确定口腔清洁是否有效 |
| 10. 润唇　口唇涂液状石蜡或润唇膏，酌情涂药 | 防止口唇干燥、破裂<br>如有口腔黏膜溃疡，可局部涂口腔溃疡膏 |
| 11. 操作后处理<br>（1）撤去弯盘及治疗巾<br>（2）协助患者取舒适卧位，整理床单位<br>（3）整理用物<br>（4）洗手<br>（5）记录：记录口腔卫生状况及护理效果 | 确保患者舒适、安全<br>弃口腔护理用物于医用垃圾桶内<br>减少致病菌传播<br><br>利于评价 |

【护理评价】

（1）患者口唇润泽，感到清爽、舒适、无刺激，口腔卫生改善，黏膜、牙齿无损伤。

（2）患者出现异常情况时，护士及时处理。

（3）患者及家属知晓护士告知事项，对护理满意。

# 项目三　头发护理

头发清洁是患者每日卫生护理的一项重要内容。经常梳理和清洁头发，可及时清除头皮屑和灰尘，使头发清洁易梳理。同时，经常梳头和按摩头皮，可促进头部血液循环，增进上皮细胞营养，促进头发生长，预防感染发生。良好的头发外观对维护个人形象、保持良好心态及增强自信十分重要。对于病情较重、自我完成头发护理受限的患者，护士应予以适当协助。

## 任务一　头发卫生评估

1. 头发与头皮状况　观察头发的分布、浓密程度、长度、颜色、韧性与脆性及清洁状况，注意观察头发有无光泽、发质是否粗糙及尾端有无分叉；观察头皮有无头皮屑抓痕、擦伤及皮疹等情况，并询问患者头皮有无瘙痒。健康的头发清洁、有光泽、整齐、浓密适度，分布均匀，头皮清洁、无头皮屑、无损伤。头发的生长和脱落与机体营养状况、内分泌状况、遗传因素、压力及某些药物的使用等因素有关。

2. 头发护理知识及自理能力　评估患者及家属对头发清洁护理相关知识的了解程度，患者的自理能力等。

3. 患者的病情及治疗情况　评估是否存在因患病或治疗妨碍患者头发清洁的因素。

## 任务二　头发清洁护理

多数患者可自行完成头发的清洁护理，但患病或身体衰弱会妨碍个体进行日常的头发清洁，导致头发清洁度降低。对于长期卧床、关节活动受限、肌肉张力降低或共济失调的患者，护士应协助其完成头发的清洁和梳理。护士在协助患者进行头发护理时，应询问患者的个人习惯，调整护理方法以适应患者需要。

### 一、床上梳头

【护理目的】　去除头皮屑和污垢，保持头发清洁和整齐，减少感染机会；按摩头皮，保持头部血液循环，促进头发的生长和代谢；维持患者自尊，增加患者自信，建立良好的护患关系。

【护理评估】

(1) 患者的年龄、病情、意识、心理状态、配合程度。

(2) 患者头发卫生情况及头皮状况。

【护理计划】

1. 环境准备　宽敞，光线充足或有足够的照明。

2. 患者准备　①了解梳头的目的、方法、注意事项及配合要点；②根据病情，采取平卧位、坐位或半坐卧位。

3. 护士准备　衣帽整洁，修剪指甲，洗手，戴口罩。

4. 用物准备　治疗盘内备梳子、治疗巾、纸袋。必要时备发夹、橡皮圈(套)、30%乙醇。治疗盘外备手消毒液。治疗车下层备生活垃圾桶、医用垃圾桶。

【实施】　见表7-4。

表7-4　床上梳头操作步骤及要点说明

| 操作步骤 | 要点说明 |
| --- | --- |
| 1. 核对　备齐用物，携至床旁，核对患者床号和姓名 | 便于操作<br>确认患者 |
| 2. 体位　根据病情协助患者取坐位或半坐卧位 | 若患者病情较重，可协助其取侧卧或平卧位，头偏向一侧 |
| 3. 铺治疗巾　坐位或半坐卧位患者，铺治疗巾于患者肩上；卧床患者，铺治疗巾于枕上 | 避免碎发和头皮屑掉落在枕头或床单上 |
| 4. 梳头　将头发从中间分成两股，护士一手握住一股头发，一手持梳子，由发根梳向发梢 | 梳头时尽量使用圆钝齿的梳子，以防损伤头皮；如发质较粗或烫成卷发，可选用齿间较宽的梳子<br>如遇长发或头发打结不易梳理时，应沿发梢到发根的方向进行梳理。可将头发绕在手指上，也可用30%乙醇湿润打结处，再慢慢梳理开；避免过度牵拉，使患者感到疼痛 |

（续表）

| 操作步骤 | 要点说明 |
|---|---|
| 5. 编辫子　根据患者喜好,将头发编辫或扎成束 | 发辫不宜扎得太紧,以免引起疼痛 |
| 6. 操作后处理<br>（1）将脱落的头发置于纸袋中,撤去治疗巾<br>（2）协助患者取舒适卧位,整理床单位<br>（3）整理用物<br>（4）洗手<br>（5）记录:记录执行时间及护理效果 | 将纸袋弃于生活垃圾桶内<br><br>促进患者舒适,保持病室整洁<br><br>减少致病菌传播<br>利于评价 |

【护理评价】

（1）患者及家属能够知晓护士告知的事项,对服务满意。

（2）患者头发清洁、整齐,感觉舒适。

（3）护理过程安全,患者出现异常情况时,护士及时处理。

## 二、床上洗头

洗头频率取决于个人日常习惯和头发卫生状况。对于出汗较多或头发上沾有各种污渍的患者,应酌情增加洗头次数。根据患者健康状况、体力和年龄,可采用多种方式为患者洗头。身体状况好的患者,可在浴室内采用淋浴方法洗头;不能淋浴的患者,护士可协助患者坐于床旁椅上行床边洗头;卧床患者可行床上洗头。总之,洗头时应确保患者安全、舒适及不影响治疗为原则。长期卧床患者,应每周至少洗头一次。

护士在实际工作中可根据医院的现有条件为患者进行床上洗头,如采用马蹄形垫、扣杯法或洗头车等方法。

【护理目的】　去除头皮屑和污物,清洁头发,减少感染机会;按摩头皮,促进头部血液循环及头发生长代谢;促进患者舒适,增进身心健康,建立良好护患关系。

【护理评估】

（1）患者的年龄、病情、意识、心理状态、配合程度。

（2）患者头发卫生情况及头皮状况。

【护理计划】

1. 环境准备　环境安全,保暖,关好门窗,调节适宜的室温 22～26℃。

2. 患者准备　①了解洗头的目的、方法、注意事项及配合要点;②按需给予便器,协助患者排便;③告知患者操作中如有不适及时通知护士。

3. 护士准备　衣帽整洁,修剪指甲,洗手,戴口罩。

4. 用物准备

（1）治疗盘内备。橡胶单、浴巾、毛巾、别针、眼罩或纱布、耳塞或棉球(以不吸水棉球为宜)、量杯、洗发液、梳子。

（2）治疗盘外备。橡胶马蹄形卷或自制马蹄形垫、水壶（内盛 40～45℃热水或按患者习惯调制）、脸盆或污水桶、手消毒液，需要时可备电吹风。治疗车下层备有生活垃圾桶和医用垃圾桶。扣杯式洗头法另备搪瓷杯、橡胶管。

【实施】 见表 7-5。

表 7-5 床上洗头操作步骤及要点说明

| 操作步骤 | 要点说明 |
| --- | --- |
| 1. 核对 携用物至患者床旁,核对患者姓名和床号 | 便于操作<br>确认患者 |
| 2. 围毛巾 将衣领松开向内折,将毛巾围于颈下,别针固定 | |
| 3. 铺橡胶单 铺橡胶单和浴巾于枕上 | 保护床单、枕头及盖被下不被沾湿 |
| 4. 体位<br>（1）马蹄形垫床上洗头法:协助患者取仰卧位,上半身斜向床边,将枕垫于患者肩下。置马蹄形垫于患者后颈下,使者颈部枕于马蹄形垫的突起处,头部置于水槽中。马蹄形垫下端置于脸盆或污水桶中<br>（2）扣杯式床上洗头法:协助患者取仰卧位,枕垫于患者肩下。铺橡胶单和浴巾于患者头部位置。取脸盆一只,盆底放一条毛巾,倒扣搪瓷杯于盆底,杯上垫折成 4 折并外裹防水薄膜的毛巾。将患者头部枕于毛巾上,脸盆内置一根橡胶管,下接污水桶<br>（3）洗头车床上洗头法:协助患者取仰卧位,上半身斜向床边,头部枕于洗头车的头托上,将接水盘置于患者头下 | 如无马蹄形垫,可自制马蹄形卷替代<br><br><br>防止水倒流<br><br><br><br>利用虹吸原理,将污水引入桶内 |
| 5. 保护眼耳 用棉球或耳塞赛好双耳,用纱布或眼罩遮盖双眼 | 防止操作中水流入眼部和耳部 |
| 6. 洗发<br>（1）松开头发,用温水充分湿润头发<br>（2）取适量洗发液于掌心,均匀涂遍头发,由发际至脑后部反复揉搓,同时用指腹轻轻按摩头皮<br><br>（3）一手抬起头部,另一手洗净后部头发<br>（4）温水冲洗头发,直至冲净 | 确保水温适宜(40～45℃,符合患者习惯)<br>揉搓力适中,避免用指甲搔抓以防损伤头皮<br>按摩可促进头部血液循环<br><br>头发上若残留洗发液,会刺激头发和头皮,并使头发变得干燥 |
| 7. 擦干头发 解下颈部毛巾,擦去头发水分。取下眼部的耳罩和耳内的棉球。用毛巾包好头发,擦干面部 | 及时擦干头发,避免患者着凉 |
| 8. 操作后处理<br>（1）撤去洗发用物<br>（2）将枕移向床头,协助患者取舒适体位<br>（3）解下包头毛巾,用浴巾擦干头发,用梳子梳理整齐。用电吹风吹干头发,梳理成型 | 确保患者舒适、整洁 |

（续表）

| 操作步骤 | 要点说明 |
|---|---|
| （4）协助患者取舒适卧位,整理床单位<br>（5）整理用物<br>（6）洗手<br>（7）记录执行时间及护理效果 | 减少致病菌的传播<br>观察患者在操作中、操作后有无病情变化,有异常情况应及时处理,及时记录,利于评价 |

**【护理评价】**

（1）患者头发清洁,感觉舒适,个人形象良好。

（2）操作动作轻稳,保证患者安全,正确运用节力原则。

（3）护患沟通有效,保护患者的自尊,满足患者身心需要。

# 项目四　皮　肤　护　理

皮肤是身体最大的器官,具有保护机体、调节体温、感觉、吸收、分泌及排泄等功能。完整的皮肤是抵御外界有害物质入侵的第一道防线。皮肤的新陈代谢迅速,其代谢产物如皮脂、汗液及表皮碎屑等与外界细菌和尘埃结合形成污垢,黏附于皮肤表面,如不及时清除,可刺激皮肤,降低皮肤抵抗力,以破坏其屏障作用,成为细菌入侵的门户,造成各种感染。皮肤护理有助于维持身体的完整性,促进舒适,预防感染,防止压疮及其他并发症的发生;同时还可维护患者自身形象,促进康复。

## 任务一　皮肤卫生评估

皮肤状况可反映个体健康状态。健康的皮肤温暖、光滑、柔嫩、不干燥、不油腻,且无发红、无破损、无肿块和无其他疾病征象。自我感觉清爽、舒适,无任何刺激感,对冷、热及触摸等感觉良好。护士可通过视诊和触诊评估患者皮肤,作为患者一般健康资料和清洁护理的依据。护士在评估患者皮肤时,应仔细检查皮肤的色泽、温度、柔软性、厚度、弹性、完整性、感觉及清洁性,同时注意体位、环境（如室温）、汗液量、皮脂分泌、水肿及色素沉着等因素对评估准确性的影响。

1. 颜色　肤色因人而异,与种族及遗传有关。此外,身体的不同部位及身体的同一部位因姿势和环境因素的影响也存在差别。临床上常见的异常皮肤颜色包括以下几个方面。

（1）苍白:常见于休克和贫血患者,由于血红蛋白减少所致。

（2）发绀:皮肤黏膜呈青紫色,常见于口唇、耳郭、面颊和肢端,由于单位容积血液中还原血红蛋白量增高所致。于皮肤上轻轻施压,使皮肤呈苍白状,除去压力后观察颜色的恢复情况。正常情况下,皮肤应在1秒内恢复原来颜色。如患者有发绀现象,受压处皮肤颜色首先从边缘处恢复,且恢复速度较正常皮肤慢。

(3) 发红:由于毛细血管扩张充血,血流速度加快及红细胞含量增多所致。生理情况见于运动、饮酒;疾病情况见于发热性疾病,如大叶性肺炎、肺结核及猩红热等。

(4) 黄染:皮肤、黏膜发黄称为黄染。皮肤黏膜乃至体液及其他组织黄染时,称为黄疸,是由于胆道阻塞、肝细胞损害或溶血性疾病导致血中胆红素浓度增高所致。早期或轻微黄疸常见于巩膜,较明显时才见于皮肤。

(5) 色素沉着:由于皮肤基底层黑色素增多而导致局部或全身皮肤色泽加深。

2. 温度 皮肤温度有赖于真皮层循环血量,可提示有无感染和循环障碍。如局部炎症或全身发热时,循环血量增多,局部皮温增高;休克时,末梢循环差,皮温降低。另外,皮肤温度受室温影响,并伴随皮肤颜色的变化。皮肤苍白表明环境较冷或有循环障碍;皮肤发红表明环境较热或炎症存在。

3. 柔软性和厚度 皮肤柔软性受皮肤含水量、皮下脂肪量、质地、饱满性、真皮层纤维的弹性,以及皮肤水肿等因素的影响。皮肤厚度受身体部位、年龄及性别等因素的影响。如手掌、脚掌皮肤较厚,而眼睑、大腿内侧皮肤则较薄;婴儿皮肤一般平滑、柔软、较薄,而老年人皮肤则较干燥、粗糙;男性皮肤较女性皮肤厚。

4. 弹性 检查皮肤弹性时可从前臂内侧提起少量皮肤,放松时如果皮肤很快复原,表明皮肤弹性良好。一般老年人或脱水患者皮肤弹性较差,当提起少量皮肤再放松时,皮肤复原较慢。

5. 完整性 检查皮肤有无破损、斑点、丘疹、水泡或硬结。应特别注意患者皮肤有无损伤及损伤的状况,如皮肤损伤部位、损伤范围等。

6. 感觉 通过触诊评估患者皮肤的感觉功能。用适度的压力触摸患者皮肤,询问患者皮肤的感觉,并嘱患者描述对护士手指温度的感受。若对温度、压力及触摸存在感觉障碍,表明患者皮肤有广泛性或局限性损伤。皮肤有瘙痒感,表面皮肤干燥或有过敏情况。

7. 清洁度 通过嗅患者体味和观察患者皮肤的湿润、污垢及皮脂情况来评估皮肤清洁度。评估中应注意不易触及的皮肤隐匿部位,如女性乳房,以及会阴部、男性阴囊部位。对存在感觉功能障碍、机体活动障碍及供血不足的患者,应加强其皮肤评估。对发现的皮肤问题,应向患者解释所需进行的皮肤护理,并指导患者学习相关卫生护理技术。


## 任务二 皮肤护理技术


### 一、皮肤清洁卫生指导

1. 采用合理的清洁方法 皮脂积聚会刺激皮肤,阻塞毛孔或油性皮肤上形成污垢,因此护士应指导患者经常沐浴。通过沐浴可清除积聚于皮肤上的油脂、汗液、死亡的表皮细胞及部分细菌。另外,沐浴有助于刺激皮肤的血液循环。热水浴可促进表皮小动脉扩张,为皮肤供应更多血液和营养物质。同时,沐浴使个体产生更多健康感,自我感觉清新、放松,可改善外表和增进自尊。特别是对于出汗较多的患者,经常沐浴并保持皮肤干燥可防止因皮肤潮湿而致的皮肤破损。但对于皮肤干燥的患者,应酌情减少沐浴次数。此外,护士在协助患者沐浴过程中,可观察患者皮肤状况和身体情况,并评估患者心理、社会需求,有助于建立良好护患关系。

沐浴的范围、方法和需要协助的程度去决定于患者的自理能力,即活动能力、健康状况及个人习惯等。应鼓励患者自行沐浴,预防因机体长期不活动而引起并发症。一般全身状况良好者,可行淋浴或盆浴。妊娠 7 个月以上的孕妇禁用盆浴。传染病患者应根据病情和隔离原则进行沐浴。对于活动受限的患者可采用床上擦浴。对存在体力依赖或认知障碍的患者,护士在为其提供皮肤护理时应更加注意观察皮肤状况。

无论患者接受何种沐浴方式,护士均应遵循以下原则。①提供私密空间:关闭门窗或拉上隔帘。为患者擦浴时,只暴露正在擦洗的部位,注意适时遮盖身体其他部位,保护患者隐私。②保证安全:沐浴区域应配备必要的安全措施,如防滑地面、扶手等;在离开患者床单位时,需妥善安放床栏(特别是不能自理或意识丧失患者);在临时离开病室时,应将呼叫器放于患者易取位置。③注意保暖:关闭门窗,控制室温,避免空气对流。皮肤潮湿时,空气对流易导致热量大量散失。洗浴过程中尽量减少患者身体暴露,避免患者着凉。④提高患者自理能力:鼓励患者尽可能参与沐浴过程,患者需要时再给予协助。⑤预期患者需求:事先将换洗的清洁衣服和卫生用品置于患者床边或浴室内。

2. 正确选择清洁用品　护士应根据患者的皮肤状况、个人喜好及清洁用品的性质、使用目的和效果选择洗浴用品和护肤用品。①浴皂可有效清洁皮肤:对于皮肤易过敏者,应使用低过敏性浴皂。对于皮肤特别干燥或有破损者,应用温水清洗,避免使用浴皂。②润肤剂于体表形成油脂面,可防止水分蒸发,具有软化皮肤作用。常用的润肤剂包括羊毛脂和凡士林类护肤品。③爽身粉可减少皮肤摩擦,吸收多余水分,并抑制细菌生长。一般情况下,可选择 1～2 种浴皂(浴液)和润肤剂对患者进行皮肤清洁护理。在考虑患者喜好时,对于患者不能使用的清洁用品需向患者讲明原因,劝阻患者使用,取得患者理解。

## 二、淋浴和盆浴

病情较轻,有自理能力的患者,可采用淋浴或盆浴。护士应根据患者的需要和病情选择适当的洗浴方式,时间和次数,并根据患者自理能力适当予以协助。

【护理目的】　去除皮肤污垢,保持皮肤清洁,促进身心舒适,增进健康;促进皮肤血液循环,增强其排泄功能,预防感染、压疮等并发症;观察全身皮肤有无异常,为临床诊治提供依据;活动患者肢体,预防肌肉挛缩、关节僵硬等并发症,维持良好精神状态;为护士提供观察患者并与其建立良好护患关系的机会。

【护理评估】　患者的年龄、病情、意识、自理能力、心理状态、配合程度、皮肤情况及日常沐浴习惯。

【护理计划】

1. 环境准备　调节室温＞22℃,水温保持在 40～45℃,也可按患者习惯调节。

2. 患者准备　了解沐浴的目的、方法及注意事项。根据需要协助患者排便。

3. 护士准备　衣帽整洁,修剪指甲,洗手,戴口罩。

4. 用物准备　脸盆、毛巾、浴巾、浴皂(根据皮肤情况选择酸、碱度适宜的浴皂或浴液)、洗发液、清洁衣裤、拖鞋、手消毒液。治疗车下层备有生活垃圾桶和医用垃圾桶。

【实施】　见表 7 – 6。

表 7 – 6　淋浴和盆浴的操作步骤及要点说明

| 操作步骤 | 要点说明 |
| --- | --- |
| 1. 备物　检查浴盆或浴室是否清洁,浴室放置防滑垫,协助患者准备洗浴用品和润肤用品。将用物放于浴盆或浴室内易取处 | 防止致病菌传播,防止患者在取用物时出现意外性跌倒 |
| 2. 解释　协助患者入浴室。嘱患者穿好浴衣和拖鞋。指导患者如何调节冷、热水开关及使用浴室呼叫器。嘱患者进、出浴室时扶好安全把手。浴室不应闩门,将"正在使用"标记挂于浴室门外 | 防止患者出现意外性滑倒或跌倒<br>避免患者受凉或意外性烫伤<br>一旦发生意外,护士能及时入内<br>在确保安全的前提下,保护患者隐私<br>必要时可在旁守护,防止患者发生意外 |
| 3. 沐浴　患者沐浴时,护士应在能呼唤到的地方,并每隔 5 分钟检查患者的情况,注意观察患者在沐浴过程中的反应 | 确保患者安全 |
| 4. 其他　当患者使用信号铃时,护士应敲门后进入浴室。如患者采用盆浴,应根据情况协助患者移出浴盆,帮助患者擦干皮肤 | 当患者使用呼叫器时,护士应先敲门再进入浴室,以保护患者隐私<br>浴盆浸泡时间<20 分钟,浸泡过久易导致疲倦 |
| 5. 操作后处理<br>(1) 根据情况协助患者穿好清洁衣裤和拖鞋。协助患者回病室,取舒适体位<br>(2) 清洁浴盆或浴室,整理用物放回原处。将"未用"的标记挂于浴室门外<br>(3) 洗手<br>(4) 记录 | 保暖,防止患者受凉<br><br>防止致病菌通过脏单或潮湿的物品传播<br><br>减少致病菌传播<br>记录执行时间及护理效果,利于评估 |

【护理评价】

(1) 患者沐浴过程安全,无意外发生。

(2) 沐浴后患者感到舒适、清洁,精神放松、愉快。

(3) 患者皮肤感到温暖、无刺激,血液循环良好。

## 三、床上擦浴

病情较重、长期卧床、制动或活动受限(如使用石膏、牵引)、生活不能自理的患者,可选用床上擦浴。

【护理目的】　去除皮肤污垢,保持皮肤清洁,促进身心舒适,增进健康;促进皮肤血液循环,增强其排泄功能,预防感染、压疮等并发症;观察全身皮肤有无异常,为临床诊治提供依据;活动患者肢体,预防肌肉挛缩、关节僵硬等并发症,维持良好精神状态;观察患者一般情况,提供病情信息。

【护理评估】 患者的年龄、病情、意识、心理状态、合作程度及皮肤卫生状况。

【护理计划】

1. 环境准备 调节室温在 24℃以上,关好门窗,拉上窗帘或屏风遮挡。

2. 患者准备 ①了解床上擦浴的目的、方法、注意事项及配合要点;②病情稳定,全身状况较好;③根据需要协助患者排便。

3. 护士准备 衣帽整洁,修剪指甲,洗手,戴口罩。

4. 用物准备

(1) 治疗盘内备:浴巾 2 条、毛巾 2 条、浴皂、小剪刀、梳子、浴毯、50%乙醇、护肤用品(润肤剂、爽身粉)。

(2) 治疗盘外备:脸盆 2 个、水桶 2 个(一桶用于盛有 50～52℃的热水,并按年龄、季节和个人习惯增减水温;另一桶用于接盛污水)、清洁衣裤和被服、手消毒液。另备便盆、便盆巾和屏风。治疗车下层备生活垃圾桶、医用垃圾桶。

【实施】 见表 7 - 7。

表 7 - 7 床上擦浴操作步骤及要点说明

| 操作步骤 | 要点说明 |
| --- | --- |
| 1. 核对 备齐用物携至床旁,将用物放于易取、稳妥处。核对患者并询问患者有无特殊用物需求 | 便于操作,确认患者 |
| 2. 按需要给予便器 | 温水擦浴时易引起患者排尿和排便反射 |
| 3. 关闭门窗,屏风遮挡 | 防止室内空气对流,防止患者受凉,保护患者隐私 |
| 4. 体位 协助患者移近护士侧,取舒适卧位,保持身体平衡 | 确保患者舒适,利于护士操作时节力,减少肌肉紧张和疲劳 |
| 5. 盖浴毯 根据病情放平床头及床尾支架,松开盖被,移至床尾,将浴毯盖于患者身上 | 移去盖被可防止洗浴时弄脏或者浸湿盖被;浴毯可保暖和维持患者隐私 |
| 6. 备水 将脸盆和浴皂放于床旁桌上,倒入温水约2/3 满 | 温水可促进患者身体舒适和肌肉放松,避免受凉 |
| 7. 擦洗面部和颈部<br>(1) 将一条浴巾铺于患者枕上;另一条浴巾盖于患者胸部。将毛巾叠成手套状,包于护士手上。将包好的毛巾放入水中,彻底浸湿<br>(2) 先用温水擦洗患者眼部,使用毛巾不同部位,由内眦到外眦,轻轻擦干眼部<br>(3) 询问患者面部擦洗是否使用浴皂。按顺序洗净并擦干前额、面颊、鼻部、耳后、下颌直至颈部 | 避免擦浴时弄湿床单和盖被<br>毛巾折叠可保持擦浴时毛巾的温度,避免毛巾边缘过凉刺激患者皮肤<br>避免使用浴皂,以免引起眼部刺激<br>避免交叉感染<br>防止眼部分泌物进入鼻泪管<br>因面部皮肤比身体其他部位皮肤更容易暴露于外界;浴皂容易使面部皮肤干燥<br>注意擦净耳郭、耳后及皮肤褶皱处<br>除眼部外,其他部位一般采用清水和浴皂各擦洗一遍后,再用清水擦净及浴巾擦干的顺序擦洗 |

（续表）

| 操作步骤 | 要点说明 |
|---|---|
| 8. 擦洗上肢和手<br>（1）为患者脱去上衣，盖好浴毯。先脱近侧后脱远侧。如有肢体外伤或活动障碍，应先脱健侧，后脱患侧<br>（2）移去近侧上肢浴毯，将浴巾纵向铺于患者上肢下面<br>（3）将毛巾涂好浴皂，擦洗患者上肢，直至腋窝，然后用清水擦净，并用浴巾擦干<br>（4）协助患者侧卧，面向护士，将浴巾纵向铺于患者对侧上肢下面，同法擦洗对侧上肢<br>（5）将浴巾对折，放于患者床边处，置脸盆于浴巾上。协助患者将双手浸于脸盆中，洗净并擦干。根据情况修剪指甲。操作后移至对侧，同法擦洗对侧上肢 | 充分暴露擦洗部位，便于擦浴<br>先脱健侧便于操作，避免患侧关节过度活动<br><br>从远心端向近心端擦洗<br>擦洗皮肤时，力量要足以刺激肌肉组织，以促进皮肤的血液循环<br>注意洗净腋窝等皮肤褶皱处<br>碱性残留液可破坏皮肤正常菌群生长<br>皮肤过湿可致皮肤变软，易引起皮肤破损<br>浸泡可软化皮肤角质层，便于清除指甲下污垢 |
| 9. 擦洗胸、腹部<br>（1）根据需要换水，检查水温<br>（2）将浴巾盖于患者胸部，将浴毯向下折叠至患者脐部。护士一手掀起浴巾一边，用另一包有毛巾的手擦洗患者胸部。擦洗女性患者乳房时应环形用力，注意擦净乳房下皮肤褶皱处。必要时，可将乳房抬起以擦洗褶皱处皮肤。彻底擦干胸部皮肤。<br>（3）将浴巾纵向盖于患者胸、腹部（可使用两条浴巾）。将浴毯向下折叠至会阴部。护士一手掀起浴巾一边，用另一包有毛巾的手擦洗患者腹部。擦洗过程中应保持浴巾遮挡患者腹部，彻底擦干腹部皮肤。 | <br>减少患者身体不必要的暴露，保护患者隐私<br>皮肤分泌物和污物易沉积于褶皱处。乳房下垂，皮肤摩擦后容易出现破损。<br>擦洗过程中应保持浴巾盖于患者胸部，保护患者隐私并避免着凉<br><br>防止身体受凉，减少身体暴露 |
| 10. 擦洗背部、臀部<br>（1）协助患者取侧卧位，背向护士。将浴巾纵向铺于患者身下<br>（2）将浴毯盖于肩部和腿部<br>（3）依次擦洗后颈部、背部至臀部<br>（4）进行背部按摩（见背部按摩护理）<br>（5）协助患者穿好清洁上衣。先穿远侧后穿近侧。如有肢体外伤或活动障碍，应先穿患侧，后穿健侧<br>（6）将浴毯盖于患者胸、腹部。换水、换盆 | 暴露背部和臀部，便于擦洗<br><br>保暖，减少身体其他部位的不必要暴露<br>注意擦净臀部和肛门部位的皮肤皱褶<br><br>确保患者温暖、舒适<br>先穿患侧，可减少肢体关节活动，便于操作<br>换水可防止微生物从肛门传播至会阴部 |
| 11. 擦洗下肢、足部及会阴部<br>（1）协助患者平卧、脱裤<br>（2）将浴毯盖于远侧下肢，确保遮盖住会阴部。将浴巾纵向铺于近侧下肢下面<br>（3）依次擦洗踝部、膝关节、大腿，洗净后彻底擦干<br>（4）移盆于足下，盆下垫浴巾<br>（5）一手托起患者小腿部，将足部轻轻置于盆 | <br>减少身体其他部位的不必要的暴露<br><br>由远心端向近心端擦洗可促进静脉回流<br>确保足部接触盆底，以保持稳定<br><br>浸泡可软化角质层 |

（续表）

| 操作步骤 | 要点说明 |
|---|---|
| 内,浸泡后擦洗足部。根据情况修剪指甲。彻底擦干足部。若足部过于干燥,可使用润肤剂。 | 确保洗净趾间部位,因趾间比较潮湿,有分泌物存在 |
| （6）护士移至床对侧,同法擦洗近侧腿部和足部。擦洗后,用浴毯盖好患者。换水、换盆 | 润肤剂可保持皮肤湿润,软化皮肤 |
| （7）用浴巾盖好上肢和胸部,将浴毯盖好下肢,只暴露会阴部。洗净并擦干会阴部（见会阴部护理） | 保护患者隐私 |
| （8）协助患者穿好清洁裤子 | |
| 12. 梳头　协助患者取舒适体位,为患者梳头 | 维护患者个人形象 |
| 13. 操作后处理<br>（1）整理床单位,按需更换床单。整理用物,放回原处 | 为患者提供清洁环境 |
| （2）洗手 | 减少致病菌传播 |
| （3）记录 | 记录执行的时间及护理效果利于评价 |

【护理评价】

（1）患者感到清洁、舒适,身心愉快。

（2）护理措施恰当,未发生受凉、皮肤损伤等情况。

（3）患者及家属获得床上擦浴知识和技能,护患关系良好。

## 四、背部按摩

背部按摩通常于患者沐浴后进行,可提供观察患者皮肤有无破损迹象的机会,促进背部皮肤的血液循环,为护士提供与患者沟通的渠道。行背部按摩时,可通过减少噪声和确保患者舒适的方法,促进患者放松。行背部按摩前应先了解患者病情,确定有无背部按摩的禁忌证,如背部手术或肋骨骨折患者禁止进行背部按摩。

【护理目的】　促进皮肤血液循环,预防压疮等并发症的发生;观察患者一般情况、皮肤有无破损,满足患者身心需要;活动背部肌肉,减少劳累和酸痛。

【护理评估】

（1）患者的年龄、病情、意识、卧床时间、卧位、心理状态及背部皮肤状况。

（2）患者肢体活动能力、自理能力。

（3）皮肤的清洁度、患者对预防压疮知识的了解程度。

【护理计划】

1. 环境准备　关闭门窗,调节室温＞24℃,拉上窗帘或屏风遮挡。

2. 患者准备　了解背部按摩的目的、方法、注意事项及配合要点。患者病情稳定,全身状况较好。

3. 护士准备　衣帽整洁,修剪指甲,洗手,戴口罩。

4. 用物准备　毛巾、浴巾、50%乙醇、脸盆（内盛有 50～52℃的温水）、手消毒液、屏风。治疗车下层生活垃圾桶、医用垃圾桶。

【实施】　见表7-8。

表7-8　背部按摩的操作步骤及要点说明

| 操作步骤 | 要点说明 |
| --- | --- |
| 1. 核对　备齐用物至床旁,核对患者姓名和床号 | 便于操作,确认患者 |
| 2. 备水　将盛有温水的脸盆放于床旁桌和椅子上 | |
| 3. 体位　协助患者取俯卧位或侧卧位,背向操作者,拉好围帘 | 有利于背部按摩,保护患者隐私,并有利于患者放松 |
| 4. 按摩<br>（1）俯卧位背部按摩<br>　　1）铺浴巾:暴露患者背部、肩部、上肢及臀部,将身体其他部位用盖被盖好。将浴巾纵向铺于患者背部下面<br>　　2）擦洗:用毛巾依次擦洗患者的颈部、肩部、背部及臀部<br>　　3）全身按摩:用手掌蘸少许50%乙醇,用手掌大、小鱼际按摩。先将手放于骶尾部开始,以环形方式按摩,从臀部向肩部按摩;再从上臂沿背部两侧向下按摩至髂脊部位,如此有节律地按摩数次<br>　　4）用拇指指腹蘸50%乙醇,由骶尾部开始沿脊柱旁按摩至第七颈椎处<br>　　5）用手掌大、小鱼际蘸50%乙醇紧贴皮肤按摩其他受压处,<br>（2）侧卧位背部按摩<br>　　1）同俯卧位背部按摩（操作同上）<br>　　2）协助患者转向另一侧卧位,按摩另一侧髋 | 减少不必要的身体暴露<br>防止液体过多弄湿床单<br><br><br><br>温和、稳重的按摩可促进肌肉组织放松,持续皮肤按摩可刺激皮肤组织的血液循环 |
| 5. 更换衣裤　用浴巾擦净背部乙醇,撤去浴巾后,协助患者穿好衣服 | 过多的乙醇刺激皮肤 |
| 6. 操作后处理<br>（1）协助患者取舒适体位<br>（2）整理床单位<br>（3）整理用物<br>（4）洗手<br>（5）记录 | 舒适卧位可增加背部按摩效果<br><br>预防感染发生<br>减少致病菌传播<br>记录执行时间及护理效果,利于评估 |

【护理评价】

（1）患者背部皮肤清洁,背部肌肉酸痛感消失,感觉舒适。

（2）护理措施得当,未发生受凉、皮肤损伤等情况。

（3）患者及家属获得背部按摩知识和技能,护患关系良好。

# 项目五　晨间晚间护理

## 任务一　晨晚间护理的需要

晨晚间护理是生活护理的组成部分之一,是提高整个护理质量的基础。它是根据人们的日常生活习惯,为满足患者日常清洁和舒适需要而在晨起和就寝前执行的护理措施。危重、昏迷、瘫痪、高热、大手术后或年老体弱等自理能力受限的患者,护士需要根据其分级护理协助进行晨晚间护理。

(1) 晨晚间护理有助于创造良好的环境,保持病床和病室整洁,使患者清洁舒适。

(2) 晨晚间护理能帮助护士了解患者的病情和身体状态,为诊断、治疗和护理提供依据。

(3) 晨晚间护理作为护士和患者沟通的桥梁,可以增进护患感情。

(4) 晨晚间护理可以预防压疮及肺炎等并发症的发生。

(5) 晨晚间护理是重症患者护理工作的内容之一,对提高护理质量,提高护理工作效率和提高患者满意度均起到积极的作用。

## 任务二　晨晚间护理的内容

### 一、晨间护理

晨间护理(morning care)是生活护理的重要工作内容,一般于晨间诊疗工作前完成,可以保持病床和病室整洁,使患者清洁舒适,预防压疮及肺炎等并发症的发生;能观察和了解患者病情,为诊断、治疗和护理提供依据;能促进护患沟通,满足患者身心需要。对于能离床活动、病情较轻的患者,应鼓励其自行完成以增强疾病康复的信心;对于病情较重、不能离床活动的患者,护士应予以协助完成。

【护理目的】　促进患者清洁、舒适,预防压疮、肺炎等并发症的发生;观察和了解病情,为诊断、治疗及调整护理计划提供依据;进行心理和卫生指导,满足患者心理需求,促进护患沟通;保持病室和床单位的整洁、美观。

【护理评估】

(1) 患者的病情、自理能力、精神状态、睡眠情况、皮肤情况、心理需要。

(2) 床单位的整洁程度、床上用物是否需要更换,病室的温度、湿度和透风情况等。

【护理内容】

1. **轻症患者**　①鼓励患者自行洗漱;②进行卫生宣教和心理护理;③采用湿式扫床法清洁并整理床单位,需要时更换衣服和床单,酌情开窗通风;④倾听患者需求,并有效解决。

2. 重症患者　如危重、高热、昏迷、瘫痪、大手术后或年老体弱者,护士应协助其完成晨间护理,内容包括:①采用湿式扫床法,预防交叉感染,必要时更换被服。②协助患者排便、洗漱及进食等,协助其梳头、翻身。③根据患者病情合理摆放体位,如腹部手术患者采取半卧位。检查全身皮肤有无受压变红,进行背部及受压骨隆突处皮肤的按摩。④根据病情需要对患者进行扣背。协助排痰,必要时给予吸痰,指导患者有效咳痰。⑤检查各种管道的引流、固定及治疗完成情况。⑥进行晨间交流,倾听患者需求,询问夜间睡眠、疼痛及呼吸情况,肠功能恢复情况,以及活动能力;并观察患者的病情变化。⑦眼睑不能闭合的患者应保持角膜湿润,防止角膜感染。⑧操作时注意保暖,保护隐私。⑨酌情开窗通风,保持病室内空气新鲜。

### 二、晚间护理

晚间护理(evening care)为使患者清洁而舒适的入睡,而为患者提供的护理。通过必要的晚间护理,可为患者提供良好的夜间睡眠条件,使患者舒适入睡。同时,还能了解患者的病情变化,鼓励其战胜疾病的信心。

【护理目的】　确保病室安静、清洁,为患者创造良好的夜间睡眠条件,促进患者入睡;观察和了解病情变化,满足患者身心需要,促进护患沟通;防止压疮的发生。

【护理评估】

(1)患者的病情、自理能力、身体是否有不适、睡眠的习惯和需要等。

(2)病室的温度、湿度、光线等是否适合患者的需要,床单位是否整洁、舒适。

【护理内容】

1. 轻症患者　①检查卫生情况,是否准备就寝;②按时熄灯(关大灯,开地灯,酌情开患者小台灯),督促患者入睡。

2. 重症患者

(1)协助患者洗漱,必要时给予口腔护理,用热水泡脚,女性患者给予会阴冲洗。检查全身皮肤受压情况,按摩背部及骨隆突处,根据情况更换衣服和床单,整理床铺。

(2)协助患者排便。使用排便器时,护士一手托(扶)住患者的腰或骶尾部;另一手将便器的扁平部置于患者臀下。

(3)协助患者取舒适卧位,并检查患者全身皮肤受压情况,观察有无早期压疮迹象,按摩背部及骨隆突部位。

(4)进行管道护理,检查导管有无打折、扭曲或受压,妥善固定并保持导管通畅。

(5)保持病室安静,病室内电视机应按时关闭,督促家属离院。夜间巡视时,护士要注意做到"四轻"(走路轻、说话轻、操作轻、关门轻)。

(6)经常巡视病室,了解患者睡眠情况,对于睡眠不佳的患者应按失眠给予相应的护理;同时观察病情变化,并酌情处理。

(7)保持病室光线适宜,危重病室保留廊灯,便于观察患者夜间病情变化。

(8)保持病室空气流通,调节室温,根据情况增减盖被。

（9）眼睑不能闭合的患者应保持角膜湿润，防止角膜感染。

（10）操作时注意保暖，保护隐私。

### 三、会阴部护理

会阴部护理(perineal care)包括清洁会阴部位及其周围皮肤。由于会阴部的各个孔道彼此接近，故易发生交叉感染。尿道口是最清洁的部位，肛门是相对最不清洁的部位。因此，进行会阴部清洁时，应首先清洁尿道口周围，最后擦洗肛门。有自理能力的患者可自行完成会阴部护理；对于自理能力受限的患者，护士需为其进行会阴部护理。对于泌尿生殖系统感染、大小便失禁、会阴部分泌物过多或尿液浓度过高导致皮肤刺激或破损、留置导尿、产后及各种会阴部术后的患者，护士应协助其进行会阴部清洁护理。

【护理目的】 去除会阴部异味，预防和减少感染；防止皮肤破损，促进伤口愈合；增进舒适，指导患者清洁的原则。

【护理评估】

（1）患者有无二便失禁、留置导尿管、泌尿生殖系统炎症或手术等情况。

（2）患者日常会阴部清洁情况，根据患者自理能力确定需要协助的程度。

（3）会阴部卫生状况：评估患者会阴清洁程度、会阴皮肤黏膜情况、会阴部有无感染症状、有无阴道流血、流液情况、破损、有无异味及分泌物情况。

（4）会阴部卫生知识的了解程度及技能：评估患者对会阴部清洁卫生重要性的了解程度，会阴部清洁方法是否正确。

（5）病室及病床单位：评估病室的温度及遮蔽程度，患者床单位的整洁程度、床上用物是否需要更换。

【护理计划】

1. 环境准备 拉上窗帘或使用屏风遮挡，操作时保护患者隐私，减少暴露。

2. 患者准备 了解会阴部护理的目的、方法、注意事项及配合要点。

3. 护士准备 衣帽整洁，修剪指甲，洗手，戴口罩。

4. 用物准备

（1）治疗盘内备：毛巾、浴巾、清洁棉球、无菌溶液、大量杯、镊子、橡胶单、中单、一次性手套、浴毯、卫生纸。

（2）治疗盘外备：橡胶单、中单、水壶（内盛 50～52℃ 的温水）、便盆、手消毒液、屏风。治疗车下层备生活垃圾桶、医用垃圾桶。

【实施】 见表 7-9。

表 7-9 会阴部护理的操作步骤及要点说明

| 操作步骤 | 要点说明 |
| --- | --- |
| 1. 核对 备齐用物，携至桌旁。核对患者床号和姓名 | 便于操作，确认患者 |
| 2. 遮挡 拉好围帘或使用屏风，关闭门窗 | 保护患者隐私 |

（续表）

| 操作步骤 | 要点说明 |
| --- | --- |
| 3. 体位　协助患者取仰卧位，两腿略外展。将盖被折于会阴部以下，将浴毯盖于患者胸部，臀下垫橡胶单、中单 | 便于暴露会阴部，保暖，促进舒适 |
| 4. 戴好一次性手套 | 预防交叉感染 |
| 5. 协助患者暴露会阴部 | 便于操作 |
| 6. 备水　脸盆内放温水，将脸盆和卫生纸放于床旁，将毛巾放于脸盆内 | 合适的水温可避免会阴部烫伤<br>用物置于易取处，防止操作中水溢出 |
| 7. 擦洗会阴部<br>（1）男性<br>　　1）擦洗大腿上部：将浴毯上半部折返，暴露阴茎部位。用患者衣服盖于患者胸部。清洗并擦干两侧大腿上部 | 保暖，并保护患者隐私 |
| 　　2）擦洗阴茎头部：轻轻提起阴茎，将浴巾铺于下方。由尿道口向外环形擦洗阴茎。更换毛巾，反复擦洗，直至擦净阴茎头部 | 铺浴巾可防止操作中多余水分流入腹股沟处<br>擦洗方向为从污染最小部位至污染最大部位，防止细菌向尿道口传播 |
| 　　3）擦洗阴茎体部：沿阴茎体由上向下擦洗，特别注意阴茎下皮肤 | 力量柔和、适度，避免过度刺激 |
| 　　4）擦洗阴囊部：小心托起阴囊，擦洗阴囊下皮肤褶皱处 | 轻柔擦拭，防止阴囊部位受压引起患者疼痛<br>皮肤褶皱处容易有分泌物蓄积 |
| （2）女性<br>　　1）体位：协助患者取屈膝仰卧位，两腿分开<br>　　2）擦洗大腿上部：将浴毯上半部折返，暴露会阴部。用患者衣服盖于患者胸部。清洗并擦干两侧大腿的上部 | 便于会阴部护理<br>保暖，并保护患者隐私 |
| 　　3）擦洗阴唇部位：一手轻轻合上阴唇；另一手擦洗会阴部外黏膜部分，从会阴部向直肠方向擦洗（从前向后） | 皮肤褶皱处容易存留会阴部分分泌物，造成致病菌滋生和繁殖 |
| 　　4）擦洗尿道口和阴道口部位：一手分开阴唇，暴露尿道口和阴道口；另一手从会阴部向直肠方向轻轻擦洗各个部位，彻底擦净阴唇、阴蒂及阴道口周围部分<br>　　5）置便盆：先铺橡胶单、中单于患者臀下，再置便盆于患者臀下 | 减少粪便中致病菌向尿道口传播的机会<br>减少致病菌向尿道口传播<br>每擦一处，更换毛巾的不同部位<br>女性月经期或留置导尿时，可用棉球清洁为女性进行会阴冲洗 |
| 　　6）冲洗：护士一手持装有温水的大量杯，一手持夹有棉球的大镊子，边冲水边擦洗会阴部。从会阴部冲洗至肛门，冲洗后，将会阴部彻底查干 | 将用过的棉球弃于便盆中 |
| 　　7）整理：撤去便盆、中单及橡胶单。协助患者放平腿部，取舒适卧位 | 增加舒适，减轻焦虑 |
| 8. 取侧卧位　将浴毯放回原位，盖于会因部位。协助患者取侧卧位 | 便于护理肛门部位 |

(续表)

| 操作步骤 | 要点说明 |
|---|---|
| 9. 擦洗肛门 | 特别注意肛门部位的皮肤情况。必要时在擦洗肛门前,可先用卫生纸擦净 |
| 10. 涂软膏 如患者有大、小便失禁,可在肛门和会阴部位涂凡士林或氧化锌软膏 | 防止皮肤受到尿液和粪便中有毒物质浸润,保护皮肤 |
| 11. 协助患者穿好衣裤 脱去一次性手套,协助患者穿好衣裤 | 将一次性手套弃于医用垃圾桶内 |
| 12. 操作后处理<br>(1) 协助患者取舒适卧位,整理床单位<br>(2) 撤去浴毯和污单,整理用物<br>(3) 清洗后观察会阴部,及其周围部位的皮肤状况<br>(4) 洗手<br>(5) 记录 | 促进患者舒适,减轻对操作的应激<br><br><br>减少致病菌传播<br>记录执行时间及护理效果,利于评价 |

【护理评价】

(1) 患者及家属能够知晓护士告知的事项,对服务满意。

(2) 患者会阴部清洁。

(3) 患者出现异常情况时,护士能及时处理。

### 四、指(趾)甲护理

指(趾)甲的成分和头发相似,由蛋白质、角质素和钙等构成。指(趾)甲平日里也需要滋润和保湿,可以使用一些乳霜、润肤霜,或含维生素 E 的乳霜每天进行简单的按摩。

【护理目的】 患者感觉舒适、清洁;患者掌握相关指甲护理知识。

【护理评估】

(1) 患者病情状况,日常生活自理能力,根据患者自理能力确定协助情况。

(2) 指(趾)甲卫生状况:评估患者指(趾)甲清洁程度、长短等。

(3) 病室的温度、湿度、光线等是否适合操作的需要,床单位是否整洁、舒适。

【护理计划】

1. 环境准备 拉上窗帘或使用屏风遮挡。

2. 患者准备 了解指(趾)甲护理的目的、方法、注意事项及配合要点。

3. 护士准备 衣帽整洁,修剪指甲,洗手,戴口罩。

4. 用物准备 治疗盘、2 把指甲剪、毛巾、生活垃圾桶。

【实施】 见表 7-10。

表7-10　指(趾)甲护理的操作步骤

| 操作步骤 | 要点说明 |
| --- | --- |
| 1. 核对　备齐用物,携至桌旁。核对患者床号和姓名 | |
| 2. 解释 | |
| 3. 体位　协助患者取仰卧位,或半卧位等 | 促进舒适 |
| 4. 将毛巾置于患者双手下面,开始修剪 | |
| 5. 整理用物 | |

【护理评价】

(1) 患者及家属能够知晓护士告知的事项,对服务满意。

(2) 患者指(趾)甲清洁。

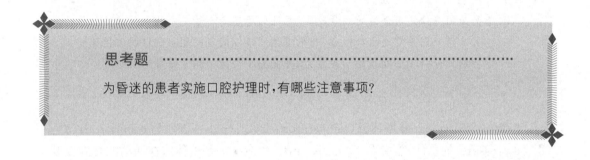

思考题 ┄┄┄┄┄┄┄┄┄┄┄┄┄┄┄┄┄┄┄┄┄┄┄┄┄┄┄┄

为昏迷的患者实施口腔护理时,有哪些注意事项?

# 第八章 生命体征评估与护理

**学习目标**

1. 识记生命体征的基本概念和解剖生理因素对其的影响,以及生命体征的正常值与异常值及其临床意义及界定。

2. 理解生命体征的基本概念和解剖生理因素对其的影响,以及生命体征的测量器械及其使用、检测与消毒方法。

3. 学会应用选择使用合适的测量器具,熟练地为患者测量生命体征并正确记录。

4. 学会应用辨别异常的生命体征,并根据案例情境发现问题与制订护理措施。

5. 学会应用分析测量过程的干扰因素,并能判断与控制测量结果的准确性。

生命体征(vital signs)是体温(temperature)、脉搏(pulse)、呼吸(respiration)、血压(blood pressure)的总称,缩写为 T、P、R、BP。生命体征是机体内在活动的客观反映,是衡量机体身心状况的可靠指标。通过对生命体征的观察,可以判断疾病的发生、发展和转归,为临床诊断的确定和治疗计划的修订提供动态信息和可靠依据,并能及时发现患者现存或潜在的健康问题,以便做出正确的处理。所以,对生命体征的评估与护理是临床护理工作的重要内容之一,是护士必须掌握的基本技能和护理措施。

## 项目一 体温的评估与护理

**案例导入**

患儿东东,男性,2岁。因发热由其母亲抱入医院急诊室就诊。接诊护士简单评估后,为患儿测量体温。当护士拿出体温计准备测量时,患儿开始大哭挣扎,拼命推开护士的手并钻向母亲怀抱。作为接诊护士,你将如何处理?

**分析提示**

如果你作为护士接诊,对于患儿的护理需要我们能有效地与患儿及家属进行沟通,熟练掌握体温评估与护理的相关知识与技能,最终能够正确地为患儿测量体温,并实施相关护理。

体温（body temperature），是指身体内部的温度，即胸腔、腹腔和中枢神经系统的温度，又称体核温度（core body temperature）。体核温度是机体在新陈代谢和骨骼肌运动等过程中不断产生热能的结果，其特点是相对稳定且较体表温度高。体表温度（surface body temperature）又称皮肤温度，易受外部环境因素的影响而发生变化，且各部位的体表温度差异也较为明显。

## 任务一　正常体温与生理变化

正常人的体温是相对恒定的，由下丘脑的体温调节中枢控制的。体温调节中枢接收来自全身的温度感受器发出的冷或热的信号，对其身体温度设定进行比照，从而决定机体增加产热或增加散热。

1. 机体的产热　机体的热量主要来源于新陈代谢活动的产物，依靠化学方式产热。人体产热的器官主要是肝脏和骨骼肌。安静状态下，机体的热量主要来源于内脏器官；活动时主要的产热器官是骨骼肌，占总热量的90％。当机体需要增加产热时，肾上腺素和去甲肾上腺素分泌增多，改变代谢过程，使得能量转化为热能。甲状腺素分泌增多会增加新陈代谢的速度，从而增加产热，但相对起效稍慢。运动锻炼时，骨骼肌的运动会增加人体的热量，例如寒冷环境中人体的颤抖是机体进行着骨骼肌震颤，以此御寒。

2. 机体的散热　机体的散热主要依靠皮肤，其次是呼吸和排泄。散热主要是物理方式，有辐射、传导、对流和蒸发。

（1）辐射（radiation）：是指热量由一个物体表面通过电磁波的形式传到另一个与它不接触的物体表面的散热方式。辐射是人体在安静状态下处于低温环境时的主要散热方式。

（2）传导（conduction）：是指物体的热量传给同它直接接触的温度较低物体的一种散热方式。在发热时使用冰袋冷敷等情况下，机体可采取传导方式散热。

（3）对流（convection）：是指通过气体或液体的流动交换热量的散热方式。人体可通过血液循环的对流方式将热量传导到体表。生活中人们也可以通过空调等设备采用空气对流方式调节室内温度。

（4）蒸发（evaporation）：是指由液态转变为气态的过程中带走大量热的一种散热方式。蒸发散热的形式包括发汗（显性蒸发）和不发汗（不显性蒸发）两种，人体的呼吸道、口腔黏膜及皮肤随时都在进行着蒸发散热。给发热患者采取乙醇擦浴等措施时，也是很好地利用了蒸发散热来降低体温。

3. 正常体温

（1）正常体温的范围：测量体温常选用的部位有口腔、腋下和直肠，其中直肠温度最接近于体核温度，而腋下温度则属于较为稳定的体表温度。正常体温值是分别以口腔、直肠、腋下的平均温度作为衡量不同测量部位体温水平的参照标准。所以，体温的正常值不是一个绝对值，而是在一定范围内波动的相对数值。健康成人不同部位的体温正常范围及平均值见表8-1。

表8-1 健康成人不同部位的体温正常范围及平均值

| 测量部位 | 正常范围(℃) | 平均值(℃) |
|---|---|---|
| 腋下 | 36.0~37.0 | 36.5 |
| 口腔 | 36.3~37.2 | 37.0 |
| 直肠 | 36.5~37.7 | 37.5 |

**小贴士**

**体温的单位**

体温通常可用摄氏度(℃)和华氏温度(℉)表示。换算公式为:

$$℃=(℉-32)×5/9;℉=℃×9/5+32$$

(2)影响体温的生理因素:体温可随多种生理因素的变化而在正常范围内出现生理性的波动,诸如年龄、性别、环境、活动、饮食、昼夜变化等均会产生影响。

1)年龄:由于年龄不同而基础代谢水平的差异,从而体温也不尽相同。新生儿尤其是早产儿,因体温调节中枢尚未发育完善,调节体温的能力较差,容易受环境温度的影响而发生改变;儿童新陈代谢旺盛,体温略高于成人;老年人由于代谢减缓,体温较低。各年龄段的生命体征变化见表8-2。

表8-2 各年龄段的生命体征变化表

| 年龄段 | 体温(℃) | 脉搏(次/分) | 呼吸(次/分) | 血压(mmHg) |
|---|---|---|---|---|
| 新生儿 | 36.8(腋温) | 80~180 | 30~80 | 73/55 |
| 1~3岁 | 37.7(肛温) | 80~140 | 20~40 | 90/55 |
| 6~8岁 | 37(口温) | 75~120 | 15~25 | 95/75 |
| 10岁 | 37(口温) | 75~110 | 15~25 | 102/62 |
| 青少年 | 37(口温) | 60~100 | 15~20 | 102/80 |
| 成年人 | 37(口温) | 60~100 | 12~20 | 120/80 |
| 年龄>70岁 | 36(口温) | 60~100 | 15~20 | 120/80 |

2)性别:同年龄段女性的体温略高于男性0.3℃。由于女性受黄体酮(孕激素)的影响,体温有升高的变化,并且女性相对于男性的皮下脂肪较厚,维持热量的能力较强。

3)环境:在寒冷或炎热的环境中,机体的散热受到明显的加强或抑制,体温可暂时性的降低或升高,体温调节中枢会相应地做出调控反应。

4) 活动:任何需要消耗体力的活动,都会促进骨骼肌运动,从而产生大量的热量,体温可由此升高。同时,运动过程中交感神经兴奋,代谢水平升高、产热增加,也会促进体温的增高。

5) 饮食:进食后,由于食物的特殊动力作用,可使体温暂时性的升高。饥饿、禁食时,体温会有所降低。

6) 昼夜变化:体温在 24 小时内呈现周期性变化。一般清晨 2:00～6:00 体温最低,下午 2:00～8:00 体温最高,入夜后体温逐渐降低,波动范围<1℃。这种昼夜的节律性波动与人体活动、代谢等周期性变化有关。

**反馈与思考**

接诊患儿东东后,请考虑他的正常体温范围,以及可能会影响他体温变化的外界因素,例如衣物穿着与保暖,过激的情绪与活动等。面对 2 岁的小患者东东,有哪些可能发生的体温异常情况呢?

## 任务二　异常体温的评估与护理

### 一、体温过高

【定义】　体温过高,又称发热(fever,pyrexia),是指由于外伤或疾病影响导致机体体温高于正常的水平。通常以体温上升值超过正常水平 0.5℃,或者一昼夜体温波动>1.0℃时,界定为体温过高。

【原因】　发热又称为调节性体温升高,是机体在致热源的作用下,使体温调节中枢的调定点上移引起的产热增多、散热减少,导致体温升高超过正常水平的状态。发热的原因可分为由病原体引发的感染性发热和病原体以外物质造成的非感染性发热两大类。临床以细菌或病毒引发的感染性发热为多见,非感染性发热可由颅脑损伤、心肌梗死、肺栓塞、肿瘤等原因引起。

【临床表现】　典型的发热过程分为体温上升期、高热持续期和退热期 3 个阶段。

1. 体温上升期　其特点为体温中枢调定点上移,产热大于散热。表现为畏寒、皮肤苍白、干燥无汗,由于皮肤血管收缩,皮肤温度下降,部分患者可伴有寒战。体温上升的方式可有骤升和渐升。骤升指体温在数小时内升至高峰,如肺炎球菌性肺炎,渐升指体温逐渐上升,数日内达到高峰,如伤寒。

2. 高热持续期　其特点为产热较正常时增加,散热也相应增加,体温维持在较高水平。表现为颜面潮红、皮肤灼热、呼吸加深加快、心率增快,伴有头痛、头晕,甚至惊厥、谵妄、昏迷等,患者食欲不振、口干、少尿。

3. 退热期　其特点为机体产热趋于正常,散热进一步增加,体温下降至正常水平。

表现为大量出汗和皮肤温度降低,偶有脱水现象和电解质紊乱现象。年老体弱、婴幼儿或有心血管疾病者易出现血压下降、脉搏细速、四肢厥冷等循环衰竭的症状。体温下降有骤退和渐退两种。骤退指体温在数小时内降至正常,如大叶性肺炎、疟疾等,渐退指体温在数日内降至正常,如伤寒、风湿热等。

【发热的等级】 以正常口腔温度为标准,根据体温升高的程度,将发热分为 4 个等级。①低热:37.5~37.9℃;②中度热:38.0~38.9℃;③高热:39.0~40.9℃;④超高热:≥41.0℃。

【热型】 热型是发热时将多次测得的体温数值绘制在体温单上而形成相互连接的曲线形态。临床上某些发热性疾病具有独特的热型,通过分析曲线形态的变化,对判断病情、评价疗效和预后均有重要参考的价值。

1. 稽留热(constant fever) 体温高达 39~40℃,持续数日或数周,24 小时内波动范围<1℃,多见于大叶性肺炎、流行性脑脊膜炎、伤寒等。

2. 弛张热(remittent fever) 体温持续高于正常,24 小时内波动范围>1℃以上,最低时的体温仍高于正常。多见于败血症、重症肺结核、化脓性炎症等。

3. 间歇热(intermittent fever) 体温突然上升至 39.0℃以上,持续一段时间后,下降至正常或正常以下,经过一个间歇,又反复发作,即高热期与无热期反复交替、有规律地出现。常见于疟疾。

4. 不规则热(irregular fever) 发热无一定规律,持续时间不定。多见于流行性感冒、癌性发热等。

【发热的护理】

1. 评估 密切观察病情的动态变化,每日测体温 4 次,高热患者每 4 小时测量 1 次,待体温恢复正常 3 天后,改为每日测 1~2 次。同时注意观察脉搏、呼吸、血压、意识的变化,以及发热的程度、热型、伴随症状及治疗效果等,及时做出护理诊断与护理计划。

2. 降温措施 遵照医嘱给予物理或化学降温措施,如冷疗法或给药。体温>39.0℃,可用冰袋冷敷头部,体温>39.5℃时,可用乙醇擦浴、温水擦浴或大动脉冷敷。采用降温措施 30 分钟后复测体温,评价效果,并做好记录与交班。

3. 饮食护理 发热患者因摄入不足、消耗增加,常出现营养失衡和体液不足等现象,应根据病情、出入液量和体重变化等,合理调整饮食结构和饮水量。鼓励患者少量多餐,进食高能量、高维生素、易消化的清淡流质或半流质饮食。若无禁忌证者,每天应补充水分 2 500~3 000 ml。对于不能经口进食者,应遵照医嘱经静脉或鼻饲管补充水、电解质和营养物质。

4. 生活护理

(1) 环境适宜:调节室温、合理通风,体温上升期患者如有寒战应注意保暖。保持环境安静舒适,利于患者卧床休息。

(2) 口腔护理:发热患者因食欲不振、抵抗力下降,口腔容易出现口唇干裂、溃疡等问题,应在清晨、餐后、临睡前协助患者清洁口腔,并注意观察口腔内情况,如出现疾患时,应遵照医嘱合理给药。

（3）皮肤护理：发热患者在退热期会大量出汗，护士应及时帮患者擦干汗液，病情许可下适当进行沐浴或擦浴，及时更换衣服和被单，保持床单位清洁、干燥。卧床患者应帮助定时更换体位，保持舒适卧位，预防压疮的发生。

5. 安全护理　患者发热期间应注意卧床休息，减少能量消耗，若因高热出现躁动不安、谵妄时，应及时报告医生，采取适当约束保护，防止跌倒或坠床。

6. 心理护理　观察了解发热各期患者的心理反应，对体温的变化、伴随的症状给予合理的解释，经常关心体贴患者，满足患者的需要，以缓解其紧张情绪，消除躯体不适。

7. 健康教育　教会患者及家属正确测量体温的方法、简易的物理降温方法，并告知患者及家属休息、营养、饮水、清洁的重要性。

## 二、体温过低

【定义】　体温过低又称体温不升，是指因各种原因引起的机体中心温度（直肠温度）低于35℃的一种严重的临床综合征。常见于早产儿、全身衰竭的患者。体温过低对人体危害极大，病死率高达60%～80%。

【原因】　体温过低是由机体产热过少和散热过多引起的体温负平衡状态，多见于以下原因。

（1）体温调节中枢发育未成熟或受损，如早产儿、颅脑外伤、重症疾病等。

（2）产热减少，见于重度营养不良、极度衰竭患者。

（3）散热过多，如长期暴露在极低温环境中。

（4）药物中毒。

【低温等级】　①轻度低温：32.0～35.0℃；②中度低温：30.0～32.0℃；③重度低温：<30.0℃；④致死温度：23.0～25.0℃。

【体温过低的护理】

1. 评估　每小时监测生命体征和病情变化，直至体温恢复正常稳定。如患者出现寒战应立即通知医生，并积极配合治疗抢救。

2. 复温措施　当体温低于34.℃时，应根据病因选择性的实施复温。可提高室温、加盖毛毯或棉被，使用热水袋，减少皮肤暴露，使用加温毯、温水浴、短波透热等方法，病情严重者可配合医生实施呼吸道加温法、体腔灌流复温法等。

3. 配合抢救　随时做好抢救准备工作。

4. 其他　加强患者的生活护理与心理干预。

🖐 反馈与思考

护士评估发现患儿东东目前处于高热持续期，表现为颜面潮红、皮肤灼热，患病以来其胃口较差、口唇有些干燥。因此在等待就诊的过程中，护士指导患儿的妈妈在医院小超市购买了冰宝贴敷于额头，以及矿泉水给患儿饮用，并向其母进行了高热护理的健康指导。为了准确评估患儿的发热程度，护士将选择合适的体温计与测量方法。

## 任务三　测量体温的技术

### 一、测量工具

1. 水银体温计

（1）基本结构：水银体温计有外部标有刻度的真空玻璃毛细管组成。玻璃管一段为贮银槽，当水银遇热膨胀即会沿毛细管腔上升，但当温度下降时，由于毛细管和贮银槽之间的凹槽，使水银无法回降，以便检视读数。摄氏体温计的刻度范围为 35.0～42.0℃，最小分度值为 0.1℃。

（2）特点：水银体温计因其性能稳定、价格低廉、使用方便，成为医院及家庭普遍使用的体温测量工具，但通过长期的使用与新工具的发展，逐渐发现其缺陷。例如，测量时间长，易破碎，有引起汞中毒的不安全因素，消毒步骤繁琐，存在交叉感染的风险。

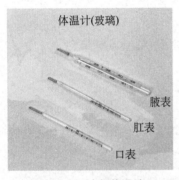

图 8-1　水银体温计

（3）种类：临床常用的水银体温计有口表、肛表和腋表 3 种。口表、肛表外形呈三棱柱状，腋表外形呈扁平状，腋表、口表水银端较细长，肛表水银端较粗短（图8-1）。

（4）消毒与检测：体温计消毒常用消毒液有 1％消毒灵、75％乙醇、1％过氧乙酸等。消毒时，将使用后的体温计分类浸泡于消毒液内，5 分钟后取出，用冷水冲净后，离心机甩表至 35℃以下，再放入另一消毒液容器中浸泡 30 分钟，取出后用冷开水冲净，无菌纱布擦干后，放入清洁容器中备用。

体温计应定期进行检测，以保证其准确性。检测时，将体温计甩表至 35℃以下，放入已测温的 40℃以下温水中，3 分钟后取出检视。如体温计读数相差 0.2℃以上或玻璃有裂痕者，应按医疗废弃物处理。

2. 电子体温仪　电子体温仪由感温部件、数字式温度显示器、电源开关和储电盒四部分组成。采用电子感温探头测量体温，测得的温度值直接由数字显示。

电子体温仪可以测量口腔、直肠、腋窝温度，需时 1～60 秒不等。因其测量安全、读数容易，电子体温仪现已在家庭生活中普遍应用（图8-2）。

3. 红外测温仪　根据黑体辐射理论设计，测量出目标在其波段范围内的红外辐射量，然后由测温仪计算出被测目标的温度。目前常用的红外测温仪有耳温仪和额温仪两

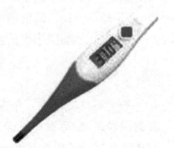

图 8-2　电子体温仪

种(图 8-3,图 8-4)。

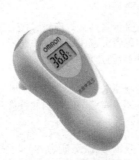 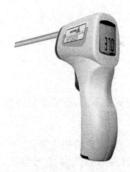

图 8-3　耳温仪　　　　　　　图 8-4　额温仪

红外耳温仪,又称红外耳温枪,测温范围在 34.0~44.0℃,需时仅 1~3 秒。使用时因接触耳道,需消毒探头或加戴隔离耳套。红外额温仪采用非接触式操作,距离额头或耳后 1~15 cm 处操作,测温范围广,需时 1 秒左右。红外测温仪具有测量结果准确、操作方便、安全性能高、用时短,不影响患者休息和睡眠的特点。

**反馈与思考**

在选择测量工具上,毫无疑问红外测温仪因其安全便捷成为患儿东东测体温的首选,但目前临床实际工作中,红外测温仪并未普及,仍然以水银体温计为主,那么护士又将如何为东东进行测量呢?

**二、体温测量(以水银体温计为例)**

【护理目的】　准确观测体温的变化,了解患者的病情变化,为治疗和护理提供依据。
【护理评估】
(1) 患者的年龄、病情、测量部位状况,情绪、意识状态,治疗情况、认知反应、配合程度等。
(2) 影响体温波动的因素,如 30 分钟内有无进食冷热食物、被测部位进行冷热敷、沐浴、坐浴、剧烈活动等。若有此类情况,应酌情等待 30 分钟后再测。
【护理计划】
1. 操作者准备　通过评估提出测量过程中潜在的护理问题,做好相应的护理措施。操作者自身仪表规范准备,洗手、戴口罩。
2. 患者准备　向患者或家属解释测量体温的方法、配合要点和意外防范,以取得患者的理解与配合,保持情绪稳定、体位舒适。
3. 用物准备　治疗盘内准备体温计(检视读数 35.0℃ 以下,刻度清晰,无破损)、纱布、消毒容器、润滑油、棉签、手纸、污物桶、记录本、笔、手表。
4. 环境准备　环境安静、温度适宜、必要时屏风遮挡或拉上围帘。
【实施】　见表 8-3。

表 8 - 3　体温测量操作步骤及要点说明

| 操作步骤 | 要点说明 |
|---|---|
| 1. 核对解释　核对患者信息。解释操作目的、步骤、配合要点 | 住院患者须核对床号、姓名、腕带<br>向患者或家属解释操作情况，以取得最大程度的配合，防止意外发生 |
| 2. 安置体位　选择测量部位，安置舒适体位 | 测腋温时一般取仰卧位，测肛温时可取侧卧位。偏瘫患者应选择在健侧肢体测量 |
| 3. 测量方法　戴手套，再次检视体温计。<br>　（1）测量口温：嘱患者张口并抬起舌头，将口表水银端斜放入舌下热窝处。嘱患者闭口、用鼻呼吸，勿咬体温计。测量时间为 3 分钟 | 确认体温计完好，读数在 35℃ 以下<br>呼吸困难、口鼻疾患、精神异常、昏迷、婴幼儿等不能配合者禁止测量口温<br>如患者不慎咬碎体温计，应及时清除玻璃碎屑，安慰患者稳定情绪，口服牛奶、蛋清保护胃黏膜，在病情允许下鼓励进食粗纤维食物促进水银的排出 |
| 　（2）测量腋温　用纱布为患者擦干腋下汗液，将腋表从前下方向上插入腋窝深部。嘱患者屈肘过胸夹紧体温计。测量时间为 10 分钟 | 腋下有创伤、手术，或消瘦不能夹紧体温计的患者不宜测量腋温 |
| 　（3）测量肛温　协助患者暴露肛门，润滑肛表前端。用手纸分开臀裂，插入肛表 3～4 cm，妥善扶助。测量时间为 3 分钟 | 腹泻、肛门手术、心肌梗死的患者禁忌测量肛温 |
| 4. 取表读数　取出体温计，用纱布擦拭，在视线水平转动调整，读数水银柱所指刻度 | 测得数值如与病情不符时，应守护患者重新测量，必要时测口温和肛温做对照 |
| 5. 消毒记录　将体温计放入消毒容器内，脱手套，记录体温数值 | 分类消毒体温计，预防交叉感染 |
| 6. 嘱咐与整理　告知测量结果，并给予解释与嘱咐，整理衣物与床单位 | 向患者及家属解释测量体温的重要性，指导患者及家属掌握测量体温的正确方法，以及自我照顾的能力 |
| 7. 用物处理　清理废弃物，用物整理，洗手、脱口罩 | |
| 8. 体温单绘制 | 住院患者需将体温数值描绘于体温单相应时间栏内 |

【护理评价】

（1）患者能理解测量体温的目的与重要性，积极主动配合操作。

（2）患者在测量过程中感觉舒适、安全，未发生意外损伤。

（3）操作方法正确，部位选择合理，测量结果准确，绘制图形规范。

🔲 反馈与思考

在护士的耐心解释与爱心安抚下，患儿东东终于安静下来。在其妈妈的努力配合下,护士为患儿测量了肛温。取出肛表后读数:39.8℃。最终东东经过医生的诊治和药物治疗,体温得到了控制,平安地回家了。

# 项目二　脉搏的评估与护理

**案例导入**

　　患者钱某,女性,62 岁。因心悸、胸闷、四肢乏力 1 个月余待查入院。患者神志清楚、表情痛苦,进入心内科病房后,护士为其测量脉搏时发现不易触及,且节律不规则。作为责任护士,你将如何进行评估与测量?

**分析提示**

　　对于患者钱阿姨的护理,需要护士具备及时发现并识别脉搏异常变化的知识与技能。责任护士应准确快速地为患者测量脉搏,提供重要的病情观察信息,及时采取有效的护理干预措施,以确保患者的安全医疗护理。

　　脉搏(pulse),通常是指动脉搏动(arterial pulse),在心动周期中,随着心脏节律性的收缩与舒张,动脉管壁相应地出现周期性的节律搏动。脉搏产生后,向全身动脉传播,如波浪式推进,在人体皮肤表面可触及浅表动脉的搏动。通过测量脉搏可以了解循环系统的功能,如心率、心律、心室收缩力、外周阻力及动脉弹性等,因此测量脉搏是观察患者病情的一个重要环节。

## 任务一　正常脉搏与生理变化

　　在心脏收缩时,左心室将血液射入主动脉,动脉管壁随之弹性扩张;当心脏舒张时,相应地动脉管壁弹性回缩。动脉管壁的起伏搏动,即脉搏,受心脏的窦房结控制,由交感神经系统调节。交感神经系统兴奋会加快心率与心肌收缩力。

　　1. **脉率**　即每分钟脉搏搏动的次数。正常成人在安静状态下的脉率为 60～100次/分钟。正常情况下,脉率与心率相一致,是心率的指标。脉率可随多种生理性因素而发生一定范围的波动。脉率随着年龄增长而减慢,新生儿、幼儿的脉率较成人快;同龄女性脉率较男性略快;情绪激动、身体运动和进食时可使脉率暂时增快,安静、休息和睡眠时脉率减慢;体型瘦高者较矮胖者的脉率稍慢。

　　2. **脉律**　是指脉搏的节律性。正常脉搏的节律规则、均匀,间隔时间相等,在一定程度上反映心脏的功能。正常儿童、青少年和部分成年人也可发生吸气时脉搏增快,呼气时脉搏减慢现象。

3. 脉搏的强弱　即血流冲击血管壁力量强度的大小。正常情况下每次脉搏的强弱一致。脉搏的强弱取决于心输出量、动脉的充盈程度、脉压、外周阻力和动脉管壁的弹性等。

4. 动脉管壁的弹性　正常的动脉管壁光滑、柔软,有一定的弹性。动脉硬化时,管壁可变硬,失去弹性呈条索状。

**凸** **反馈与思考**

为患者进行初步检查后,请考虑她的脉搏触诊情况,分析她的脉率、节律、强弱和血管弹性,以及可能会影响她脉搏变化的生理因素。针对触诊结果,患者脉搏有可能发生何种异常情况呢?

**任务二　异常脉搏的评估与护理**

【异常脉搏的评估】

1. 脉率异常

(1) 速脉(tachycardia):又称心动过速,在安静状态下,成人脉率>100 次/分钟。常见于高热、甲状腺功能亢进、贫血、大出血前期、休克等患者。

(2) 缓脉(bradycardia):又称心动过缓,在安静状态下,成人脉率<60 次/分钟。常见于颅内压增高、甲状腺功能减退、房室传导阻滞等患者。

2. 脉律异常

(1) 间歇脉:是指在一系列正常规则的脉搏中,出现一次提前而较弱的脉搏,其后有一较正常延长的间歇(即代偿性间歇),又称过早搏动或期前收缩。多见于各种心脏病或洋地黄中毒的患者,正常人在过度疲劳、情绪激动、体位改变时也可偶发。

(2) 二联律与三联律:每隔一个正常搏动后即出现一次期前收缩称为二联律,每隔两个正常搏动后出现一次期前收缩称为三联律。常见于器质性心脏病或洋地黄中毒的患者。

(3) 脉搏短绌:是指在同一单位时间内,脉率少于心率,又称绌脉。发生绌脉是由于心肌收缩力强弱不等,有些心输出量减少的心脏收缩只产生心音,而不能引起周围血管的搏动,导致脉率低于心率。触诊外周动脉时脉搏细数、脉律极不规则,听诊心脏时心率快慢不一,心律完全不规则,心音强弱不等。常见于心房纤维颤动的患者。

3. 脉搏强弱异常

(1) 洪脉:是指心输出量增加,血管充盈度和脉压较大时,搏动强大有力的脉搏。常见于高热、甲状腺功能亢进、主动脉被关闭不全等患者。

(2) 丝脉:又称细脉,是指心输出量减少,血管充盈度和脉压较小时,搏动细弱无力或难以触及的脉搏。常见于大出血、休克、主动脉瓣狭窄等患者。

（3）水冲脉：是指收缩压增高、舒张压降低、脉压增大所致，形成骤起骤落、急促有力的脉搏。常见于主动脉瓣关闭不全、先天性动脉导管未闭、动静脉瘘、甲状腺功能亢进、严重贫血等患者。

（4）交替脉：是指节律正常而强弱交替出现的脉搏，多与左心室收缩力强弱交替有关，提示左心室心肌损伤与心力衰竭。常见于高血压心脏病、冠心病、心肌梗死的患者。

（5）奇脉：是指吸气时明显减弱，甚至消失的脉搏，主要与吸气时左心室搏出量减少有关。常见于心包积液、缩窄性心包炎、心包填塞的患者。

4. 动脉管壁异常　随着年龄的增长，血管弹力纤维的减少，胶原纤维增多，动脉管壁的弹性下降，触诊时管壁弹性降低、呈条索状，甚至有迂曲、呈结节状，如按琴弦。常见于动脉硬化的患者。

**【异常脉搏的护理】**

1. 病情观察　严密观察患者脉搏的频率、节律、强弱及动脉管壁弹性等变化，以及其他相关症状。

2. 用药护理　严格遵照医嘱给药，观察药物疗效及不良反应，做好用药指导。协助医生进行有关诊疗检查，备齐抢救物品和药物。

3. 心理护理　针对患者和家属的紧张、焦虑、恐惧等心理反应，及时有效地给予解释和安慰，尽量满足其认知和情感需求，缓解不良反应，消除顾虑。

4. 健康指导　为患者和家属提供安全用药知识与自我监测技能，提高自我照顾与应急处理的能力。指导患者合理调整饮食活动、戒烟限酒，维持健康生活形态。

**反馈与思考**

护士触诊脉搏后发现：该患者有脉搏短绌的现象，表现为脉搏细数、脉律极不规则，并伴有心悸、胸闷、头晕等不适症状。为了准确评估患者的脉搏变化，护士将使用准确的测量方法。

## 任务三　测量脉搏的技术

### 一、测量部位

凡靠近骨骼的浅表大动脉均可用于诊脉。临床最常用的是桡动脉，其次是颞浅动脉、颈动脉、肱动脉、腘动脉、足背动脉、胫后动脉和股动脉等（图8-5）。

### 二、脉搏测量（以桡动脉为例）

**【护理目的】**　动态监测脉搏的变化，判断有无异常情况，间接了解心脏状况，为诊

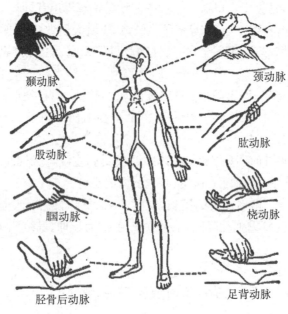

颞动脉

颈动脉

股动脉

肱动脉

腘动脉

桡动脉

胫骨后动脉

足背动脉

图 8-5　常用诊脉部位

断、治疗和护理提供依据。

【护理评估】

（1）患者的年龄、病情、测量部位状况（如有无肢体偏瘫等），情绪、意识状态，治疗情况、认知反应、配合程度等。

（2）影响脉搏变化的因素，如 30 分钟内有无剧烈活动、情绪激动等。若有此类情况，应酌情等待 20～30 分钟后再测。

【护理计划】

1. 操作者准备　通过评估提出测量过程中潜在的护理问题，做好相应的护理措施。操作者自身仪表规范准备，洗手、戴口罩。

2. 患者准备　向患者或家属解释测量脉搏的方法和配合要点，以取得患者的理解与配合，保持情绪稳定、体位舒适。

3. 用物准备　笔、带秒针的手表、记录本，按需准备听诊器等。

4. 环境准备　环境安静、温度适宜。

【实施】　见表 8-4。

表 8-4　脉搏测量的操作步骤及要点说明

| 操作步骤 | 要点说明 |
| --- | --- |
| 1. 核对解释　核对患者信息。解释操作目的、步骤、配合要点 | 住院患者须核对床号、姓名、腕带向患者或家属解释操作过程，以取得最大程度的配合 |
| 2. 安置体位　协助患者取仰卧位或坐位，手臂舒适，腕部伸展 | 一般选择手腕桡动脉为测量部位，偏瘫患者应选择在健侧肢体测脉搏 |

（续表）

| 操作步骤 | 要点说明 |
|---|---|
| 3. 测量方法<br>（1）触诊脉搏：将示指、中指、无名指并拢，指端轻按于桡动脉处（图8-6），按压的力量大小以能清楚触及搏动为宜 | 不可用拇指诊脉，以免拇指小动脉的搏动与患者的脉搏相混淆 |
| （2）观察计数：正常脉搏测量30秒，并将所得数值乘以2，即为脉率 | 脉搏异常、危重患者应测量计数1分钟<br>脉搏细弱而触摸不清时，应用听诊器听诊心率1分钟代替 |
| （3）脉搏短绌的测量：应由两位护士同时测量，一人听心率，另一人测脉率（图8-7），由听心率者发出"起"、"停"的口令，两人同时开始，计数1分钟 | 发现脉搏细数、极不规则，疑为绌脉时，应有两位护士同时测量确证<br>听诊器放在左锁骨中线第五肋间处 |
| 4. 记录数值 | 绌脉时以分数形式记录，即心率/脉率次/分钟，如120/96次/分钟 |
| 5. 嘱咐与整理 告知测量结果，并给予解释与嘱咐。用物整理，洗手、脱口罩 | 向患者及家属解释监测脉搏的重要性，指导患者及家属识别异常脉搏，提高自护和应急的能力 |
| 6. 体温单绘制 | 住院患者须将脉搏（心率）数值描绘于体温单相应时间栏内 |

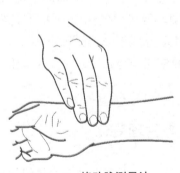

图8-6 桡动脉测量法

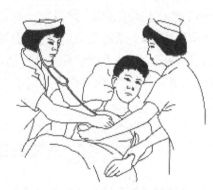

图8-7 脉搏短绌测量

【护理评价】

（1）患者能理解测量脉搏的目的与重要性，积极主动配合操作。

（2）患者在测量过程中感觉舒适、安全。

（3）操作方法正确，部位选择合理，测量结果准确，绘制图形规范。

反馈与思考

在护士的准确判断与细致观察下，患者进行了心率和脉率的同时测量，测得数值每分钟为116/92次，护士为患者安置舒适卧位，并及时报告医生为其做了进一步的检查和治疗。

# 项目三　血压的评估与护理

**案例导入**

　　患者程某,男性,57岁。因头痛、恶心、呕吐、口齿不清、口角流涎急诊入院。患者入院时神志不清、口角歪斜、左侧肢体活动受限,既往有高血压病史,入院时血压 180/110 mmHg,医生诊断为高血压危象。经过急诊室的紧急处理后,患者病情稳定进入内科病房,护士遵医嘱为其定时监测血压。作为责任护士,你将如何进行操作?

**分析提示**

　　对于该患者的护理,需要护士具备及时发现并识别血压异常变化的知识与技能。责任护士应准确及时地为患者监测血压,提供重要的病情观察信息,及时采取有效的护理干预措施,以确保患者的医疗护理安全。

　　血压(blood pressure, BP),是指在血管内流动的血液对血管壁形成的侧压力。一般临床上所指的血压是动脉血压,常以肱动脉血压来表示。在心动周期中,当心室收缩时,推动血液向外流动,主动脉压急剧升高,血液对动脉管壁的侧压力达到最高值,此时称为收缩压;当心室舒张时,动脉管壁弹性回缩,主动脉压下降,至舒张末期时,血液对动脉管壁的侧压力降到最低值,此时称为舒张压。收缩压与舒张压之差称为脉压。

## 任务一　正常血压与生理变化

　　血压的形成需要循环系统内有足够的血液充盈,由心脏的泵血向身体组织器官提供养分,外周阻力和动脉管壁的弹性也是形成血压的基本条件。血压的调节受神经系统和多种激素的调控,以维持相对稳定的血压,保证组织器官的灌流。

　　1. 血压的单位　测量血压时,以血压和大气压作为比较,用血压高于大气压的数值表示血压水平的高度。临床上通常以毫米汞柱(mmHg)或千帕(kPa)作为计量单位。换算公式为 1 mmHg=0.133 kPa, 1 kPa=7.5 mmHg。记录血压的数值以分数形式表示,常书写为:收缩压/舒张压 mmHg。

　　2. 正常血压的范围　正常成年人在安静状态下,血压的范围是收缩压 90~139 mmHg,舒张压 60~89 mmHg,脉压 30~40 mmHg。

　　3. 影响血压的因素

　　(1) 每搏输出量:主要影响收缩压的高低。在心率和外周阻力不变的情况下,每搏输出量增大,射入主动脉的血量增加,动脉管壁所受的张力也增加,则收缩压明显上升,舒张压升高不显著,脉压增大;反之,每搏输出量减少,则收缩压下降,脉压减小。

（2）心率：主要影响舒张压的变化。在每搏输出量和外周阻力不变的情况下,心率增快,心舒张期缩短,回流血液减少,在心舒张期末主动脉内存留血量增多,则舒张压明显上升;在心收缩期,由于动脉血压升高使外周血流速度增快,收缩压升高不如舒张压明显,故而脉压随之减小。

（3）外周阻力：主要影响舒张压的高低。心输出量不变而外周阻力增大时,心舒张期血液流入静脉的速度减慢,存留在主动脉中的血量增多,则舒张压增高;心收缩期由于动脉血压升高使血液流速加快,故而收缩压增高不如舒张压显著,脉压减小。反之,外周阻力减小时,舒张压降低较收缩压更为明显,脉压增大。

（4）主动脉和大动脉管壁的弹性：动脉管壁的弹性对血压波动起到缓冲作用。当动脉血管发生硬化时,由于血管的顺应性降低,致使收缩压升高、舒张压降低,脉压增大。

（5）循环血量和血管容积：循环血量和血管容积相适应,才能使循环系统足够充盈,保证组织器官的正常灌注。当发生循环血量减少或者血管容积扩大时,血压会下降,造成组织缺血缺氧等现象。

4. 血压的生理变化

（1）年龄和性别：随着年龄的增长,血压增高,尤以收缩压升高更为明显。同龄女性血压略低于男性,在更年期后差别减小。

（2）昼夜和睡眠：一般清晨血压最低,至傍晚时为最高。夜间睡眠时血压降低,而过度劳累或睡眠不佳会使血压增高。

（3）环境温度：在寒冷环境中,由于末梢血管收缩而外周阻力增加,使血压增高;高温环境下,因皮肤血管扩张,血压下降。

（4）身体部位：因左右肱动脉解剖差异（右侧肱动脉起始于主动脉弓第一分支头臂干,左侧肱动脉来源于主动脉第三分支左锁骨下动脉）,一般右上肢血压高于左上肢。因股动脉的管径更粗,血流量多,故下肢血压比上肢高。

（5）体位变化：由于重力引起的代偿机制,使站立时的血压最高,坐位时次之,卧位时最低。

（6）情绪与心态：紧张、焦虑、恐惧、兴奋,及疼痛刺激均可使血压升高。

（7）体重与体型：体重增加与体型增大,则血压相应增高。

（8）其他：剧烈运动、吸烟、饮酒、摄盐过多、药物等对血压也有影响。

### ⚕ 反馈与思考

为患者进行初步评估后,发现他近期工作压力较大,睡眠不佳,服药不规律,请分析可能会影响他血压变化的各种因素。根据医生的诊断,患者发生了高血压疾病,他的病情严重程度如何？ 应该如何护理？

## 任务二　异常血压的评估与护理

**【异常血压的评估】**

1. 高血压

(1) 定义:根据1999年WHO和国际高血压联盟《高血压治疗指南》中高血压定义为:未服抗高血压药情况下,成人收缩压≥140 mmHg和(或)舒张压≥90 mmHg。

(2) 分类:《中国高血压防治指南》修订委员会进行了成人血压水平的分类见表8-5。该《指南》向处于正常高值血压的人群提出警示,提倡改变生活方式,尽早预防。

表8-5　成人血压水平的定义和分类

| 分级 | 收缩压(mmHg) | | 舒张压(mmHg) |
|------|------|------|------|
| 正常血压 | <120 | 和 | <80 |
| 正常高值 | 120～139 | 和(或) | 80～89 |
| 高血压 | ≥140 | 和(或) | ≥90 |
| 1级高血压(轻度) | 140～159 | 和(或) | 90～99 |
| 2级高血压(中度) | 160～179 | 和(或) | 100～109 |
| 3级高血压(重度) | ≥180 | 和(或) | ≥110 |
| 单纯收缩期高血压 | ≥140 | 和 | <90 |

2. 低血压　成人血压<90/60～50 mmHg,且伴有明显血容量不足的表现,如脉搏细速、心悸、头晕等,称为低血压。持续的低血压常见于严重病症,如休克、大出血、急性心力衰竭的患者。

3. 脉压异常

(1) 脉压增大:>40 mmHg,多见于主动脉被关闭不全、主动脉硬化等患者。

(2) 脉压减小:<30 mmHg,多见于心包积液、缩窄性心包炎、主动脉瓣狭窄等患者。

**【异常血压的护理】**

1. 心理护理　测量发现血压异常时,应保持镇静,与患者的基础血压值相比较,给予合理的解释与安慰,减轻消除患者的紧张情绪,并及时与医生联系处理。

2. 病情观察　根据医嘱与病情,监测血压的变化以及用药后的反应,做到"四定",即定时间、定部位、定体位、定血压计。

3. 休息与活动　患者血压过高时,应注意让其卧床休息,减少活动,保证充足的睡眠时间;血压过低时,应迅速安置平卧位,并立即报告医生采取措施。

4. 环境与饮食　保持病室安静、空气清新、温湿度适宜。根据血压变化调整饮食中的盐、脂肪、胆固醇的射入,避免辛辣刺激的食物。

5. 健康教育　指导患者进行正确监测血压和有规律服药,合理膳食,适量运动,戒烟限酒,控制体重,稳定情绪,保持大便通畅。

🏵 **反馈与思考**

　　护士评估发现患者入院时血压达到了 180/110 mmHg,为 3 级(重度)高血压,经过急诊室的治疗目前处于稳定状态,因此护士将遵照医嘱每天 2 次测量血压,做到"四定",并对患者及其家属做好健康保健指导。

任务三　测量血压的技术

## 一、测量工具

　　目前临床广泛采用血压计进行间接测量法,是根据血液通过狭窄的动脉管道而形成涡流时发出响声的原理设计。血压计主要由袖带、输气球和测压计 3 个部分组成。根据测压计的不同可分为以下种类。

　　1. 水银血压计　又称汞柱式血压计,分台式和立式两种,立式血压计高度可调节。水银测压计有标尺、玻璃柱(汞柱)和水银槽 3 个部分组成。标尺采用双刻度,刻度范围为 0～300 mmHg(0～40 kPa),最小分度值为 2 mmHg(0.5 kPa);玻璃柱上端和大气相通,下端和水银槽相连(图 8 - 8)。水银血压计测量血压的方法为听诊法,需要另备听诊器,其优点是测量数值准确可靠,但玻璃柱易破损导致水银外溢。

　　2. 无液式血压计　又称压力表式血压计、弹簧式血压计。表式测压计为一个压力表盘,标有刻度和对应读数,盘中央的指针以指示血压数值(图 8 - 9)。无液式血压计采用听诊法测量血压,其优点是体积小,携带方便,但准确性欠佳。

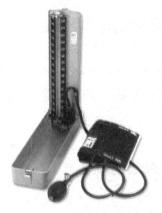

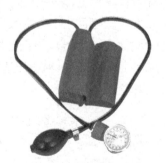

图 8 - 8　水银血压计　　　　　图 8 - 9　无液式血压计

　　3. 电子血压计　常见的有臂式和腕式电子血压计(图 8 - 10,图 8 - 11)。测量时通过袖带内的换能器自动采样,经微电脑控制数字运算,自动完成充气和放气程序,无需使用听诊器,在显示屏上直接显示血压值、脉搏数值等信息。电子血压计操作简便,清晰直观,可排除测量者的误听和环境干扰,但准确度不高。

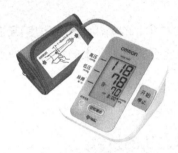

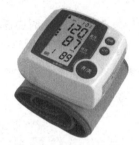

图 8-10　臂式电子血压计　　　　图 8-11　腕式电子血压计

## 二、血压测量(以水银血压计为例)

【护理目的】　准确监测血压的数值变化,判断血压有无异常,间接了解循环系统的功能状况,为诊断、治疗和护理提供依据。

【护理评估】

(1)患者的年龄、病情(基础血压值)、情绪、意识状态,治疗情况、认知反应、配合程度等。

(2)影响血压波动的因素:如 30 分钟内有无运动、洗澡、吸烟、进食、紧张等,若有此类情况,应酌情等待 30 分钟后再测。

(3)检查测量部位状况:一般选择右上肢肱动脉,如有偏瘫、外伤、手术等应选择健侧肢体。检查测量部位的周径,选择大小合适的袖带。

【护理计划】

1. 操作者准备　通过评估提出测量过程中潜在的护理问题,做好相应的护理措施。操作者自身仪表规范准备,洗手、戴口罩。

2. 患者准备　向患者或家属解释测量血压的方法和配合要点,要求患者安静休息 5～10 分钟,保持情绪稳定、体位舒适。

3. 用物准备　治疗盘内准备水银血压计(检查玻璃柱无破损、水银柱在 0 刻度,橡胶管和输气球无漏气)、听诊器(检查衔接紧密,传音良好)、垫枕、记录本、笔、手表等。

4. 环境准备　环境安静,温湿度适宜。

【实施】　见表 8-6。

表 8-6　血压测量的操作步骤及要点说明

| 操作步骤 | 要点说明 |
| --- | --- |
| 1. 核对解释　核对患者信息。解释操作目的、步骤、配合要点 | 住院患者须核对床号、姓名、腕带<br>向患者或家属解释操作情况,使患者保持平静、松弛状态,确保测量结果的准确性 |

（续表）

| 操作步骤 | 要点说明 |
|---|---|
| 2. 安置体位　协助患者取舒适的坐位或仰卧位，卷起或脱去被测肢体的衣袖，露出上臂，肘下按需放置垫枕，使肘关节伸直、掌心向上 | 测血压时须调整被测部位与心脏在同一水平<br>测量肱动脉血压时，坐位平第四肋软骨，仰卧位平腋中线<br>若被测部位高于心脏水平，测得结果偏低；反之，低于心脏水平，测得结果偏高 |
| 3. 测量方法<br>（1）放平血压计于被测肢体旁，打开水银槽开关，驱尽袖带内空气<br>（2）将袖带平整的缠绕于上臂中部，松紧以能放入一指为宜，袖带下缘距肘窝 2～3 cm<br><br><br><br>（3）戴上听诊器，先触及肱动脉搏动处，再将听诊器胸件置于搏动最明显处，单手固定，用另一手握输气球，关闭气门，充气至肱动脉搏动音消失后，水银柱再升高 20～30 mmHg<br>（4）松开气门，以 4 mmHg/s 的速度放气，使水银柱缓慢下降，同时平视水银柱所指刻度与搏动音变化<br><br><br><br>（5）听到第一声搏动时，水银柱所指的刻度为收缩压；搏动音明显变弱或消失时，水银柱所指刻度为舒张压 | <br><br><br>若袖带缠绕过紧，使血管在未充气前已经受压，测得结果偏低；反之，缠绕过松，使气囊充气后呈球状，有效测量面积减小，测得结果偏高<br>若相对肢体袖带过窄，需加大压力才能阻断动脉血流，测得结果偏高；反之，袖带过宽，使大段血管受压，测得结果偏低<br>勿将听诊器胸件塞入袖带内，以免造成误差<br>充气应平稳，不可过猛、过快<br>肱动脉搏动音消失表示袖带压力大于心脏收缩压，动脉血流阻断<br><br>平稳放气，不可过快、过慢<br>放气过快，会产生读数偏差或漏听；放气过慢，会造成静脉充血，测量结果偏高<br>视线低于水银柱水平，会使读数偏高；反之，高于水平，使读数偏低<br>若所测血压异常或搏动音不清时，应重复测量。先将袖带内气体驱尽，水银柱降到 0 刻度，休息片刻后再次测量，一般测量 2～3 次，取其最低值 |
| 4. 嘱咐与整理　及时打开气门，解下袖带，协助穿衣，安置舒适体位，并告知测量结果，给予合理的解释与嘱咐，整理床单位 | |
| 5. 用物处理　驱尽袖带内空气，关闭气门，放入盒内，将血压计右倾 45°，使水银完全流入水银槽后，关闭水银槽开关，再盖上盒盖。洗手、脱口罩 | 注意固定输气球位置，以免压碎玻璃柱 |
| 6. 记录　以分数形式表示，即收缩压/舒张压（mmHg），记录于体温单血压栏内 | 当舒张压的变音与消失音有差异时，可记录两个读数，如 140/90/60 mmHg |

【护理评价】

（1）患者能理解测量血压的目的与重要性，积极主动配合操作。

（2）患者在测量过程中感觉舒适、安全，能理解血压变化的意义。

（3）操作方法正确，部位选择合理，测量结果准确，记录规范。

⚙ **反馈与思考**

护士为患者测量右上肢肱动脉的血压,结果为 140/84 mmHg,目前处于相对平稳状态,患者主诉症状减轻。护士向患者解释了目前的治疗方案与监测血压的重要性,并细致地做了健康宣教,指导患者自我监测血压与日常生活的注意事项。

# ▌项目四　呼吸的评估与护理

**案例导入**

患者孙某,男性,74 岁。4 天前无明显诱因出现发热、咳嗽、咳痰,最高体温 39.7℃,伴寒战,痰为黄色脓性,近 2 天来自感憋气并逐渐加重。体格检查发现患者神情疲乏,轻度喘息貌,口唇轻度发绀,右下肺可闻及大量湿性啰音。医生初步诊断为右下重症肺炎,为进一步诊治转入呼吸内科病房。护士应该先为患者评估生命体征,着重观察呼吸的变化。作为责任护士,你将如何进行评估?

**分析提示**

对于患者的护理,需要护士具备及时发现并识别呼吸异常变化的知识与技能。责任护士应及时评估观察患者的呼吸情况,提供重要的病情信息,并采取有效的护理措施,以确保患者的医疗护理安全。

机体在新陈代谢过程中,需要不断地从外界吸取氧气,并将自身产生的二氧化碳排出体外,这种机体与环境之间的气体交换称为呼吸。呼吸是维持机体生命活动和内环境稳定的重要生理过程之一,是生命存在的重要基础。所以,护士必须能正确观测呼吸,及时发现濒危的呼吸征象,为诊疗和抢救提供基础保障。

## 任务一　正常呼吸与生理变化

正常的呼吸运动分为吸气与呼气两个过程,受中枢神经系统的呼吸中枢调控,大脑皮质可以随意地控制呼吸运动。呼吸中枢可接受来自呼吸器官本身和其他系统的传入冲动,通过反射性调节呼吸运动。血液中的氧气、二氧化碳浓度变化也会对呼吸产生调节作用。

1. **正常呼吸**　正常成人在安静状态下,呼吸频率为 16~20 次/分钟,表现为节律规则,均匀无声且不费力。呼吸与脉搏的比率约为 1 : 4。女性以胸式呼吸为主,男性和儿童以腹式呼吸为主。

2. 生理变化

(1)年龄：一般年龄越小，呼吸频率越快，老年人稍慢。

(2)性别：同龄女性的呼吸较男性稍快。

(3)情绪：剧烈的情绪变化，如惊恐、焦虑、愤怒、悲伤、紧张等会刺激呼吸中枢引起屏气或呼吸加快。

(4)活动：运动可使呼吸加深加快，休息睡眠时呼吸频率减慢。

(5)其他：体温上升或高空缺氧环境会使呼吸加快。呼吸的频率和深浅度均可受意识控制。

## 任务二　异常呼吸的评估与护理

【异常呼吸的评估】

1. 频率异常

(1)呼吸过速：又称气促或呼吸增快，是指在安静状态下，成人呼吸频率＞24次/分钟。常见于高热、甲状腺功能亢进、贫血、缺氧、疼痛等患者。一般体温每升高1℃，呼吸增加约4次/分钟。

(2)呼吸过缓(bradypnea)：在安静状态下，成人呼吸频率＜10次/分钟。常见于颅内压增高、应用麻醉药或镇静剂过量等呼吸中枢受抑制的患者。

2. 节律异常

(1)潮式呼吸：又称陈-施氏呼吸(Cheyne-Strokes)，是一种周期性的呼吸异常。表现为开始呼吸浅慢，逐渐加快、加深，达到高潮后，又逐渐变得浅慢，之后出现5~30秒的呼吸暂停，再重复以上过程。呼吸形态似潮水般涨落，故称潮式呼吸。常见于中枢神经系统疾病的患者，如颅内压增高、脑炎、脑膜炎、巴比妥类药物中毒等。发生机制是当呼吸中枢兴奋性减弱或缺氧严重时，呼吸减弱至暂停，血液中的二氧化碳分压增高到一定程度时，刺激颈动脉体和主动脉弓的化学感受器，反射性的兴奋呼吸中枢，使呼吸运动恢复。当积聚的二氧化碳不断通过呼吸排出，呼吸中枢失去了有效刺激，呼吸再次减弱至暂停，形成了周而复始的呼吸。

(2)间断呼吸：又称比奥(Biot)呼吸，表现为有规律的呼吸数次后，突然呼吸暂停，间隔时间长短不同，随后又开始呼吸，如此呼吸与呼吸暂停交替出现。发生机制与潮式呼吸相同，但预后更为严重，多发生在呼吸停止前，常见于颅内病变、呼吸中枢衰竭等患者。

3. 深浅度异常

(1)深度呼吸：又称库斯莫(Kussmaul)呼吸，表现为深大而规则的呼吸，常见于尿毒症、糖尿病等引起的代谢性酸中毒患者。

(2)浅快呼吸：是一种浅表而不规则的呼吸，有时呈叹息样，见于呼吸肌麻痹、濒死患者等。

4. 音响异常

(1) 蝉鸣样呼吸:是指吸气时伴有一种高调的音响,声音似蝉鸣。多由于声带附近发生阻塞,使空气进入困难所致。常见于喉头水肿、喉头异物等患者。

(2) 鼾声呼吸:是指呼气时发出粗糙的鼾声。多由于器官或支气管内有较多分泌物积聚所致。常见于深昏迷患者。

5. 呼吸困难 是指患者感到空气不足,呼吸费力,出现用力呼吸、张口耸肩、鼻翼煽动、发绀,辅助呼吸肌也参与呼吸运动,在呼吸频率、节律、深浅度上出现异常改变。根据临床表现可分为以下几种类型。

(1) 吸气性呼吸困难:由于上呼吸道出现部分梗阻,气流进入肺部不畅,呼吸肌收缩,肺内负压极度增高,使患者吸气费力,吸气时间明显长于呼气时间,出现"三凹"征(即胸骨上窝、锁骨上窝、肋间隙或腹上角凹陷)。常见于喉头水肿、喉头异物等患者。

(2) 呼气性呼吸困难:由于下呼吸道出现部分梗阻,气体呼出肺部不畅,使患者呼气费力,呼气时间明显长于吸气时间。常见于支气管哮喘、阻塞性肺气肿的患者。

(3) 混合性呼吸困难:由于广泛肺部病变,使患者呼气和吸气均感费力,呼吸加快且表浅。常见于重症肺炎、大量胸腔积液、气胸等患者。

【异常呼吸的护理】

1. 病情观察 严密观察呼吸的频率、节律、性质、音响、深浅,呼吸运动的形式及对称性,以及其他伴随症状如咳嗽、咯痰、发绀等,注意其他生命体征的变化,观察药物疗效与不良反应。

2. 卧床休息 安置舒适体位,必要时取半坐卧位或端坐位,减少耗氧量,调节温湿度,保持空气清新。

3. 保持呼吸道通畅 及时清除呼吸道分泌物,痰多者协助咳嗽排痰,进行叩背、雾化吸入或体位引流,必要时给予吸痰。

4. 氧气吸入 酌情给予氧气吸入,必要时可用呼吸机辅助呼吸。

5. 心理护理 根据患者和家属的心理反应,及时有效地给予解释和安慰,尽量满足其认知和情感需求,稳定患者情绪,消除顾虑,主动配合治疗护理。

6. 健康指导 指导患者进行有效咳嗽和呼吸训练,如深呼吸、缩唇呼吸、腹式呼吸等。改变生活方式,合理调整饮食活动,戒烟限酒,提高自我照顾与应急处理的能力。

### 反馈与思考

护士评估呼吸后发现:患者有呼吸急促、咳嗽、咯痰,呼吸困难的表现症状。为了准确评估患者的呼吸变化,护士将进行呼吸的测量。

## 任务三 测量呼吸的技术

【护理目的】 测量患者呼吸的频率,观察呼吸状况,判断有无异常情况,为治疗和护理提供依据。

【护理评估】

(1) 患者的年龄、病情、情绪、意识、治疗情况、认知反应、配合程度等。

(2) 影响呼吸变化的因素,如有无剧烈活动、情绪波动等。若有此类情况,应酌情等待 30 分钟后再测。

【护理计划】

1. 操作者准备 通过评估提出测量过程中潜在的护理问题,做好相应的护理措施。操作者自身仪表规范准备,洗手、戴口罩。

2. 患者准备 向患者或家属解释测量呼吸的方法,以取得患者的理解与配合,保持情绪稳定、体位舒适,处于安静状态。

3. 用物准备 笔、带秒针的手表、记录本,必要时备棉签等。

4. 环境准备 环境安静、温湿度适宜。

【实施】 见表 8 - 7。

表 8 - 7 呼吸测量的操作步骤及要点说明

| 操作步骤 | 要点说明 |
|---|---|
| 1. 核对解释 核对患者信息。解释操作目的、步骤、配合要点 | 住院患者须核对床号、姓名、腕带<br>向患者或家属解释操作过程,以取得最大程度的配合 |
| 2. 安置体位 协助患者取舒适体位,身体放松,保持自然呼吸状态 | 评估患者的表情、面色、呼吸形态及其他伴随症状 |
| 3. 测量方法 在测量脉搏后,护士仍将手按在手腕部位,保持诊脉姿势,以分散患者注意力,观察胸腹部的起伏 | 由于呼吸可受意识控制,测量呼吸应尽量避免被患者察觉 |
| 4. 观察计数 观察呼吸运动,一起一伏为一次,计数 30 秒,并将所得数值乘以 2 | 呼吸异常患者应计数 1 分钟<br>危重或呼吸微弱患者呼吸不易察觉时,可用少许棉花絮置于患者鼻孔前,观察棉絮被吹动的次数,计数 1 分钟 |
| 5. 记录呼吸数值 | |
| 6. 嘱咐与整理 告知测量结果,并给予解释与嘱咐。用物整理,洗手、脱口罩 | |
| 7. 体温单绘制 | 住院患者须将呼吸数值描绘于体温单相应时间栏内 |

【护理评价】

（1）患者能理解测量呼吸的目的与重要性，积极主动配合操作。

（2）患者在测量过程中感觉舒适安全。

（3）操作方法正确，测量结果准确，绘制图形规范。

### 反馈与思考

护士测量完脉搏后，维持诊脉姿势为患者计数 1 分钟呼吸，测得数值为 24 次/分钟，患者痰液较多，且有呼吸困难、发绀等症状，病情较为严重。因此，护士将遵照医嘱为患者实施护理措施，促进呼吸功能，例如协助咳嗽排痰、吸痰术、吸氧术、雾化吸入术。

## 任务四　促进呼吸功能的技术

### 一、协助咳嗽排痰术

1. 有效咳嗽　咳嗽是清除呼吸道分泌物、保持呼吸道通畅的一种防御性反应。护士应对患者和家属进行具体的指导，帮助患者掌握有效咳嗽的方法，包括调整呼吸方式和实施有效咳嗽。调整呼吸方式时，指导患者做缩唇呼吸，即用鼻缓慢深吸气，然后用口缩唇呼气，以引发咳嗽反射。进行有效咳嗽时，为患者安置坐位或半坐卧位，屈膝、上身前倾，双手抱膝或在胸部放置垫枕抱住。有伤口的患者应用双手掌置于手术切口缝线两侧，减轻伤口张力。嘱患者深吸气、屏气数秒后，用腹肌力量做爆发性咳嗽，猛咳一声将痰液咳出。

2. 叩击　是用手叩打患者胸背部，借助震动作用是呼吸道分泌物松脱而易于排出的方法。护士为患者安置仰卧或俯卧位，将手固定成背隆掌空状，即 5 指并拢弯曲、手背隆起、手掌中空（图 8 - 12）。叩击患者肺部时，护士应有节奏地从下而上、由外向内叩击胸部和背部。叩击力度适中，可听见空洞声，以患者不感到疼痛为宜，避开乳房、心脏及骨隆突处。每天可叩击数次，最宜在雾化吸入后或进餐前进行，边叩击边鼓励患者咳嗽排痰。根据叩击原理设计，目前临床上可使用振动排痰机（图 8 - 13）来替代人工的叩击操作，既减少了护士的工作量，又增强了叩击的效果。

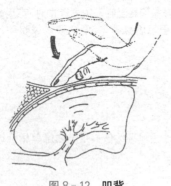

图 8 - 12　叩背

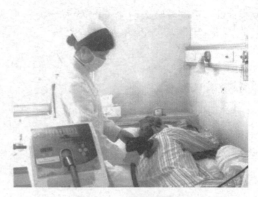

图 8 - 13　振动排痰机

3. 体位引流 是为患者安置特殊的体位借助重力作用将肺部及深部支气管内的痰液引流至较大的气管,通过咳嗽排出体外的方法。主要适用于支气管扩张、肺脓肿等有大量痰液的患者,禁忌高血压病、心力衰竭、高龄、极度衰弱等患者使用。在体位引流前,通常先进行叩击或胸部震颤。然后,根据病变部位调整体位,使患侧肺部处于高位,引流的支气管开口向下。嘱患者进行深呼吸并有效咳嗽,同时可辅以叩击。每天引流 2～4 次,宜选择在空腹时进行,每次 15～30 分钟,当患者感觉疲乏或虚弱时,应停止引流。引流中应注意观察患者的反应,如出现头晕、面色苍白、出冷汗、血压下降等情况,应立即停止,并进行对症处理。对引流液的色、质、量、性状做好记录,当每日引流量<30 ml 可停止体位引流。

## 二、吸痰术

吸痰术是指利用负压作用,用导管经口、鼻腔或人工气道将呼吸道分泌物吸出,以保持呼吸道通畅的一种方法。适用于年老体弱、新生儿、昏迷、麻醉未清醒等患者。

【护理目的】 将呼吸道分泌物或误吸的呕吐物吸出,以保持呼吸道通畅,预防吸入性肺炎、呼吸困难、发绀、窒息等。

【护理评估】

1. 一般情况 患者的年龄、病情、情绪、意识、治疗情况、认知反应、配合程度等。

2. 吸痰的指征 评估患者呼吸和痰液阻塞的情况,只有当患者呼吸道有分泌物积聚,出现痰鸣音,肺部有湿性啰音、呼吸音低,呼吸频率加快,排痰不畅时需要吸痰。

【护理计划】

1. 操作者准备 通过评估提出吸痰过程中潜在的护理问题,做好相应的护理措施。操作者自身仪表规范准备,洗手、戴口罩。

2. 患者准备 向患者或家属解释测量呼吸的方法,以取得患者的理解与配合,保持情绪稳定、体位舒适,处于安静状态。

3. 用物准备

(1) 吸引器:目前临床常用中心负压吸引装置,通过吸引管道连接到各病床单位。在没有中心负压吸引的情况下,也可采用电动吸引器。电动吸引器主要由马达、偏心轮、气体过滤器、压力表、安全瓶及储液瓶组成。安全瓶和储液瓶的容量均为 1 000 ml,瓶上接有两根玻璃管,用橡胶管相互连接。在紧急状态下,没有负压吸引装置时,也可用 50～100 ml 的注射器连接吸痰管进行抽吸。

(2) 吸痰盘内:无菌吸痰管数根、有盖罐(盛放无菌生理盐水)、无菌纱布、无菌手套、弯盘,按需准备张口器、舌钳、压舌板等。

4. 环境准备 安静整洁、温湿度适宜;符合无菌操作要求,必要时屏风遮挡。

【实施】 见表 8-8。

表 8-8 吸痰术的操作步骤及要点说明

| 操作步骤 | 要点说明 |
| --- | --- |
| 1. 核对解释 核对患者信息。解释吸痰操作目的、步骤、配合要点 | 住院患者需核对床号、姓名、腕带<br>向患者或家属解释操作中可能引起的不适,如恶心、咳嗽、喷嚏等,消除紧张情绪,以取得最大程度的配合 |
| 2. 检查吸引器,调节负压 | 成人为 300~400 mmHg,儿童<300 mmHg<br>缺氧患者可预先加大吸氧流量 |
| 3. 安置体位 协助患者取舒适体位或半坐卧位,头部转向操作者,检查患者口、鼻腔,取下义齿,铺治疗巾于患者胸前 | 昏迷患者可用张口器或压舌板帮助张口 |
| 4. 准备用物 将无菌生理盐水倒入无菌罐内,打开吸痰管 | 打开吸痰管仅撕开封口,暴露末端,勿触及内侧 |
| 5. 戴无菌手套,一手连接负压管;另一手持吸痰管,试吸无菌生理盐水 | 持吸痰管的手必须保持无菌<br>试吸时检查是否通畅,并润滑导管 |
| 6. 吸痰 阻断负压,在患者吸气时将吸痰管从口腔一侧插入至口咽部,打开负压,左右旋转,向上提拉,吸净痰液 | 插管时不可使用负压,以免导管吸附呼吸道造成黏膜损伤<br>吸痰动作应轻柔,每次吸引时间<15 秒,若鼻腔、口腔和气管切开处都需吸痰,应先吸气管切开处,再吸鼻腔和口腔 |
| 7. 吸痰导管退出后,用生理盐水抽吸冲净,根据患者情况必要时重复吸引 | 每根吸痰管只能用一次,重复吸引时需换管 |
| 8. 吸痰完毕,关闭负压,分离吸痰管,处理一次性用物 | 严格无菌操作,吸痰用物应每天更换 1~2 次<br>储液瓶内的吸出液应及时倾倒,一般不要超过瓶内的 2/3 |
| 9. 嘱咐与整理 安置患者,整理床单位,并给予嘱咐。清理用物,洗手、脱口罩 | |
| 10. 记录患者吸痰后的情况,如痰液的色、质、量、性状等 | |

【护理评价】

(1)患者或家属能理解吸痰的目的与重要性,愿意配合操作。

(2)患者在吸痰过程中安全,无发生不良反应。

(3)吸痰操作方法正确,操作后患者呼吸道分泌物减少或消除,气道通畅。

### 三、氧气吸入术

氧气吸入术是常用的改善呼吸的急救技术之一,通过给氧,增加吸入空气的氧浓度,以提高动脉血氧含量及血氧饱和度,从而预防和纠正各种原因造成的缺氧。

1. 缺氧程度的判断和吸氧适应证

(1)缺氧程度的判断:根据缺氧的临床表现及血气分析检查,来判断缺氧的程度(表

8-9)。

表8-9　缺氧的症状与程度

| 程度 | 呼吸困难 | 发绀 | 意识 | 血气分析 | |
| --- | --- | --- | --- | --- | --- |
| | | | | 氧分压 $PaO_2$（mmHg） | 二氧化碳分压 $PaCO_2$（mmHg） |
| 轻度 | 不明显 | 轻度 | 清楚 | 50~70 | >50 |
| 中度 | 明显 | 明显 | 正常或烦躁不安 | 30~50 | >70 |
| 重度 | 严重，"三凹"征明显 | 显著 | 昏迷或半昏迷 | <30 | >90 |

（2）吸氧适应证：血气分析检查是给氧的可靠指标，动脉血氧分压（$PaO_2$）的正常值是80~100 mmHg，二氧化碳分压（$PaCO_2$）的正常值是35~45 mmHg。当患者的 $PaO_2$ <50 mmHg时，应给予吸氧。因此，轻度缺氧一般无需给氧，但患者有呼吸困难时可给予低流量（1~2 L/min）吸氧。中度缺氧需要给氧，重度缺氧是给氧的绝对适应证。①呼吸系统疾病：哮喘、支气管肺炎、气胸、肺气肿、肺不张；②心功能不全：心力衰竭；③各种中毒引起的呼吸困难：一氧化碳中毒、巴比妥类药物中毒；④昏迷患者：脑血管意外、颅脑损伤；⑤其他：如出血性休克、外科手术前后、分娩产程过长或胎心音异常等。

2. 供氧装置

（1）中心供氧装置（图8-14）：是目前临床各大医院最常采用的设备，通过供应站集中供给，设管道将氧气输送至各病区床单位、门诊、急诊等。中心供氧站设有总开关进行管理，各用氧单位在管道出口连接流量表，以调节氧流量。

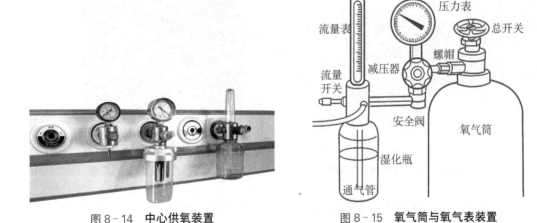

图8-14　中心供氧装置　　　　图8-15　氧气筒与氧气表装置

（2）氧气筒与氧气表装置（图8-15）：无管道供氧时，可用氧气筒供氧。

1）氧气筒：为圆柱形无缝钢筒，可耐高压达14.71 MPa，容纳氧气约6 000 L。氧气筒顶部有总开关，使用时将总开关向逆时针方向旋转1/4周，即可放出足够氧气，不用时应向顺时针方向旋紧关闭。氧气筒颈部侧面有气门，可与氧气表相连输出氧气。

2) 氧气表:由5个部分组成。①压力表:显示筒内氧气的压力,以 MPa 表示。压力越大,则筒内氧气越多。②减压器:是一种弹簧自动减压装置,将来自氧气筒的压力减低至 0.2~0.3 MPa,使氧流量平衡,保证安全。③流量表:用于测量每分钟氧气流出量,单位 L/min。其内有浮标,当氧气通过时将浮标吹起,可指示刻度。④湿化瓶:用于湿润氧气,以免患者呼吸道黏膜干燥。使用时加入 1/3~1/2 的冷开水或蒸馏水,通气管浸入水中,出气管和通气管相连。⑤安全阀:当氧气流量过大、压力过高时,安全阀内部活塞即自行上推,使过多的氧气自四周小孔排出,以保证安全。

3) 装表法:氧气筒在存放时,应将氧气表装上,以备急用。①吹尘:将氧气筒竖直放置于架上,将总开关逆时针旋转打开,放出少量氧气,随即迅速顺时针关闭总开关,以达到清洁气门,防止灰尘进入氧气表内。②装表:将氧气表与气门处螺纹口衔接,并用扳手旋紧,使氧气表直立。③连接湿化瓶,连接通气管。④检查:先打开总开关,再打开流量开关,检查氧气流出是否通畅、各连接部位有无漏气。检查正常后,关闭流量开关后备用。

4) 卸表法:先关闭总开关,打开流量开关,放出余气,再关闭流量开关,卸下湿化瓶。一手扶托氧气表,一手用扳手拧松螺帽,将氧气表卸下。

3. 吸氧方法

(1) 鼻导管法:分为单侧鼻导管法与双侧鼻导管法,将鼻导管从一侧或双侧插入鼻腔进行供氧。单侧鼻导管法插入较深,对鼻腔黏膜刺激较大,患者耐受性较差,故在临床已逐渐淘汰。双侧鼻导管法(图8-16)插入较浅,方法简便,不影响进食与说话,患者感受舒适,适用于长期吸氧,为目前临床常用方法。

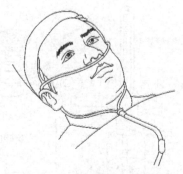

图8-16 双侧鼻导管吸氧

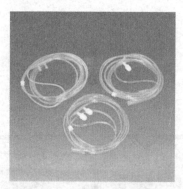

图8-17 双侧鼻导管与鼻塞

(2) 鼻塞法:将吸氧用的鼻塞塞入鼻前庭内进行供氧(图8-17)。此方法对鼻黏膜刺激较小,患者感受舒适,使用方法,临床使用广泛。

(3) 漏斗法:将氧气导管连接于漏斗上,调节氧流量,将漏斗置于距离患者口鼻 1~3 cm 处并用绷带固定。此法使用简便,无刺激,但耗氧量较大,适用于婴幼儿或气管切开术后的患者。

(4) 面罩法:将氧气导管连接于面罩上,调节氧流量至 6~8 L/min,将面罩紧贴患者口鼻部并用松紧带固定(图8-18)。此法影响患者饮水、进食、服药、谈话等活动,且翻身时易发生移位,适用于张口呼吸及病情较重的患者。

(5)头罩法:将患者头部置于头罩内,注意头罩与颈部保持适当的空隙,将氧气导管接于进气孔上,通过头罩顶部的小孔调节氧流量(图8-19)。此法操作简便、无刺激,能根据病情调节氧浓度,长时间吸氧也不会发生氧中毒,便于观察病情,适用于患儿吸氧。

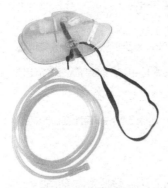
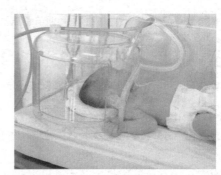

图8-18 **面罩法**    图8-19 **头罩法**

(6)氧气枕法:将充满氧气的氧气枕连接湿化瓶、导管,调节氧流量,让患者头枕氧气枕,借重力使氧气流出。此法适用于家庭氧疗、抢救危重患者或转移患者途中。注意新购置的氧气枕在首次使用前应用水反复冲洗、揉搓,以免吸入氧气枕内的粉尘。

4.操作流程(以单侧鼻导管法为例)

【护理评估】

(1)患者的病情、情绪、意识、治疗情况、认知反应、配合程度、缺氧程度及用氧目的等。

(2)患者的鼻腔黏膜情况。

【护理计划】

(1)操作者准备:通过评估提出吸氧过程中潜在的护理问题,做好相应的护理措施。操作者自身仪表规范准备,洗手、戴口罩。

(2)患者准备:向患者或家属解释氧气吸入的方法,以取得患者的理解与配合,保持情绪稳定、体位舒适。

(3)用物准备:供氧装置(中心供氧或氧气筒一套),治疗盘内备通气管、湿化瓶、棉签、鼻导管、弯盘、用氧记录卡等。

(4)环境准备:环境安静、温湿度适宜,严防明火。注意用氧安全,切实做好"四防"即防火、防油、防热、防震。搬运氧气筒时勿撞击、倾倒,周围严禁烟火和易燃品,距火炉至少5 m,距暖气1 m,不可用带有的手装卸氧气表。

【实施】 见表8-10。

表 8 - 10　氧气吸入的操作步骤及要点说明

| 操作步骤 | 要点说明 |
|---|---|
| 1. 核对解释　核对患者信息、医嘱内容。解释操作目的、步骤、配合要点及安全事项 | 住院患者需核对床号、姓名、腕带<br>确保严格遵照医嘱实施给氧方法与氧流量 |
| 2. 连接给氧装置(装表法) | |
| 3. 检查鼻腔,并用湿棉签清洁双侧鼻腔 | 检查鼻孔有无出血、肿块或生理性异常,以及通气情况 |
| 4. 连接鼻导管,打开流量开关,根据医嘱调节氧流量 | 使用氧气时,应先调节流量,再插管,以免开关开错,大量氧气冲入损伤肺组织 |
| 5. 测量插入长度,自一侧鼻孔轻轻插入 | 观察水杯中的气泡判断氧气流出是否通畅 |
| 6. 将导管绕至耳后至下颌收紧固定,预留翻身长度 | 鼻导管应每天更换 |
| 7. 记录吸氧时间、流量与患者反应 | 密切观察患者缺氧症状有无改善 |
| 8. 嘱咐与整理　告知吸氧注意事项,用物整理,洗手、脱口罩 | |
| 9. 停用氧气时,先拔出鼻导管,再关闭总开关,放完余气后关闭流量开关。记录停氧时间 | 停用氧气时,应先拔管再关开关<br>氧气筒内氧气不可用尽,压力表降至 0.5 MPa 即不可再用。对已用空或未用的氧气应分别挂"空""满"标志。 |

【护理评价】　患者缺氧症状改善或消除;操作规范,用氧安全。

5. 氧浓度与氧流量的换算

(1) 氧气吸入浓度:掌握吸氧浓度对纠正缺氧起着重要的作用。如氧浓度为 25%,则和空气中的氧含量(20.93%)相似,无治疗价值。如氧浓度>60%,持续时间>24 小时,则会发生氧中毒。对缺氧和二氧化碳潴留同时存在的患者,应给予低流量、低浓度持续吸氧。

(2) 氧浓度和氧流量的换算公式

$$吸氧浓度(\%) = 21 + 4 \times 氧流量(L/min)$$

## 四、雾化吸入术

参见本书第十一章。

---

### 思考题

1. 护士在哪些情况下需要测量患者的生命体征? 如何做到为患者准确地测量生命体征?

2. 为促进患者呼吸进行氧疗时,如何根据病情调节合适的氧流量? 氧疗的不良反应有哪些?

# 第九章　饮食与营养

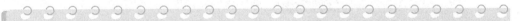

食物是营养的来源，营养是健康的保证。合理饮食与营养不仅能够保证机体正常生长发育，维持机体各种生理活动，提高机体免疫力和抵抗力，还能在预防保健，增进健康，促进康复，延缓疾病发展和衰老等方面起作用。因此，护士应掌握饮食与营养的原则，正确评估患者营养状况和饮食习惯，对患者进行营养与饮食的指导，采取适宜的途径满足患者的营养需求，促进患者早日康复。

## 项目一　医院饮食

**案例导入**

患者王先生，80岁。因脑血管意外昏迷收治入院，现需鼻饲饮食。

**分析提示**

1. 如何给患者插胃管，插胃管时应注意什么？

2. 证实胃管在胃内的方法？

3. 鼻饲灌注时的注意点有哪些？

国内外调查机构研究表明，营养不良状况普遍存在于住院患者中，这种患者往往全身状况差，各器官功能衰退明显，并发症发生率高，导致其住院时间延长、疾病恢复缓慢、死亡率显著增加。然而，对于营养过剩的患者，过度的营养支持则会加重机体的代谢负担。因此，合理的营养与药物、手术及其他治疗方法具有同等重要性，给住院患者提供足够的营养，可以增强机体抵抗力，减少并发症，促进伤口愈合，防止营养不良的发生。

医院饮食是根据人体的基本营养需要和各种疾病的特殊营养需要而制订,主要分为基本饮食、治疗饮食、试验饮食三大类。

## 任务一　基本饮食

根据食物的质地和烹调加工方法的不同,基本饮食包括普通饮食、软质饮食、半流质饮食和流质饮食4种类型(表9-1)。

表9-1　医院基本饮食

| 饮食类型 | 适用范围 | 饮食原则 | 用法 | 可选食物 |
|---|---|---|---|---|
| 普通饮食 | 病情较轻,无咀嚼障碍、发热和消化道疾患,疾病恢复期及不必限制饮食者 | 营养素之间配比合理并充足,易消化,无刺激性的食物均可,应限制油煎、胀气食物及强烈调味品 | 每日3餐,每日总能量9.20~10.88 MJ(2 200~2 600 kcal),其中蛋白质70~90 g,脂肪60~70 g,碳水化合物275~350 g | 一般食物均可 |
| 软质饮食 | 消化不良、低热、咀嚼不便、吞咽困难、老幼及术后恢复期患者 | 营养均衡,食物的质地以细软、少渣,易咀嚼,易消化为特点,少油腻和刺激性调味品 | 每日3~4餐,每日总能量和其他营养素同普通饮食需要量供给 | 软饭、面条、切碎煮烂的菜、肉末等 |
| 半流质饮食 | 发热、体弱、消化道疾病、手术后恢复期,口腔疾病及咀嚼不便的患者 | 食物呈半流质,质细软,易咀嚼、吞咽和消化,纤维少,无刺激性调味品,营养丰富。胃肠功能紊乱者禁用含纤维素或易引起胀气的食物;痢疾患者禁用牛奶、豆浆及过甜食物 | 每日5~6餐,总能量6.3~8.3 MJ(1 500~2 000 kcal),蛋白质50~70 g,脂肪50~60 g,碳水化合物250 g,必要时补充维生素和矿物质 | 如粥、烂面条、馄饨、蒸鸡蛋、肉末、豆腐等 |
| 流质饮食 | 病情危重、高热、吞咽困难、口腔疾患、术后和急性消化道疾患的患者 | 食物呈液态或在口腔内能融化为液体的极易消化、含渣很少、无刺激的饮食。由于所含热量和营养素不足,所以只能短期使用;通常辅以肠外营养以补充热量和营养 | 每日6~7餐,每2~3小时一次,每次200~300 ml,总能量在3.5~5.0 MJ(836~1 195 kcal)。根据不同的疾病需要,流质饮食可分为流质、清流质、厚流质、冷流质和不胀气流质(忌甜流质)5种形式 | 乳类、豆浆、米汤、肉汤、果汁、菜汁等 |

## 任务二 治疗饮食

治疗饮食是指在基本饮食的基础上,适当调整能量和各种营养素,以适应病情需要,从而达到治疗疾病和促进疾病康复的目的。治疗饮食的制备应兼顾患者的饮食习惯、进餐特点,循序渐进,注意食物的色、香、味、形和品种的多样化。治疗饮食(表9-2)。

表9-2 医院治疗饮食

| 饮食种类 | 适用范围 | 饮食原则 |
|---|---|---|
| 高能量高蛋白饮食 | 用于分解代谢亢进者,如甲状腺功能亢进、高热、大面积烧伤等患者;合成代谢不足者,如营养不良、吸收障碍者;慢性消耗性疾病如结核病、癌症患者;体力消耗增加者如重体力劳动者等 | 在基本饮食基础上增加能量和蛋白质的摄入量,如肉类、鱼类、乳类、豆类等,其中优质蛋白占1/2~2/3以上,除3餐外可加餐2次(肥胖者、糖尿病、肝或肝性脑病前期、尿毒症患者不宜使用) |
| 低蛋白饮食 | 用于限制蛋白质摄入者,如急性肾炎、急慢性肾功能不全、尿毒症、肝性脑病或肝性脑病前期等患者 | 应多补充蔬菜和含糖量的食物,以维持正常能量,成人每次饮食中蛋白质<40 g,视病情可减至20~30 g/d。肾功能不全者应摄入动物性蛋白,忌用豆制品;肝性脑病患者应以植物蛋白为主 |
| 低脂肪饮食 | 用于肝胆疾患、胰腺疾病、高脂血症、动脉硬化、冠心病、肥胖症及腹泻等患者 | 减少膳食中脂肪的含量,避免用动物油,禁食肥肉、蛋黄等,选择合适的烹调方法少油煎、爆炒,每日脂肪摄入量<50 g |
| 低盐饮食 | 用于心脏病、急性、慢性肾病、肝硬化腹水、重度高血压病但水肿较轻者等患者 | 每日可用食盐量<2 g(含钠0.8 g),但不包括食物内自然存在的氯化钠。禁用腌制食品,如咸菜、皮蛋、香肠等 |
| 无盐低钠饮食 | 同低盐饮食适用范围,一般用于水、钠潴留较重患者 | 无盐饮食除食物内自然含钠量外,不放食盐烹饪。低钠饮食,除无盐外,还需控制摄入食物中自然存在的含钠量(每天控制在0.5 g以下)禁用碱制食品。对无盐和低钠者,还应禁用含钠食物和药物,如发酵粉(油条、挂面)、汽水(含小苏打)和碳酸氢钠药物等 |
| 高膳食纤维饮食 | 用于便秘、肥胖症、高脂血症、糖尿病、心血管疾病等患者 | 每天膳食纤维摄入量达25~40 g,如芹菜、韭菜、新鲜水果、粗粮、豆类等 |
| 低胆固醇饮食 | 动脉硬化、高胆固醇血症、冠心病等患者 | 成人膳食中胆固醇含量应<300 mg/d,禁用或少用含胆固醇高的食物,如动物内脏、肥肉、蛋黄、脑、鱼子等 |
| 低膳食纤维饮食(少渣饮食) | 用于各种急慢性肠炎、伤寒、痢疾、胃肠手术前后、消化道出血、食管或胃底静脉曲张等患者 | 选用含膳食纤维少、细软、便于咀嚼和吞咽的食物,忌膳食纤维多的蔬菜、水果,应吃菜泥、果汁等,忌油煎食物 |

## 任务三 试 验 饮 食

试验饮食是指在特定的时间内,通过对饮食内容的调整来协助疾病的诊断和提高实验室检测结果正确性的一种饮食(表 9-3)。

表 9-3 试验饮食

| 饮食种类 | 试验目的 | 饮食原则及方法 |
|---|---|---|
| 胆囊造影饮食 | 适用于需要做造影检查来判断有无胆囊、胆管、肝胆管疾病的患者 | 造影前一天中午给予高脂肪餐,以刺激胆囊排空;晚餐给予无脂肪、低蛋白、高糖类的清淡饮食,如粥、馒头、果汁等;晚餐后服造影剂,禁食、禁水、禁烟至次日上午造影当天晨禁食。第一次摄 X 线片后,如胆囊显影良好,进高脂肪饮食,一般是 2 个油煎鸡蛋,待 30 分钟后再摄 X 线片观察胆囊收缩情况 |
| 隐血试验饮食 | 检查有无消化道出血 | 试验前 3 天禁食肉类、肝、动物血、虾、蛋黄、含铁剂的药物及绿色蔬菜等,以排除食物对试验的干扰。可进食牛奶、豆制品、米饭等,第 4 天开始留取粪便做隐血试验 |
| 肌酐试验饮食 | 测定内生肌酐清除率,检查肾小球滤过功能 | 试验期为 3 天,期间忌肉类、蛋类、豆类、茶、咖啡,每天主食 <300 g,每天蛋白质总量<40 g,以排除外源性肌酐的影响。蔬菜、水果、植物油不限,能量不足可添加藕粉和含糖点心等。<br>第 3 天记录 24 小时尿量,避免剧烈活动,第 4 天晨抽血,留取尿标本 |
| 尿浓缩功能试验(干试验) | 检查肾小管的浓缩功能 | 试验期 1 天,控制全天饮食中的水分,总量在 500~600 ml,可进食含水量少的食物,如米饭、馒头、面包等。烹调时尽量不加水或少加水;避免食用过甜、过咸或含水量高的食物。蛋白质供给量 1 g/(kg·d) |
| 甲状腺[131]I 试验饮食 | 检查甲状腺功能 | 试验期为 2 周,期间禁食含碘丰富的食物,如海带、紫菜、鱼、虾、加碘食盐等,禁用碘做局部消毒。2 周后作[131]I 功能测定 |
| 葡萄糖耐量试验饮食(OGTT) | 监测人体对葡萄糖的耐受量,协助诊断糖尿病 | 在正常饮食的情况下,试验前一天晚餐后禁食(12~16 小时),禁忌喝咖啡和茶,避免剧烈运动。试验当天晨起空腹抽血,同时留尿标本,然后取葡萄糖 75 g(或儿童 1.75 g/kg 总量<75 g)溶于 250 ml 水中或者 100 g 面粉制成的馒头,在 5 分钟内服下,服后 30、60、120 和 180 分钟各抽血 1 次,同时留尿样本,做血糖定量和尿糖定性测定。若患者食量很少,试验前 3 天每天进食碳水化合物应不<250~300 g |

## 项目二 患者的饮食护理

患者的饮食护理是满足患者最基本的生理需要,体现整体化护理理念的重要措施。护士应通过对患者饮食与营养的全面评估,明确患者现存的或潜在的营养问题,采取适宜的护理措施,帮助患者摄入充足、合理的营养素,促进患者早日康复。

## 任务一 病区的饮食管理

患者入院后,病区床位医师根据患者病情开出饮食医嘱,确定患者的饮食种类,护士根据医嘱填写入院饮食通知单,及时送交营养室。同时护士应将患者的饮食种类填写在病区的饮食单上,并在患者床头(尾)注上相应的标记,便于饮食的分发。当患者因病情需要更改饮食,或需要禁食等,应由医生开出医嘱,护士填写饮食更改通知单或伙食停止通知单,送交营养室,由营养室及时进行变更。

护士应根据患者的饮食种类,对患者进行必要的解释与指导,尤其是治疗性饮食应向患者说明进食此类饮食的目的和意义,并介绍医院伙食的管理方法与要求,以取得患者配合和饮食计划的顺利执行。

## 任务二 一般饮食护理

**案例导入**

患者单某,腹部持续性疼痛,伴恶心,来医院就诊,B超检查显示急性胆囊炎而收治入院。目前患者生命体征平稳,给予抗生素静脉滴注。

**分析提示**

目前对该患者应如何进行饮食指导?

【进餐前护理】

1. 饮食指导 护士应根据患者病情、饮食习惯、年龄等条件,帮助患者制订可行的饮食计划,并对患者进行解释和指导,说明选用饮食的意义,每天进餐的次数及时间等,以取得患者的合作,尽量控制摄入外来食物,让患者理解并遵循饮食计划,明确饮食对治疗疾病的重要意义。

2. 为患者创造良好的环境 患者进餐的环境应以清洁、整齐、美观、空气新鲜、气氛轻松愉快为原则。餐前30分钟开窗通风、整理床单位,移除便器等,饭前避免进行不必要的治疗。如同病室有呕吐、病危或呻吟的患者,可用围帘遮挡。

3. 保证患者感觉舒适 进餐前帮助有大小便需求的患者进行清理,协助患者洗手、清洁口腔、取舒适的体位及进餐的姿势,如病情许可,可协助患者下床进食;不便下床者可取坐位或半坐位,放床上桌进餐;卧床患者安排侧卧位或仰卧位(头偏向一侧),颌下垫餐巾,并给予适当支托;能走动的患者尽可能到病室餐厅与其他患者共同进餐,以促进食欲。

**【进餐时护理】**

1. 及时、准确分发食物　床位护士应掌握患者当日用餐的特殊饮食要求,着装整洁,洗净双手,督促并协助配餐员将热饭菜准确及时分送给每一位患者。对禁食患者应告知患者原因,以取得配合,并在床尾挂上禁食标记。

2. 巡视进餐情况　在患者进餐期间,护士应加强巡视病房,观察患者进食情况,鼓励其进食;对实施治疗饮食、试验饮食的患者应注意检查督促,观察患者饮食情况,并向主管医师建议,以便根据病情及时调整患者的饮食。对家属带来的食物,护士应检查是否适合患者食用,尤其是对执行治疗性饮食的患者。随时询问患者对饮食制作的意见和要求,以满足患者饮食的需要。

3. 协助患者进食　对能自行进食的患者,护士可给予必要的帮助,如协助取合适的体位,准备食物、餐具等。对不能自行进食的患者,应由护士耐心喂食。喂食时应根据患者的进食习惯,注意喂食的速度、温度及每次的量。进流质饮食的患者可用吸管吸吮,但应注意温度适宜,防止烫伤。对双目失明或双眼被遮盖的患者,要求自行进食者,可按时钟方向将食物摆放,并告知食物的方位和名称,如 6:00 方向放饭,3:00 方向放汤等;需要喂食的患者在喂食前应告知食物的名称、内容以增加其进食的兴趣和食欲。

4. 进食过程中特殊问题的处理　如患者进食中出现恶心时,应鼓励其做深呼吸暂停进食;如发生呕吐时,应及时给予帮助,将患者头偏向一侧,防止呕吐物进入气管,并及时清除呕吐物,更换被污染的被服,帮助患者漱口或做口腔护理,开窗通风换气,以免不良气味影响其他患者进食。同时护士应观察呕吐物的性质、量和气味,并做好记录。

**【进餐后护理】**

(1) 及时撤去餐具,协助患者洗手、漱口,必要时做口腔护理,协助患者取舒适体位,整理床单位,保持患者的清洁和舒适。

(2) 做好记录和交接班工作。根据观察的情况记录患者进食的时间、量、食物种类、食欲情况和进食后的反应,以评价患者的饮食是否满足营养需要。对暂需禁食或延迟进食的患者应做好交接班工作。

## 任务三　特殊饮食护理

对病情危重、消化道吸收功能障碍、不能经口或不愿正常进食的患者,为保证其营养素的摄取,改善患者的营养状态,促进康复,临床上常根据患者不同情况采取不同的特殊饮食护理,包括胃肠内营养和胃肠外营养。根据营养素的组成,又可分为要素饮食、非要素饮食等。

管饲饮食是指通过导管供给不能由口进食或拒绝进食的患者以营养丰富的流质饮食或营养液、水及药物的方法。根据导管插入的途径可分为:口胃管,导管由口插入胃内;鼻胃管,导管经鼻腔插入胃内;鼻肠管,导管由鼻腔插入小肠;胃造瘘管,导管经胃造瘘口插入胃内;空肠造瘘管,导管经空肠造瘘口插至空肠内。管饲饮食与肠道外营养相比,是一种更符合生理、更经济、更安全的营养支持方式。

### 一、鼻饲法

鼻饲法是指将导管经鼻腔插入胃内,从管内灌入流质食物、水分和药物的方法。

【护理目的】 保证下列不能经口进食的患者,通过鼻胃管供给食物、水分和药物,以维持患者营养和治疗的需要。

(1)昏迷患者及不能经口进食者,如口腔疾患、上消化道梗阻的患者。

(2)早产儿及病情危重的患者。

(3)拒绝进食的患者,如精神疾患患者。

(4)不能张口的患者,如破伤风患者。

【护理评估】

(1)患者病情、意识状态、活动能力。

(2)患者的鼻腔状况,如鼻腔有无炎症、鼻衄、息肉等。

(3)患者的治疗情况、心理状态及合作程度。

【护理计划】

1. 操作者准备 通过评估提出实施过程中潜在的护理问题,做好相应的护理措施。操作者自身仪表规范准备,洗手、戴口罩。

2. 患者准备 向患者或家属解释鼻饲饮食的目的、操作过程、配合要点和注意事项,以取得患者的理解与配合,保持情绪稳定、体位舒适。

3. 用物推备

(1)无菌鼻饲包:内备治疗碗、镊子、止血钳、压舌板、纱布、胃管或硅胶管、50 ml 注射器、治疗巾。

(2)治疗盘:内备液状石蜡、棉签、胶布、别针、夹子或橡皮圈、手电筒、听诊器、盛有清水的小杯、弯盘,需要时备无菌手套。

(3)灌食用物:鼻饲流食(38~40℃)、水温计、温开水适量、50 ml 注射器。

(4)拔管用物:松节油、乙醇、棉签、纱布、弯盘。

【实施】 见表9-4。

表9-4 鼻饲法的操作步骤及要点说明

| 操作步骤 | 要点说明 |
| --- | --- |
| 1. 插管<br>(1)核对解释:携用物至患者床旁,核对姓名,住院患者还需核对床号、腕带,并作解释<br>(2)患者准备:有义齿的应取下,妥善放置 | 向患者解释操作的目的、过程,配合要点,以取得合作。<br>防止脱落、误咽 |

（续表）

| 操作步骤 | 要点与说明 |
|---|---|
| （3）体位准备：能配合者取坐位或半坐卧位；无法坐起者取右侧卧位；昏迷患者取去枕平卧位，头向后仰 | 坐位有利于减轻患者咽反射，利于胃管插入<br>根据解剖结构，右侧卧位利于胃管插入<br>头向后仰可避免胃管误入气管 |
| （4）清洁鼻腔：观察鼻腔是否通畅，选择通畅的一侧，用棉签蘸清水后清洁鼻腔 | 鼻腔通畅，便于插管 |
| （5）铺巾置盘：准备胶布，打开鼻饲包，铺治疗巾于患者颌下，置弯盘于口角旁 | 保护床单位 |
| （6）标记胃管：测量胃管插入的长度，并标记 | 插入长度一般为前额发际至胸骨剑突处，或由鼻尖经耳垂至胸骨剑突处的距离<br>一般成人插入长度为 45～55 cm |
| （7）检查润滑：检查胃管是否通畅，倒少许液状石蜡于纱布上，润滑胃管前端 | 减少插管时的摩擦阻力 |
| （8）插入胃管 | |
| 1）一手持纱布托住胃管；另一手持镊子夹住胃管前端，轻轻插入选定的一侧鼻腔。插至咽喉部（10～15 cm）时，根据患者具体情况进行插管 | 插管时动作轻柔，镊子尖端勿碰及患者鼻黏膜，以免造成损伤 |
| ● 清醒患者：要求患者做吞咽动作，顺势将胃管向前推进，至预定长度 | 吞咽动作可帮助胃管迅速进入食管，减少患者不适，护士应随患者的吞咽动作插管。必要时可让患者饮少量温开水 |
| ● 昏迷患者：左手将患者头部托起，使下颌靠近胸骨柄，缓缓插入胃管至预定长度 | 下颌骨靠近胸骨柄可增大咽喉通道的弧度，便于胃管顺利通过会咽部<br>插管过程中：①有恶心、呕吐时，可暂停插入，让患者做深呼吸，分散其注意力，缓解紧张；②如患者出现呛咳、呼吸困难、发绀等现象，表明胃管误入气管，应立即拔管，休息片刻后再插管；③如插入不畅时检查口腔，了解胃管是否盘在口咽部或将胃管抽出少许，再缓慢插入 |
| （9）证实胃管（3 种方法） | 在胃管末端连接注射器，回抽时见有胃液<br>置听诊器于患者胃部，用注射器快速将 10 ml 空气从胃管注入，能听到气过水声<br>将胃管末端置于盛水的治疗碗中，无气泡逸出 |
| （10）固定胃管：确定胃管在胃内后，用胶布将胃管固定于鼻翼及面颊部 | 防止胃管移动或滑出 |
| （11）灌注食物 | |
| 1）连接注射器于胃管末端，抽吸见有胃液，再注入少量温开水 | 每次灌注食物前都要抽吸胃液以确定胃管在胃内及胃管是否通畅<br>温开水可润滑管腔，防止鼻饲液黏附在管壁 |
| 2）缓慢注入鼻饲液或药液 | 每次鼻饲量＜200 ml，间隔时间＞2 小时，每次注入前应先用水温计测试温度，以 38～40℃ 为宜<br>每次抽吸鼻饲液后应反折胃管末端，避免注入空气引起腹胀 |
| 3）鼻饲完毕后，再次注入少量温开水冲洗胃管 | 避免鼻饲液存积在管腔中变质，造成胃肠炎或管腔堵塞 |

| 操作步骤 | 要点与说明 |
|---|---|
| （12）夹管固定：将胃管末端反折，用纱布包好，用橡皮筋或夹子夹紧，别针固定于大单、枕旁或衣领处<br>整理用物：协助患者清洁鼻孔、口腔，整理床单位，嘱患者保持原体位 20～30 分钟 | 防止食物反流<br>防止胃管脱落<br><br>维持原体位有助于防止呕吐 |
| （13）洗手，记录 | 记录鼻饲的时间，鼻饲液的种类、量及患者反应等 |
| 2. 拔管<br><br>（1）拔管准备：置弯盘于患者颌下，夹紧胃管末端轻轻揭去固定的胶布<br>（2）拔出胃管：用纱行包裹近鼻孔处的胃管，嘱患者做深呼吸，呼气时拔管，到咽喉处快速拔出<br>（3）整理用物：撤去用物，清洁患者口鼻、面部，给予患者取舒适位，整理床单位，清理用物<br>（4）洗手，记录 | 用于停止鼻饲或长期鼻饲需要更换胃管时。更换胃管时，晚间拔管，次晨再从另一侧鼻孔插入<br>夹紧胃管，以免拔管时管内液体反流<br>到咽喉处快速拔出，以免管内残余液体滴入气管<br><br>可用松节油等消除胶布痕迹<br><br>记录拔管时间和患者反应 |

**【注意事项】**

（1）插管时动作应轻柔，注意插管的方向及患者的体位，以免损伤鼻腔和食管黏膜，尤其是通过食管 3 个狭窄部位时（环状软骨水平处、平气管分叉处、食管通过膈肌处）。

（2）胃管插入 10～15 cm（咽喉部）时，若是清醒患者，嘱其配合做吞咽动作；若是昏迷患者，则将患者头部托起，使下颌靠近胸骨柄，以利于插管。

（3）插管过程中如患者出现呛咳、呼吸困难、发绀等现象，表明胃管误入气管，应立即拔管，休息片刻后再插管。

（4）每次灌食前应确定胃管在胃内且通畅，并用少量温开水冲管后再进行喂食，鼻饲完毕后再次注入少量温开水，防止鼻饲液凝集。

（5）注意鼻饲的量、速度、时间。鼻饲灌食时速度不宜过快，每次灌食量＜200 ml，间隔时间＞2 小时。避免鼻饲液过冷或过热。若灌入新鲜果汁，应与奶液分开注入，防止产生凝块。鼻饲过程中，避免灌入空气，以免造成腹胀。

（6）长期鼻饲者应每天进行 2 次口腔护理，并定期更换胃管，普通胃管每周更换一次，硅胶胃管每月更换一次。

（7）如要通过喂养管输注药物，必须征得药剂师的许可（以免喂养管堵塞及药物与营养素的相互作用）。注入药物时，应先将药片碾碎，溶于水后方可注入。

（8）凡上消化道出血、食管静脉曲张或梗阻，鼻腔手术后的患者禁用鼻饲法。

## 二、要素饮食

要素饮食又称为要素膳、化学膳、元素膳,是一种化学组成明确的精制食物,含有人体所需的易于消化吸收的营养成分,包含游离氨基酸、单糖、主要脂肪酸、维生素、无机盐类和微型元素。它的主要特点是无需经过消化过程,可直接被肠道吸收,为人体提供能量和营养。

【护理目的】  用于临床营养治疗,提高危重患者的能量及氨基酸等营养的摄入,促进伤口愈合,改善患者营养状况,以达到辅助治疗目的。

【适应证】  适用于危重患者,如重度营养不良、大面积烧伤、低蛋白血症、外科大手术后、大面积烧伤、急性胰腺炎、消化吸收不良、晚期癌症、短肠综合征等患者。

【应用方法】  根据患者的病情需要,可通过口服、鼻饲、经胃或空肠造瘘口滴注的方法供给患者适宜浓度和剂量的要素饮食。因要素饮食口味欠佳,口服时患者不易耐受,故临床较少应用。管饲滴注要素饮食时一般有以下 3 种方式。

1. 分次注入  将一定量已配制好的,或即用型的营养液在一定时间内用注射器缓慢推注。每天 4~6 次,每次 250~400 ml。主要用于非危重患者,经鼻胃管或造瘘管行胃内喂食者,或不想连续使用喂养泵的患者。优点是操作方便,费用低廉。缺点是较易引起恶心、呕吐、腹胀、腹泻等胃肠症状。

2. 间歇滴注法  将配制好的要素饮食或即用型的营养液置于专用容器内,经输注管缓慢滴入,每天 4~6 次,每次 400~500 ml,每次滴注时间持续 30~60 分钟。这种方法可让患者有一定的活动度,并保证胃肠道有一定的周期性休息状态,大多数患者可耐受这种喂养方式。

3. 连续滴注  装置与间歇滴注相同,在 12~24 小时内持续滴入或用喂养泵保持恒定滴注。这种方法多适用于危重患者、十二指肠或空肠喂养者。喂养的速率必须在初期有足够的适应递增过程,一般需要 3~4 天的适应期。在开始前,如患者已禁食 2 周以上,则适应期需延长。在适应期内营养不足部分应由肠外营养补充。

【注意事项】

1. 严格无菌操作  严格按无菌操作程序配制营养液。所有配制用具均需进行消毒灭菌。配制好的溶液应放在 4℃的冰箱中保存,并在 24 小时内用完,以防止放置时间过长被细菌污染而变质。

2. 合适的浓度和剂量  根据患者的具体病情配制合适的营养液,输注营养制剂的浓度、容量与速率必须从低值逐渐调节至能被患者所耐受及可满足需要时为止。在调整过程中,应逐渐增加容量或浓度,两者不可同时增加。

3. 温开水冲净管腔  要素饮食滴注前后都应用温开水冲净管腔,以防食物积滞在管腔中发生腐败变质,引起胃肠道疾患。

4. 维持适宜的温度  要素饮食不能用高温蒸煮,但可适当加温,鼻饲、经造瘘口注入的温度为 41~42℃。可至加温器于输液管远端,保持温度,防止发生腹泻、腹痛、腹部痉挛等。

5. 观察患者反应　滴注过程中经常观察患者各种反应,如出现恶心、呕吐、腹泻、腹胀等症状,应及时寻找原因,按需要调整速度、温度,反应严重者可暂停滴入。

6. 疗效观察　应用期间加强疗效观察,防止并发症的发生。观察有无出现代谢方面的并发症加高渗性脱水、高渗性非酮性昏迷、渗透性利尿,胃肠道反应如恶心、呕吐、腹痛、腹泻,过敏反应,出血倾向,并及时做好护理记录。

7. 定期检查　定期检查血糖、尿糖、血尿素氮、电解质、肝功能等指标,观察尿量、大便次数及性状,并记录体重,做好营养评估。

8. 其他　①要素饮食停用时逐渐减量,骤停易引起低血糖反应;②无论采用何种方式的管饲方式,灌食时患者均应采取半卧位以免发生气管内吸入的危险,尤其是老年、体弱、痴呆和昏迷患者。

### 三、胃肠外饮食

胃肠外营养(parenteral nutrition,PN)是指通过周围静脉或中心静脉输入患者所需要的全部营养素及能量的营养支持方法。一般分为部分胃肠外营养(PPN)和全胃肠外营养(TPN)两种。

【护理目的】　为患者提供所需的能量及营养素,如氨基酸、脂肪、碳水化合物、电解质、微量元素等,以维持机体正常功能,达到正氮平衡,促进伤口愈合和机体康复。

【适应证】

(1) 高代谢的患者,如严重创伤、严重烧伤、败血症、吸收不良综合征等。

(2) 胃肠道不能进食>5天的患者,如中、重度急性胰腺炎、肠瘘、消化道大出血、严重胃肠水肿。

(3) 肺部疾病应用机械辅助呼吸的患者。

(4) 消化道大手术前后的营养支持。

(5) 既往存在营养不良,如肝脏疾病、心力衰竭或肾功能不全等导致营养不良急性病变的患者。

(6) 晚期肿瘤患者接受化疗、放疗期间和接受骨髓移植的患者。

(7) 先天性或后天性的消化道畸形,如锁肛、巨结肠症。

【应用方法】　胃肠外营养的输注方法,主要有全营养混合液输注和单瓶输注两种。

(1) 全营养混合液输注:即将每天所需的营养物质在无菌条件下按次序混合输入由聚合材料制成的输液袋或玻璃容器后再输注的方法。

(2) 单瓶输注:在无条件进行全营养混合液输注时,可单瓶输注。

【胃肠外营养并发症】

1. 导管相关并发症

(1) 气胸、血胸和大血管损伤:静脉穿刺可造成动脉、静脉、胸膜、肺脏等损伤。

(2) 空气栓塞:除输液完毕未及时更换液体,或导管连接处脱落可引起空气栓塞外置管过程中亦可发生空气栓塞。

(3) 导管栓塞与静脉栓塞:在输液缓慢、导管扭曲、高凝状态等情况下,导管尖端及周围可形成血栓。另外,因为营养液多为高渗液,长时间输注可刺激静脉壁而发生静脉炎及血栓形成。

(4) 导管相关性感染:若置管时无菌操作不严格、导管的长期留置等可引起穿刺部位的感染。

2. 代谢相关并发症　肠外营养支持,特别是初期阶段,往往会有血糖升高的糖代谢紊乱现象。长期肠外营养也可引起肠黏膜萎缩、胆汁淤积等并发症。

【注意事项】

1. 解释工作　操作前向患者及家属做好解释工作,以取得配合。

2. 严格执行无菌操作　置管时严格无菌操作,正确选择穿刺部位。置管后要固定导管,局部用无菌敷料和无菌贴膜封闭。导管进皮处需每天局部消毒,更换敷料一次,必要时做细菌培养。输液导管和输液袋每12~24小时更换一次。

3. 防止导管堵塞　每次输注前先注入生理盐水冲洗导管,输注结束注入生理盐水脉冲式冲洗导管,防止返流血凝块堵管。导管内不能进行输血、抽血、检测中心静脉压等。指导患者避免做静脉压增高的动作,如用力憋气、负重等。活动时避免管道受压。

4. 输液过程中加强巡视　注意输液是否通畅,开始时缓慢,逐渐增加滴速,保持输液速度均匀。输液浓度也应由较低浓度开始,逐渐增加。输液过程密切观察患者的治疗反应及滴注中出现的不良反应,正确记录出入量。

5. 做好营养监测和评估　定期检查血糖、尿糖、电解质、肝和肾功能等项目,以便根据体内代谢变化及时调整营养液配方,防止发生并发症。定期做好营养状况的评估。

---

**思考题** ································

1. 试述低蛋白饮食的使用范围和饮食原则。
2. 试述葡萄糖耐量试验饮食的原则及方法。

# 第十章　排泄

**学习目标**

1. 识记与排便、排尿有关的解剖与生理知识,以及正常粪便、尿液的评估内容与特性及其影响因素。

2. 理解排泄相关的基本概念如便秘、腹泻、肠胀气、灌肠术、多尿、少尿、无尿、尿潴留、尿失禁、导尿术。

3. 理解各种灌肠术的异同点。

4. 学会应用正确判断和评估患者的排泄活动,识别异常状况。

5. 学会应用辨别与分析异常的排泄情况,并根据案例情境发现问题与制订护理措施。

6. 学会应用选择使用合适的操作方法,熟练地为患者进行排泄异常的护理,模拟实施灌肠术、导尿术、留置导尿术的技能。

排泄是机体将新陈代谢所产生的废物排出体外的过程,是人体的基本生理活动之一,其主要方式是排便与排尿。正常的排便和排尿活动对维持机体内环境的稳定和平衡起着重要作用,但排泄活动会受到一些健康问题的影响,如疾病、心理、社会环境等因素会直接或间接地改变人体排泄的功能形态。因此,护士可通过仔细观察患者的排便、排尿情况变化,判断患者是否存在排泄异常,为诊断、治疗和护理提供依据。护士还应掌握排泄相关的知识和技能,指导和帮助患者维持正常的排泄活动,处理患者的排泄问题,满足患者的基本生理需求。

## 项目一　排便护理

**案例导入**

患者刘某,男性,78岁。因冠心病、心绞痛频发收入心内科治疗。经过阶段治疗后,患者心绞痛发作得到缓解,生命体征平稳。但是护士发现连续3天,患者的体温单大便栏记录为0。其主诉腹胀、食欲不振。作为他的责任护士,你将如何进行评估与护理?

**分析提示**

对于患者刘某的护理,需要护士仔细观察与评估其排泄情况,对异常的排便形态做出正确的分析与判断。责任护士不可忽视患者排便的异常情况,应综合疾病与各方面因素考虑,熟练地采取适当、有效的护理措施,以满足患者排泄的生理需求。

## 任务一 与排便有关的解剖与生理

1. **与排便有关的解剖** 人体参与排便活动的主要器官是大肠。成人大肠全长 1.5～1.8 m,起自回肠末端,包括盲肠、阑尾、结肠、直肠和肛管 5 个部分,全程形似方框,围绕在空肠、回肠的周围。

盲肠为大肠起始的膨大盲端,长 6～8 cm,位于右髂窝内,向上通升结肠,向左连回肠。回肠与盲肠的连通口称为回盲口,其内有回盲瓣,具有括约肌的作用,可防止大肠内容物逆流入小肠。在回盲瓣的下方约 2 cm 处,有阑尾的开口。阑尾形如蚯蚓,又称蚓突。结肠为介于盲肠和直肠之间的部分,按其所在位置和形态,又分为升结肠、横结肠、降结肠和乙状结肠 4 个部分,自右髂窝至左髂窝呈"M"形包绕。直肠为大肠的末段,长 12～15 cm,位于小骨盆内。直肠有两个弯曲:上段凸向后,与骶骨前面的曲度一致,形成骶曲;下段向后下绕过尾骨尖,形成凸向前的会阴曲。肛管长约 3 cm,上自齿状线,下至肛门,齿状线是直肠与肛管的交界线,也是皮肤和黏膜相互移行的分界线。肛管周围有内、外括约肌围绕,肛门内括约肌由直肠壁环行平滑肌增厚而成,收缩时能协助排便;肛门外括约肌是位于肛门内括约肌周围的环行肌束,为横纹肌,是控制排便的重要肌束。

2. **与排便有关的生理** 当食物经由上消化道消化吸收后进入大肠,除了部分水分被大肠吸收后,其余经过细菌的发酵和腐败作用形成粪便。所以,结肠的主要生理功能是吸收水分、储存和转运粪便,还能吸收部分电解质和葡萄糖,吸收功能主要发生在右侧结肠。结肠内存在大量细菌,这些细菌利用肠内物质合成维生素 K、维生素 B 复合物和短链脂肪酸等,供体内代谢需要。

结肠运动的形式有类似小肠的分节运动和蠕动,但其频率较慢。其另一运动形式称集团运动,这是一种进行很快且移行很远的强烈蠕动。这种运动每日发生 3～4 次,通常发生于饭后。集团运动常自横结肠开始,可将一部分大肠内容物一直推送至结肠下端,甚至推入直肠,引起便意。

排便是一种反射活动。粪便进入直肠时,刺激直肠壁内的感受器,冲动沿盆神经和腹下神经传至脊髓腰骶部的初级排便中枢。同时冲动还上传至大脑皮质,引起便意。如条件允许,冲动通过盆神经传出,引起降结肠、乙状结肠和直肠收缩、肛门内括约肌舒张,与此同时,阴部神经的传出冲动减少,肛门外括约肌舒张,粪便则排出体外。此外,支配腹肌和膈肌的神经兴奋,腹肌和膈肌收缩,腹内压增加,促进排便。如条件不允许,大脑皮质发出冲动,下行抑制脊髓腰骶部初级中枢的活动,抑制冲动沿腹下神经传出,使肛门括约肌紧张性增加,乙状结肠舒张,排便反射则被抑制。

## 任务二　排 便 的 评 估

### 【正常排便的评估】

正常情况下,排便活动受意识控制,自然、无痛苦、无障碍。成人每天排便 1～3 次,平均每次排便量为 150～200 g,婴幼儿每天排便 3～5 次。成人粪便呈黄褐色或棕黄色的成形软便,婴儿粪便呈黄色或金黄色。排便的数量、颜色、气味与食物种类、数量、摄入的液体量、消化器官的功能等有关,正常粪便主要为食物残渣,并含有少量混匀的黏液。

### 【影响排便的因素】

1. 年龄　2～3 岁以下的婴幼儿,由于神经肌肉系统发育不全,不能控制排便。老年人因腹部肌肉张力下降,胃肠蠕动减慢,盆底肌和肛门括约肌松弛,导致肠道排泄的控制能力降低,易发生排便异常。

2. 饮食　是影响排便的主要因素。合理的饮食可以建立规则的排便反射,饮食中纤维素的含量和水分是维持正常排便的重要条件。摄取富含膳食纤维的食物能促进肠蠕动,减少水分的重吸收,使粪便柔软易于排出;相反,缺乏膳食纤维或食用高蛋白、高糖类的食物,液体摄入不足或丢失过多,可导致粪便干硬不易排出。

3. 排便习惯　通常个体在排便时间、环境、姿势等方面都有自己的习惯,如发生改变,则可影响正常排便。排便为个人隐私,当病人因排便问题需要他人协助时,会因缺乏隐蔽的环境,导致排便功能异常。

4. 活动　适当的活动可维持肌肉的张力,促进肠蠕动,有助于维持正常的排便功能。如长期卧床或缺乏活动的患者,可因肌肉张力减退、肠蠕动减少而导致排便困难。

5. 心理因素　情绪紧张、焦虑可使迷走神经兴奋,增加肠蠕动,易发生腹泻;精神抑郁导致身体活动减少,自主神经冲动减慢,肠蠕动减少而引起便秘。

6. 药物因素　有些药物可直接影响肠道活动,如缓泻剂可加快肠蠕动,促进排便;长期应用抗生素的不良反应会干扰肠道内正常菌群,导致腹泻;麻醉剂、镇静剂、止痛药物可使病人胃肠蠕动减慢而导致便秘。

7. 疾病因素　消化系统本身的疾病,以及其他系统的疾病均可影响排便功能,如结肠炎可使肠蠕动增加而导致腹泻;腹部和会阴部伤口疼痛可抑制便意;神经系统受损可导致大便失禁。

### 【异常排便的评估】

1. 异常粪便的观察

(1) 性状:便秘时,粪便干结、坚硬,呈栗子样;消化不良或急性肠炎时,粪便呈糊状或水样便;肠道部分梗阻或直肠、肛门狭窄时,粪便呈扁条形或带状。

（2）颜色：排除食物和药物的影响，粪便颜色的异常可提示消化道的病理变化。如漆黑光亮的柏油样便提示上消化道出血；暗红色便见于下消化道出血；陶土色便提示胆道梗阻；果酱样便见于阿米巴痢疾或肠套叠；白色的米泔水样便见于霍乱、副霍乱；粪便表面有鲜血或排便后有鲜血滴出，多见于肛裂或痔疮出血。

（3）气味：消化不良的患者，粪便有酸臭味；下消化道溃疡或肠癌者，粪便有腐臭味；上消化道出血的柏油样便有腥臭味；严重腹泻的患者，粪便有恶臭味。

（4）内容物：粪便中混有大量的黏液常见于肠道炎症；伴有脓血者常见于痢疾和直肠癌等；肠道寄生虫感染时，粪便内可见蛔虫、绦虫等。

2. 腹泻（diarrhea）　是指排便次数增多（＞3 次/日），频繁排出稀薄、不成形的粪便，甚至水样便，或带有黏液、脓血、未消化的食物等。常伴有腹痛、肠痉挛、疲乏、恶心、呕吐、肠鸣音亢进、里急后重等表现。急性腹泻多由病毒、细菌、真菌等感染引起，饮食不当或食物过敏也可发生腹泻。慢性腹泻主要与消化系统疾病和内分泌疾病等有关。腹泻是一种保护性反应，有助于肠道内有害物质的排出，但严重持续的腹泻将造成体内水、电解质紊乱。

3. 排便失禁（fecal incontinence）　是指肛门括约肌不受意识控制而不自主地排便。多见于神经肌肉系统的病变或损伤，如瘫痪、消化道疾病、精神障碍、先天发育异常等。

4. 便秘（constipation）　是指排便次数减少（＜3 次/周），排出过于干硬的粪便，且排便困难。常伴有腹痛、腹胀、消化不良、食欲不振、疲乏、头痛等表现。便秘是临床常见的症状，常见原因有：饮食结构不合理、饮水量不足、长期卧床缺乏活动、经常抑制便意、滥用缓泻剂，以及某些器质性和功能性疾病等。

5. 粪便嵌塞（fecal impaction）　是指粪便持久堆积在直肠内，坚硬而不能排出。患者自觉痛苦，有排便冲动，却无法排出粪便，肛门处可见少量液化粪便渗出，伴有腹胀、腹痛、直肠肛门疼痛等表现。常见于便秘未能及时解除，粪便长时间滞留在直肠内，水分被持续吸收导致粪便变得坚硬异常，而结肠内推进粪便不断积压增加，导致粪块过大过硬无法排出。

6. 肠胀气（flatulence）　是指胃肠道内有过量气体积聚，不能排出。表现为腹部膨隆、胀满、痉挛性疼痛、嗝逆，严重者压迫膈肌和胸腔，可导致呼吸困难。常见于胃肠疾病如肠道梗阻、急性胃肠炎等，或手术后肠道功能未恢复，也可发生于进食过多产气食物、吞入大量空气等。

### 🔲 反馈与思考

护士评估后发现：患者 3 天未解大便，排便次数明显减少，并伴有腹胀、消化不良、食欲不振等表现，发生了便秘；分析其原因主要是住院期间长期卧床缺乏活动，医院环境私密性欠缺排便过程易受打扰、排便习惯改变等。作为责任护士，你将采取哪些护理措施？

## 任务三　排便异常的护理

### 一、腹泻患者的护理

1. 去除病因　停止进食被污染的食物，如为肠道感染应遵医嘱进行抗生素治疗。

2. 卧床休息 减少体力消耗,减少肠蠕动,注意腹部保暖。

3. 饮食护理 鼓励患者多饮水,根据病情给予清淡的流质或半流质饮食,腹泻严重时应暂时禁食。

4. 防治水、电解质紊乱 遵医嘱及时给予止泻药物,并补充电解质,如口服补液盐或静脉输液。

5. 皮肤护理 维持皮肤完整性,做好肛周皮肤清洁,便后用温水清洗、软纸擦拭,必要时涂擦油膏,保护局部皮肤。

6. 病情观察 观察记录粪便的颜色、性状、次数等,必要时留取标本送检。病情严重者监测生命体征变化。疑为传染病患者,应采取肠道隔离。

7. 心理护理 给予心理支持,缓解焦虑不安的情绪,主动关心、帮助患者,及时做好清洁护理,消除患者的心理负担。

8. 健康教育 向患者及家属讲解预防和护理腹泻的相关知识与方法,指导患者合理饮食,自我监测身体情况。

## 二、排便失禁患者的护理

1. 心理护理 给予患者安慰和支持,减轻患者自卑窘迫的情绪。护士应尊重、理解患者,热情地提供必要的帮助,鼓励患者树立信心,积极配合治疗。

2. 皮肤护理 维持肛门周围皮肤清洁,便后用温水清洗,在肛周涂擦油膏,保护局部皮肤。床上铺橡胶单和中单或尿垫,一经污染立即更换,预防压疮。

3. 功能重建 观察患者排便表现,如排便时间、规律,适时给予便盆,帮助建立排便反射,促进排便规律的形成。

4. 环境清洁 及时清理排泄物,定时开窗通风,去除不良刺激。

5. 健康教育 教会患者进行肛门括约肌及盆底肌收缩运动,锻炼促进排便控制能力的恢复。方法为患者试做排便动作,先慢慢收紧盆底肌肉,再缓缓放松,每次 10 秒左右,连续 10 次,每天 5～10 次。在病情许可下,鼓励患者摄入足够的液体,以利于排便。

## 三、便秘患者的护理

1. 心理护理 评估患者便秘原因,做出针对性的指导和解释,缓解疏导其心理压力,稳定情绪,消除顾虑。

2. 排便习惯 指导患者选择适合自身的排便时间,理想的排便时间是餐后。尽可能每天固定排便时间,不要随意使用缓泻剂或灌肠等方法,以免造成药物依赖。

3. 合理饮食 建立合理的食谱,在病情许可下增加富含膳食纤维和维生素的食物,如摄取粗粮、新鲜水果、蔬菜,增加每天的液体摄入量,每日液体摄入量＞2 000 ml,可每天晨起后饮一杯温开水,促进肠蠕动,刺激排便。

4. 适当活动 制订合适的运动计划,鼓励患者进行规律的活动。指导患者进行腹肌、会阴部肌肉锻炼,有助于增强肠蠕动和肌张力,促进排便。

5. 隐私环境 提供私密的排便环境和充足的时间,避免干扰刺激。如患者在病室床上使用便器,应拉上屏风或围帘,请探视者暂时回避。

6. 适宜姿势　尽可能采取蹲姿或坐姿排便,以利于腹肌收缩,增加腹内压,促进排便。如需在床上排便,则尽可能抬高床头,以借助重力作用。对需要术后绝对卧床的患者,应事先有计划地进行床上便器使用的训练。

7. 按摩腹部　帮助或指导患者进行腹部环形按摩,沿结肠解剖结构由右向左进行顺时针按摩,可促进肠内容物向外蠕动排出。

8. 通便灌肠　遵医嘱施行针刺疗法、服用缓泻剂、进行灌肠术等治疗护理措施,但应注意不可长期使用,以免造成慢性便秘。

9. 健康教育　向患者解释维持正常排便习惯的重要性,帮助患者制订合理的饮食、活动等生活计划,教会患者和家属使用简易通便剂的方法。

### 四、粪便嵌塞患者的护理

1. 早期通便　及时处理便秘问题,早期使用油性栓剂、口服缓泻剂通便。
2. 灌肠排便　必要时,先行油类保留灌肠,2～3 小时后再做清洁灌肠。
3. 人工取便　以上操作无效时,可行人工取便。
4. 健康教育　协助患者维持正常的排便习惯,防止便秘发生。

### 五、肠胀气患者的护理

1. 去除原因　指导患者养成细嚼慢咽的饮食习惯,勿食产气食物和饮料,积极治疗肠道疾病。

2. 适当活动　鼓励卧床患者进行床上活动或变换体位,病情允许时,协助下床活动,以促进肠道蠕动,排出积气。

3. 促进排气　轻微胀气时,可以腹部按摩或热敷;严重胀气时,可遵医嘱进行药物治疗或肛管排气。

### 反馈与思考

护士为患者刘某进行了心理护理、饮食护理,并安置合适的姿势,尽可能保证在隐私的环境下,指导他进行腹部按摩等方法,来缓解便秘。由于患者的冠心病病情所限,禁忌在排便过程中用力屏气,因此护士最终遵医嘱为其选择了简易通便法来帮助排便。

## 任务四　与排便有关的技术

### 一、灌肠术

灌肠术(enema)是将一定量的液体通过肛管由肛门经直肠灌入结肠的操作技术,以帮助患者清洁肠道、排便、排气或由肠道供给药物,达到诊断和治疗的目的。灌肠术可分为保留灌肠与不保留灌肠两大类,不保留灌肠包括大量不保留灌肠、小量不保留灌肠和清洁灌肠。

### (一) 大量不保留灌肠

【护理目的】 软化和清除粪便,解除便秘及肠胀气;清洁肠道,为手术、检查或分娩做准备;稀释并清除肠道内的有害物质,以减轻中毒;灌入低温液体为高热患者降温。

【护理评估】

(1) 患者的病情、情绪、意识、治疗情况、认知反应、配合程度等。

(2) 患者的肛门周围皮肤状况、排便情况。

(3) 注意评估灌肠的禁忌证:妊娠、急腹症、消化道出血、严重心血管疾病;肝性脑病的患者禁用肥皂水;充血性心力衰竭或水、钠潴留的患者禁用生理盐水。

【护理计划】

1. 操作者准备 两人核对医嘱内容,明确灌肠目的与操作注意事项。操作者自身仪表规范准备,洗手、戴口罩。

2. 患者准备 向患者或家属解释大量不保留灌肠的方法,以取得患者的理解与配合。患者在操作前排空大小便,保持情绪稳定、体位舒适。

3. 用物准备 治疗盘内准备一次性消毒灌肠袋一套,包括灌肠袋、肛管(22~24号)、棉签、润滑油、手套、卫生纸。水温计、量杯、弯盘、尿垫、便盆、便巾、输液架,按需准备屏风或围帘。常用灌肠溶液为 0.1%~0.2%的肥皂水或生理盐水,500~1 000 ml,小儿 200~500 ml,1 岁以下婴儿 50~100 ml。溶液温度为 39~41℃,降温时为 28~32℃,中暑病人用 4℃的生理盐水。

4. 环境准备 环境安静、光线适宜,关闭门窗,拉屏风或围帘遮挡,请异性家属暂时回避。

【实施】 见表 10-1。

表 10-1 大量不保留灌肠的操作步骤及要点说明

| 操作步骤 | 要点说明 |
| --- | --- |
| 1. 核对解释 核对患者信息、医嘱内容。解释操作目的、步骤、配合要点及安全事项 | 住院患者需核对床号、姓名、腕带<br>确保严格遵照医嘱实施大量不保留灌肠 |
| 2. 安置体位 协助患者左侧卧位,双膝屈曲,褪下裤子至膝部,暴露肛门,臀部移近床沿。铺尿垫于臀部下,置弯盘于臀边。不能控制排便的患者可取仰卧位,臀下放置便盆 | 顺应肠道解剖位置,使溶液能借助重力作用顺利流入乙状结肠和降结肠<br>注意保护隐私和保暖,盖好被子,只暴露臀部与肛门 |
| 3. 挂灌肠袋 将灌肠袋挂于输液架上,调节高度使袋内液面高于肛门 40~60 cm(图 10-1) | 保持适宜的灌注压力与速度,高度过高会使压力过大、速度过快,导致患者难以保留液体,或造成肠道黏膜损伤<br>伤寒患者灌肠时液面距肛门高度<30 cm,溶液量<500 ml |

（续表）

| 操作步骤 | 要点说明 |
|---|---|
| 4. 连接排气　戴手套,连接肛管,润滑肛管前段,松开调节器,排尽空气,并排出少许液体至手感温热,关紧调节器 | 润滑可使肛管易于插入,减轻不适和疼痛排尽空气可防止气体灌入直肠,排出前段的低温液体可减轻肠道不适 |
| 5. 插管固定　左手垫卫生纸分开臀部,暴露肛门,嘱患者深呼吸做排便动作,右手将肛管插入直肠,成人 7～10 cm,小儿 4～7 cm,一手固定。松开调节器,使液体缓缓流入 | 插管时要轻柔,防止损伤肠黏膜,如插入受阻,可退出少许后轻轻旋转插入 |
| 6. 灌注观察　观察袋内液体下降速度与患者反应。如溶液流入受阻,可稍转动或挤压肛管;如患者主诉腹胀、便意难忍,可嘱其张口深呼吸,并降低灌肠袋高度或关小调节器 | 若患者出现面色苍白、出冷汗、剧烈腹痛、脉速、心慌气急,应立即停止灌肠,及时报告医生进行处理 |
| 7. 拔管处理　待溶液即将流尽时,关闭调节器,用卫生纸包裹肛管,轻轻拔出放入弯盘。擦净肛门,撤去弯盘。协助患者取舒适卧位,嘱其尽可能保留 5～10 分钟后再排便,将便盆、卫生纸、呼叫器置于患者易取处 | 保留一段时间再排便可使粪便充分软化,更容易排出,促进清洁效果为高热患者降温时,液体应保留 30 分钟,排便 30 分钟后,复测体温并记录 |
| 8. 观察清理　待患者排便后,观察粪便性状,必要时留取标本送检。协助患者清洁,整理床单位,开窗通风 | 保持病室整洁,去除异味 |
| 9. 记录　消毒、清理用物。洗手、脱口罩,做好护理记录 | 在体温单大便栏内记录灌肠结果,如灌肠后大便一次,记为 1/E,灌肠后无大便记为 0/E |

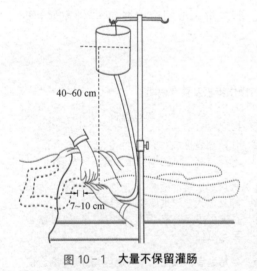

40～60 cm

7～10 cm

图 10-1　**大量不保留灌肠**

【护理评估】

（1）患者的病情、情绪、意识、治疗情况、认知反应、配合程度等。

（2）患者的肛门周围皮肤状况、排便情况。

【护理评价】

（1）严格执行查对制度,做到患者准确,准确遵照医嘱完成灌肠。

（2）护理操作规范严谨,灌肠过程顺利,患者未出现不良反应。

（3）护患沟通有效,注意保护患者隐私与注重保暖,患者感到安全舒适。

（二）小量不保留灌肠

【护理目的】　可用于腹部或盆腔手术后患者、危重患者、年老体弱者、小儿、孕妇等,软化粪便,解除便秘,排出肠道内的积气,减轻腹胀。

【护理计划】

1. 操作者准备 两人核对医嘱内容,明确灌肠目的与操作注意事项。操作者自身仪表规范准备,洗手、戴口罩。

2. 患者准备 向患者或家属解释小量不保留灌肠的方法,以取得患者的理解与配合。患者在操作前排空大小便,保持情绪稳定、体位舒适。

3. 用物准备 治疗盘内准备小容量灌肠筒或注洗器、肛管(22~24 号)、血管钳、水温计、量杯、棉签、润滑油、手套、弯盘、卫生纸。尿垫、便盆、便巾,按需准备屏风或围帘。常用灌肠溶液为"1. 2. 3"溶液(50%硫酸镁 30 ml、甘油 60 ml、温开水 90 ml)或甘油 50 ml 加等量温开水,溶液温度为 38℃。

4. 环境准备 环境安静、光线适宜,关闭门窗,拉屏风或围帘遮挡,请异性家属暂时回避。

【实施】 见表 10 - 2。

表 10 - 2 小量不保留灌肠的操作步骤及要点说明

| 操作步骤 | 要点说明 |
|---|---|
| 1. 核对解释 核对患者信息、医嘱内容。解释操作目的、步骤、配合要点及安全事项 | 住院患者需核对床号、姓名、腕带<br>确保严格遵照医嘱实施小量不保留灌肠 |
| 2. 安置体位 协助患者左侧卧位,双膝屈曲,褪下裤子至膝部,暴露肛门,臀部移近床沿。铺尿垫在臀部下,置弯盘于臀边。不能控制排便的患者可取仰卧位,臀下放置便盆 | 顺应肠道解剖位置,使溶液能借助重力作用顺利流入乙状结肠和降结肠<br>注意保护隐私和保暖,盖好被子,只暴露臀部与肛门 |
| 3. 使用注洗器抽吸药液 | 如使用小量灌肠筒,将灌肠筒挂于输液架上,调节高度使液面距肛门高度<30 cm |
| 4. 戴手套,连接肛管,润滑肛管前段,排尽空气后夹紧止血钳 | |
| 5. 插管固定 左手垫卫生纸分开臀部,暴露肛门,嘱患者深呼吸做排便动作,右手将肛管插入直肠 7~10 cm,一手固定。松开止血钳,推注使液体缓缓流入(图 10 - 2) | 推注速度不得过快过猛,以免刺激肠黏膜 |
| 6. 反复吸液、注液,直至溶液全部注入,最后再注入 5~10 ml 温开水,抬高肛管末端,使液体全部流入 | 每次分离注洗器时,都要折叠肛管末端,防止空气进入肠道 |
| 7. 反折肛管,轻轻拔出放入弯盘。擦净肛门,撤去弯盘。协助患者取舒适卧位,嘱其尽可能保留 10~20 分钟后再排便 | 使粪便充分软化,更容易排出 |
| 8. 观察清理 待患者排便后,观察粪便性状,必要时留取标本送检。协助患者清洁,整理床单位,开窗通风 | 保持病室整洁,去除异味 |
| 9. 记录 消毒、清理用物。洗手、脱口罩,做好护理记录 | 在体温单大便栏内记录灌肠结果,如灌肠后大便一次,记为 1/E,灌肠后无大便记为 0/E |

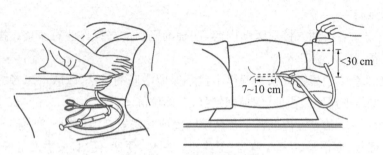

图 10-2　小量不保留灌肠

【护理评价】

(1) 严格执行查对制度,做到病人准确,准确遵照医嘱完成灌肠。

(2) 护理操作规范严谨,灌肠过程顺利,患者未出现不良反应。

(3) 护患沟通有效,注意保护患者隐私与注重保暖,患者感到安全舒适。

### (三) 清洁灌肠

【护理目的】　彻底清除滞留在结肠内的粪便,为直肠、结肠检查和手术做肠道准备。

【护理评估】　同大量不保留灌肠。

【护理计划】　同大量不保留灌肠。

【实施】

(1) 反复多次进行大量不保留灌肠,首次使用 0.1%~0.2% 的肥皂水,进行排便,然后用生理盐水多次灌肠,直至排出的液体清洁无粪块为止。

(2) 每次灌注的溶液量约 500 ml,液面距肛门高度 <40 cm,每次灌肠后让患者休息片刻。禁忌用清水反复灌肠,以防水、电解质紊乱。

(3) 注意观察和记录每次的灌入量和排出量,防止水分在肠道中被大量吸收,造成肠中毒。

【护理评价】　同大量不保留灌肠。

### (四) 保留灌肠

【护理目的】　灌入药液并保留在直肠或结肠内,通过肠黏膜吸收达到镇静、催眠、治疗肠道感染等作用。

【护理评估】

(1) 患者的病情、情绪、意识、治疗情况、认知反应、配合程度等。

(2) 患者的肛门周围皮肤状况、排便情况、肛门括约肌功能。

(3) 注意评估禁忌证:肛门、直肠、结肠等手术后及大便失禁的患者。

【护理计划】

1. 操作者准备　两人核对医嘱内容,明确灌肠目的与操作注意事项。操作者自身仪表规范准备,洗手、戴口罩。

2. 患者准备　向患者或家属解释保留灌肠的方法,取得患者的理解与配合。患者在操作前排便、排尿,保持情绪稳定、体位舒适,在晚间睡眠前灌入为宜。

3. 用物准备　治疗盘内准备注洗器或小容量灌肠筒、肛管(20号以下)、温开水5～10 ml,血管钳、水温计、量杯、棉签、润滑油、手套、弯盘、卫生纸。尿垫、垫枕、便盆、便巾,按需准备屏风或围帘。常用灌肠溶液:镇静催眠用10%水合氯醛;肠道感染用2%盐酸小檗碱、0.5%～1%新霉素及其他抗生素。溶液量<200 ml,温度为38℃。

4. 环境准备　环境安静、光线适宜,关闭门窗,拉屏风或围帘遮挡,请异性家属暂时回避。

【实施】　见表10-3。

表10-3　保留灌肠的操作步骤及要点说明

| 操作步骤 | 要点说明 |
| --- | --- |
| 1. 核对解释　核对患者信息、医嘱内容。解释操作目的、步骤、配合要点及安全事项 | 住院患者需核对床号、姓名、腕带<br>确保严格遵照医嘱实施保留灌肠 |
| 2. 安置体位　根据病情协助患者安置卧位,双膝屈曲,褪下裤子至膝部,暴露肛门,臀部用垫枕抬高10 cm。铺尿垫在臀部下,置弯盘于臀边 | 慢性细菌性痢疾,病变部位多在乙状结肠和直肠,采用左侧卧位;阿米巴痢疾,病变部位多在回盲部,采取右侧卧位<br>抬高臀部可防止药液流出,利于药物保留 |
| 3. 使用注洗器抽吸药液 | 如使用小量灌肠筒,将灌肠筒挂于输液架上,调节高度使液面距肛门高度<30 cm |
| 4. 戴手套,连接肛管,润滑肛管前段,排尽空气后夹紧止血钳 | |
| 5. 插管固定　左手垫卫生纸分开臀部,暴露肛门,嘱患者深呼吸做排便动作,右手将肛管插入直肠15～20 cm,一手固定。松开止血钳,推注使液体缓缓流入 | 选择较细的肛管,插入要深,液量要少,压力要低,以便于保留药液,促进吸收 |
| 6. 反复吸液、注液,直至溶液全部注入,最后再注入5～10 ml温开水,抬高肛管末端,使液体全部流入 | 每次分离注洗器时,都要折叠肛管末端,防止空气进入肠道 |
| 7. 反折肛管,轻轻拔出放入弯盘。擦净肛门,并用卫生纸在肛门处轻轻按揉片刻,撤去弯盘。协助患者取舒适卧位,嘱其尽量忍耐,保留药液>1小时 | |
| 8. 清理记录　整理床单位,消毒、清理用物。洗手、脱口罩,做好护理记录 | |

【护理评价】

(1) 严格执行查对制度,做到病人准确,准确遵照医嘱完成灌肠治疗。

(2) 护理操作规范严谨,药液灌入完全,患者能按要求保留药液。

(3) 护患沟通有效,注意保护患者隐私与注重保暖,患者感到安全舒适。

## 二、口服高渗溶液清洁肠道

口服高渗溶液清洁肠道是通过口服高渗性溶液在肠道内形成高渗性环境,是肠道内水分大量增加,从而软化粪便,刺激肠蠕动,加速排便,从而清洁肠道的技术。此方法操作简便,易于被患者接受,目前在临床应用较为普遍。

【护理目的】 清洁肠道,为直肠、结肠检查和手术前肠道做准备。

【护理方法】

(1) 患者术前3天进半流质饮食,术前1天进流质饮食。

(2) 甘露醇法:术前1天下午2:00~4:00口服甘露醇溶液1 500 ml(20%甘露醇+5%葡萄糖盐水1 000 ml混匀)。一般服后15~20分钟即可反复自行排便。

(3) 硫酸镁法:术前3天每晚口服50%硫酸镁10~30 ml,术前1天下午2:00~4:00口服25%硫酸镁200 ml(50%硫酸镁100 ml+5%葡萄糖盐水100 ml),并饮入温开水1 000~1 500 ml。一般服后15~30分钟即可反复自行排便。

(4) 临床为提高清洁肠道的疗效与确保安全性,目前可用复方聚乙二醇电解质散。术前12~24小时口服复方聚乙二醇电解质散2 000~3 000 ml,首次服用600~1 000 ml,以后每隔10~15分钟服用250 ml,直至服完。一般服后1小时即可反复自行排便。

(5) 护士应观察患者的一般情况,注意排便次数与粪便性质,确定是否达到清洁肠道的目的,并做好记录。

### 三、简易通便术

简易通便术是采用通便剂协助患者排便、解除便秘的简便易行、经济有效的技术。常用于老年人、小儿、体弱患者及长期便秘的患者。因其方法简便、应用安全,患者及家属在护士指导下可自行完成。

1. 常用通便剂 通便剂为高渗液和润滑剂制成,具有吸收水分、软化粪便、润滑肠壁、刺激肠蠕动的作用。常用的有开塞露(图10-3)、甘油栓(图10-4)、肥皂栓等。

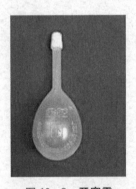
图10-3 开塞露

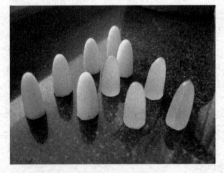
图10-4 甘油栓

2. 使用方法

(1) 开塞露:由50%甘油或小量山梨醇制成,装于塑料胶壳内。使用时将顶端剪去,先挤出少许润滑开口处,然后轻轻插入肛门,将药液全部挤入。嘱患者尽量保留5~10分钟再排便。

(2) 甘油栓:由甘油和硬脂酸制成,为圆锥形的栓剂。使用时戴手套捏住栓剂底部,轻插入肛门至直肠,用示指推入6~7 cm,并用纱布轻轻按揉肛门,嘱患者尽量保留栓剂。

（3）肥皂栓：将普通肥皂削成圆锥形，底部直径 1 cm，长 3～4 cm。使用时蘸热水后插入肛门，其余同甘油栓用法。有肛门黏膜溃疡、肛裂及肛门剧烈疼痛者，不宜采用此法。

### 四、肛管排气术

肛管排气术是将肛管由肛门插入直肠，排出肠腔内积气的技术。

【护理目的】　排出肠腔内积气，减轻腹胀。

【护理评估】

（1）患者的病情、情绪、意识、治疗情况、认知反应、配合程度等。

（2）患者的肛门周围皮肤状况、排便情况、肛门括约肌功能。

【护理计划】

1. 操作者准备　两人核对医嘱内容，明确操作目的与注意事项。操作者自身仪表规范准备，洗手、戴口罩。

2. 患者准备　向患者或家属解释肛管排气的方法，取得患者的理解与配合。患者在操作前排空膀胱，保持情绪稳定、体位舒适。

3. 用物准备　治疗盘内准备肛管（26 号）、玻璃接管、橡胶管、玻璃瓶（内盛水 3/4 满，瓶口系带）、棉签、润滑油、胶布、别针、手套、弯盘、卫生纸。按需准备屏风或围帘。

4. 环境准备　环境安静、光线适宜，关闭门窗，拉屏风或围帘遮挡，请异性家属暂时回避。

【实施】　见表 10 - 4。

表 10 - 4　肛管排气的操作步骤及要点说明

| 操作步骤 | 要点说明 |
| --- | --- |
| 1. 核对解释　核对患者信息、医嘱内容。解释操作目的、步骤、配合要点及安全事项 | 住院患者需核对床号、姓名、腕带确保严格遵照医嘱实施肛管排气 |
| 2. 安置体位　协助患者取侧卧位或平卧位，盖好盖被，只暴露肛门 | 注意保暖，保护患者隐私 |
| 3. 连接肛管　将玻璃瓶系于床边，橡胶管一端插入玻璃瓶液面下；另一端与肛管相连 | |
| 4. 戴手套，润滑肛管前段，嘱患者深呼吸做排便动作，将肛管插入直肠 15～18 cm | |
| 5. 用胶布固定肛管于臀部，橡胶管留出足够长度，用别针固定在大单上（图 10 - 5） | |
| 6. 观察、记录排气情况，如气体排出不畅，可协助更换体位或按摩腹部 | 气体排出时，可见瓶内液面下有气泡逸出更换体位或按摩有助于气体排出 |
| 7. 保留肛管不可＞20 分钟，拔出肛管，清洁肛门，整理床单位 | 会降低肛门括约肌的反应，甚至导致肛门括约肌的永久性松弛，必要时可在 2～3 小时后再行肛管排气 |
| 8. 消毒、清理用物，洗手、脱口罩，做好护理记录 | |

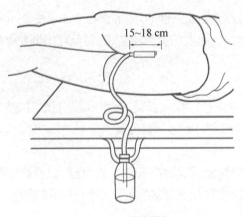

15~18 cm

图 10-5　**肛管排气**

【护理评价】

(1) 严格执行查对制度,做到患者准确,准确遵照医嘱完成肛管排气。

(2) 护理操作规范严谨,肛管保留时间合理,患者排气通畅、腹胀缓解。

(3) 护患沟通有效,注意保护患者隐私和注重保暖,患者感到安全舒适。

# 项目二　排 尿 护 理

## 案例导入

　　产妇秦女士,28 岁,自然分娩一男婴,母子平安。回病房后,秦女士一直未能自行排尿。护士在产后 4 小时进行检查时发现:产妇主诉下腹部胀痛,排尿困难。触诊下腹可扪及囊性包块,有压痛,叩诊呈实音。作为责任护士,你将如何进行评估与护理?

## 分析提示

　　对于产妇秦女士的护理,需要护士仔细观察与评估患者的排泄情况,对异常的排尿形态做出正确的分析和判断。责任护士不可忽视产妇排尿的异常情况,这会给产妇带来了极大的身心不适,并可引起产后大出血及产褥感染等,关系到产妇的安全,所以护士应综合各方面因素考虑,熟练地采取适当、有效的护理措施,以满足患者排泄的生理需求。

任务一　**与排尿有关的解剖与生理**

　　1. 与排尿有关的解剖　泌尿系统由肾脏、输尿管、膀胱及尿道组成。肾脏为成对的实质性器官,位于腹膜后脊柱两旁的脂肪囊中,右肾略低于左肾。每个肾脏由 100 多万个肾单位组成,它的基本功能是生成尿液,经肾盂排向输尿管。输尿管是一对细长的管道,全长 25～35 cm,有 3 个狭窄部:输尿管起始处;跨越髂动脉入小骨盆处;进入膀胱壁的内部。输尿管的功能是输送尿液。膀胱是一个锥体形囊状肌性储尿器官,它是由平滑肌组成的一个囊形结构,位于小骨盆腔的前部,其后端开口与尿道相通。膀胱与尿道的交界处有括约肌,可以控制尿液的排出。空虚时膀胱呈锥体形,充满时形状变为卵圆形,顶部可高出耻骨上缘。

尿道是从膀胱通向体外的管道。男性尿道细长,长约 18 cm,起自膀胱的尿道内口,止于尿道外口,行程中通过前列腺部、膜部和阴茎海绵体部,有 3 个狭窄和 2 个弯曲。3 个狭窄分别在尿道内口、膜部和尿道外口。2 个弯曲即为固定的耻骨下弯和活动的耻骨前弯。女性尿道粗而短,长 3～5 cm,起于尿道内口,开口于阴道前庭,由于女性尿道宽、短、直,后方又邻近肛门等原因,较易患尿路逆行感染。

2. 与排尿有关的生理 肾脏生成尿液是一个连续不断的过程,通过输尿管的运输进入膀胱贮存,直到膀胱内尿液储存并达到一定的量时,才会引起排尿的反射活动。当膀胱充盈时(成人尿量 400～500 ml,儿童 50～200 ml),膀胱内压力增加,膀胱壁的牵张感受器受压力刺激而兴奋,冲动沿盆神经传入,到达脊髓的排尿反射初级中枢;同时,冲动也到达脑干和大脑皮质的排尿反射高级中枢,产生尿意。如果条件允许,排尿过程进行,此时副交感神经兴奋,冲动沿盆神经传出,引起逼尿肌收缩,内括约肌松弛,尿液进入后尿道,尿道感受器受到刺激,使冲动再次沿盆神经传至脊髓的排尿反射初级中枢,膀胱逼尿肌收缩,外括约肌松弛,尿液排出。排尿活动可受大脑皮层控制,如果条件不允许,排尿反射将受到抑制。

## 任务二 排 尿 的 评 估

【正常排尿的评估】

正常情况下,排尿受意识控制,无痛苦、无障碍,可自主随意进行。成人白天排尿 3～5 次,夜间 0～1 次,平均每次尿量为 200～400 ml, 24 小时尿量 1 000～2 000 ml。正常尿液呈淡黄色、澄清、透明,尿比重为 1.015～1.025,呈弱酸性,pH 4.5～7.5,平均值为 6。新鲜尿液有特殊气味,来自尿液中的挥发性酸,久置后会有氨臭味。

【影响排尿的因素】

1. 年龄和性别 婴儿因大脑发育不完善,其排尿不受意识控制,3 岁后才能自我控制。老年人因膀胱张力降低,会出现尿频现象。女性在妊娠期,因子宫增大压迫膀胱致使排尿次数增多。老年男性因前列腺增生压迫尿道,可出现滴尿或排尿困难。

2. 饮食和气候 液体的摄入量直接影响到尿量的变化,摄入液体越多,尿量越多。咖啡、茶、酒类饮料等,有利尿作用,使尿量与排尿次数均会增加。摄入含盐较高的饮料或食物则会造成体内水钠潴留,导致尿量减少。炎热环境里,身体出汗较多,血浆晶体渗透压升高,可引起抗利尿激素分泌增多,促进肾脏的重吸收,引起尿液浓缩和尿量减少;寒冷气候中,身体外周血管收缩,循环血量增加,反射性地抑制抗利尿激素的分泌,使尿量增加。

3. 排尿习惯　采取个体习惯的排尿姿势、排尿环境、日常作息有助于排尿反射活动的完成。当姿势改变、环境改变时，排尿过程有可能会受到妨碍。儿童时期的排尿训练对成年后的排尿形态有一定的影响。

4. 治疗因素　手术会导致机体失血、失液，出现尿量减少。使用麻醉剂会干扰排尿反射的进行，出现尿潴留的现象。某些药物可直接影响排尿，如利尿剂会增加尿量，止痛剂、镇静剂会影响神经传导而干扰排尿。

5. 疾病因素　神经系统的损失和病变会使排尿反射的神经传导和排尿意识控制障碍，出现尿失禁；肾脏疾病可使尿液生成障碍，出现少尿或无尿；泌尿系统的结石、肿瘤、狭窄等可造成排尿功能障碍，引起尿潴留。

6. 心理因素　处于过度的焦虑、紧张或恐惧的状态下，会出现尿频、尿急，或因抑制排尿而出现尿潴留。排尿受暗示的影响，听觉、视觉或身体某些部位的刺激可诱发排尿活动。

【异常排尿的评估】

1. 异常尿液的观察

（1）尿量异常：多尿是指 24 小时尿量＞2 500 ml，常见于糖尿病、尿崩症、大量饮水、妊娠等。少尿是指 24 小时尿量＜400 ml 或每小时尿量＜17 ml，常见于发热、休克、心和肾疾病等。无尿或尿闭是指 24 小时尿量＜100 ml 或 12 小时内无尿，见于严重的心、肾功能衰竭、休克等。

（2）颜色：洗肉水色或红色为肉眼血尿；黄褐色或深黄色为胆红素尿；酱油色或浓茶色为血红蛋白尿；乳白色为乳糜尿；白色浑浊为脓尿。

（3）透明度：新鲜尿液发生浑浊见于尿液中含有大量的脓细胞、红细胞、上皮细胞、细菌或炎性渗出物。

（4）酸碱度：饮食的种类可影响尿液的酸碱度，进食大量蔬菜可使尿液呈碱性，进食大量肉类可使尿液呈酸性。酸中毒的患者尿液可呈强酸性，严重呕吐的患者尿液可呈强碱性。

（5）比重：尿比重可反应肾脏的浓缩功能。若尿比重固定在 1.010 左右，提示肾功能严重受损。

（6）气味：新鲜尿液即有氨臭味，提示泌尿道感染可能。糖尿病酮症酸中毒时，因尿液中含有丙酮，故有烂苹果味。

（7）膀胱刺激征：主要表现为尿频、尿急、尿痛。单位时间内排尿次数增多且每次尿量减少称为尿频。患者突然有强烈尿意且不能控制，须立即排尿称为尿急。排尿时膀胱区及尿道受刺激产生疼痛或烧灼感称为尿痛。膀胱刺激征时常伴有血尿出现，常见于膀胱及尿道的感染。

2. 尿潴留　是指大量尿液存留在膀胱内而不能自主排出。膀胱高度膨胀至脐部，膀胱容积可增至 3 000～4 000 ml。患者主诉下腹部胀痛，排尿困难。体检可见耻骨上膨隆，触诊可扪及囊性包块，有压痛，叩诊呈实音。常见原因有机械性梗阻：膀胱颈部或尿道有梗阻病变,如前列腺肥大或肿瘤压迫尿道等;动力性梗阻:由于排尿功能障碍引起,无器质性梗阻病变,如外伤或使用麻醉剂致使脊髓的初级排尿中枢活动障碍等;其他原因,如心理因素、习惯改变等,使尿液存留过多,膀胱过度充盈,导致膀胱收缩无力。

3. 尿失禁　是指排尿失去意识控制,尿液不自主地流出。常见原因如下。

(1) 真性尿失禁:又称完全性尿失禁,是指膀胱内稍有尿液,就会不自主地流出,膀胱始终处于空虚状态,见于初级排尿中枢与大脑皮质联系受损、膀胱括约肌损伤或神经功能障碍。

(2) 假性尿失禁:又称充溢性尿失禁,是指膀胱内储存有部分尿液,当膀胱充盈到一定压力时溢出少量尿液,待压力降低时,溢尿现象即行停止,但膀胱内仍胀满尿液无法排空,见于脊髓的初级排尿中枢功能抑制,因膀胱内压增高而迫使尿液漏出。

(3) 压力性尿失禁:又称不完全性尿失禁,是指当咳嗽、打喷嚏、大笑或运动时,因腹肌收缩,腹压增高,导致不自主地有少量尿液流出;见于膀胱括约肌张力减低、盆底肌及韧带松弛、肥胖等。

### 🔲 反馈与思考

护士评估后发现:产妇秦女士4小时未解小便,可在腹腔中扪及膨胀的膀胱,出现了尿潴留;分析其原因主要是产后腹壁松弛,腹压下降,逼尿肌收缩乏力,会阴侧切口疼痛等疾病因素,以及产妇不习惯床上排尿,病房内陪护多,害怕暴露而不敢排尿,致使膀胱过度膨胀麻痹而发生尿潴留。作为责任护士,你将采取哪些护理措施?

### 任务三　排尿异常的护理

### 一、尿潴留患者的护理

护士应了解尿潴留的原因,如为机械性梗阻,应在治疗原发病的基础上给予对症处理;如为非机械性梗阻,应采取以下护理措施,以解除患者痛苦。

1. 心理护理　安慰患者,给予鼓励和支持,消除焦虑和紧张的情绪,向患者解释排尿问题发生的原因与影响因素,让患者能放松自己,减轻心理压力。

2. 提供隐蔽的排尿环境　需在病床上排尿时,应关闭门窗,用屏风或围帘遮挡,请无关人员回避,创造利于排尿的私密环境。适当调整治疗和护理的时间,使患者不被打扰,有充足的时间安心排尿。

3. 调整体位和姿势　协助患者取适宜的体位,如卧床患者可将床头摇高或辅助患者坐起,病情允许应尽量以习惯的姿势排尿。对需要绝对卧床休息或某些手术后的患者,应事先有计划地进行床上排尿训练,以免术后因排尿姿势的不适应而导致尿潴留,增加患者痛苦。

4. 诱导排尿　利用条件反射,如听流水声,或用温水冲洗会阴部,可引发排尿反射。

5. 按摩与热敷  如病情允许,可用手按压膀胱协助排尿。操作者用手掌自膀胱底部向尿道方向推移按压,直至耻骨联合,按压时用力均匀,逐渐加力,一次按压到底。若未排尿可重复操作,直至排尿为止。切忌不可用力过度,以免膀胱破裂。热敷下腹部可放松肌肉,促进排尿。

6. 药物或针灸  必要时可根据医嘱肌内注射卡巴胆碱等;亦可采取针灸治疗,针刺中极、曲骨、三阴交等穴位或艾灸关元、中极等穴位,刺激排尿。

7. 健康教育  帮助患者和家属了解维持正常排尿的重要性,指导患者养成及时、定时排尿的习惯,学会正确的自我放松方法。

经上述护理措施无效时,可根据医嘱进行导尿术。

## 二、尿失禁患者的护理

1. 心理护理  任何原因引起的尿失禁都会给患者带来巨大的心理压力,因此护士应理解、尊重患者,给予安慰和鼓励,热情地提供帮助,消除患者的自卑、紧张、焦虑等情绪,使其树立自信心,积极地配合治疗。

2. 皮肤护理  注意保持患者皮肤的清洁干燥,经常清洗会阴部皮肤,勤换衣裤、床单、尿垫等,定时按摩受压部位,预防压疮的发生。

3. 外部引流  应用接尿装置设法引流尿液,如女性患者可用女式尿壶紧贴外阴接取尿液,男性患者可用尿壶接尿,或用阴茎套连接集尿袋接取尿液,但此法不可长期应用。

4. 留置导尿  长期尿失禁的患者,必要时可遵医嘱进行留置导尿管引流,以免尿液浸渍皮肤,并定时开放尿管,以锻炼膀胱功能。

5. 功能重建

(1) 在病情许可下,指导患者每日白天摄入 2 000～3 000 ml 液体,以促进排尿反射,预防泌尿系统感染。入睡前 3 小时应限制饮水,以减少夜间尿量。

(2) 膀胱功能训练:向患者和家属做好解释宣教,说明训练的方法和时间,以取得其配合。定时使用便器,开始时白天每隔 1～2 小时给一次便器,以训练有意识的排尿。排尿时指导患者用手按压膀胱,协助排尿。以后逐渐延长间隔时间,促进排尿功能的恢复。

(3) 锻炼肌肉力量:指导患者进行盆底肌锻炼,以增强排尿的控制能力。患者取坐位、立位或卧位,试做排尿(排便)动作,先慢慢收缩盆底肌肉,再缓缓放松,每次收缩维持10 秒左右,连续 10 次为一遍,每天 5～10 遍,以患者不感到疲乏为宜。

6. 健康教育  帮助患者和家属了解疾病的知识与治疗训练方法,提高患者的自我管理能力,减少并发症,最大限度地帮助患者恢复身心健康与社会功能,提高其生活质量。

### ⚏ 反馈与思考

护士为产妇秦女士进行了心理护理、提供隐蔽的排尿环境、调整体位和姿势、诱导排尿、按摩与热敷等方法,来解除她的尿潴留。但都未能取得较好效果,因此护士最终遵照医嘱为秦女士进行了导尿术帮助其排尿。

### 任务四 与排尿有关的护理技术

#### 一、导尿术

导尿术是指在严格无菌操作下,用无菌导尿管经尿道插入至膀胱引流出尿液的技术。

【护理目的】 为尿潴留的患者放出尿液,以解除痛苦;协助临床诊断,留取无菌尿标本作细菌培养;测量膀胱容量、压力及残余尿量;进行膀胱和尿道的造影;治疗膀胱和尿道的疾病,对膀胱肿瘤患者进行化疗等。

【护理评估】

(1) 患者的病情、情绪、意识、治疗情况、认知反应、配合程度等。

(2) 患者的膀胱充盈程度、会阴清洁情况、周围局部皮肤状况。

【护理计划】

1. 操作者准备 两人核对医嘱内容,明确操作目的与注意事项。操作者自身仪表规范准备,洗手、戴口罩。

2. 患者准备 向患者或家属解释导尿的目的与方法,取得患者的理解与配合。患者在操作前先清洁会阴部,保持情绪稳定、体位舒适。

3. 用物准备 治疗盘内准备。①初步消毒包:治疗碗(内盛消毒液棉球 6～10 个)、弯盘、血管钳、手套或指套,纱布(男性患者用);②无菌导尿包:无菌导尿管(10 号、12 号各一根)、弯盘、小药杯(内盛 4 个棉球)、血管钳 2 把、液状石蜡棉球瓶、标本试管、洞巾、纱布;③无菌持物钳、无菌手套、消毒溶液、尿垫、浴巾、便盆与便巾、治疗车,按需准备屏风或围帘。

4. 环境准备 环境安静、光线适宜,注意保暖,关闭门窗,拉屏风或围帘遮挡,请异性家属暂时回避。

【实施】 见表 10 - 5。

表 10 - 5 导尿术的操作步骤及要点说明

| 操作步骤 | 要点说明 |
| --- | --- |
| 1. 核对解释 核对患者信息、医嘱内容。解释操作目的、步骤、配合要点及安全事项<br>(1) 女性导尿术<br> 1) 安置体位:松开床尾盖被,协助患者脱去对侧裤腿,盖于近侧腿部并盖上浴巾,对侧腿部用被子遮盖。患者取屈膝仰卧位,两膝外展,暴露会阴。铺尿垫于患者臀下 | 住院患者需核对床号、姓名、腕带确保严格遵照医嘱实施导尿术<br><br><br>注意保暖,尽量少暴露患者,保护隐私 |

（续表）

| 操作步骤 | 要点说明 |
|---|---|
| 2）初步消毒：打开初步消毒包，放弯盘于会阴处，左手戴手套，将治疗碗放于患者两腿间，右手持止血钳夹取消毒液棉球，进行初步消毒。由外而内、自上而下消毒阴阜、两侧大阴唇，用左手分开大阴唇后，消毒两侧小阴唇、尿道口直至肛门。消毒完后脱去手套，将弯盘和治疗碗移至床尾 | 消毒时每个棉球限用一次，不可来回擦拭<br>夹取棉球时应夹棉球中心部位，使棉球包裹钳端，避免损伤黏膜组织 |
| 3）在患者两腿间打开无菌导尿包，按无菌操作打开治疗巾，用无菌持物钳夹取小药杯，倒入消毒液浸湿棉球 | 开包时提醒患者勿移动肢体，保持原有体位，以免污染无菌区<br>严格无菌操作，防止感染 |
| 4）戴无菌手套，铺洞巾，与治疗巾形成无菌区域，按操作顺序摆放用物，用液状石蜡棉球润滑导尿管前端，选择合适的导尿管备用 | 铺洞巾后须暴露会阴部，遮盖肛门<br>润滑导尿管，便于插管，减少刺激和损伤 |
| 5）以左手拇指、示指分开并固定小阴唇，右手持血管钳夹取消毒液棉球，由内而外、自上而下依次消毒尿道口、两侧小阴唇，最后在尿道口按压数秒，加强消毒。污染物放于床尾弯盘内 | 消毒时每个棉球限用一次，不可来回擦拭 |
| 6）左手固定小阴唇不放，嘱病人张口深呼吸，右手另换一把血管钳夹持导尿管对准尿道口轻轻插入尿道4~6 cm，见尿液流出后再插入1~2 cm。左手松开小阴唇，下移固定导尿管，将尿液引流入弯盘内 | 继续分开固定小阴唇，避免尿道口受污染，充分暴露尿道口，便于插管<br>张口呼吸可放松尿道括约肌，利于插管<br>如导尿管误入引导，应立即拔出，重新更换无菌导尿管后再插入 |
| （2）男性导尿术 | |
| 1）安置体位：患者取仰卧位，协助褪下裤子至膝部，上半身盖上浴巾，暴露会阴，两腿平放略分开，用被子盖好。铺尿垫于臀下 | 注意保暖，保护患者隐私 |
| 2）初步消毒：打开初步消毒包，放弯盘于会阴处，将治疗碗放于患者两腿间，左手戴手套，右手持止血钳夹取消毒液棉球，消毒阴阜、阴茎背侧、阴茎腹侧、阴囊。左手用纱布裹住阴茎略提起，将包皮后推，暴露尿道口，右手夹取棉球消毒尿道口、阴茎头、冠状沟。在阴茎与阴囊之间垫一块无菌纱布。消毒后脱去手套，将弯盘和治疗碗移至床尾 | 消毒时每个棉球限用一次，不可来回擦拭<br>包皮和冠状沟易留有污垢，应注意擦拭干净 |
| 3）在患者两腿间打开无菌导尿包，按无菌操作打开治疗巾，用无菌持物钳夹取小药杯，倒入消毒液浸湿棉球 | 开包时提醒患者勿移动肢体，保持原有体位，以免污染无菌区<br>严格无菌操作，防止感染 |
| 4）戴无菌手套，铺洞巾，与治疗巾形成无菌区域，按操作顺序摆放用物，用液状石蜡棉球润滑导尿管前端，选择合适的导尿管备用 | 润滑导尿管，便于插管，减少刺激和损伤 |
| 5）左手持无菌纱布包住阴茎，后推包皮，暴露尿道口，右手持血管钳夹取消毒液棉球，自尿道口螺旋形向外消毒尿道口、阴茎头、冠状沟数次。污染物放于床尾弯盘内 | 消毒时每个棉球限用一次，不可来回擦拭 |

| 操作步骤 | 要点说明 |
|---|---|
| 6）左手固定阴茎并提起，使之与腹壁呈60°角，嘱患者张口深呼吸，右手另换一把血管钳夹持导尿管对准尿道口轻轻插入尿道20~22 cm，见尿液流出后再插入2 cm。将尿液引流入弯盘内<br><br>2. 引流尿液，当弯盘内尿液盛满后，用血管钳夹住导尿管末端，将尿液倒入便盆，再继续放尿 | 当阴茎上提时，尿道的耻骨前弯可被消除，利于插管<br>男性尿道长而弯曲，如插管中遇到阻力，可稍待片刻，嘱病人做深呼吸，再缓缓插入，切忌用力过猛而损伤尿道<br>对膀胱高度膨胀又极度虚弱的患者第一次放尿不可超过1 000 ml，因为大量放尿，可使腹压急剧降低，导致血压下降，出现虚脱，也可因膀胱内压突然降低，导致膀胱黏膜急剧充血而出现血尿 |
| 3. 如需留取尿培养标本，用无菌试管接取中段尿5 ml，妥善放置 | |
| 4. 导尿完毕，轻轻拔出导尿管，撤下洞巾，擦净外阴，脱去手套，取出尿垫，放置在治疗车下层。协助患者穿裤，整理床单位 | |
| 5. 测量尿量，尿标本贴标签后送检 | 及时送检尿培养标本 |
| 6. 消毒、清理用物，洗手、脱口罩，做好护理记录 | |

5. 评价

（1）严格执行无菌操作与查对制度，准确遵照医嘱完成导尿术。

（2）护理操作规范严谨，一次导尿成功，无污染发生。

（3）护患沟通有效，注意保护患者隐私与注重保暖，患者感到安全舒适。

## 二、留置导尿术

留置导尿术是指在导尿后，将导尿管保留于膀胱内，以引流尿液的方法。

【护理目的】 用于抢救危重、休克患者时能准确记录尿量、测量尿比重，以观察病情变化；盆腔内器官手术前，引流出尿液以保持膀胱空虚，可避免术中误伤；某些泌尿系统疾病术后，可便于引流和冲洗，还可减轻手术切口的张力，促进伤口愈合；对于截瘫、昏迷、会阴部有伤口的患者，可保持会阴部清洁、干燥；对尿失禁患者还可进行膀胱功能的训练。

【护理评估】 同导尿术。

【护理计划】 各项准备同导尿术。用物准备：另备无菌双腔气囊导尿管（图10-6）、10 ml无菌注射器、10 ml无菌生理盐水、无菌集尿袋、橡皮筋、别针。

【实施留置导尿术】 见表10-6。

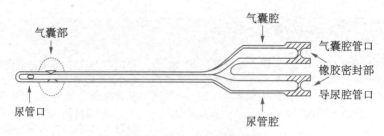

图 10 - 6 　双腔气囊导尿管

表 10 - 6 　留置导尿术操作步骤及要点说明

| 操作步骤 | 要点说明 |
| --- | --- |
| 1. 核对解释　核对患者信息、医嘱内容。解释操作目的、步骤、配合要点及插管前应先检查气囊导尿管的气囊 | 住院患者需核对床号、姓名、腕带<br>确保严格遵照医嘱实施留置导尿术 |
| 2. 实施导尿　1~6 同女性、男性导尿术步骤进行操作。见尿液流出后,再插入 5~7 cm | 插入应足够深,确保气囊鼓起后在膀胱内 |
| 3. 固定导尿管(图 10 - 7)　夹住导尿管引流口,向气囊口内注入无菌生理盐水 5~10 ml,轻拉导尿管有阻力感,证实导尿管已固定于膀胱内 | 双腔气囊导尿管的气囊口可注入空气或液体至前端气囊,使其膨胀,从而将导尿管固定在膀胱内,不致滑出 |
| 4. 撤下洞巾,将导尿管引流口末端与无菌集尿袋相连,用橡皮筋和别针将集尿袋的引流管固定在床单上 | 引流管应流出足够的长度,防止翻身时牵拉,使导尿管滑出 |
| 5. 将集尿袋妥善固定在低于膀胱的高度,开放导尿管引流尿液 | 防止尿液逆流引起尿路感染 |
| 6. 脱去手套,取出尿垫,放置在治疗车下层。协助患者穿裤,整理床单位 | |
| 7. 消毒、清理用物,洗手及脱口罩,做好护理记录 | |

【护理评价】

(1) 严格执行无菌操作与查对制度,准确遵照医嘱完成留置导尿术。

(2) 护理操作规范严谨,集尿袋连接紧密,固定妥当,引流通畅。

(3) 护患沟通有效,保护患者隐私,患者了解留置导尿管后的日常护理。

【术后护理】

(1) 向患者及家属解释留置导尿术的目的、重要性及护理方法,使其能主动配合并参与护理,预防泌尿系统感染。

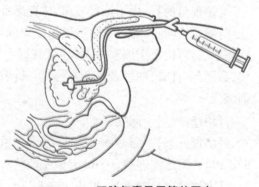

图 10 - 7 　双腔气囊导尿管的固定

（2）保持引流通畅：引流管应妥善放置，避免受压、扭曲、堵塞。

（3）防止逆行感染：①保持尿道口清洁：女性用消毒液棉球擦拭外阴及尿道口，男性擦拭尿道口、阴茎头及包皮，每天1～2次；②每天定时更换集尿袋，及时排空并记录尿量；③每周更换导尿管一次，硅胶导尿管可酌情延长更换时间；④患者离床活动时，引流管和集尿袋应安置妥当，不可高于耻骨联合，以防尿液逆流；⑤如病情许可，应鼓励患者多饮水，勤更换卧位，使尿量维持在2 000 ml/日以上，起到自然冲洗尿道的目的。

（4）注意倾听患者主诉，并经常观察尿液，每检查一次尿常规。若发现尿液浑浊、沉淀或出现结晶，应及时遵医嘱进行膀胱冲洗。

（5）训练膀胱反射功能，采用间歇性夹管方式来阻断引流，一般每3～4小时开放一次，使膀胱定时充盈、排空，以促进膀胱功能的恢复。

### 三、膀胱冲洗术

膀胱冲洗术是指利用三通的导尿管，将无菌溶液或药液灌入到膀胱内，在用虹吸原理将膀胱内液体引流出来的技术。

【护理目的】 对留置导尿管的患者，保持其尿液引流通畅；清除膀胱内的血块、黏液、细菌等，防治感染；治疗某些膀胱疾病，如膀胱炎、膀胱肿瘤等。

【护理评估】

（1）患者的病情、情绪、意识、治疗情况、认知反应、配合程度等。

（2）患者的医疗诊断、用药情况，药物作用与不良反应等。

【护理计划】

1. 操作者准备 两人核对医嘱内容，明确操作目的与注意事项。操作者自身仪表规范准备，洗手、戴口罩。

2. 患者准备 向患者或家属解释膀胱冲洗的目的与方法，取得患者的理解与配合。患者保持情绪稳定、体位舒适。

3. 用物准备 治疗盘内准备治疗碗（内盛消毒液棉球、镊子、纱布）、无菌膀胱冲洗器、输液器、弯盘、血管钳、冲洗液（按医嘱准备，常用生理盐水，0.02%呋喃西林溶液，38～40℃）、便盆与便巾、输液架，按需准备屏风或围帘。

4. 环境准备 环境安静、光线适宜，注意保暖，关闭门窗，拉屏风或围帘遮挡，请异性家属暂时回避。

【实施】 见表10 - 7。

表10 - 7 膀胱冲洗术的操作步骤及要点说明

| 操作步骤 | 要点说明 |
| --- | --- |
| 1. 核对患者信息、医嘱内容；解释操作目的、步骤、配合要点及安全事项 | 住院患者需核对床号、姓名、腕带<br>确保严格遵照医嘱实施膀胱冲洗术 |
| 2. 检查导尿管通畅情况，为患者排空膀胱 | 降低膀胱内压，且有利于维持冲洗液的有效浓度，起到最好的药效 |

（续表）

| 操作步骤 | 要点说明 |
|---|---|
| 3. 开启并常规消毒瓶塞,将冲洗导管针头插入瓶塞,冲洗溶液瓶倒挂与输液架上,按静脉输液方法排气,关闭调节器 | 膀胱冲洗装置类似静脉输液导管 |
| 4. 分开并消毒导尿管与集尿袋引流管接头,用"Y"形管分别连接导尿管、集尿袋引流管与冲洗管(图 10-8) | "Y"形管的主管连接冲洗管,两个分管粪便连接引流管和导尿管 |
| 5. 夹闭引流管,开放冲洗管,使冲洗液流入膀胱,调节滴速为 60～80 滴/分,待患者有尿意或滴入溶液 200～300 ml 后,关闭冲洗管,开放引流管,引流出全部冲洗液,再关闭引流管。如此按需要量反复冲洗 | 冲洗液瓶内液面距床面约 60 cm,冲洗滴速不宜过快,以免患者尿意强烈,膀胱收缩致液体溢出尿道外<br>如滴入治疗用药,需在膀胱内保留 30 分钟,再引流至体外<br>每次 500～1 000 ml,若患者出现不适或有出血现象,应立即停止操作,并报告医生给予进一步处理 |
| 6. 冲洗完毕,取下冲洗管及"Y"形管,消毒导尿管与集尿袋引流管接头并重新连接 | |
| 7. 固定好引流管,整理床单位,询问患者感受,并观察引流液性状 | 引流管与集尿袋位置低于膀胱水平 |
| 8. 消毒、清理用物,洗手及脱口罩,做好护理记录 | 记录冲洗液名称、剂量、引流量、引流液性质、冲洗过程中患者的反应 |

【护理评价】

（1）严格执行无菌操作与查对制度,准确遵照医嘱完成膀胱冲洗术。

（2）护理操作规范严谨,冲洗过程无污染,起到冲洗治疗的目的。

（3）护患沟通有效,保护患者隐私,患者感觉安全与舒适。

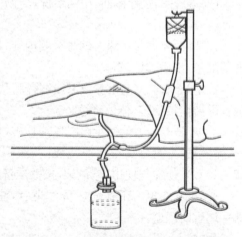

图 10-8  膀胱冲洗术"Y"形管的连接

思考题 ••••••••••••••••••••••••••••••••••

1. 护士对粪便、尿液的观察应注意哪些方面?

2. 护士应如何指导患者维持正常的排便、排尿功能?

# 第十一章　给药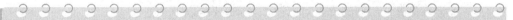

给药(administering medication),即药物治疗,是临床最常用的一种治疗手段,通过不同途径的给药,达到治疗疾病、减轻症状、预防疾病、协助诊断及维持正常的生理功能。护士是各种药物治疗的实施者,也是用药过程的监护者,为了合理、准确、安全、有效地给药,护士必须了解相关的药理学知识,熟悉掌握正确的给药方法和技术,正确评估患者用药后的疗效与反应,指导患者合理用药,使药物治疗达到最佳效果。

## 项目一　给药概述

**案例导入**

患者王某,男性,50岁。确诊糖尿病1月余,平素从未服用药物控制血糖。入院时,检查空腹血糖高达21.0 mmol/L。医嘱予以胰岛素10 u 每天1次,皮下注射,控制血糖后,病情转为平稳,患者出院医嘱为拜糖平50 mg 口服,每天3次。作为一名责任护士,你将如何为患者进行药物指导?

**分析提示**

作为责任护士,应熟悉相关的药理知识,能正确指导患者服药方法、剂量、注意事项,并向其说明按时服药的重要性。

## 任务一　病区药品管理

护士在给药的过程中,不仅要熟悉药物的药理学知识,还必须掌握药物的领取与保管方法、给药时间和途径等,严格遵守给药原则,对患者进行全面、安全的给药护理,以达到药物治疗的最佳效果。

1. 药物的种类　药物的分类方法有很多,主要有以下几种。

(1) 根据药物的形状分类:片剂、颗粒剂、凝胶剂、胶囊剂等。

(2) 根据药物的作用分类:抗生素、抗病毒药、解热镇痛药、镇静催眠药、皮质激素药和抗过敏药等。

(3) 根据药物的给药途径分类

1) 内服药:包括片剂、丸剂、胶囊、溶液、合剂、散剂、纸剂、酊剂等。

2) 外用药:包括软膏、溶液、滴剂、搽剂、栓剂、酊剂、洗剂等。

3) 注射药:包括水溶液、粉剂、油剂、结晶、混悬剂等。

4) 新颖剂型:植入慢溶片、胰岛素泵、黏贴敷片等。

### 知识拓展

#### 中国高危药品的分类

高危药品(high-alert medications)是指当一个药物在使用错误时,有很高的概率对患者造成明显伤害或危险的药品。美国医疗安全协会(Institute for Safe Medication Practices, ISMP)将这些若使用不当会对患者造成严重伤害或死亡的药物称为高危药品,高危药品引起的差错可能不常见,但一旦发生则后果非常严重。例如,当10%氯化钾滴注过量,引致高钾血症时,患者可出现神经、肌肉异常,严重者可导致心跳骤停,死亡。

中国药学会医院药学专业委员会将高危药品分为A,B,C三级,按"金字塔式"分级管理模式进行管理。A级高危药品是高危药品管理的最高级别,使用频率高,一旦用药错误,患者死亡风险最高的高危药品;B级高危药品是高危药品管理的第2层,使用频率较高,一旦用药错误,会给患者造成严重伤害;C级是高危药品管理的第3层,使用频率较高,一旦用药错误,会给患者造成伤害。

中国药学会医院药学专业委员会推荐的高危药品专用标识。

资料来源:2012年3月中国药学会医院药学专业委员会发布《高危药品分级管理策略及推荐目录》

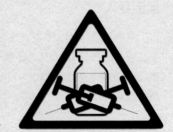

高危药品专用标识

2. 药物的领取 必须凭医生的处方进行。通常,门急诊患者按医生处方在门急诊药房自行领取,住院患者药物的领取方法各医院的规定不一,一般如下。

(1) 病区:病区设有药柜,存放一定数量的常用药物,供患者使用。药柜由专人负责,定期检查,以保证用药的安全;患者使用的贵重药、特殊药物,凭医生处方领取;剧毒药、麻醉药,病区内有固定数量备用,如患者使用后凭医生处方领取。

(2) 中心药房:医院内设有中心药房,中心药房内配有药剂师负责摆药,病区护士核对无误后取回病房,按时给患者服药。现各大医院多使用全自动口服药品分配包装机分配药品,从而提高用药的安全性。

---

**知识拓展**

**全自动口服药品分配包装机**

目前,各大医院已引进全自动口服药品分配包装机,通过医院的 HIS 系统发送医嘱信息至药房,中央控制系统自动接收、监控信息,并将信息发送到摆药机,摆药机收到信息后开始自动摆药,将一次药量的药片或胶囊包入同一药袋内。通过摆药机,各病区医师的医嘱由计算机传到药房,由药剂师审核确定后打出医嘱单,1~2秒后,摆药机出药口便会吐出一串小包装药袋。包装机打印出来的药袋上有患者姓名、病区、病床、药品名称、用药日期、服用数量、服用时间等信息,护士只需按照药袋上的说明发放药品,减少了护理差错的发生率。此外,护士在核对药物过程中,避免了双手接触药物表面,降低交叉感染的发生率。

资料来源:郭良君,孔飞飞等.我院中心药房自动化建设的实践与体会.中国药事,2013,27(2):215~218

---

3. 药物的保管

(1) 药柜保存药物:药柜应放置于通风、干燥、光线明亮处,但需避免阳光直射,应专人负责,经常保持清洁。

(2) 药物分类保管:药物应按内服、注射、外用、剧毒等分类摆放,先领先用,以防失效。贵重药、麻醉药、剧毒药应有明显标记,专柜加锁保管,使用时需有专用本登记,并实行严格交班制度。

(3) 药物标签清晰:不同的药物选择不同的标签,内服药用蓝色边标签,外用药用红色边标签,剧毒、麻醉药用黑色边标签。标签上注明中英文药名、剂量、浓度。无标签或标签模糊、字迹不清的药物禁止使用。

(4) 定期检查药物:药物要定期检查,如有浑浊、沉淀、变色、发霉、异味、潮解、变性等现象,或超过有效期、标签脱落、辨认不清等均不能使用。

(5) 根据药物的不同性质,妥善保存:①易挥发、潮解、风化的药物须装在密封瓶内盖紧,如乙醇、过氧乙酸、乙醚、干酵母和糖衣片。②易氧化和遇光变质的药物应避光保存。如维生素 C、氨茶碱等应装入有色瓶内盖紧;如盐酸肾上腺素注射剂放置在有遮光纸的盒内保存。③遇热易破坏的生物制品、抗生素等,如疫苗、免疫球蛋白,应置于干燥阴凉处(约 20℃)或冷藏于 2℃～10℃处保存。④易燃、易爆药物应远离明火,密闭单独存放于阴凉低温处,防止发生意外。如环氧乙烷、乙醚、乙醇等。⑤各类中药保存于阴凉干燥处,防止生霉,芳香类中药须密盖保存。⑥患者专用药应写明床号、姓名、单独存放。⑦易过期的药物,如各种抗生素、胰岛素等,应按有效期先后,有计划地使用,避免因药物过期造成浪费。

## 任务二  影响药物作用的因素

### 一、给药途径

根据药物的性质、剂量、浓度、机体对药物吸收的情况、治疗目的等,需选择合适的给药途径。临床上常用的给药途径包括口服给药、舌下含服、皮肤黏膜用药、吸入、直肠给药及注射(皮内、皮下、静脉注射、肌内)等。除经动、静脉给药外,其他给药均有一定的吸收过程,其吸收顺序为:吸入＞舌下含服＞直肠黏膜＞肌肉注射＞皮下注射＞口服＞皮肤。给药途径的不同有时可产生不同的药物效应。

### 二、影响药物作用的因素

1. 药物的因素

(1) 药物剂量:可以决定药物和机体组织相互作用的强度。因而在一定范围内,剂量越大,药物的浓度越高,作用也越强;反之,剂量越小,作用就越小。当超过一定限度时则会产生毒性反应。使用安全范围小的药物时,如洋地黄类药物,护士应特别注意观察患者的毒性反应。有些药物,如氯化钾溶液,还必须注意单位时间内进入机体的药量,特别要控制静脉输液时的速度,速度过快会造成单位时间内进入体内的药量过大,引起毒性反应。

(2) 药物剂型:不同剂型的药物可以影响药物在人体中吸收的快慢及强弱。在注射剂中,水溶性制剂比油剂或混悬液吸收快;在口服制剂中,溶液剂比片剂、胶囊容易吸收。

(3) 给药途径:同一药物不同给药途径,对药物的吸收、分布、代谢、排泄有很大的影响,从而引起不同的药物效应,如硫酸镁口服会产生导泻与利胆作用,而注射则产生镇静和降压作用。

(4) 联合应用:联合用药是指将两种或两种以上药物联合使用。合理的联合用药可增加疗效,降低毒性。如异烟肼和乙胺丁醇合用能增强抗结核作用,乙胺丁醇还可以延缓异烟肼耐药性的产生。不合理的联合用药会降低疗效,加大毒性,应予注意。如异烟胼与水合氯醛合用会引起严重的毒性反应,可引起药物性肝炎,甚至引起肝细胞坏死。

2. 机体的因素

(1)生理因素:患者的年龄、性别、体重、营养状态都会影响药物在体内的代谢。常规而言,药物用量与体重呈正比;老年人与婴幼儿用药剂量较成人少。小儿的神经系统、内分泌系统及许多脏器发育尚未完善,对某些药物的敏感性比成人高。老年人各脏器,尤其是肝、肾功能的减退也影响到药物的代谢、排泄,因而对药物的耐受性降低。因此,在为老年人、婴幼儿进行药物治疗时应谨慎。

性别不同对药物的反应一般无明显的差异。但女性在月经期、妊娠期和哺乳期应谨慎用药。

(2)病理状态:疾病可影响机体对药物的敏感性,改变药物在体内的过程,从而影响药物的效应。肝功能不全时肝药酶活动降低,使药物代谢速度变慢,造成药物作用增强,半衰期延长;肾功能不全时,药物排泄减慢、半衰期也会延长,某些主要经肾脏消除的药物,如氨基糖苷类抗生素、头孢唑林等应减少剂量,或适当延长给药间隔时间,避免引起蓄积中毒。

(3)心理行为因素:在一定程度上可影响药物的效应,其中以患者的情绪、对药物的信赖程度、对药疗的配合程度、医护人员的语言及暗示作用等最为重要。患者情绪愉快、乐观,则药物较易发挥治疗效果。反之,则会降低疗效,甚至带来一定的副作用。

3. 饮食的影响

(1)饮食促进药物疗效:饮食可以通过影响药物的吸收、排泄而影响药物疗效的发挥,如高脂肪的食物可以促进脂溶性维生素 A、维生素 D、维生素 E 的吸收,因此维生素 A、维生素 D、维生素 E 宜在餐后服用;酸性食物可增加铁剂的溶解度,促进铁的吸收。

(2)饮食干扰药物疗效:服铁剂时不宜与牛奶、茶水、高脂肪食物同时服用,因茶叶中的鞣酸与铁结合形成铁盐妨碍吸收;脂肪抑制胃酸的分泌,也影响铁的吸收。菠菜中含草酸,同时服用钙剂可结合成草酸钙而影响钙剂的吸收。

(3)饮食能改变尿液的 pH 值而影响药物疗效:动物性食物在体内代谢产生酸性物质,豆制品、蔬菜等素食在体内代谢产生碳酸氢盐,它们排出时会影响尿液的 pH 值,进而影响药物疗效。如在治疗泌尿系统感染时,多食荤菜,使尿液呈酸性,增强氨苄西林的杀菌力;而多食素可碱化尿液,增强磺胺类药物的疗效。

4. 其他因素　病原体的抗药性(耐药性)、医疗环境条件等,也都对药物作用有一定影响,都应予足够的重视。

**问题与思考**

在患者住院期间,医生根据患者测得的空腹血糖,对胰岛素的用量进行动态调整,如何确保胰岛素使用准确,如何正确执行医嘱,保障患者用药安全?

## 任务三　安全给药的原则

安全给药是患者恢复身心健康的基本保障。护士在执行任何治疗时都应严格遵守安全给药原则。

1. 根据医嘱给药　给药属于非独立性的护理操作,护士应严格遵医嘱执行,用药前必须认真核对医嘱,如有疑问,应及时与医生沟通,确认后再执行,切不可盲目执行,更不得擅自更改医嘱;在紧急抢救时方能执行口头医嘱。执行时护士应完整复述,经双方确认无误后方可执行,并保留所用安瓿,经双人核对后弃之。事后督促医生及时、据实补开医嘱。护士应熟练掌握医院给药常用外文缩写及中文译意(表 11-1)。并能遵医嘱按时给药,保障疗效(表 11-2)。

**表 11-1　医院给药常用外文缩写及中文译意**

| 缩写 | 英文 | 中文译意 |
|------|------|----------|
| qd | every day | 每天 1 次 |
| bid | twice a day | 每天 2 次 |
| tid | three times a day | 每天 3 次 |
| qid | four times a day | 每天 4 次 |
| qh | every hour | 每小时一次 |
| q2h | every 2 hours | 每 2 小时一次 |
| q4h | every 4 hours | 每 4 小时一次 |
| q6h | every 6 hours | 每 6 小时一次 |
| qm | every morning | 每晨一次 |
| qn | every night | 每晚一次 |
| qod | every other day | 隔日一次 |
| ac | before meals | 饭前 |
| pc | after meals | 饭后 |
| hs | at bed time | 临睡前 |
| am | before noon | 上午 |
| pm | afternoon | 下午 |
| st | immediately | 立即 |
| DC | discontinue | 停止 |
| prn | as necessary | 需要时(长期) |
| sos | one dose if necessary | 需要时(限用一次,12 小时内有效) |

（续表）

| 缩写 | 英文 | 中文译意 |
|---|---|---|
| 12n | 12 clock at noon | 中午 12 时 |
| 12mn | midnight | 午夜 12 时 |
| ID | intradermic（injection） | 皮内注射 |
| H | hypodermic（injection） | 皮下注射 |
| IM/im | intramuscular（injection） | 肌内注射 |
| IV/iv | intravenous（injection） | 静脉注射 |
| ivgtt/ivdrip | intravenous drip | 静脉滴注 |
| PO | oral medication | 口服 |
| OD | right eye | 右眼 |
| OS | left eye | 左眼 |
| OU | both eyes | 双眼 |
| AD | right ear | 右耳 |
| AS | left ear | 左耳 |
| AU | both ears | 双耳 |
| gtt | drip | 滴 |

表 11 - 2　医院常用给药时间缩写和时间安排

| 给药时间 | 安排 | 给药时间 | 安排 |
|---|---|---|---|
| qm | 6 am | q2h | 6 an, 8 am, 10 am, 12 n, 2 pm |
| qd | 8 am | q3h | 6 am, 9 am, 12 n, 3 pm, 6 pm |
| bid | 8 am, 4 pm | q4h | 8 am, 12 n, 4 pm, 8 pm, 12 mn |
| tid | 8 am, 12 n, 4 pm | q6h | 8 am, 2 pm, 8 pm, 2 am |
| qid | 8 am, 12 n, 4 pm, 8 pm | qn | 8 pm |

　　2. 严格执行查对制度　护士在执行药物治疗的过程中,应首先认真检查药物的质量,对疑有变质或已超过有效期的药物,应立即停止使用,护士应严格执行"三查七对"和"五个准确"。

　　（1）"三查":是指操作前、操作中、操作后均需认真查对。

　　（2）"七对":是指核对患者床号、姓名、药名、剂量、浓度、用法、时间。

　　（3）"五个准确":准确的药物、准确的剂量、准确的用药途径、准确的时间和准确的患者。

3. 安全正确给药　使用药物前应详细询问患者药物的过敏史、用药史和家族史,根据需要进行过敏试验,阴性者方可用药。准备药物时应做到"五个准确",并按时发放,避免久置引起药液污染或药效降低。给药前与患者进行有效地沟通,取得患者的合作,并给予患者相应的用药指导,提高其自我合理用药的能力。

4. 密切观察用药后反应　给药后护士要监测药物的疗效和不良反应,尤其对容易引起过敏反应、中毒反应及不良反应较大的药物,更应加强观察,做好记录。

5. 指导患者合理用药　给药过程中向患者介绍基本用药知识,提高患者的用药依从性和自我保护意识。

# 项目二　口 服 给 药 术

**案例导入**

　　小明,男性,16 岁。从未有至医院就诊的经历,本次因消化道出血由急诊收治入院。经治疗 1 周后,小明病情稳定,遵医嘱口服止血、保护胃黏膜的药物。作为责任护士,你将如何为患者进行药物指导?

**分析提示**

　　作为一名称职的责任护士,需要掌握常用药的基本知识,包括用药的方法、剂量、注意事项、不良反应等,并为患者提供相应的健康教育。

　　口服给药(administering oral medications)是指药物经口服后被胃肠道吸收入血液循环,从而达到局部治疗和全身治疗的目的,是临床上最常用、方便、经济、安全、适用范围广的给药方法。因口服给药吸收慢且不规则,易受胃内容物的影响,故不适用于急救、意识不清、呕吐不止、禁食等患者。

## 任务一　口服给药原则

　　为使患者安全有效地用药,护士应做好药物相关健康宣教,内容包括以下几个方面。

　　(1) 抗生素及磺胺类药物应按时服用,以保持血液内的有效浓度。

　　(2) 磺胺类药物服用后要多饮水,可减少磺胺类药物结晶引起肾小管堵塞。

　　(3) 服用酸类或铁剂时,因其对牙齿有腐蚀作用,应使用吸管服用,且服用后应立即漱口。服用铁剂时,还应忌饮茶,以免形成铁盐,妨碍铁剂的吸收。

　　(4) 止咳糖浆服用后不宜立即饮水(一般 15 分钟后方可饮水),以防降低疗效,若同时服用多种药,则最后服用止咳糖浆。

（5）健胃药在饭前服,可刺激味觉感受器,使消化液分泌增多,增加食欲;对胃黏膜有刺激性的药和助消化药在饭后服,利于食物消化,减少药物对胃壁的刺激。

（6）缓释片、肠溶片、胶囊吞服时不可嚼碎,舌下含片应放舌下或两颊黏膜与牙齿之间待自然溶化。

（7）强心苷类药物服用前应先测试脉率、心率及节律,如脉率低于 60 次/分或节律出现异常时,应停止服药并立即与医生联系。

（8）某些药物不能同时服用,如胃蛋白酶与碳酸氢钠、复方氢氧化铝忌同时服用,因胃蛋白酶在碱性环境里能迅速失去活性。

**问题与思考**

小明由于没有住院经历,对药物相关知识了解甚少,你如何帮助小明服用药物? 在用药时应注意些什么?

## 任务二　口服给药技术

【护理目的】

（1）用于清醒、有自理能力、合作、无口腔或食管疾患、无吞咽困难的患者。

（2）通过口服给药,以达到治疗疾病、减轻症状、协助诊断、预防疾病、维持正常生理功能的目的。

【护理评估】

（1）患者的年龄、病情、治疗、活动与自理能力状况。

（2）患者的吞咽能力,有无口腔、食管疾病,有无恶心、呕吐症状。

（3）患者是否配合服药及遵医行为。

（4）患者对药物的相关知识了解程度。

【护理计划】

1. 护士准备　着装整洁,修剪指甲,洗手,戴口罩。

2. 环境准备　环境安全、整洁,光线充足。

3. 用物准备

（1）药物准备:患者所需口服药物由中心药房负责准备,护士经过核对无误后带回病区。

（2）用物准备:备齐所需药物、药盘或发药车、服药本、小药卡、药杯、药匙、量杯、滴管、研钵、水壶(内盛温开水)、引水管、纸巾或治疗巾。

（3）患者准备:了解所服用药物的目的、方法及注意事项。为患者取舒适体位。

【实施】　见表 11－3。

表 11-3　口服给药技术操作步骤及要点说明

| 操作步骤 | 要点说明 |
|---|---|
| 1. 备齐用物 | |
| 2. 发药<br>　（1）在规定时间内送药至患者床前<br>　（2）核对药物<br>　（3）核对床号、姓名，并询问患者名字，得到准确回答后才可发药<br>　（4）协助患者取舒适体位，解释服药目的及注意事项<br><br>　（5）提供温开水，协助患者服药，并确认患者服下<br><br><br>　（6）药袋（药杯）放回时再查对一次<br>　（7）发药完毕后，清洁发药车<br>　（8）观察与记录，洗手 | <br><br>依据服药本核对药物，准确无误后才能发药<br><br>如患者提出疑问，应重新核对后再发药<br>如患者不在或因故暂不能服药，应将药物带回保管，适时再发或交班<br>对危重患者及不能自行服药的患者应喂药；鼻饲患者须将药物碾碎，用水溶解后，从胃管注入，再用少量温开水冲净胃管<br><br>防止交叉感染<br>观察药物疗效，若有异常，及时与医生联系，酌情处理 |

【护理评价】

（1）患者用药安全、有效，不良反应降至最低。

（2）严格执行查对制度，做到准确给药。

（3）护患沟通有效，患者能够积极主动配合服药。

【注意事项】

（1）取药时方法正确，确保患者用药剂量准确。

（2）摆药时须严格执行查对制度，防止差错事故的发生。

（3）发药前应了解患者的基本情况，如因特殊检查、手术需禁食或暂离病区者，暂不发药，做好交班；发药时，一次仅取一位患者的药，同一患者所有药物应一次取离药盘，以减少错漏；对患者提出的疑问，护士应认真听取，重新核对，确认无误后耐心给予解释，再给患者服下；用药后，应随时观察患者的服药反应，如有异常，及时与医生联系，酌情处理。

（4）注意药物之间的配伍禁忌。

（5）需吞服的药物通常用 40°～60°温开水送下，不要用茶水服药。婴幼儿、鼻饲或上消化道出血患者所用的固体药，发药前需将药片研碎。

（6）增加或停用某种药物时，应及时告知患者。

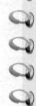

**小贴士**

**口服给药健康宣教**

　　向患者及其家属讲解所用药物的相关知识，使其能正确、按时服药，并对用药后的不良反应具有一定的识别能力。对出院后仍需服药的患者，做好药物指导，告知遵医用药的重要性，不可随意增减药量或更改用药时间，以保证用药的安全、有效。

# 项目三　注　射　术

**案例导入**

　　患者朱某,男性,64岁。患者因反复咳嗽、咳痰、气喘20余年,感染发热后症状加重入院就诊,门诊以慢性阻塞性肺疾病收入呼吸科,经诊治后予以青霉素类药物纠正感染、平喘化痰药物改善症状。

**分析提示**

　　患者住院期间,遵医嘱将给予各类药物,作为护士应根据不同药物的性质,选取不同的给药途径,保障患者住院安全,促进患者尽早康复。

　　注射术是将规定的无菌药液或生物制剂用注射器注入人体内,达到诊断、治疗疾病的目的。注射给药的优点在于药物吸收快,血药浓度迅速提高,适用于需要迅速发挥药效者和各种原因不宜口服给药的患者。但注射给药作为侵入性治疗,也会给患者带来一定的伤害,如疼痛、皮肤黏膜损伤等。由于药效发挥迅速,某些药物的不良反应出现迅速,处理相对困难。根据患者治疗的需要,注射给药法有皮内注射、皮下注射、肌内注射、静脉注射和动脉注射。临床上,护理人员在为患者进行各类注射给药时,应严格遵循操作流程,注意观察患者的用药反应。

## 任务一　注　射　原　则

　　1. 严格执行护理查对制度

　　(1) 认真执行"三查七对"、"五个准确",保障用药安全。

　　(2) 仔细检查药物的质量,包括药物有无变质、变色、浑浊、沉淀、絮状物、过期或安瓿有裂痕等,如有质量问题,一律不得使用。

　　(3) 如注射多种药物时,应注意药物有无配伍禁忌。

　　2. 严格遵守无菌操作原则

　　(1) 保持操作环境清洁、光线明亮,符合无菌操作要求。

　　(2) 操作前应先"七步法"洗手、戴口罩,保持仪表仪容整洁。

　　(3) 注射器内壁、活塞、乳头、针梗与针尖应保持无菌状态。

　　(4) 注射药物应现配现用,保证药效,避免污染。已抽取药物的注射器,应放置于无菌盘内,不可暴露于空气中。

　　(5) 选择注射部位,按要求进行皮肤消毒。临床上常用皮肤消毒剂有:安尔碘、2%

碘酊和 75% 乙醇、0.5% 碘伏。

皮肤常规消毒方法：用棉签蘸取 2% 碘酊，以注射点为中心向外螺旋式旋转涂擦，直径在 5 cm 以上；待干后，用 75% 乙醇以同样方法脱碘，待乙醇挥发后即可注射。用 0.5% 碘伏或安尔碘以同样方法消毒两遍，无须脱碘。

3. 严格执行消毒隔离制度　注射所需用物应做到一人一套（包括注射器、针头、止血带、棉垫），一次性用物按要求处理、销毁。

4. 选择合适的注射器及注射针头　根据药物的性质、剂量及对局部组织的刺激性选择合适的注射器及针头。注射器应密闭、衔接良好、刻度清晰。针头应笔直、不弯曲，针尖无钩、无锈。注射器与针头相匹配，型号合适。一次性注射器应注意包装密封，在有效期内。

5. 选择合适的注射部位　根据患者的年龄、用药性质选择合适的注射部位。注射部位应避开神经，局部皮肤无瘢痕、无硬结、无炎症及皮肤疾患等。对于需长期注射药物的患者，应经常更换注射部位。如需注射胰岛素控制血糖的糖尿病患者等。

6. 注射前应排尽空气　注射前应先排尽空气，防止空气进入血管引起空气栓塞。排气时应缓慢，避免浪费药物。

7. 检查回血　进针后，注射药物前应先抽动注射器活塞，检查有无回血。皮下、肌内注射无回血后方可注射药物，若有回血，应拔针后重新进针；静脉、动脉注射应有回血后方可注射药物。

8. 掌握合适的进针角度和深度　应根据不同的注射方式选择合适的进针角度及深度，切勿将针梗全部刺入皮肤，防止不慎断针（图 11 - 1）。

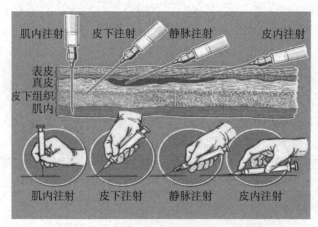

**图 11 - 1　不同注射术的进针角度及深度**

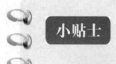

**不同注射法进针角度排序**

皮内注射（<5°）<静脉注射（15°～30°）<皮下注射（30°～40°）<肌内注射（90°）

9. 应用无痛注射技术,减轻痛苦

(1) 做好患者的解释安抚工作,缓解焦虑情绪,分散患者注意力。

(2) 根据注射方式选择合适的体位,放松肌肉,便于进针。

(3) 注射时应使用"两快一慢"方式,即进针快、推药慢、拔针快。

(4) 同时注射两种及以上药物时,注意有无配伍禁忌,应先注射无刺激性或刺激性弱的药物,再注射刺激性强的药物,对于刺激性强的药物应选择长针头,深部注射。

## 问题与思考

患者朱某住院期间遵医嘱将给予各种治疗,由于药物性质、剂量、治疗用途的差异,在选择注射药物时也有区别,那么,你会正确选用合适的注射器具为患者进行操作吗?

## 任务二 注 射 用 物

### 【用物准备】

1. 注射盘 置于治疗车上层。

(1) 皮肤消毒液:安尔碘、2%碘酊和75%乙醇、0.5%碘伏。

(2) 无菌物品:无菌持物镊(放于无菌持物罐内)、铺无菌盘、无菌棉签。

(3) 其他:砂轮、弯盘、启瓶器、棉垫等。

2. 注射器及针头(图 11‐2) 注射器是由空筒和活塞组成。空筒的前端为乳头,空筒标有容量刻度,活塞分为活塞轴、活塞柄。针头是由针尖、针梗和针栓组成。不同注射器及针头,用途不同(表 11‐4)。

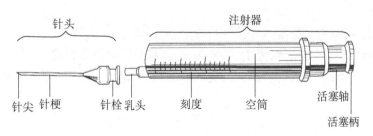

图 11‐2 注射器及针头的构造

3. 医嘱单 作为选择药物的依据。

4. 药物 根据医嘱准备所需药物,临床常见药物有溶液、粉剂、混悬液、油剂及结晶等。

5. 其他 快速手消毒啫喱、锐器盒及污物桶(置于治疗车下层)。

表 11-4　临床常见注射器、针头规格及主要用途

| 主要用途 | 注射器规格(ml) | 针头型号 |
|---|---|---|
| 皮内注射 | 1 | 4～4$_{1/2}$号 |
| 皮下注射 | 1、2 | 5～6号 |
| 肌内注射 | 2、5 | 6～7号 |
| 静脉注射 | 5、10、20、30、50、100 | 6～9号 |
| 静脉采血 | 2、5 | 6～16号 |

注:注射器及针头选择应视药物剂量、采血量而定。

### 反馈与思考

在确定了合适的注射器具后,要进行药物的配制,如何能按照无菌操作的原则正确吸取药物? 如何在吸取安瓿内药液时保护自己免受利器损伤呢?

任务三　药液吸取术

【护理目的】　用无菌技术从安瓿或密封瓶内准确、无污染地抽吸药液,为患者进行注射做准备。

【护理评估】

(1) 核对医嘱。

(2) 药物的质量(有效期、外包装、有无沉淀、絮状物、混浊、变质等)。

(3) 给药的方法。

【护理计划】

(1) 护士准备:着装整洁,修剪指甲,洗手、戴口罩。

(2) 环境准备:环境清洁、无尘灰,光线充足,符合无菌操作要求。

(3) 用物准备:注射盘(内置棉签、皮肤消毒剂、砂轮等)、铺无菌盘、注射器、针头、医嘱单、药液。

【实施】　见表 11-5。

表 11-5　药液吸取术操作步骤及要点说明

| 操作步骤 | 要点说明 |
|---|---|
| 1. 洗手,戴口罩,查对药物 | 严格执行无菌操作原则和查对制度 |
| 2.吸取药液<br>（1）自安瓿内吸取药液<br>　　1）消毒及折断安瓿:将安瓿尖端药液弹至体 | 安瓿颈部若有蓝色标记,则无需划痕,用 |

（续表）

| 操作步骤 | 要点说明 |
|---|---|
| 部，在安瓿颈部划一锯痕，用75%乙醇棉签消毒后折断安瓿<br>2）抽吸药液：持注射器，将针头斜面向下置入安瓿内的液面下，持活塞柄，抽动活塞，吸取药液（图11-3，图11-4）<br>（2）自密封瓶内吸取药液<br>　1）除去铝盖中心部分，常规消毒瓶塞，待干<br>　2）注射器内吸入与所需药液等量的空气，将针头插入瓶内，注入空气<br>　3）倒转药瓶，使针头在液面下，吸取药液至所需量，以示指固定针栓，拔出针头（图11-5） | 75%乙醇棉签消毒颈部后，折断<br><br>针头不可触及安瓿外口，针尖斜面向下，利于吸药<br>抽药时不可触及活塞轴，以免污染药液<br><br><br>以增加瓶内压力，利于吸药 |
| 3. 排尽空气　将针头垂直向上，轻拉活塞，使针头内的药液流入注射器，并使气泡集于乳头口，轻推活塞，驱出气体 | 如注射器乳头偏向一边，排气时，使注射器乳头向上倾斜，使气泡集中于乳头根部，驱出气体 |
| 4. 保持无菌　排气毕，再次核对无误后置于无菌盘内备用 | |
| 5. 洗手 | |

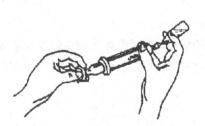

图11-3　**自小安瓿内吸取药液**

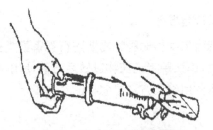

图11-4　**自大安瓿内吸取药液**

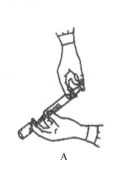

A

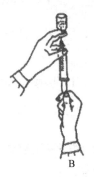

B

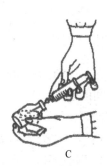

C

图11-5　**自密封瓶内吸取药液**

【护理评价】

（1）排尽空气，避免药液浪费。

(2) 操作过程谨慎,防止针刺伤。

**【注意事项】**

(1) 严格执行查对制度和无菌操作规范。

(2) 吸取药液时不能握住活塞轴,以免污染药液。

(3) 吸取药液时针尖斜面朝下,针头不可触及安瓿外口;排气时针尖斜面与刻度面向自己,便于观察,以防浪费药液。

(4) 药液抽吸应现配现用,以免降低药效或药液变质。

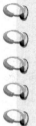

**小贴士**

**不同类型药物吸取小技巧**

1. 粉剂、结晶:用0.9%生理盐水或专用溶媒完全将药物溶解。

2. 混悬液:选择较粗的针头,将混悬液摇匀后吸取。

3. 油剂:可适当加温或双手对搓药瓶(药液遇热易破坏者除外)后,用稍粗针头吸取。

**反馈与思考**

患者朱某根据医嘱需要进行青霉素类药物的使用,青霉素类药物在输注前应做青霉素皮试,确认患者无药物过敏后方能使用,你将选择何种注射术为患者进行皮试? 不同注射术的用途及方法是怎样的?

## 任务四　常用注射术

### 一、皮内注射术

皮内注射术(intradermic injection,ID)是指将小剂量药液或生物制品注射于表皮与真皮层之间的技术。

**【护理目的】**

(1) 用于药物过敏试验,如青霉素、破伤风过敏试验等。

(2) 用于预防接种,如卡介苗接种等。

(3) 用于局部麻醉的先驱步骤。

**【护理评估】**

(1) 患者的用药史和药物过敏史。

(2) 根据注射药物的用途,选择合适的注射部位。药物过敏试验,常选前臂掌侧下段,该处皮肤薄易于注射,色泽浅易于辨认局部反应;预防接种,常选用上臂三角肌下缘;局部麻醉,实施局部麻醉处。

(3) 注射部位皮肤情况,观察有无硬结、瘢痕等。

【护理计划】

1. 护士准备　着装整洁,修剪指甲,洗手、戴口罩。

2. 环境准备　环境清洁,无尘灰,光线充足,符合无菌操作要求。

3. 用物准备　治疗车、注射盘(内置 1 ml 注射器、4~4$_{1/2}$号针头、75%乙醇消毒棉球等)、注射用药液、铺无菌盘、医嘱单、快速手消毒啫喱、锐器盒及污物桶(置于治疗车下层)。如进行药物过敏试验,应备齐抢救用药,如 0.1%肾上腺素等。

4. 患者准备　了解皮内注射的目的、方法及注意事项。为患者取舒适体位,暴露注射部位。

【实施】　见表 11 - 6。

表 11 - 6　皮内注射术操作步骤及要点说明

(以药物过敏试验为例)

| 操作步骤 | 要点说明 |
| --- | --- |
| 1. 按医嘱吸取药液(参见表 11 - 5) | 严格执行查对制度和无菌操作原则 |
| 2. 携用物至患者床旁,核对患者床号、姓名 | 确认患者 |
| 3. 选择注射部位 | 根据皮内注射的目的选择部位 |
| 4. 消毒皮肤,用 75%乙醇棉球消毒皮肤 | 忌用碘酊消毒,以免影响对局部反应的观察 |
| 5. 两次核对,排尽空气 | 操作中查对 |
| 6. 穿刺、注射<br>(1) 一手绷紧局部皮肤,另一手持注射器,枕头斜面向上,与皮肤呈 5°刺入皮内<br>(2) 待针头斜面完全进入皮内后,放平注射器<br>(3) 用绷紧皮肤手的拇指固定针栓,注入抽吸液 0.1 ml,使局部隆起形成一皮丘(图 11 - 6) | 注入的剂量要准确<br>进针角度不能过大,否则会刺入皮下<br>若需作对照试验,则用另一注射器及针头,在另一前臂相应部位注入 0.1 ml 生理盐水<br>皮丘呈半球状,皮肤变白并显露毛孔<br>操作过程中不断与患者沟通,以了解患者的反应 |
| 7. 拔针:注射完毕,迅速拔出针头,勿按压针眼 | 嘱患者勿按揉局部,以免影响结果的观察,20 分钟后观察局部反应,做出判断 |
| 8. 再次核对 | 操作后查对 |
| 9. 操作后处理<br>(1) 协助患者取舒适卧位<br>(2) 清理用物<br>(3) 洗手<br>(4) 记录 | 按消毒隔离原则处理用物<br><br>将过敏试验结果记录在病历上,阳性用红笔标记"＋",阴性用蓝笔或黑笔标记"－" |

【护理评价】

(1) 操作步骤正确,皮丘符合要求。

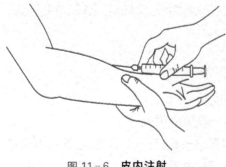

图 11-6　皮内注射

（2）严格遵守护理操作常规，未发生继发感染。

（3）护患沟通良好，患者情绪稳定，能正确配合完成皮内注射操作。

【注意事项】

（1）严格执行查对制度和无菌操作规范。

（2）进行药物过敏试验前，应先详细询问患者用药史、药物过敏史及家族史，如患者对该药物有过敏史，应及时通知医生。

（3）药物过敏试验应用75%乙醇消毒皮肤，禁用安尔碘、碘伏消毒。乙醇过敏者，可用氯己定消毒皮肤。

（4）进针角度准确，避免药物注入皮下。

（5）皮试药液应现配现用，并备有抢救药品。

（6）如对皮试结果有怀疑时，可采用对照试验，即在另一侧手臂相同位置注入0.1 ml生理盐水，观察两注射处皮肤的差异。

（7）护患良好沟通，做好患者健康宣教。

（8）药物过敏试验为阳性者，立即通知医生，并在相应的记录单中做好标记。

---

### 小贴士

**药物过敏试验健康宣教内容**

在进行药物过敏试验时，应对患者做好相关宣教，内容包括注射后勿离开病室、注射室，在护士视野范围内等候，切勿剧烈活动、揉擦注射处皮肤，20分钟后将由2名护士共同观察药物局部反应，在等候过程中如有任何的不适应立即通知护士。

---

## 二、皮下注射术

皮下注射术（hypodermic injection，H）是指将少量药液注入皮下组织的技术。常选部位：上臂三角肌下缘、大腿前侧和外侧、两侧腹壁、后背等（图11-7）。

【护理目的】

（1）适用于不宜经口服给药，且需在一定时间内发挥作用。

（2）用于预防接种，如麻疹疫苗接种、风疹疫苗接种等。

（3）局部麻醉用药。

【护理评估】

（1）患者的病情、用药史、药物过敏史及治疗情况。

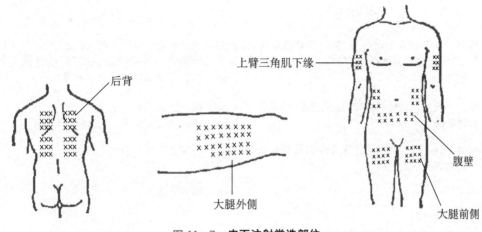

后背

上臂三角肌下缘

腹壁

大腿外侧

大腿前侧

图 11 - 7 皮下注射常选部位

(2) 患者的意识状态、对皮下注射相关药物知识及要求的知晓程度、对护理操作的配合度。

(3) 注射部位皮肤情况,有无硬结、瘢痕、炎症及破溃等。

【护理计划】

1. 护士准备 着装整洁,修剪指甲,洗手、戴口罩。

2. 环境准备 环境清洁、无尘灰,光线充足,符合无菌操作要求。

3. 用物准备 治疗车、注射盘(内置 1 ml 或 2 ml 注射器、5～6 号针头、皮肤消毒剂、无菌棉签等)、注射用药液、铺无菌盘、医嘱单、快速手消毒啫喱、锐器盒及污物桶(置于治疗车下层)等。

4. 患者准备 了解皮下注射的目的、方法及注意事项。为患者取舒适体位,暴露注射部位。

【实施】 见表 11 - 7。

表 11 - 7 皮下注射术操作步骤及要点说明

| 操作步骤 | 要点说明 |
| --- | --- |
| 1. 按医嘱吸取药液(参见表 11 - 5) | 严格执行查对制度和无菌操作原则 |
| 2. 携用物至患者床旁,核对患者床号、姓名 | 确认患者 |
| 3. 选择注射部位 | |
| 4. 常规消毒皮肤,待干 | |
| 5. 两次核对,排尽空气 | 操作中查对<br>操作过程中加强与患者沟通,若发现不适及时处理 |

（续表）

| 操作步骤 | 要点说明 |
| --- | --- |
| 6. 穿刺 一手绷紧局部皮肤，另一手持注射器，以示指固定针栓，针头斜面向上，与皮肤呈 30°～40°快速刺入皮下（图 11-8） | 进针不宜过深以免刺入肌层<br>针梗的 1/2～2/3 刺入皮下，勿全部刺入以免不慎断针增加处理难度 |
| 7. 推药 松开绷紧皮肤的手，抽动活塞，如无回血，缓慢推注药液 | 确保针头未刺入血管内<br>推药速度宜缓慢、均匀以减轻疼痛 |
| 8. 拔针、按压 注射毕，用无菌干棉签轻压针刺处，快速拔针后按压片刻 | 压迫至不出血为止 |
| 9. 再次核对 | 操作后查对 |
| 10. 操作后处理<br>（1）协助患者取舒适卧位，整理床单位<br>（2）清理用物<br>（3）洗手<br>（4）记录 | 严格按消毒隔离原则处理用物<br>记录注射时间，药物名称、浓度、剂量，患者的反应 |

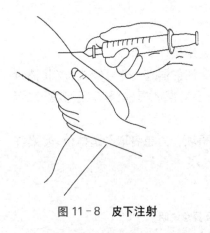

图 11-8 皮下注射

【护理评价】

（1）操作步骤正确。

（2）严格遵守护理操作常规，未发生继发感染。

（3）护患沟通良好，患者情绪稳定，能正确配合完成皮内注射操作。

6. 注意事项

（1）严格执行查对制度和无菌操作规范。

（2）对皮肤有刺激的药物一般不采取皮下注射。

（3）掌握正确的注射角度（不宜超过 45°），避免刺入肌层。

（4）对于消瘦体型者，在进行皮下注射时可捏起局部组织，适当减小穿刺角度。

（5）对于长期注射患者（如糖尿病患者注射胰岛素），应经常更换注射部位，以免引起局部不良反应。

### 三、肌内注射术

肌内注射术（intramuscular injection，IM）是将一定量药液注入肌内组织的技术。注射部位一般选择肌肉丰厚且距大血管及神经较远处。常选部位：臀大肌、臀中肌、臀小肌、股外侧肌和上臂三角肌。

1. 臀大肌注射定位法 臀大肌起自髂骨翼外面和骶骨背面，肌纤维平行向外下方止于髂胫束和股骨的臀肌粗隆。坐骨神经起自骶丛神经，自梨状肌下孔出骨盆至臀部，在臀大肌深部,约在坐骨结节与大转子之间中点处下降至股部,其体表投影为自大转子尖至坐骨结节中点向下至腘窝。注射时注意避免损伤坐骨神经。臀大肌注射定位方法有两种(图11-9)。

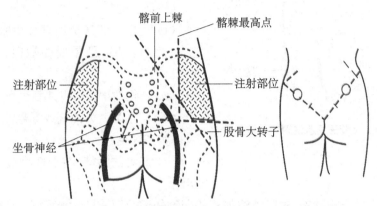

图 11-9　臀大肌注射定位法(左为十字法,右为联线法)

(1)十字法:从臀裂顶点向左侧或向右侧划一水平线,然后从髂嵴最高点作一垂线,将一侧臀部分为4个象限,其外上象限并避开内角(髂后上棘至股骨大转子连线),即为注射区。

(2)联线法:从髂前上棘至尾骨作一连线,其外1/3处为注射部位。

2.臀中肌、臀小肌注射定位法　该处血管和神经分布较少,目前使用日趋广泛。臀中肌、臀小肌定位方法有两种:①取髂前上棘外侧三横指处为注射部位(以患者的手指宽度为准);②将一手的示指尖和中指尖分别置于患者髂前上棘和髂嵴下缘处,使示指、中指与髂嵴之间构成一个三角形区域,其示指和中指构成的内角即为注射部位(图11-10)。

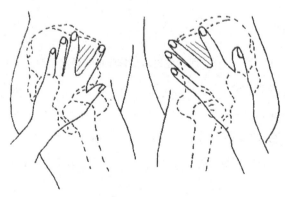

图 11-10　臀中肌、臀小肌注射定位法

3.上臂三角肌注射定位法　上臂外侧,肩峰下2～3横指(图11-11)。该处肌肉分布较薄,适用于小剂量注射。

4.股外侧肌注射定位法　大腿中段外侧,成人膝关节上10 cm,髋关节下10 cm,宽

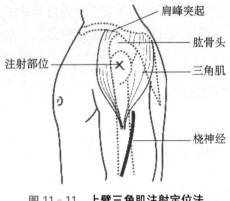

肩峰突起
肱骨头
三角肌
注射部位
桡神经

图 11-11　**上臂三角肌注射定位法**

约7.5 cm 的范围即为注射部位。该处大血管、神经干较少分布,且注射范围广,适用于反复多次注射。

【护理目的】

(1) 适用于因病情不宜经口服给药、皮下注射、静脉注射,且需要在短时间内发挥药效者。

(2) 药物对局部皮肤刺激性强、剂量较大。

(3) 药物类型为油剂或混悬液。

【护理评估】

(1) 患者的病情、有无药物过敏史及治疗情况。

(2) 患者的意识状态、对肌内注射相关药物知识及要求的知晓程度、对护理操作的配合度。

(3) 注射部位皮肤及肌肉组织状况。

【护理计划】

1. 护士准备　着装整洁,修剪指甲,洗手、戴口罩。

2. 环境准备　环境清洁、无尘灰,光线充足,符合无菌操作要求。必要时拉屏风,保护患者隐私。

3. 用物准备　治疗车、注射盘(内置 2～5 ml 注射器、6～7 号针头、皮肤消毒剂、无菌棉签等)、注射用药液、铺无菌盘、医嘱单、快速手消毒啫喱、锐器盒及污物桶(置于治疗车下层)等。

4. 患者准备　了解肌内注射的目的、方法及注意事项。为患者取舒适体位,暴露注射部位。

【实施】　见表 11-8。

表 11-8　**肌内注射术操作步骤及要点说明**

| 操作步骤 | 要点说明 |
| --- | --- |
| 1. 按医嘱吸取药液(参见表 11-5) | 严格执行查对制度和无菌操作原则 |
| 2. 携用物至患者床旁,核对患者床号、姓名 | 确认患者 |
| 3. 协助患者取合适体位,选择注射部位 | 按注射原则选择注射部位 |
| 4. 常规消毒皮肤,待干 | |
| 5. 两次核对,排尽空气 | 操作中查对 |
| 6. 一手拇、示指绷紧局部皮肤;另一手持注射器,中指固定针栓,将针头迅速垂直刺入(图 11-12) | 切勿将针头全部刺入,以防针梗从根部衔接处折断,难以取出<br>消瘦者及患儿进针深度酌减 |

（续表）

| 操作步骤 | 要点说明 |
| --- | --- |
| 7. 推药　松开绷紧皮肤的手,抽动活塞,如无回血,缓慢推注药液 | 确保针头未刺入血管内<br>避免患者疼痛<br>注入药液过程中,注意观察患者的反应 |
| 8. 拔针、按压　注射毕,用无菌干棉签轻压针刺处,快速拔针,按压片刻 | |
| 9. 再次核对 | 操作后查对 |
| 10. 操作后处理<br>　（1）协助患者取舒适卧位,整理床单位<br>　（2）清理用物<br>　（3）洗手<br>　（4）记录 | 严格按消毒隔离原则处理用物<br><br>记录注射时间,药物名称、浓度、剂量,患者的反应等 |

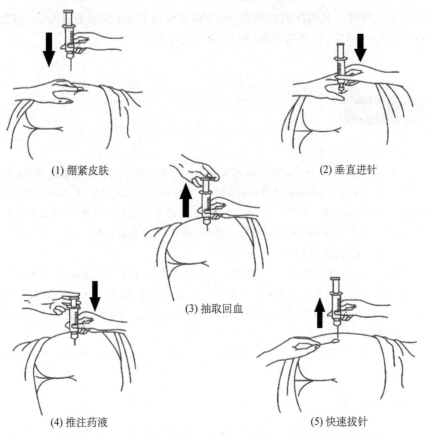

(1) 绷紧皮肤　　　　　　　　　　　　　　　(2) 垂直进针

(3) 抽取回血

(4) 推注药液　　　　　　　　　　　　　　　(5) 快速拔针

图 11–12　肌内注射

【护理评价】

(1) 操作步骤正确,注射部位无渗血渗液。

(2) 严格遵守护理操作常规,未发生继发感染。

(3) 护患沟通良好,患者情绪稳定,能正确配合完成肌内注射操作。

【注意事项】

(1) 严格执行查对制度和无菌操作规范。

(2) 对于年龄≤2岁的婴幼儿,由于臀大肌尚未发育完全,易损伤坐骨神经,因此不宜选用臀大肌,可选择臀中肌或臀小肌。

(3) 使用两种及以上药物时,应注意配伍禁忌。

(4) 指导患者正确的注射体位。臀部肌内注射时,患者可采取侧卧位、俯卧位、仰卧位或坐位。侧卧位时上腿伸直,下腿弯曲;俯卧位时足尖相对,足跟分开,头偏向一侧。

(5) 针尖刺入注射部位后,应先回抽,观察有无回血,方能推注药物。

(6) 注射时切勿将针头完全刺入,以防针梗从根部衔接处折断。如若发生针梗断裂,应先稳定患者情绪,保持患者原位不动,固定局部组织,防止断针移位,并尽快使用无菌血管钳夹住断端取出。无法取出时,立即通知外科医生予以处理。

(7) 对于长期需要肌内注射的患者,应经常更换注射部位,以防局部组织发生硬结。当局部皮肤发生硬结时,可采用热敷、理疗等处理方式。

> **知识拓展**
>
> **留置气泡技术**
>
> 留置气泡技术是一种较新的肌内注射技术。方法为注射器吸取定量药液,再吸进0.2～0.3 ml的空气,注射时保持注射器垂直,气泡将位于注射器上端,贴近活塞,将全部药液注入肌内组织后,再将空气注入,目的是使药液全部进入肌肉组织,防止药液渗入皮下组织,降低局部组织刺激程度,减轻患者不适反应,充分发挥药效。
>
> **"Z"形肌内注射法**
>
> "Z"形肌内注射法是指注射器吸取定量的药液后,更换无菌注射针头,左手牵拉皮肤及皮下组织,右手按常规垂直进针并推注药物,注射完毕后,牵拉组织复位,针刺通道闭合。其目的在于防止药液外渗,减少药液对局部组织刺激,减轻疼痛,适用于长期需肌内注射的患者。

## 四、静脉注射术

静脉注射术(intravenous injection, IV)是指从静脉注入药液的技术。药液直接进入血液循环,是最快发挥药效的给药方法。常选静脉如下。①四肢浅静脉:上肢常用肘部浅静脉(贵要静脉、肘正中静脉、头静脉)、腕部及手背静脉;下肢常用大隐静脉、小隐静脉、足背静脉及踝部静脉等(图 11 - 13)。②头皮静脉:小儿头皮静脉极为丰富,分支多且表浅易见,易于固定,使患儿肢体活动不受约束,因此,多适用于患儿(图 11 - 14)。③股静脉:位于股三角区,在股神经和股动脉的内侧。股动脉位于髂前上棘和耻骨结节连线的中点相交(图 11 - 15)。

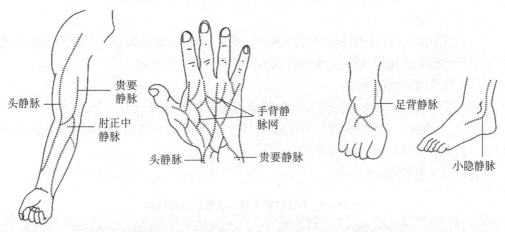

图 11 - 13　**四肢浅静脉**

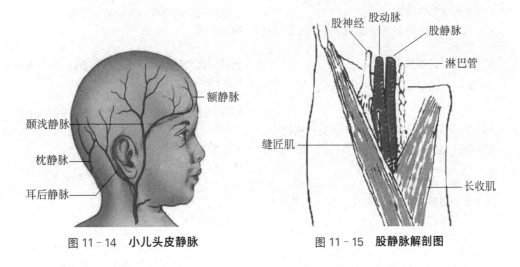

图 11 - 14　**小儿头皮静脉**　　　　图 11 - 15　**股静脉解剖图**

【护理目的】
(1) 用于不宜口服给药、皮下、肌内注射,且需迅速发挥药效时。
(2) 注入造影剂,协助诊断性检查。
(3) 静脉输血或输液。
(4) 静脉营养治疗。

【护理评估】
(1) 患者的病情、有无药物过敏史及治疗情况。
(2) 患者的意识状态、肢体活动能力,对静脉注射相关药物知识及要求的知晓程度、对护理操作的配合度。

（3）注射部位皮肤情况,静脉充盈度及血管壁弹性。

【护理计划】

1. 护士准备 着装整洁,修剪指甲,洗手、戴口罩。

2. 环境准备 环境清洁、无尘灰,光线充足,符合无菌操作要求。

3. 用物准备

（1）注射盘:注射器(根据药物剂量而定)、6～9 号针头或头皮针、皮肤消毒剂、无菌棉签、铺无菌盘、止血带、注射用小棉枕,必要时备输液贴、胶布等。

（2）药液:遵医嘱准备。

（3）其他:医嘱单、快速手消毒啫喱、锐器盒及污物桶(置于治疗车下层)等。

4. 患者准备 了解静脉注射的目的、方法及注意事项,并告知药物可能出现的不良反应。为患者取舒适体位,暴露注射部位。

【实施】 见表 11-9。

表 11-9 静脉注射术操作步骤及要点说明

| 操作步骤 | 要点说明 |
| --- | --- |
| 1. 四肢静脉注射 | |
|   （1）按医嘱吸取药液(参见表 11-5) | 严格执行查对制度和无菌操作原则 |
|   （2）核对:携用物至患者床旁,核对患者床号、姓名 | 确认患者 |
|   （3）选择合适静脉 | 选择粗直、弹性好、易于固定的静脉,避开关节和静脉瓣<br>以手指探明静脉走向及深浅<br>对需长期注射者,应有计划地由小到大,由远 |
|   （4）垫小棉枕:在穿刺部位的下方垫小棉枕 | |
|   （5）系止血带:在穿刺部位上方(近心端)约 6 cm 处扎紧止血带 | 止血带末端向上,以防污染无菌区域 |
|   （6）常规消毒皮肤,待干 | |
|   （7）嘱患者握拳 | |
|   （8）两次核对 | 操作中查对 |
|   （9）排尽空气 | |
|   （10）穿刺 | |
|      1)以一手拇指绷紧静脉下端皮肤,使其固定 | |
|      2)一手持注射器,示指固定针栓,针头斜面向上,与皮肤呈 15°～30°自静脉上方或侧方刺入皮下,再沿静脉走向滑行刺入静脉(图 11-16) | 一旦出现局部血肿,立即拔出针头,按压局部,另选其他静脉重新穿刺 |
|      3)见回血,可再沿静脉走行进针少许 | |
|   （11）两松一固定:松开止血带,患者松拳,固定针头(如为头皮针,用胶布固定) | |

（续表）

| 操作步骤 | 要点说明 |
| --- | --- |
| （12）缓慢注入药液（图 11-17） | 注射对组织有强烈刺激性的药物,应另备抽有生理盐水的注射器和头皮针,注射穿刺成功后,先注入少量生理盐水,证实针头确在静脉内,再换上抽有药液的注射器进行推药,以免药液外溢而致组织坏死<br>根据患者年龄、病情及药物性质,掌握注药速度,并随时听取患者主诉,观察局部情况及病情变化 |
| （13）拔针、按压:注射毕,将干棉签放于穿刺点上方快速拔出针头,按压片刻,或嘱患者屈肘 | |
| （14）再次核对 | 操作后查对 |
| （15）操作后处理<br>　1）协助患者取舒适卧位,整理床单位<br>　2）清理用物<br>　3）洗手<br>　4）记录 | <br><br><br>严格按消毒隔离原则处理用物<br><br>记录注射时间,药物名称、浓度、剂量,患者的反应等 |
| 2. 小儿头皮静脉注射<br>（1）同四肢静脉注射（1）～（2）<br>（2）选择静脉<br>（3）常规消毒皮肤,待干<br>（4）同四肢静脉注射（8）～（9）<br>（5）穿刺<br>　1）由助手固定患儿头部<br>　2）术者一手拇、示指固定静脉两端,另一手持头皮针小翼,沿静脉向心方向平行刺入<br>　3）见回血后推药少许。如无异常,用胶布固定针头<br>（6）缓慢推注药液<br><br><br>（7）注射毕,拔出针头,按压局部<br>（8）同四肢静脉注射（14）～（15）操作步骤 | <br><br>患儿取仰卧或侧卧位,必要时剃去注射部位毛发<br>操作中查对<br><br><br>注射过程中注意约束患儿,防止其抓拽注射部位<br><br><br>注药过程中试抽回血,以检查针头是否仍在静脉内。如有局部疼痛或肿胀隆起,回抽无回血,提示针头滑出静脉,应拔出针头,更换部位,重新穿刺 |
| 3. 股静脉注射<br>（1）同四肢静脉注射（1）～（2）操作步骤<br>（2）体位:协助患者取仰卧位,下肢伸直略外展外旋<br>（3）消毒:常规消毒局部皮肤并消毒术者左手示指和中指<br>（4）同四肢静脉注射（8）～（9）操作步骤 | |

（续表）

| 操作步骤 | 要点说明 |
|---|---|
| （5）确定穿刺部位：用左手示指于腹股沟扪及股动脉搏动最明显部位并予固定 | |
| （6）穿刺<br>　1）右手持注射器，针头和皮肤呈 90°或 45°，在股动脉内侧 0.5 cm 处刺入<br>　2）抽动活塞见有暗红色回血，提示针头已进入股静脉 | 如抽出血液为鲜红色，提示针头进入股动脉，应立即拔出针头，用无菌纱布紧压穿刺处 5～10 分钟，直至无出血为止 |
| （7）固定针头，注入药液 | |
| （8）拔针、按压：注射毕，拔出针头。局部用无菌纱布加压止血 3～5 分钟，然后用胶布固定 | 以免引起出血或形成血肿 |
| （9）同四肢静脉注射（14）～（15）操作步骤 | |

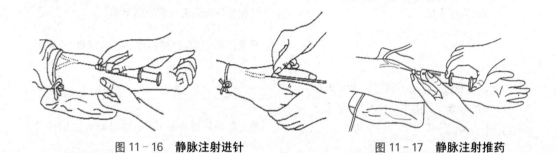

图 11 - 16　静脉注射进针　　　　图 11 - 17　静脉注射推药

【护理评价】

（1）注射部位准确，技术水平良好。

（2）护患沟通良好，患者知晓静脉注射注意事项，能配合完成操作。

【注意事项】

（1）严格执行查对制度，对患者进行两种以上方式的身份识别，并询问过敏史。

（2）严格遵循无菌技术操作原则，注射器、针头、止血带应一人一用一灭菌，一次性使用的医疗器具不应重复使用。

（3）应选择粗、直、弹性佳、易于固定的静脉，避开关节和静脉瓣。

（4）需要长期静脉注射者，应由远心端至近心端选择静脉。

（5）静脉注射时应确认针头在静脉内方能推注药液，以防刺激性强的药物外溢导致组织坏死。

（6）根据药物的性质、患者的年龄、病情，控制推注时间，随时听取患者主诉，观察患者局部及全身情况。

（7）对于烦躁、谵妄等意识改变的患者，必要时可使用约束器具。

（8）有出血倾向者不宜采用股静脉注射。

【静脉注射失败的常见原因】

（1）针尖刺入过浅，抽吸无回血，如推注药液后，局部隆起，患者有痛感。

（2）针尖斜面未完全刺入血管，部分在血管外，抽吸有回血，推注时药液外渗，局部隆起，患者有痛感。

（3）针尖刺入较深，斜面部分在静脉内，部分穿破血管壁，抽吸有回血，推注少量药液时，局部可不出现隆起，但患者有痛感，如药液推注量较大时，局部可出现隆起。

（4）针尖刺入过深，完全穿破血管壁，抽吸无回血，如推注药液后，局部隆起，患者有痛感。

## 小贴士

**特殊患者静脉注射的要点**

1. 消瘦患者皮下脂肪薄，静脉明显但易滑动，需固定静脉后，从正面或侧面刺入，可适当减小进针角度。

2. 肥胖患者皮下脂肪厚，静脉较深且不明显。注射时先扎止血带，轻拍或从穿刺部位远心端向近心端推揉，摸清血管走向后再行穿刺，可适当增加进针角度。

3. 水肿患者皮下组织积液，静脉难以辨识、触摸，可用手按压局部，推开皮下组织积液，静脉充分暴露后，再行穿刺。

4. 休克患者有效血循环剧减，静脉充盈不足。注射时先扎止血带。反复推揉，使血管充盈后，再行穿刺。

5. 老年患者：皮下脂肪少，血管易滑动且脆性大，针尖进入静脉后易穿破，需固定静脉后刺入，刺入时可适当减小进针角度，切勿用力过猛。

6. 天气寒冷浅表静脉收缩，可在注射前用热毛巾或热水袋热敷，使血管充盈后再行穿刺。

### 五、微量注射泵的使用

微量注射泵是将少量药液均匀、稳速、精确、持续注入静脉的注射装置。临床上常用于重症监护病房药液的连续推注；早产儿、小儿营养液的连续推注；连续注入麻醉剂、造影剂、化疗药、升压药、抗凝血药等（图11-18）。

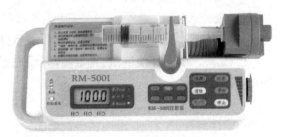

图11-18　**微量注射泵**

【操作要求】

（1）检查仪器各部件完好，连接电源此时仪器运转正常。

（2）遵医嘱配制药物，将其固定于微量注射泵上，连接注射器与静脉穿刺针，排气。

（3）根据药物的性质、医嘱的要求调节注射的剂量、时间、速率。

（4）按静脉注射的要求进行穿刺并用胶布妥善固定。

（5）按"开始"键，注射开始。

（6）推注过程中，应定时观察，及时处理各类报警。

（7）药液推注完毕，按"停止键"，拔针，按压局部皮肤，取下注射器，切断电源。

【注意事项】

（1）根据医嘱准确设置参数。

（2）加强巡视，保持管路通畅，及时、正确处理各类报警。

（3）在静脉推注过程中，切勿随意搬动微量注射泵，嘱患者勿剧烈运动，防止电源线、导管滑脱，对于意识形态改变的患者，必要时可使用约束器具。

（4）不宜在同一静脉通路上输入多种补液，避免应输液速度、压力、药物性质等影响药液持续泵入，或使药物浓度忽高忽低，影响血药浓度。

（5）严格执行无菌操作原则，连接管、头皮针每日更换，如有污染及时更换。

（6）需要更换推注速率、时间、剂量或更换药液时应先停止，重新设置后再启动。

## 六、动脉注射术

动脉注射术（arterial injection）是指将药液加压注入动脉的技术。

【护理目的】

（1）用于抢救重度休克，尤其是创伤性休克的患者。

（2）注射造影剂，用于协助影像学诊断性检查，如下肢动脉造影等。

（3）用于采集动脉血气分析。

（4）用于区域性化疗，如头面部疾患采用颈总动脉等。

【护理评估】

（1）患者的病情、有无药物过敏史及治疗情况。

（2）患者的意识状态、肢体活动能力，对动脉注射注意事项的知晓程度、对护理操作的配合度。

（3）患者穿刺皮肤情况。

【护理计划】

1. 护士准备　着装整洁，修剪指甲，洗手、戴口罩。

2. 环境准备　环境清洁、无尘灰，光线充足，符合无菌操作要求，必要时拉屏风，保护患者隐私。

3. 用物准备

（1）注射盘：注射器（根据药物剂量而定）、6～9 号针头、皮肤消毒剂、无菌棉签、铺无菌盘、无菌手套、无菌纱布、无菌洞巾、砂袋等。

（2）药液：遵医嘱准备。

（3）其他：医嘱单、快速手消毒啫喱、锐器盒及污物桶（置于治疗车下层）等。

4. 患者准备　了解动脉注射的目的、方法及注意事项，并告知药物可能出现的不良反应。为患者取舒适体位，暴露注射部位。

【实施】　见表 11-10。

**表 11‑10 动脉注射术操作步骤及要点说明**

| 操作步骤 | 要点说明 |
|---|---|
| 1. 按医嘱吸取药物(参见表 11‑5) | 严格执行查对制度和无菌操作原则 |
| 2. 核对:携用物至患者床边,核对并解释 | 确认患者,以取得合作 |
| 3. 选择部位:协助患者取合适体位,选择并暴露注射部位 | 桡动脉穿刺点位于前臂掌侧腕关节上 2 cm,取动脉搏动明显处 |
| 4. 常规消毒:局部皮肤常规消毒,范围要>5 cm,待干 | |
| 5. 两次核对,排尽空气 | 操作中查对 |
| 6. 穿刺<br>(1) 术者立于穿刺侧,戴无菌手套,在已消毒的范围内触到欲穿刺动脉的搏动最明显处,固定动脉于两指间<br>(2) 一手持注射器垂直,或与动脉走向呈 40°刺入动脉<br>(3) 见有鲜红色回血时,即固定穿刺针的方向和深度,推注药液 | 严格执行无菌操作,防感染,必要时铺无菌洞巾<br>股动脉穿刺点在腹股沟股动脉搏动最明显处<br>股动脉穿刺常以垂直进针 |
| 7. 拔针、按压:操作完毕,迅速拔出针头,局部以无菌纱布加压止血 5~10 分钟 | 也可用砂带加压止血,以免引起出血和血肿 |
| 8. 再次核对 | 操作后查对 |
| 9. 操作后处理<br>(1) 协助患者取舒适体位,整体床单位<br>(2) 清理用物<br>(3) 洗手<br>(4) 记录 | 严格按消毒隔离原则处理用物<br>记录注射时间,药物名称、浓度、剂量,患者的反应 |

【护理评价】

(1) 注射部位准确,技术水平良好。

(2) 护患沟通良好,患者知晓动脉注射注意事项,能配合完成操作。

(3) 注射部位未出现出血、血肿和感染。

【注意事项】

(1) 严格执行查对制度和无菌操作规范。

(2) 推注过程中应观察患者的生命体征,听取患者主诉。

(3) 出血倾向者,慎用动脉注射。

# 项目四　其他给药术

**案例导入**

　　患者陈某,女性,22 岁。因有哮喘病史 6 年余,近几日因喘息加重入院就诊。入院后,经过诊断,遵医嘱予以布地奈德雾化吸入。作为患者的责任护士,你将如何正确给药?

**分析提示**

　　作为责任护士,接到医嘱后,应告知患者及其家属雾化吸入目的、注意事项及用物准备。能够熟练掌握雾化吸入的操作方法,正确为陈某实施治疗及护理。

## 任务一　吸　入　术

　　吸入术是指通过雾化装置将药液分散成细小的雾滴,经口、鼻将悬浮在空气中的雾滴吸入体内,达到湿化气道、预防及治疗疾病的一种给药方式。由于其起效快、用药量少、不良反应轻,因此被临床广泛应用。常用的吸入术包括超声雾化吸入术、氧气雾化吸入术、手压式雾化吸入术等。

### 一、超声雾化吸入术

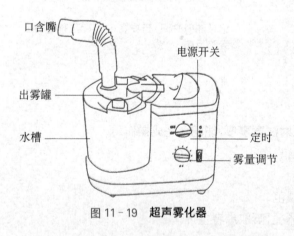

　　超声雾化吸入术是利用超声雾化器的超声发生器薄膜的高频震荡,将药液变成细微的气雾,再通过呼吸道吸入体内,达到治疗疾病的作用(图 11 - 19)。

　　超声雾化吸入的工作原理:超声波发生器通电后输出的高频电能通过水槽底部的晶体换能器转换为超声波声能,声能透过雾化罐底部的透声膜,作用于罐内的药液,使药液表面张力破坏而成为细微滴雾,通过螺纹管随着患者的深吸气进入呼吸道。

图 11 - 19　**超声雾化器**

【护理目的】

　　1. 湿化气道　稀释痰液利于痰液咳出,常用于气管切开术后,使用人工气道的患者。

　　2. 预防、治疗呼吸道感染　吸入抗感染、祛痰药物,减轻呼吸道黏膜水肿,消炎、止咳。常用于咽喉炎、支气管扩张等肺部疾患,胸部手术前后的患者。

3. 改善肺通气　吸入解除支气管痉挛的药物,保持呼吸道通畅。如慢性阻塞性肺病、支气管哮喘的患者。

4. 肺部肿瘤治疗　间歇吸入癌症药物治疗肺癌。

【护理评估】

(1) 患者目前的病情与治疗情况、意识状态、呼吸道通气情况以及口腔局部黏膜情况。

(2) 患者对超声波雾化吸入治疗的了解和认识程度,有无紧张、焦虑心理反应。

【护理计划】

1. 护士准备　熟悉超声雾化吸入法的操作方法,明确给药目的,着装整洁,修剪指甲,洗手,戴口罩。

2. 环境准备　环境整洁、安静、光线充足。

3. 用物准备　①超声雾化器 1 套;②遵医嘱准备药品;③其他:一次性治疗巾、弯盘、生理盐水、冷蒸馏水、水温计。

4. 患者准备　①向患者讲解超声雾化吸入法的目的、方法、注意事项及配合要点;②将一次性治疗巾铺于患者颈前;③取卧位或坐位接受雾化治疗。

【实施】　见表 11 - 11。

表 11 - 11　超声雾化吸入术操作步骤及要点说明

| 操作步骤 | 要点说明 |
| --- | --- |
| 1. 检查雾化器 | 使用前检查雾化器各部件是否完好,有无松动、脱落等异常情况 |
| 2. 连接雾化器主件与附件 | |
| 3. 在水槽内加入冷蒸馏水 | 水量视不同类型的雾化器而定,要求浸没雾化罐底部的透声膜<br>水槽和雾化器内部切忌加温水或热水,水槽内无水时,不可开机,以免损坏仪器 |
| 4. 加药　将药液用生理盐水稀释至 30~50 ml 倒入雾化罐内,检查无漏水后,将雾化罐放入水槽,盖紧水槽盖 | 水槽底部的晶体换能器和雾化罐底部的透声膜薄且质脆,易破碎,操作中注意不要损坏 |
| 5. 核对　携用物至患者处,核对患者床号、姓名 | 确认患者 |
| 6. 开始雾化<br>　(1) 协助患者取舒适卧位<br>　(2) 接通电源,打开电源开关(指示灯亮),预热 3~5 分钟<br>　(3) 调整定时开关至所需时间<br>　(4) 打开雾化开关,调节雾量<br>　(5) 将口含嘴放入患者口中(也可用面罩),指导患者做深呼吸 | 一般每次定 15~20 分钟<br>水槽内须保持有足够的冷水,如发现水温超过 50℃ 或水量不足,应关机,更换或加入冷蒸馏水 |

（续表）

| 操作步骤 | 要点说明 |
| --- | --- |
| 7. 结束雾化<br>（1）治疗毕，取下口含嘴<br>（2）关雾化器开关，再关电源开关 | 连续使用雾化器时，中间需间隔 30 分钟 |
| 8. 操作后处理<br>（1）擦干患者面部，协助其取舒适卧位，整理床单位<br>（2）清理用物，放掉水槽内的水，擦干水槽。将口含嘴、雾化罐、螺纹管浸泡于消毒液内 1 小时，再洗净晾干备用<br>（3）洗手，记录 | 记录雾化开始时间及持续时间，患者反应及效果等 |

【护理评价】

（1）护患沟通有效，患者感觉舒适，症状改善。

（2）护士遵守操作规程，动作熟练，关爱患者。

【注意事项】

（1）护士熟悉超声雾化器性能，水槽内应保持足够的水量，水温不宜>50℃。

（2）注意保护药杯及水槽底部晶体换能器，因药杯及晶体换能器质脆易破碎，在操作及清洗过程中，动作要轻，防止损坏。

（3）观察患者痰液排出是否困难，若因黏稠的分泌物经湿化后膨胀致痰液不易咳出时，应予以拍背以协助痰排出，必要时给予吸痰。

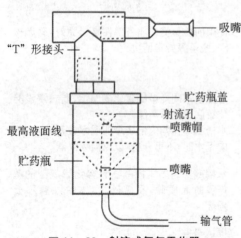

图 11-20　射流式氧气雾化器

吸嘴
"T"形接头
贮药瓶盖
射流孔
喷嘴帽
最高液面线
贮药瓶
喷嘴
输气管

## 二、氧气雾化吸入术

氧气雾化吸入术又称射流式雾化吸入术，是借助高速氧气气流通过毛细管并在毛细管口产生负压的原理，将药物由临近的小管吸出，吸出的药物在毛细管高速的气流撞击下形成细小的雾滴，呈气雾喷出气道（图 11-20）。

【护理目的】　同超声雾化吸入法。

【护理评估】　同超声雾化吸入法。

【护理计划】

1. 护士准备　着装整洁，修剪指甲，洗手，戴口罩。

2. 环境准备　环境整洁、安静、室内避免火源。

3. 用物准备　氧气雾化器、氧气装置 1 套、弯盘、药液、治疗巾。

4. **患者准备** 了解氧气雾化吸入法的目的、方法、注意事项及配合要点;取适当体位。

【实施】 见表 11-12。

表 11-12 氧气雾化吸入术操作步骤及要点说明

| 操作步骤 | 要点说明 |
|---|---|
| 1. 检查氧气雾化吸入器,遵医嘱将药液稀释至 5 ml,注入雾化器的药杯内 | 使用前检查雾化吸入器连接是否完好,有无漏气 |
| 2. 核对 携用物至患者床旁,核对患者床号、姓名 | 确认患者 |
| 3. 连接 连接雾化器的接气口与氧气装置的橡皮管口 | 氧气湿化瓶内勿放水,以免液体流入雾化吸入器内使药液稀释 |
| 4. 调节氧气流量 | 氧气流量一般为 6~8 L/min |
| 5. 开始雾化 指导患者手持雾化器,将吸嘴放入口中紧闭嘴唇深吸气,用鼻呼气,如此反复,直至药液吸完为止 | 深长吸气,使药液充分到达细支气管和肺内,屏气 1~2 秒,再轻松呼气,可提高治疗效果 |
| 6. 结束雾化 取出雾化器,关闭氧气开关 | 操作中,严禁接触烟火和易燃品 |
| 7. 操作后处理<br>(1) 协助清洁口腔,取舒适卧位,整理床单位<br>(2) 清理用物<br>(3) 洗手,记录 | <br><br>一次性雾化吸入器用后按规定消毒处理备用<br>记录内容同超声波雾化吸入法 |

【护理评价】 同超声雾化吸入法。

【注意事项】

(1) 严格执行查对和消毒隔离制度。

(2) 注意用氧安全,室内应避免火源。

(3) 氧气湿化瓶内勿盛水,以免液体进入雾化器内使药液稀释影响疗效。

(4) 使用雾化器时,应取下湿化瓶。防止湿化瓶老化,注意使用安全。

**知识拓展**

**便携式太阳能制氧机结构设计**

便携式太阳能制氧机是通过机电一体化结构设计的,其采用了变压吸附空气分离制氧工艺,满足高原或特殊环境无外界电力支持条件下的应急氧气保障需求。制氧机的太阳能充供电系统主要由太阳能充供电控制器、储能电池和太阳能电池板等单元组成。便携式太阳能制氧机主要包括制氧主机、太阳能电池板、储能电源及箱体,箱体内集成了制氧主机、太阳能电池板、储能电源及配件,其优点为在无外接电源供应的条件下。采用太阳能电池板将太阳能转化为电能并储存在储能电源中,为制氧机提供了稳定可靠的电源保障,使制氧机的电源模式更加丰富,保证能及时制备应急呼吸用氧气,实现了无外接电源供应时制氧机的正常使用。

资料来源:朱孟府,陈平等.便携式太阳能制氧机结构设计.医疗卫生装备,2014,35(1):15～17

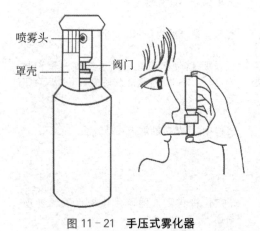

喷雾头
罩壳
阀门

图 11-21 **手压式雾化器**

### 三、手压式雾化器吸入法

手压式雾化器吸入法是利用拇指按压雾化器顶部,将雾化器内阀打开,使药液从喷嘴喷出,形成雾滴作用于口腔及咽部气管、支气管黏膜而被其吸收的治疗方法(图 11-21)。

【护理目的】 通过吸入支气管解痉药,达到改善通气功能的目的,适用于支气管哮喘、喘息性支气管炎的对症治疗。

【护理评估】 同超声雾化吸入法。

【护理计划】

1. 护士准备 着装整洁,修剪指甲,洗手,戴口罩。

2. 环境准备 环境整洁、安静、温湿度适宜。

3. 用物准备 手压缩雾化器、药液。

4. 患者准备 了解手压式雾化吸入法的目的、方法、注意事项及配合要点;取适当体位。

【实施】 见表 11-13。

表 11-13 **手压式雾化吸入术操作步骤及要点说明**

| 操作步骤 | 要点说明 |
| --- | --- |
| 1. 遵医嘱准备手压式雾化吸入器 | 使用前检查雾化吸入器连接是否完好 |
| 2. 携用物到患者床旁,核对患者床号、姓名 | 确认患者 |
| 3. 取下雾化器保护盖,充分摇匀药液 | |
| 4. 开始雾化<br>(1) 协助患者取舒适卧位 | |

（续表）

| 操作步骤 | 要点说明 |
|---|---|
| （2）将雾化器倒置，接口端放入双唇间，平静吸气<br>（3）吸气开始时按压气雾瓶顶部，使之喷药，深吸气、屏气、呼气，反复1～2次 | 紧闭嘴唇<br>尽可能延长屏气时间（最好坚持10秒左右），然后呼气<br>观察雾化吸入的效果 |
| 5. 结束雾化，取出雾化器 | |
| 6. 操作后处理<br>（1）协助清洁口腔，取舒适卧位，整理床单位<br>（2）清理用物<br><br>（3）洗手，记录 | <br><br>喷雾器使用后放在阴凉处（30℃以下）保存<br>其塑料外壳应定期用温水清洁<br>记录内容同超声波雾化吸入法 |

【护理评价】　患者能规范操作，症状改善，感觉舒适。

【注意事项】

（1）喷雾器使用后应放置于阴凉处保存，外壳定期清洁。

（2）使用前检查雾化器各部件是否完好，有无松动、脱落等异常情况。

（3）指导患者正确使用，不可随意增加药量或缩短用药时间，以免加重不良反应。每次1～2喷，两次使用间隔时间不少于3～4小时。

问题与思考

患者入院后3天，由于长期佩戴隐形眼镜导致角膜炎，遵医嘱需给予左氧氟沙星滴眼液治疗，你将如何指导患者正确用药？

## 任务二　滴　入　术

滴入术是指通过将药物滴注入某些体腔以达到治疗、诊断、检查的目的。滴入术包括滴眼术、滴耳术、滴鼻术。

### 一、滴眼术

【护理目的】　通过将药物滴入结膜囊，以达到杀菌、收敛、消炎、麻醉、散瞳等治疗或诊断的目的。

【护理评估】

（1）患者眼部疾患的具体情况及严重程度。

（2）患者的心理状况，对所患疾病的认识程度，对治疗的态度、合作程度。

【护理计划】

1. 护士准备　着装整洁，修剪指甲，洗手，戴口罩。

2. 环境准备　环境整洁、安静、光线充足。

3. 用物准备　治疗盘内备弯盘一个、滴管（或眼药瓶）、眼药水、无菌棉球或消毒棉签、快速手消毒啫喱。

4. 患者准备　向患者说明滴眼药法的目的、方法、注意事项及配合要点；取适当体位。

【实施】　见表 11-14。

表 11-14　滴眼术操作步骤及要点说明

| 操作步骤 | 要点说明 |
| --- | --- |
| 1. 核对　携用物至床旁，核对患者床号、姓名、做好解释 | 确认患者，沟通 |
| 2. 摆体位　协助患者取仰卧位或坐位，头略向后仰 | |
| 3. 洗手 | 防止交叉感染 |
| 4. 核对　患者和药液 | 操作中查对 |
| 5. 滴药<br>（1）滴药者站于患者身旁或身前。用消毒棉签或棉球清洁患者眼部的分泌物，嘱患者眼向上看<br>（2）操作者右手持眼药膏，左手轻轻向下拉下眼睑，以暴露结膜下穹窿，将药液 1～2 滴滴入下结膜囊内（图11-22）<br>（3）用手指将上眼睑轻轻提起，使药液在结膜囊内充分弥散，嘱患者闭眼休息 1～2 分钟<br>（4）压泪囊用棉球轻压迫泪囊部 1～2 分钟，以免药液经泪道流入泪囊和鼻腔。用干棉球拭净流出药液 | 动作轻柔，药量准确勿使滴管末端触及睫毛或眼睑缘，以防污染。利于药液吸收 |
| 6. 再次核对　患者姓名、床号和药液名称 | 操作后查对 |
| 7. 整理　整理床单和用物，协助患者取舒适卧位 | 用物按规定分类放置 |
| 8. 洗手，记录 | 记录给药名称、时间，患者情况 |

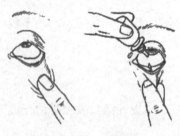

图 11-22　滴眼术

【护理评价】

（1）患者眼部症状减轻，自然舒适。

（2）护患沟通有效，患者用药依从性好。

【注意事项】

（1）严格执行查对制度，操作规范，防止交叉感染。

（2）一般将药物放在带盖盒内，以免曝光变质。需避光保存的药物，如毒扁豆碱（依色林）等应贮于深色瓶内。需冷藏的药液应放在冰箱内。

（3）散瞳药与缩瞳药必须分开放置，尤其散瞳药，应有明显特殊的标志。使用前必须认真核对。

（4）滴药前后须洗净双手，如双眼滴药应先滴患病较轻的眼睛；同时给多名患者滴药时,先给一般患者滴眼,最后给结膜炎或隔离患者滴药。结膜炎或隔离患者的眼药水应单独存放。

(5) 由于角膜感觉灵敏,药液不可直接滴在角膜上;滴瓶距眼不能过远,以免产生的压力过大;也不能过近,以免触及眼睛,污染药液。

(6) 若同时滴注多种药物时,药物之间应间隔 2~3 分钟;先滴刺激性弱的药物,再滴刺激性强的药物。

(7) 毒性药物,如阿托品类药物滴入后应用棉球压迫泪囊部 2~3 分钟,以防药液流入鼻腔内经黏膜吸收引起全身不良反应,儿童用药更应谨慎,注意观察患者用药后的反应。

## 二、滴耳术

【护理目的】
(1) 滴入氧氟沙星抗炎杀菌、消肿止痛、治疗耳部疾病。
(2) 滴入 3%~5%碳酸氢钠溶液软化耵聍。
(3) 由外耳道滴入乙醚麻醉昆虫便于取出。
(4) 滴入 3%过氧化氢溶液以清洁外耳道。

【护理评估】
(1) 患者耳部疾患的具体情况及严重程度。
(2) 患者的心理状况,对所患疾病的认识程度,对治疗的态度、合作程度。

【护理计划】
1. 护士准备　着装整洁,修剪指甲,洗手,戴口罩。
2. 环境准备　环境整洁、安静、光线充足。
3. 用物准备　治疗盘内备弯盘一个、耳药滴瓶、无菌棉球或消毒棉签、快速手消毒啫喱,必要时备 3%过氧化氢、吸引器、消毒吸引器头。
4. 患者准备　向患者说明滴耳法的目的、方法、注意事项及配合要点;取坐位或卧位,头偏向健侧。

【实施】　见表 11-15。

表 11-15　滴耳术操作步骤及要点说明

| 操作步骤 | 要点说明 |
| --- | --- |
| 1. 核对　携用物至床旁,核对患者床号、姓名、做好解释 | 确认患者,沟通 |
| 2. 摆体位　协助患者取侧卧位或头偏向一侧,使患耳外耳道朝上 | |
| 3. 洗手 | 防止交叉感染 |
| 4. 核对　患者姓名和药物名称 | 操作中查对 |
| 5. 清洗耳道　吸净耳道内分泌物,必要时用 3%的过氧化氢溶液反复洗净,用棉球拭干 | |

（续表）

| 操作步骤 | 要点说明 |
|---|---|
| 6. 滴药<br>（1）一手将耳郭向后上方轻轻牵拉，使耳道变直；另一手持药瓶，掌根轻置于耳郭旁，滴入药液 2～4 滴，使药液沿耳道壁缓慢流入耳内，轻压耳屏数次，用无菌棉球堵塞外耳道<br>（2）嘱患者保持 5～10 分钟，便于药液流入促使药液进入中耳并与黏膜充分接触 | |
| 7. 再次核对　患者姓名和药物名称 | 操作后查对 |
| 8. 整理　协助患者取舒适卧位，整理床单位 | 用物按规定分类放置 |
| 9. 洗手，记录 | 记录给药名称、时间，患者情况并签名 |

【护理评价】

（1）治疗沟通有效。

（2）患者自述无不适，耳部症状减轻、听力改善。

【注意事项】

（1）严格查对制度，预防用药差错。

（2）滴药前用消毒棉签擦拭外耳道分泌物，否则滴入的药液会被分泌物阻隔或稀释，从而使药物作用减弱或失效。

（3）由于滴耳药滴入鼓膜或内耳温度过凉会引起眩晕、恶心等不良反应，所以不可直接滴在耳膜上。滴药前可将药物置手心中温热后再使用，不能在灯上加热，防止温度过高引起药物变质。

（4）滴药前应将外耳道拉直，成人的耳郭向后上方牵引，小儿的耳郭向后方牵引，然后滴药。滴药后轻轻按压耳屏数次即可。

（5）如双耳均需滴药，在滴完一侧 10～15 分钟后再滴另一侧。软化耵聍滴药后 3～4 天取出，不宜双侧同时进行。

（6）滴药的滴管不要接触患者的外耳道壁，以免造成两次污染。

（7）以下情况禁忌滴药：①已经干燥的慢性化脓性中耳炎（穿孔）；②鼓膜外伤出现裂孔的急性期；③外耳道皮肤药物过敏而呈弥漫性红肿者。

### 三、滴鼻术

【护理目的】　将药物通过鼻腔滴入，使鼻腔保持通畅、润滑、防止结痂，用于检查、治疗鼻部疾病。

【护理评估】

（1）患者鼻腔疾患的具体情况及严重程度。

（2）患者的心理状况，对所患疾病的认识程度，对治疗的态度、合作程度。

**【护理计划】**

1. 护士准备　着装整洁,修剪指甲,洗手,戴口罩。

2. 环境准备　环境整洁、安静、光线充足。

3. 用物准备　治疗盘内备弯盘一个、滴鼻药瓶、无菌棉球或消毒棉签、快速手消毒啫喱。

4. 患者准备　向患者说明滴鼻法的目的、方法、注意事项及配合要点;取适当体位。

**【实施】**　见表11-16。

表 11-16　滴鼻术操作步骤及要点说明

| 操作步骤 | 要点说明 |
| --- | --- |
| 1. 核对　携用物至床旁,患者床号、姓名,做好解释工作 | 确认患者,沟通 |
| 2. 清洁鼻腔　嘱患者轻轻擤出鼻腔内分泌物或用棉签清理鼻腔 | |
| 3. 摆体位　协助患者取仰卧位,解开衣领,肩下垫枕头,颈伸直,头后仰,即仰卧垂头位 | |
| 4. 核对　患者姓名和药液名称 | 操作中查对 |
| 5. 滴药<br>(1) 一手持干棉球以示指轻推鼻尖部,使鼻腔充分暴露;另一手持滴管(或药瓶)距鼻孔 2 cm 处向鼻腔内滴入药液3~5滴<br>(2) 轻捏鼻翼,嘱患者头略向两侧轻轻摇动,使药液均匀分布鼻腔黏膜 | 保持原位 3~5分钟,然后捏鼻坐起 |
| 6. 再次核对　患者姓名和药液名称 | 操作后查对 |
| 7. 整理　协助患者取舒适卧位,整理床单位 | 用物按规定分类放置 |
| 8. 洗手,记录 | 记录给药名称、时间,患者情况并签名 |

**【护理评价】**　经过滴药护理后,患者症状缓解,精神状态良好。

**【注意事项】**

(1) 严格查对制度,预防用药差错。

(2) 滴管勿触及鼻孔,以免污染药液;滴药后勿擤鼻。

(3) 密切观察患者用药后的反应。

🔲 问题与思考

患者由于眼部角膜感染导致体温升高,最高时可达 38.8℃,遵医嘱予以吲哚美辛栓剂 1/3 粒塞入肛门内,患者无使用此类药物的历史,你该如何正确地为其给药,并在给药后应如何给予用药指导?

## 任务三 栓剂给药术

栓剂是药物与适宜基质制成的供腔道给药的固体制剂,包括直肠栓剂和阴道栓剂。其熔点为 37℃左右,通过插入体腔后缓慢融化而产生药效。

### 一、直肠栓剂给药术

【护理目的】

(1) 直肠插入甘油栓以软化粪便,利于排出。

(2) 消肿化瘀,生肌止血,清热止痛的功能,如痔疮栓。

(3) 栓剂中有效成分被直肠黏膜吸收,达到全身治疗的作用,如退热栓,常用于小儿。

【护理评估】

(1) 了解患者病情和用药的需要,患者用药的自理能力,对用药计划的了解、认识和合作程度。

(2) 向患者解释,缓解其紧张、焦虑、害羞等情况。

【护理计划】

1. 护士准备 着装整洁,修剪指甲,洗手、戴口罩。

2. 环境准备 病室安静整洁,温湿度适宜。注意保暖,必要时用屏风遮挡,拉好窗帘。

3. 用物准备 直肠栓剂、指套或手套、方盘、卫生纸。

4. 患者准备 了解用药目的,掌握放松和配合的方法;取适当体位。

【实施】 见表 11-17。

表 11-17 直肠栓剂给药术操作步骤及要点说明

| 操作步骤 | 要点说明 |
| --- | --- |
| 1. 核对 携用物至床旁,核对患者床号、姓名、并解释 | 确认患者,沟通 |
| 2. 摆体位 协助患者取侧卧位,膝部弯曲,暴露肛门 | |
| 3. 戴指套 戴指套或手套取出栓剂 | 避免污染手指 |
| 4. 核对 核对患者姓名和药物名称 | 操作中查对 |
| 5. 插入栓剂<br>(1) 嘱患者深呼吸,尽量放松<br>(2) 用示指将栓剂沿直肠壁朝脐部方向送入 6～7 cm(图11-23)必须确定栓剂靠在直肠黏膜上,插至肛门内括约肌以上<br>(3) 置入栓剂后,保持侧卧位 15 分钟,若插入粪块,则不起作用,若栓剂滑脱出肛门外,应重新插入,保持用药效果 | 使肛门括约肌松弛,防止栓剂滑脱或融化后渗出肛门外 |

（续表）

| 操作步骤 | 要点说明 |
| --- | --- |
| 6. 再次核对　患者姓名和药物名称 | 操作后查对 |
| 7. 整理　不能下床者,将便器、卫生纸、呼叫器放于患者易取处;协助患者穿裤,取舒适卧位,整理床单位 | 用物按规定分类放置 |
| 8. 洗手,记录 | 记录给药名称、时间,患者情况并签名 |

【护理评价】

（1）护士药物放置方法正确,未造成黏膜损伤。

（2）患者症状减轻,身心状态良好。

【注意事项】

（1）指导患者栓剂插入时,嘱患者张口呼吸,置入后需保持侧卧位,并注意保护患者隐私。

（2）观察用药后的效果,若为解除便秘,则需观察是否排便。如为退热则需监测体温。

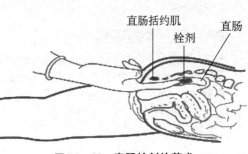

图 11 - 23　**直肠栓剂给药术**

## 二、阴道栓剂给药术

【护理目的】　阴道插入栓剂,由黏膜吸收,以起到局部治疗的效果。

【护理评估】

（1）了解患者目前的病情、治疗情况和阴道黏膜情况。

（2）向患者解释,缓解其紧张、焦虑、害羞等心理反应。

【护理计划】

1. 护士准备　着装整洁,修剪指甲,洗手,戴口罩。

2. 环境准备　拉好围帘或用屏风遮挡患者。

3. 用物准备　阴道栓剂、指套或手套、方盘、卫生棉垫、中单。

4. 患者准备　了解用药目的,掌握放松和配合的方法;取适当体位。

【实施】　见表 11 - 18。

表 11 - 18　**阴道栓剂给药术操作步骤及要点说明**

| 操作步骤 | 要点说明 |
| --- | --- |
| 1. 核对　携用物至床旁,核对患者床号、姓名,并做好解释 | 确认患者,沟通 |
| 2. 摆体位　协助患者取屈膝仰卧位,双腿外展暴露会阴部,铺橡胶单及治疗巾于会阴下 | |

（续表）

| 操作步骤 | 要点说明 |
|---|---|
| 3. 戴指套　一手戴上指套或手套取出栓剂 | 避免污染中指 |
| 4. 核对　患者姓名和药物名称 | 操作中查对 |
| 5. 插入栓剂<br>　（1）女性阴道长约 10 cm，故必须置入 5 cm 以上深度，以防滑出（图 11－24）<br>　（2）嘱咐患者至少平卧 15 分钟，以利药物扩散至整个阴道组织 | 必须确定阴道口后才能置药，避免误入尿道，确保用药效果 |
| 6. 再次核对　患者姓名和药物名称 | 操作后查对 |
| 7. 整理　取出治疗巾及橡胶单，为避免药物或阴道渗出物弄污内裤，可使用卫生棉垫；协助患者取舒适卧位，整理床单位 | 用物按规定分类放置 |
| 8. 洗手，记录 | 记录给药名称、时间，患者情况并签名 |

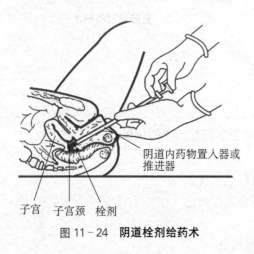

阴道内药物置入器或推进器

子宫　子宫颈　栓剂

图 11－24　阴道栓剂给药术

【护理评价】　护士操作正确，患者状态良好，局部症状好转。

【注意事项】

（1）准确判断阴道口，置入足够深度，为患者做好用药的宣教。注意保护患者隐私部位。

（2）嘱患者在置入药物后，至少平卧 15 分钟，并指导患者在治疗期间避免性生活。

**问题与思考**

患者既往有哮喘病史，由于感染致使哮喘急性发作，遵医嘱给予克仑特罗 120 $\mu$g 舌下含服，试问该药物能口服给药，为何医生选择舌下含服？

## 任务四　舌下给药术

舌下给药术就是药物通过舌下口腔黏膜丰富的毛细血管吸收，可避免胃肠刺激、吸收不全和首过消除作用，而且生效快。适用于急症救治，如目前常用的硝酸甘油剂，舌下含服一般 2～5 分钟即可发挥作用，用药后患者心前区压迫感或疼痛感可减轻或消除。

指导患者此类药物应放在舌下，让其自然溶解吸收，不可嚼碎吞下，否则会影响药效。

**问题与思考**

患者病情稳定后,将于明日出院,今医生查房后,其主诉手臂瘙痒,经诊断为过敏性皮炎。遵医嘱患者出院给予带药 1% 氢化可的松霜外用,你如何指导其出院后准确用药?

## 任务五　皮肤给药术

皮肤给药术是将药物直接涂于皮肤,以起到局部治疗的作用。皮肤用药有溶液、油膏、粉剂、糊剂等多种剂型。

### 一、皮肤用药的种类

1. 溶液　是一种或多种药物的水溶液,临床根据所含药物的不同,常用于局部湿敷、洗涤、涂擦,有抗菌、消炎、止痒的作用。适用于急性皮炎、湿疹的渗出期。常用溶液有 3% 硼酸(用于小面积糜烂)、1/100 雷夫诺尔溶液、1/5 000 高锰酸钾溶液等。

2. 糊剂　又称泥膏,粉剂(为 25%～50%)和油脂混合调匀而成(为含有多量粉末的半固体制剂)。如氧化锌糊等,具有保护受损皮肤、吸收渗液和消炎等作用。

3. 软膏　粉剂(<25%)和油脂混合调匀而成,如鱼石脂软膏、红霉素软膏、复方水杨酸软膏等。具有保护、润滑和软化痂皮等作用,一般用于慢性增厚型皮损。

4. 乳(膏)剂　是油和水经乳化而成,分为油包水型(称为脂)和水包油型(称为霜),有保护、润滑皮肤,消炎止痒等作用,一般用于亚急性皮炎。如达克宁、皮康王等。

5. 酊剂和醑剂　不挥发性药物的乙醇溶液为酊剂,如碘酊;挥发性药物的乙醇溶液为醑剂,如樟脑醑。两者均具有杀菌、消毒、止痒等作用。常用于慢性皮炎、瘙痒性皮肤病。

6. 粉剂　为一种或数种药物的极细粉均匀混合制成的干燥粉末样制剂,如滑石粉、炉甘石粉、痱子粉等。能起保护皮肤干燥,减轻外界对皮肤的摩擦,散热、止痒作用。适用于急性或亚急性皮炎而无糜烂渗液的受损皮肤。

### 二、皮肤给药术

【护理评估】

(1) 患者全身及局部皮肤情况。

(2) 对局部用药计划的了解、认识和合作程度,皮肤用药的自理能力。

【护理计划】

1. 护士准备　着装整洁,修剪指甲,洗手,戴口罩。

2. 环境准备　拉下窗帘,必要时用屏风遮挡患者,注意保暖。

3. 用物准备　放盘内备有皮肤用药、无菌棉签、无菌纱布、无菌持物钳、弯盘、橡胶单、治疗巾等，需要时备清洁皮肤用物。

4. 患者准备　了解用药目的、方法及注意事项；取适当体位。

【实施】　见表 11 - 19。

表 11 - 19　皮肤给药术操作步骤及要点说明

| 操作步骤 | 要点说明 |
| --- | --- |
| 1. 核对　携用物至床旁，核对患者床号、姓名，解释用药目的 | 确认患者，沟通 |
| 2. 清洁皮肤　根据部位需要铺橡胶单和治疗巾，涂搽药物前先用温水与中性肥皂清洁皮肤，如有皮炎则仅用清水清洁 | 防止弄湿床单 |
| 3. 洗手 | 防止交叉感染 |
| 4. 核对药液，确认患者 | 操作中查对 |
| 5. 涂药<br>(1) 溶液：用塑料布或橡胶单垫于患处下面，用钳子夹沾湿药液的棉球涂抹患处，至清洁后用于棉球抹干。亦可用湿敷法给药<br>(2) 糊剂：用棉签将药糊直接涂于患处，药糊不宜涂得太厚，亦可将糊剂涂在纱布上，然后贴在受损皮肤处，外加包扎<br>(3) 软膏：用搽药棒或棉签将软膏涂于患处，不必太厚，如为角化过度的皮损，应略加摩擦，除用于溃疡或大片糜烂受损皮肤外，一般不需包扎<br>(4) 乳膏剂：用棉签或乳膏剂涂于患处，禁用于渗出较多的急性皮炎<br>(5) 酊剂和醑剂：用棉签蘸药涂于患处，注意因药物有刺激性，不宜用于有糜烂面的急性皮炎、黏膜以及眼、口的周围<br>(6) 粉剂：将药粉均匀地铺撒在受损皮肤处。注意粉剂多次应用后常有粉块形成，可用生理盐水湿润后除去 | |
| 6. 再次核对　核对药液名称，患者床号、姓名 | 操作后查对 |
| 7. 整理　撤出治疗巾及橡胶单，协助患者取舒适卧位，整理床单位 | 用物分类放置 |
| 8. 洗手，记录 | 记录患者局部用药及全身情况，签名 |

【护理评价】　护士操作方法正确，患者精神状态良好，局部用药后症状好转。

【注意事项】

(1) 询问患者局部用药处的主观感觉（如痒感是否减轻或消除），并有针对性地做好解释工作。观察用药后局部皮肤反应，动态地评价用药效果，实施提高用药效果的措施。

(2) 在用新药前，应做过敏试验。方法为将所需用药，先在患者的前臂曲侧或侧颈部,涂小片面积,观察 48～72 小时,看皮肤是否有红斑、丘疹、瘙痒等症状出现,如果对该药过敏,应通知医生更换其他药物。

# 项目五　药物过敏试验

**案例导入**

　　小明,男性,16 岁。因高热不退 3 天入院。入院后经过详细检查,诊断为大叶性肺炎,医生予以青霉素对症治疗。接到医嘱后,作为责任护士,你将如何处理?

**分析提示**

　　作为责任护士,应掌握常用药物的相关知识。接到青霉素治疗医嘱时,应询问患者用药史、家族史、过敏史,如患者无过敏史,应正确进行药物过敏试验,并能识别试验结果。

## 任务一　药物过敏反应概述

　　药物过敏反应是异常的免疫反应,是指有特异体质的患者使用某些药物后产生的不良反应。临床表现可有发热、皮疹、血管神经性水肿、血清病综合征等,严重者可发生过敏性休克而危及生命。为防止过敏反应的发生,在使用致敏性高的药物前,除应详细询问用药史、过敏史、家族史外,还须做药物过敏试验。

　　易引起过敏反应的药物有青霉素、链霉素、普鲁卡因、头孢菌素、链霉素等。其发生的基本原因在于抗原抗体的相互作用。其发生过敏反应的特点为:①患者是过敏性体质,药物作为一种抗原,进入机体后会产生特异性抗体(IgE、IgG 及 IgM),使 T 淋巴细胞致敏。当再次应用同类药物时,抗原机体在致敏淋巴细胞上相互作用,引起过敏反应。②通常不发生于首次用药。③过敏反应的发生与药物的剂量、剂型及用药途径无关。④通常是指药物在正常的用法、用量进行治疗后,产生的一些反应,有别于药物的副作用和毒性反应。

**问题与思考**

　　患儿遵医嘱需要使用青霉素类药物抗感染,但他表示从未使用过青霉素类药物,你该如何处理? 在进行青霉素皮试时该注意些什么? 如何判定为青霉素阳性? 青霉素过敏该如何处理?

## 任务二　青霉素过敏试验

青霉素是常用的抗生素之一,主要是用于敏感的革兰氏阳性球菌、阴性球菌和螺旋体感染。青霉素具有抗菌作用强、疗效高、毒性低等优点,但较易发生过敏反应。易发生于多次接受青霉素治疗的患者,偶见初次用药的患者。皮试阴性者在使用过程中发生过敏反应的现象也屡见报道。所以,使用青霉素类药物,必须有专职人员在场,并备有必要的抢救措施。

### 一、青霉素过敏反应的发生机制

青霉素过敏反应是由于青霉素及其降解产物青霉噻唑酸和青霉烯酸作为半抗原进入体内,与蛋白质或多肽分子结合而发挥完全抗原的作用,刺激机体产生 IgE 类抗体。IgE 能与肥大细胞和嗜碱性粒细胞结合。当具有过敏体质的人再次接触相同变应原后,即与 IgE 特异性结合,形成变应原- IgE 复合物,刺激皮肤、鼻、咽、声带、支气管黏膜下微血管周围的肥大细胞及血液中的嗜碱性粒细胞,使之脱颗粒。从排出的颗粒中及从细胞内释放组胺、缓激肽、5 -羟色胺等血管活性物质作用于效应器官,使平滑肌痉挛、微血管扩张、毛细血管通透性增高、腺体分泌增多,从而产生一系列临床表现,严重时可引起窒息、血压下降或过敏性休克。

### 二、青霉素过敏反应的临床表现

1. 过敏性休克　是最严重的过敏反应,多在注射后 5～20 分钟内,甚至可在数秒内发生,既可发生于皮内试验过程中;也可发生于初次肌内注射或静脉注射时(皮内试验结果为阴性);还有极少数患者发生于连续用药过程中。主要临床表现有以下几个方面。

(1) 呼吸道阻塞症状:由于喉头水肿、支气管痉挛、肺水肿引起,可表现为胸闷、气促、发绀、呼吸困难伴濒死感。

(2) 循环衰竭症状:由于周围血管扩张导致有效循环量不足,可表现为面色苍白、出冷汗、发绀、脉搏细弱、血压下降。

(3) 中枢神经系统症状:因脑组织缺血、缺氧,可导致烦躁不安、昏迷、抽搐、大小便失禁等。

2. 血清病型反应　一般于用药后 7～12 天内发生,临床表现和血清病相似,有发热、各种形态的皮疹、淋巴结肿大、水肿、关节肿痛等。

3. 各器官或组织的过敏反应

(1) 皮肤过敏反应:皮肤瘙痒、荨麻疹,严重者发生剥脱性皮炎。

(2) 消化道过敏反应:常见的反应有恶心、呕吐、腹痛、腹泻等,可引起过敏性紫癜。

(3) 呼吸道过敏反应:引起哮喘或诱发原有的哮喘发作。

### 三、青霉素过敏反应的处理措施

1. 青霉素过敏性休克的急救措施　由于青霉素过敏性休克发生迅猛,务必要做好预防及急救准备并在使用过程中密切观察患者的反应,一旦出现过敏性休克应立即采取以下措施组织抢救。

(1) 立即停药,协助患者平卧,报告医生,就地抢救。

(2) 立即皮下注射 0.1% 肾上腺素 1 ml,小儿剂量酌减。症状如不缓解,可每隔 30 分钟皮下或静脉注射该药 0.5 ml,直至脱离危险期。肾上腺素是抢救过敏性休克的首选药物,具有收缩血管、增加外周阻力、提升血压、兴奋心肌、增加心排出量以及松弛支气管平滑肌等作用。

(3) 氧气吸入,改善缺氧症状。呼吸受抑制时,应立即进行口对口人工呼吸,并肌内注射尼可刹米、洛贝林等呼吸兴奋剂。有条件者可插入气管导管,呼吸机辅助通气。喉头水肿导致窒息时,应尽快施行气管切开。

(4) 根据医嘱静脉注射地塞米松 5～10 mg,或将氢化可的松 200～400 mg 加入 5% 或 10% 葡萄糖溶液 500 ml 内静脉滴注;应用抗组胺类药物,如肌内注射异丙嗪 25～50 mg 或苯海拉明 40 mg。

(5) 遵医嘱纠正酸中毒。

(6) 静脉滴注 10% 葡萄糖溶液或平衡液扩充血容量。如血压仍不回升,可按医嘱加入多巴胺或去甲肾上腺素静脉滴注。

(7) 若发生呼吸心跳骤停,立即进行复苏抢救,如施行体外心脏按压、人工呼吸或气管内插管等。

(8) 密切观察病情,记录患者生命体征、神志和尿量等病情变化;不断评价治疗与护理效果,为进一步处置提供依据;患者若未脱离危险期,不宜搬动患者。

2. 迟缓性过敏反应(血清病型反应、器官或组织的过敏反应)的处理措施　立即停药,按医嘱给予激素和抗组胺药,进行对症处理,同时要密切观察病情变化,加强皮肤护理,预防感染。

### 四、青霉素过敏试验法

青霉素过敏试验通常以 0.1 ml(含青霉素 20～50 U)的试验液皮内注射,根据皮丘变化及患者全身情况来判断试验结果,过敏试验结果阴性方可使用青霉素治疗。

【护理目的】　通过青霉素过敏试验,确定患者对青霉素是否过敏,以作为临床应用青霉素治疗的依据。

【护理评估】

(1) 患者的用药史、过敏史及家族过敏史,如有青霉素过敏史者应停止该项试验,有其他药物过敏史或变态反应疾病史者应慎用。

(2) 病情、治疗情况、用药情况,青霉素停药 3 天后再次使用,或在使用过程中改用不同生产批号的制剂时,需重做过敏试验。

(3) 心理状态和意识状态。对青霉素过敏试验的认识程度及合作态度。

(4) 向患者及家属解释过敏试验的目的、方法、注意事项及配合要点。了解其对青霉素过敏试验的认识程度及合作态度。

【护理计划】

1. 护士准备　着装整洁，修剪指甲，洗手，戴口罩。

2. 环境准备　注意环境安静、整洁、光线适宜。

3. 用物准备　①注射盘、1 ml 注射器、2～5 ml 注射器、$4_{1/2}$～5 号针头、6～7 号针头、青霉素药液(青霉素 G80 万单位/瓶)、生理盐水；②抢救用物与其他：0.1% 肾上腺素、急救小车(备常用抢救药物)、氧气、吸痰器等。

4. 患者准备　①患者需了解过敏试验的目的、方法、注意事项及配合要点；②患者空腹时不宜进行皮试，因个别患者于空腹时注射用药，会发生眩晕、恶心等反应，易与过敏反应相混淆。

【操作步骤】

1. 试验液的配制　以每毫升含青霉素 200～500 U 的皮内试验液为标准(表 11-20)，注入剂量为 20～50 U(0.1 ml)。

表 11-20　青霉素皮肤试验液的配制(以青霉素钠 80 万单位为例)

| 青霉素钠 | 加 0.9% 氯化钠溶液(ml) | 每 ml 药液青霉素钠含量(u/ml) | 要点说明 |
|---|---|---|---|
| 80 万单位 | 4 | 20 万 | 用 5 ml 注射器，6～7 号针头 |
| 0.1 ml 上液 | 0.9 | 2 万 | 以下用 1 ml 注射器，6～7 号针头 |
| 0.1 ml 上液 | 0.9 | 2 000 | 每次配制时均需将药液摇匀 |
| 0.1 ml 上液 | 0.9 | 200 | 配制完毕换接 4 1/2 号针头，妥善放置 |

2. 试验方法　确定患者无青霉素过敏史，于患者前臂掌侧下端皮内注射青霉素皮试溶液 0.1 ml(含青霉素 20 u 或 50 u)，注射后观察 20 分钟，20 分钟后判断并记录试验结果。

3. 试验结果判断　见表 11-21。

表 11-21　青霉素皮肤试验结果的判断

| 结果 | 局部皮丘反应 | 全身情况 |
|---|---|---|
| 阴性 | 大小无改变，周围无红肿，无红晕 | 无自觉症状，无不适表现 |
| 阳性 | 皮丘隆起增大，出现红晕，直径>1 cm，周围有伪足伴局部痒感 | 可有头晕、心慌、恶心，甚至发生过敏性休克 |

【护理评价】

(1) 患者明确青霉素皮试的目的，愿意接受并正确配合。

(2) 皮试液配制过程正确，剂量准确无误。操作手法、注射部位、皮内试验结果判断正确。

【注意事项】

(1) 用药前详细询问患者的用药史、药物过敏史和家族过敏史。无过敏史者用药前必须做皮肤过敏试验,结果阴性方可应用。已知青霉素过敏者严禁做过敏试验。

(2) 凡初次用药、停药 3 天后再用,以及在应用中更换青霉素批号时,必须按常规重新做皮试。

(3) 青霉素水溶液必须现配现用,因为青霉素水溶液在室温下放置过久易产生致敏物质,引起过敏反应,还可使药物效价降低,影响治疗效果。配制青霉素试验液或稀释青霉素的生理盐水、注射器及针头应专用。配制时远离其他患者的药物,防止污染引起过敏。

(4) 严密观察患者,首次输注后需观察 30 分钟,注意局部和全身反应,倾听患者主诉,并做好急救准备工作。

(5) 试验阳性者禁止使用青霉素,同时需报告医生,在医嘱单、体温单、病案、床头卡、注射卡上等醒目地注明青霉素过敏试验阳性反应,并告知患者和家属。

(6) 对皮试结果不确定时,应在对侧前臂内侧注射生理盐水 0.1 ml 作为对照试验。少数患者会呈假阴性反应,因此用药期间要严密观察并倾听患者主诉。

**问题与思考**

经青霉素皮试后,确定患儿为青霉素阳性,并做好相关标记,告知患儿及家属以后就医时应告知,医生为患儿改为拉氧头孢抗感染。你知道头孢菌素如何进行过敏试验吗?

## 任务三 头孢菌素过敏试验

头孢菌素类抗生素可引起过敏反应,故在用药前需做皮肤过敏性试验。此外,应注意头孢菌素类与青霉素类之间存在不完全交叉过敏反应,一般对青霉素过敏者有 10%~30%对头孢菌素也过敏,但过敏程度较轻;而对头孢菌素过敏者中绝大多数对青霉素过敏。

1. 皮试液的配制方法 以头孢菌素 1 瓶含 0.5 g 为例。

(1) 注入 2 ml 生理盐水溶解头孢菌素,摇匀,则 1 ml 含头孢菌素 250 mg。

(2) 取上液 0.2 ml,加生理盐水至 1 ml,则 1 ml 内含头孢菌素 50 mg。

(3) 取上液 0.1 ml,加生理盐水至 1 ml,则 1 ml 内含头孢菌素 5 mg。

(4) 取上液 0.1 ml,加生理盐水至 1 ml,则 1 ml 内含头孢菌素 0.5 mg,即配成皮试液。

2. 皮试的方法 备齐用物,询问患者无过敏史后,取配制好的头孢菌素皮试液,在患者前臂掌侧下段按皮内注射的方法注射 0.1 ml(含头孢菌素 0.05 mg),20 分钟后观察结果。

3. 结果判断 皮试结果判断及过敏反应的处理,同青霉素过敏试验。

**问题与思考**

患儿住院期间请假外出,在家中被生锈的菜刀划破右手,且伤口较深,回医院后你认为医生将会为患儿进行哪些治疗?

## 任务四 破伤风过敏试验

破伤风抗毒素(tetanus antitoxin,TAT)是一种特异性抗体,能中和患者体液中的破伤风毒素,常用于有感染破伤风危险的外伤伤员的被动免疫或对已发病患者进行特异性治疗。TAT 是马的免疫血清,对人体是一种异种蛋白,具有抗原性,注射后容易出现过敏反应。主要表现为发热、速发型或弛缓型血清病。反应一般不严重,但偶尔可见过敏性休克,抢救不及时可导致死亡。因此,在用药前应做过敏试验。已用过破伤风抗毒素但间隔时间>1 周者,如再使用,应重新做过敏试验。如皮试结果为阴性,方可把所需剂量一次注射完。若皮试结果为阳性,可采用脱敏注射法或注射人破伤风免疫球蛋白,注射过程需密切观察,一旦发现异常,立即采取有效的处理措施。

1. 皮试液的配制方法 用 1 ml 注射器抽取 TAT 药液(1 500 U/ml)0.1 ml,加 0.9%氯化钠溶液至 1 ml,则 1 ml 溶液中含破伤风抗毒素 150 IU,即为破伤风抗毒素的皮试液。

2. 皮试的方法 备齐用物,询问患者无过敏史后,取配制好的破伤风抗毒素皮试液,在患者前臂掌侧下段按皮内注射的方法注射 0.1 ml(含破伤风抗毒素 15 IU),20 分钟后观察结果。

3. 皮试结果的判断 见表 11-22。

表 11-22 破伤风抗霉素皮试结果的判断

| 结果 | 局部情况 | 全身情况 |
| --- | --- | --- |
| 阴性 | 局部皮丘无变化 | 全身无异常反应 |
| 阳性 | 局部皮丘红肿、硬结,直径>1.5 cm,红晕直径>4 cm,有时出现伪足,伴有痒感 | 与青霉素过敏反应相同,以血清病型反应多见 |

由于破伤风抗毒素是一种特异性抗体,没有可以替代的药物。因此,皮试结果阳性,仍需脱敏注射以达到治疗的目的。

4. 脱敏注射法 将所需要的 TAT 剂量分小剂量、短间隔、连续多次注射以达到脱敏的方法。其机制是通过短时间内多次小剂量注射,逐渐消耗体内的抗体,最终将全部药物注射完毕,以避免患者产生过敏反应(表 11-23)。

表 11 - 23 破伤风抗霉素脱敏注射法

| 次数 | TAT(ml) | 加 0.9%氯化钠溶液(ml) | 注射途径 |
|------|---------|------------------------|----------|
| 1 | 0.1 | 0.9 | 肌内注射 |
| 2 | 0.2 | 0.8 | 肌内注射 |
| 3 | 0.3 | 0.7 | 肌内注射 |
| 4 | 余量 | 稀释至 1 ml | 肌内注射 |

5. 注意事项

(1) 脱敏注射法一般分为 4 次,以小剂量开始并逐渐增加,每隔 20 分钟肌内注射 1 次,每次注射后均应密切观察。

(2) 脱敏注射过程中患者出现面色苍白、气促、荨麻疹、血压降低或过敏性休克等症状时应立即停止注射,并迅速处理;如反应较轻,可待症状消失后酌情增加注射次数,减少每次注射剂量,在密切监测的情况下完成注射剂量。

## 知识拓展

### 破伤风杆菌感染的新威胁

WHO 报道,全世界每年约有 100 万人因感染破伤风杆菌发病。在一些国家人感染破伤风后的死亡率高达 80%。而在发展中国家,新生儿破伤风死亡率可高达 90%。任何年龄人群均可发生破伤风感染。

由于注射破伤风疫苗后,人体不能产生终生免疫,而疫苗的运输、保存等经费问题使加强免疫难以有效执行。即使在发达国家破伤风抗体水平检测仍不容乐观。青、中、老年人都已成为加强免疫的关注人群。在一些国家,过半数的中毒人群出现在中老年人,而这些人也是治疗破伤风效果较差的群体。人们在日常生活中对破伤风的防治认识不足,纹身、吸毒和宠物饲养增加了破伤风感染的概率。

破伤风杆菌在军事上具有重要意义,是重要的潜在生物毒素战剂。目前,尚无特效药物可以在破伤风神经毒素与神经元结合后中和毒素毒性,现有的马源破伤风抗毒素易引起过敏反应而破伤风人免疫球蛋白供不应求,所以研制具有高亲和力、特异性强,且便于大批量制备的中和性抗体具有重要价值。

资料来源:王晗,于蕊.人破伤风基因工程中和抗体的研究进展.中华微生物学和免疫学杂志,2013,33(5):379~384

## 问题与思考

患儿伤口较深,需要缝针,遵医嘱需要普鲁卡因静脉麻醉,你知道如何进行普鲁卡因过敏试验?

## 任务五 普鲁卡因过敏试验

普鲁卡因是一种常用的麻醉药,少数患者用药后可发生过敏反应,故凡首次应用普鲁卡因前,应做药物过敏试验。

1. 皮试的方法　备齐用物,询问患者无过敏史后,取 0.25％普鲁卡因皮试液 0.1 ml 皮内注射,20 分钟后观察结果并记录。

2. 结果判断　皮试结果判断及过敏反应的处理,同青霉素过敏试验。

**问题与思考**

患儿住院期间突发肾绞痛,并伴有镜下血尿,遵医嘱需进行静脉尿路造影以明确诊断,在此类影像学检查前,你该考虑到什么?

## 任务六 碘 过 敏 试 验

临床上采用碘造影剂进行造影时,会发生过敏反应,因此在进行肾、膀胱、胆囊、支气管、心血管、脑血管等造影前 1～2 天应先做碘过敏试验,结果为阴性者,方可做碘造影检查。

1. 试验方法及结果判断　见表 11 - 24。

表 11 - 24　碘过敏试验方法及结果判断

| 试验方法 | 操作步骤 | 结果判断 |
|---|---|---|
| 口服法 | 口服 5%～10% 碘化钾 5 ml,每天 3 次,共 3 天 | 阴性:无任何症状,全身无反应<br>阳性:出现口麻、眩晕、心慌、流泪、恶心、呕吐、荨麻疹等 |
| 皮内注射法 | 按皮内注射的方法在前臂掌侧下段注射碘造影剂 0.1 ml,20 分钟后观察结果 | 阴性:局部无反应<br>阳性:局部有红肿、硬块,直径>1 cm |
| 静脉注射法 | 按静脉注射的方法,在静脉内缓慢推注碘造影剂 1 ml(30% 泛影葡胺),5～10 分钟后观察结果 | 阴性:无任何症状<br>阳性:出现血压、脉搏、呼吸、面色等改变 |

2. 注意事项

(1) 在静脉注射造影剂前,应先进行皮内试验,结果阴性,再做静脉注射试验,结果也为阴性,方可进行碘剂造影。

(2) 少数患者虽然过敏试验阴性,但注射碘造影剂时仍可发生过敏反应,因此造影时必须备急救药品,过敏反应的处理同青霉素过敏。

**问题与思考**

患儿经大叶性肺炎抗感染治疗后无明显好转,且出现胸腔积液,经胸膜活检后明确诊断为结核性胸膜炎。遵医嘱给予链霉素抗菌治疗,在给药前,链霉素需进行过敏试验,你知道如何进行链霉素过敏试验吗?

## 任务七 链霉素过敏试验

链霉素是氨基糖苷类抗生素的一种,主要对革兰阴性杆菌及结核分枝杆菌有较强的抗菌作用。由于链霉素所含杂质具有释放组胺的作用,易引起类似青霉素的过敏反应,故使用链霉素时,也应做皮内过敏试验。

1. 皮试液的配制方法 以100万单位(1 g)/瓶链霉素为例(表11-25)。

表 11-25 链霉素试验液的配制(0.5 mg/ml)

| 链霉素 | 加0.9%氯化钠溶液(ml) | 每 ml 药液链霉素含量(u/ml) | 要点说明 |
|---|---|---|---|
| 100 万单位 | 3.5 | 25 万 | 用5 ml注射器,6~7号针头 |
| 0.1 ml上液 | 0.9 | 2.5 万 | 换用1 ml注射器 |
| 0.1 ml上液 | 0.9 | 2 500 | 每次配制时均需将药液摇匀,配制完毕换接$4_{1/2}$号针头,妥善放置 |

2. 皮试的方法 备齐用物,询问患者无过敏史后,取配制好的链霉素皮试液,在患者前臂掌侧下段按皮内注射的方法注射0.1 ml(含链霉素250 u),20分钟后观察结果。其结果判断标准与青霉素相同。

3. 过敏反应的临床表现及处理 链霉素过敏反应的临床表现及处理同青霉素过敏反应。但其毒性反应比过敏反应更常见、更严重,可出现全身麻木、抽搐、肌肉无力、眩晕、耳鸣、耳聋等症状。因链霉素可与钙离子络合,而使链霉素的毒性症状减轻或消失,故可同时应用钙剂,常用10%葡萄糖酸钙,或稀释1倍的5%氯化钙溶液缓慢静脉注射,小儿酌情减量。患者若有肌肉无力、呼吸困难,宜用新斯的明皮下注射或静脉注射。

**思考题**

1. 试述安全给药的原则。
2. 试述影响药物作用的因素有哪些。
3. 试述青霉素过敏性休克的临床表现及相应的急救措施。

# 第十二章  静脉输液和输血

静脉治疗是指将各种药物(包括血液制品)以及血液,通过静脉注入血液循环的治疗方法,包括静脉注射、静脉输液和静脉输血。正常情况下,人体内水、电解质、酸碱度均保持在恒定的范围内,以维持机体内环境的相对平衡状态,保证机体正常的生理功能。但在疾病和创伤时,水、电解质及酸碱平衡会发生紊乱。通过静脉治疗,可以迅速、有效地补充机体丧失的体液与电解质,增加血容量,改善微循环,维持血压,并通过静脉输注药物,达到治疗疾病的目的。因此,护士必须熟练掌握静脉治疗相关理论知识和操作技能,以便在治疗疾病、保证患者安全和挽救患者生命过程中发挥积极、有效的作用。

# 项目一　静脉输液术

## 案例导入

患者王某,男性,因上半身大面积烧伤送入急诊。体格检查:体温 38.3℃、脉搏 144 次/分、呼吸 36 次/分、血压 90/50 mmHg,意识丧失。作为接诊护士,你如何处理?

## 分析提示

作为接诊护士,如何通过评估判断患者的病情。同时能分析目前患者存在的护理问题,并能根据护理问题的首优、次优顺序,有计划地为患者提供有针对性的护理措施。

静脉输液(intravenous infusion)是将大量无菌溶液或药物直接输入静脉的治疗方法。对于静脉输液,护士的主要职责是遵医嘱建立静脉通路、监测输液过程以及输液完毕的处理。同时,还要了解治疗的目的、输入药物的种类和作用、可能发生的不良反应及处理方法。

## 任务一　静脉输液目的

【原理】　静脉输液是利用大气压和液体静压形成的输液系统内压,高于人体静脉压的原理将液体输入静脉内。无菌药液自输液容器经输液管道输入静脉应具备的条件如下。

(1) 输液容器必须有一定的高度,即需要具有一定的水柱压。

(2) 液面上方必须与大气相通(液体软包装袋除外),使液面受到大气压的作用,当大气压高于静脉压时,液体向压力低的方向流动。

(3) 输液管道通畅,无扭曲、受压,并确保在静脉血管内。

【护理目的】

(1) 补充水分及电解质,预防和纠正水、电解质及酸碱平衡紊乱。常用于各种原因引起的脱水、酸碱平衡失调患者,如腹泻、剧烈呕吐、大手术后的患者。

(2) 增加循环血量,改善微循环,维持血压及微循环灌注量。常用于严重烧伤、大出血、休克等患者。

(3) 供给营养物质,促进组织修复,维持正氮平衡。常用于慢性消耗性疾病、胃肠道吸收障碍及不能经口进食(如昏迷、口腔疾病)的患者。

(4) 输入药物,治疗疾病。如输入抗生素控制感染;输入解毒药物达到解毒作用;输入脱水剂降低颅内压等。

**问题与思考**

接诊后,遵医嘱为患者静脉输液。此时静脉输液的目的是什么?应如何调节静脉输液的速度?

## 任务二　静脉输液常用溶液

1. **晶体溶液**　分子量小,在血管内存留时间短,对维持细胞内外水分的相对平衡具有重要作用,可有效纠正体内水、电解质平衡失调。常用的晶体溶液包括以下几种。

(1) 葡萄糖溶液:用于补充水分及能量,减少蛋白质消耗,促进钠(钾)离子进入细胞内,并常用作静脉给药的载体和稀释剂。常用溶液有5%葡萄糖溶液和10%葡萄糖溶液。

(2) 等渗电解质溶液:用于补充水和电解质,维持体液和渗透压平衡。体液丢失时往往有电解质的紊乱。因此,补充液体时应兼顾水与电解质的平衡。常用的等渗电解质溶液包括0.9%氯化钠溶液、复方氯化钠溶液(林格等渗溶液)和5%葡萄糖氯化钠溶液。

(3) 碱性溶液:用于纠正酸中毒,调节酸碱平衡失调。

1) 碳酸氢钠($NaHCO_3$)溶液:$NaHCO_3$进入人体后,解离成为钠离子和碳酸氢根离子,碳酸氢根离子可以和体液中剩余的氢离子结合生成碳酸,最终以$CO_2$和$H_2O$的形式排出体外。此外,$NaHCO_3$还可以直接提升血中二氧化碳结合力($CO_2CP$)。其优点是补碱迅速,且不易加重乳酸血症。但需注意的是,$NaHCO_3$在中和酸后生成的碳酸($H_2CO_3$)必须以$CO_2$的形式经肺呼出,因此对呼吸功能不全患者,此溶液的使用受到限制。常用溶液有5%碳酸氢钠和1.4%碳酸氢钠。

2) 乳酸钠溶液:乳酸钠进入人体后,可解离为钠离子和乳酸根离子,钠离子在血中与碳酸氢根离子结合形成碳酸氢钠。乳酸根离子可与氢离子生成乳酸。但值得注意的是,某些情况下,如休克、肝功能不全,缺氧、右心衰竭患者或新生儿,对乳酸的利用能力相对较差,易加重乳酸血症,故不宜使用。常用的溶液有11.2%乳酸钠和1.84%乳酸钠。

(4) 高渗溶液:用于利尿脱水,可以在短时间内提高血浆渗透压,回收组织水分进入血管,消除水肿,同时可以降低颅内压。常用的高渗溶液有20%甘露醇、25%山梨醇和25%~50%葡萄糖溶液等。

2. **胶体溶液**　分子量大,其溶液在血管内存留时间长,能有效维持血浆胶体渗透压,增加血容量,改善微循环,提高血压。临床常用的胶体溶液包括以下几种。

(1) 右旋糖酐:为水溶性多糖类高分子聚合物。常用溶液有中分子右旋糖酐和低分子右旋糖酐两种。中分子右旋糖酐(平均相对分子量约为7.5万)的作用是提高血浆胶体渗透压和扩充血容量;低分子右旋糖酐(平均相对分子量约为4万)则可降低血液黏稠度,减少红细胞聚集,改善血液循环和组织灌注量,防止血栓形成。

(2) 代血浆:作用与低分子右旋糖酐相似,扩容效果良好,输入后可使循环血量显著增加,在体内停留时间较右旋糖酐长,且过敏反应少,急性大出血时可与全血共用。常用溶液有羟乙基淀粉、氧化聚明胶、聚乙烯吡咯酮等。

（3）血液制品：输入后能提高胶体渗透压，增加循环血容量，补充蛋白质和抗体，有助于组织修复和提高机体免疫力。常用的血液制品有 5% 白蛋白及血浆蛋白等。

3. 静脉高营养液　高营养液能提供能量，补充蛋白质，维持正氮平衡，并补充各种维生素和矿物质。主要成分包括氨基酸、脂肪酸、维生素、矿物质、高浓度葡萄糖或右旋糖酐及水分。凡是营养摄入不足或不能经消化道供给营养的患者均可使用静脉置管输注高营养液的方法来供给营养。常用的高营养液包括全合一静脉营养液、复方氨基酸、脂肪乳剂等。

输入溶液的种类和剂量应根据患者体内水、电解质及酸碱平衡紊乱的程度来确定，通常遵循"先晶后胶"、"先盐后糖"、"宁酸勿碱"的原则。在给患者补钾过程中，应遵循"四不宜"原则，即不宜过浓（浓度＜40 mmol/L）；不宜过快（＜1.5～3 g/h）；不宜过多（限制补钾总量：根据血清钾水平，约需补充氯化钾 3～6 g/d）；不宜过早（见尿后补钾；一般尿量＞40 ml/h 或 500 ml/d 方可补钾）。输液过程中应严格掌握输液速度，注意观察患者的反应，并根据患者的病情变化及时处理。

**问题与思考**

医生为患者同时开立了静脉输注 10% 葡萄糖溶液、0.9% 生理盐水、羟乙基淀粉和白蛋白的医嘱，应如何安排静脉输液顺序？

## 任务三　静脉输液的部位

输液时应根据患者的年龄、神志、体位、病情状况、病程长短、溶液种类、输液时间、静脉情况等来选择穿刺的部位。常用的输液部位包括以下几种。

1. 周围浅静脉　是指分布于皮下的肢体末端的静脉，见图 12-1。上肢常用的浅静

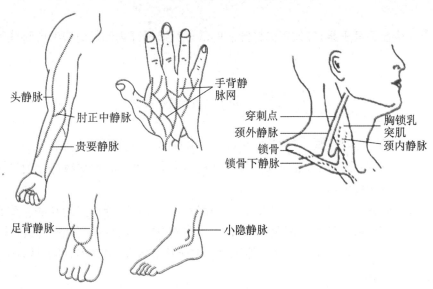

头静脉
肘正中静脉
贵要静脉
手背静脉网
足背静脉
小隐静脉
穿刺点
颈外静脉
锁骨
锁骨下静脉
胸锁乳突肌
颈内静脉

图 12-1　**周围浅静脉**

脉有肘正中静脉、头静脉、贵要静脉、手背静脉网。手背静脉网是成人患者输液时的首选部位；肘正中静脉、贵要静脉和头静脉可以用来采集血标本、静脉推注药液或作为经外周中心静脉置管(peripherally inserted central catheter，PICC)的穿刺部位。

下肢常用的浅静脉有大隐静脉、小隐静脉和足背静脉网，但下肢的浅静脉不作为静脉输液时的首选，因为下肢静脉有静脉瓣，容易形成血栓。小儿常用足背静脉，但成人不主张用足背静脉，因其容易发生血栓性静脉炎。

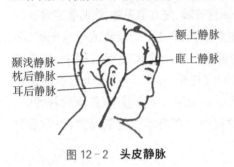

额上静脉
眶上静脉
颞浅静脉
枕后静脉
耳后静脉

图 12 - 2　头皮静脉

2. 头皮静脉　由于头皮静脉分布较多，相互沟通，交错成网，且浅表易见，不宜滑动，便于固定，因此，常用于小儿的静脉输液，但不宜作为首选。较大的头皮静脉有颞浅静脉、额静脉、枕静脉和耳后静脉，见图 12 - 2。

3. 锁骨下静脉、颈内静脉、颈外静脉、股静脉　常用于进行中心静脉置管，需要持续输注刺激性药物或静脉高营养的患者多选择此部位。将导管从锁骨下静脉、颈内或颈外静脉置入，远端留置在右心室上方的上腔静脉。将导管从股静脉置入，远端留置在右心室下方的下腔静脉。

护士在为患者进行静脉输液前要认真选择合适的穿刺部位。在选择穿刺部位时应注意：①老年人和儿童的血管脆性较大，应尽量避开易活动或凸起的静脉，如手背静脉；②穿刺部位应避开静脉瓣、关节部位，以及有瘢痕、炎症、硬结等处的静脉；③禁止使用血液透析的端口或瘘管的端口进行输液；④需要长期输液的患者，应注意有计划地更换输液部位，或选择中、长期静脉导管，以保护静脉，通常静脉输液部位的选择应从远心端静脉开始，逐渐向近心端使用；⑤接受乳房根治术和腋下淋巴结清扫术的患者应选健侧肢体进行穿刺，有血栓史和血管手术史的静脉不应进行置管。

**问题与思考**

对于该烧伤患者王某，应如何选择穿刺的部位？选择穿刺部位时应考虑哪些因素？

## 任务四　常用静脉输液术

按照输入的液体是否与大气相通，可以将静脉输液法分为密闭式静脉输液法和开放式静脉输液法；按照进入血管通路器材所到达的位置，又可将静脉输液法分为周围静脉输液法和中心静脉输液法。

开放性静脉输液法是将溶液倒入开放式输液器吊瓶内进行输液的方法。此方法的特点是可灵活更换液体种类及剂量，并可随时添加药物。然而由于药液易被污染，现临床上较少应用。密闭式静脉输液法是使用原装密闭输液容器进行输液的方法，因污染机会少，故目前临床使用广泛。

### 一、周围静脉输液法

周围静脉输液导管(peripheral venous catheter，PVC)包括一次性静脉输液钢针和外周静脉留置针。

【护理目的】　短期静脉输液治疗。

【护理评估】　患者的治疗方案、输液时间；年龄、病情、意识状态及营养状况等；心理状态及配合程度；穿刺部位的皮肤、血管状况及肢体活动度。

【护理计划】

1. 操作者准备　通过评估提出静脉输液过程中潜在的护理问题，做好相应的护理措施。操作者自身仪表规范准备，洗手、戴口罩。

2. 患者准备　向患者或家属解释静脉输液的目的、方法、注意事项及配合要点。输液前排尿或排便，取舒适体位。

3. 用物准备

(1) 一次性钢针静脉输液法：治疗车上层准备注射用物一套、弯盘、液体及药物(按医嘱准备)、加药用注射器、止血带、输液敷贴、静脉小垫枕、治疗巾、砂轮、输液器一套、输液贴、输液卡、输液记录单、手消毒液；治疗车下层准备锐器盒、生活垃圾桶、医用垃圾桶。还需准备输液架、必要时备瓶套、开瓶器、小夹板、输液泵。

(2) 静脉留置针输液法：同一次性钢针静脉输液法，另备所需型号留置针、输液接头及透明敷料。

4. 环境准备　整洁、安静、舒适、安全。

【实施】　见表 12 - 1。

表 12 - 1　周围静脉输液法操作步骤及要点说明

| 操作步骤 | 要点说明 |
| --- | --- |
| 1. 一次性钢针静脉输液法 | 适用于静脉输注刺激性小的药物,输液量少,输液时间<4 小时,输液治疗在 3 天以内的患者 |
| (1) 核对并检查药物 | |
| 　1) 核对药液(药名、浓度、剂量)及给药时间和给药方法 | 操作前查对:根据医嘱严格执行查对制度,避免差错事故发生 |
| 　2) 检查药液的质量 | 检查药液是否过期,包装完好。将药液上下摇动,对光检查有无浑浊、沉淀及絮状物等 |
| (2) 填写、粘贴输液贴:根据医嘱填写输液贴,并将填好的输液贴贴于输液容器上 | 注意输液贴勿覆盖原有的标签 |
| (3) 加药 | |
| 　1) 常规消毒输液容器加药处 | |
| 　2) 按医嘱加入药物 | 加入的药物应合理分配,并注意药物之间的配伍禁忌 |
| 　3) 根据病情需要有计划地安排输液顺序 | |

（续表）

| 操作步骤 | 要点说明 |
|---|---|
| （4）插输液器：检查输液器的质量，无问题后取出输液器，关闭调节器，将输液器针头插入瓶塞直至根部 | 检查输液器是否过期，包装有无破损<br>插入时注意保持无菌 |
| （5）核对患者：携用物至患者床旁，核对患者床号、姓名、住院号 | 操作前查对：保证将正确的药物给予正确的患者，避免差错事故的发生 |
| （6）排气<br>　1）将输液容器挂于输液架上 | 高度适中，保证液体压力超过静脉压，以促使液体进入静脉 |
| 　2）倒置茂菲滴管，并挤压滴管使输液容器内的液体流出。当茂菲滴管内的液面达到滴管的 1/2～2/3 满时，迅速转正滴管，打开调节器，使液平面缓慢下降，排尽输液管内的空气（图 12-3），备胶布 | 输液前排尽输液管及针头内的气体，防止发生空气栓塞<br>如茂菲滴管下端的输液管内有小气泡不易排除时，可以轻弹输液管，将气泡弹至茂菲滴管内 |
| 　3）再次洗手、戴手套 | 保证输液装置无菌 |
| （7）选择穿刺部位：将小垫枕置于穿刺肢体下，铺治疗巾，在穿刺点上方 6～8 cm 处扎止血带 | 根据选择静脉的原则选择穿刺部位<br>注意使止血带的尾端向上<br>止血带的松紧度以能阻断静脉血流而不阻断动脉血流为宜<br>如果静脉充盈不良，可以采取下列方法：按摩血管；嘱咐患者反复进行握、松拳数次；用手指轻拍血管等 |
| （8）消毒皮肤：按常规消毒穿刺部位的皮肤，消毒范围直径＞5 cm，待干 | 保证穿刺点及周围皮肤的无菌状态，防止感染 |
| （9）二次核对：核对患者床号、姓名、住院号，所用药液的药名、浓度、剂量及给药时间和给药方法 | 操作中查对：避免差错事故的发生 |
| （10）静脉穿刺<br>　1）嘱患者握拳 | 使静脉充盈 |
| 　2）再次排气 | 确保穿刺前滴管下端输液管内无气泡 |
| 　3）穿刺：取下护针帽，按静脉注射法穿刺。见回血后，将针头与皮肤平行再进入少许 | 沿静脉走行进针，防止刺破血管<br>见回血后再进针少许可以使针头斜面全部进入血管内 |
| （11）固定：固定好针柄，松开止血带，嘱患者松拳，打开调节器。待液体滴入通畅、患者无不适后，用输液敷贴先固定针柄，然后针眼部位，最后将针头附近的输液管环绕后固定（图 12-4）。必要时用夹板固定关节。脱手套 | 固定可防止由于患者活动导致针头刺破血管或滑出血管外<br>覆盖穿刺部位以防污染<br>将输液管环绕后固定可以防止牵拉输液针头 |
| （12）调节滴速：根据患者年龄、病情及药液的性质调节输液滴速 | 通常情况下，成人 40～60 滴/分，儿童 20～40 滴/分 |
| （13）再次核对：核对患者的床号、姓名、住院号，药物名称、浓度、剂量，给药时间和给药方法 | 操作后查对，避免差错事故的发生 |
| （14）操作后处理<br>　1）安置卧位：撤去治疗巾，取出止血带和小垫枕，整理床单位，协助患者取舒适卧位 | |
| 　2）将呼叫器放于患者易取处 | |

| 操作步骤 | 要点说明 |
|---|---|
| 3）整理用物，洗手<br>4）记录 | 在输液记录单上记录输液开始的时间、滴入药液的种类、滴速、患者的全身及局部状况，并签全名 |
| （15）更换液体：如果多袋液体连续输入，则在第一袋液体输尽前开始准备第二袋液体 | 持续输液应及时更换输液容器，以防空气进入导致空气栓塞 |
| 1）核对第二袋液体，确保无误<br>2）常规消毒第二袋液体 | 更换输液袋时，注意无菌操作，防止污染 |
| 3）确认滴管中的高度至少 1/2 满，拔出第一袋内输液器插头，迅速插入第二袋内<br>4）检查滴管液面高度是否合适、输液管中有无气泡，待点滴通畅后方可离去 | 对需要 24 小时持续输液者，应每日更换输液器。更换时应严格无菌操作 |
| （16）输液完毕后的处理 | |
| 1）确认全部液体输入完毕后，关闭输液器，轻揭胶布，轻压穿刺点上方，快速拔针，局部按压 1～2 分钟（至无出血为止） | 输液完毕后及时拔针，以防空气进入导致空气栓塞<br>拔针时勿用力按压局部，以免引起疼痛；按压部位应稍靠近皮肤穿刺点以压迫静脉进针点，防止皮下出血 |
| 2）协助患者适当活动穿刺肢体，并协助取舒适卧位<br>3）整理床单位，清理用物 | |
| 4）洗手，做好记录 | 记录输液结束的时间，液体和药物滴入的总量，患者有无全身和局部反应 |
| 2. 静脉留置针输液法 | 可保护静脉，减少因反复穿刺造成的痛苦和血管损伤，适用于输液量较多、老人、儿童及躁动不安的患者 |
| （1）同一次性钢针静脉输液法（1）～（6）<br>（2）连接留置针与输液器 | |
| 1）打开静脉留置针及输液接头外包装，常用的输液接头有肝素帽（图 12-5）或无针接头（图 12-6） | 打开外包装前注意检查有效期及有无破损，针头斜面有无倒钩，导管边缘是否粗糙 |
| 2）手持外包装将肝素帽或无针接头对接在留置针的侧管上<br>3）将输液器与肝素帽或无针接头连接 | 连接时注意严格无菌操作 |
| （3）排气：打开调节器，将套管针内的气体排于弯盘中，关闭调节器，将留置针放回留置针盒内。再次洗手，戴手套 | |
| （4）选择穿刺部位：将小垫枕置于穿刺肢体下，铺治疗巾，在穿刺点上方 8～10 cm 处扎止血带 | 同"一次性钢针静脉输液法"步骤（7）的"要点说明" |
| （5）消毒皮肤：按常规消毒穿刺部位的皮肤，消毒直径＞8 cm，待干，备胶布及透明敷料，并在胶布上写上日期、操作者签名 | 保证穿刺点及周围皮肤的无菌状态，防止感染<br>标记日期，为留置针更换提供依据 |
| （6）二次核对：核对患者的床号、姓名，药物名称、浓度、剂量，给药时间和给药方法 | 操作中查对：避免差错事故的发生 |
| （7）静脉穿刺 | |

（续表）

| 操作步骤 | 要点说明 |
| --- | --- |
| 1）取下针套，旋转松动外套管（转动针芯） | 防止套管与针芯粘连 |
| 2）右手拇指与示指夹住针翼，再次排气 | |
| 3）进针：嘱患者握拳，绷紧皮肤，固定静脉，右手持留置针，在血管的上方，使针头与皮肤呈15°～30°进针。见回血后压低角度（放平针翼），顺静脉走行再继续进针0.2 cm | 固定静脉便于穿刺，并可减轻患者的疼痛 |
| 4）送外套管：左手持"Y"形接口，右手后撤针芯约0.5 cm，持针座将针芯与外套管一起送入静脉内 | 避免针芯刺破血管<br>确保外套管在静脉内 |
| 5）撤去针芯：左手固定针翼，右手迅速将针芯抽出，放于锐器盒中 | 避免将外套管带出<br>将针芯放入锐器盒中，防止刺破皮肤 |
| （8）固定 | |
| 1）松开止血带，打开调节器，嘱患者松拳 | 使静脉恢复通畅 |
| 2）用无菌透明敷料对留置针管作密闭式固定，用注明置管日期和操作者签名的胶布固定三叉接口，将留置针延长管向上呈"U"形放置并用胶布固定，再用胶布固定输液管路（图12-7）。脱手套 | 固定牢固，避免过松或过紧<br>用无菌透明敷料是避免穿刺点及周围被污染，而且便于观察穿刺点的情况 |
| （9）调节滴速：根据患者的年龄、病情及药物性质调节滴速 | 通常情况下，成人40～60滴/分，儿童20～40滴/分 |
| （10）再次核对：患者的床号、姓名，药物名称、浓度、剂量，给药时间和给药方法 | 操作后查对，避免差错事故的发生 |
| （11）操作后处理 | |
| 1）安置卧位：撤去治疗巾，取出止血带和小垫枕，整理床单位，协助患者取舒适卧位 | |
| 2）将呼叫器放于患者易取处 | |
| 3）整理用物洗手 | |
| 4）记录 | 填写输液记录单 |
| （12）封管：输液完毕，需要封管 | 封管可以保证静脉输液管道的通畅，并可以将残留的刺激性药液冲入血流，避免刺激局部血管 |
| 1）拔出输液器针头 | |
| 2）常规消毒输液接头 | 边推注边退针，直至针头完全退出为止，确保正压封管 |
| 3）用注射器向静脉内注入封管液 | 常用的封管液为无菌生理盐水，每次用5～10 ml；也可用10～100 u/ml稀释肝素溶液，每次用量3～5 ml |
| （13）再次输液的处理 | |
| 1）常规消毒输液接头胶塞 | 注意无菌操作 |
| 2）将静脉输液器与输液接头连接完成输液 | |
| （14）输液完毕后的处理：同一次性钢针静脉输液法（16） | 外周静脉留置针应72～96小时更换一次 |

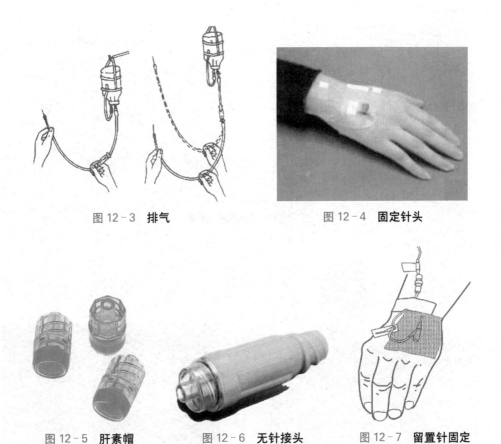

图 12-3　排气　　　　　　　　　图 12-4　固定针头

图 12-5　肝素帽　　　　图 12-6　无针接头　　　　图 12-7　留置针固定

【护理评估】

(1) 患者及家属知晓静脉输液中的注意事项。

(2) 完成静脉输液治疗。

(3) 没有静脉输液并发症的发生。

## 二、中心静脉输液法

中心静脉输液法包括直接经中心静脉置管和经外周静脉中心静脉置管。中心静脉导管(central venous catheter，CVC)是指经锁骨下静脉(首选)、颈内静脉、股静脉置管，尖端位于上腔静脉或下腔静脉的导管，见图 12-8。经外周静脉置入中心静脉导管(peripherally inserted central catheter，PICC)是指经上肢贵要静脉、肘正中静脉、头静脉、肱静脉，颈外静脉(新生儿还可通过下肢大隐静脉、头部颞静脉、耳后静脉等)穿刺置管，尖端位于上腔静脉或下腔静脉的导管，见图 12-9。目前，另一种中心静脉输液法输液港(implantable venous access port，PORT)也在临床上展开应用，它是完全植入人体内的闭合输液装置，包括尖端位于上腔静脉的导管部分及埋植于皮下的注射座，见图 12-10。

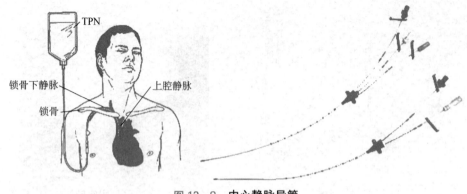

图 12-8　**中心静脉导管**

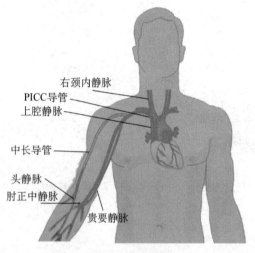

图 12-9　**PICC**

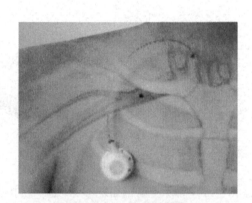

图 12-10　**静脉输液港**

　　临床上，CVC 置管操作多由医生完成，而 PICC 置管操作多由经过 PICC 专业知识与技能培训、考核合格的专科护士完成。护士的主要职责是置管后的输液及护理。应根据患者自身情况、静脉治疗方案、药物性质等选择合适的输液方法。一次性静脉输液钢针宜用于短期或单次给药，腐蚀性药物不应使用一次性静脉输液钢针。外周静脉留置针宜用于短期静脉输液治疗，不宜用于腐蚀性药物等持续性静脉输注。PICC、PORT 宜用于中长期静脉治疗，可用于任何性质的药物输注。CVC 则可用于任何性质的药物输注，同时可行血液动力学的监测。须注意的是，除特殊耐高压导管外，一般导管不应用于高压注射泵注射造影剂以防导管破裂。

### 🔯 问题与思考

　　由于患者王某烧伤面积大、伤口渗出液多，有休克表现，同时消化道黏膜损伤，不能经口进食，必须快速大量补液，你认为他目前首选的静脉输液方法是什么？

### 任务五 静脉输液的护理

1. 输液巡视与护理 输液过程中要加强巡视,注意观察下列情况。

(1) 滴入是否通畅,滴入速度是否准确,输液管道有无漏液,针头有无脱出、阻塞或移位,输液管有无扭曲、受压。

---

**小贴士**

**输液速度及时间的计算**

$$输液时间(小时) = \frac{液体总量(ml) \times 点滴系数}{每分钟滴数 \times 60(分钟)}$$

$$每分钟滴数 = \frac{液体总量(ml) \times 点滴系数}{输液时间(分钟)}$$

点滴系数(drop coefficient)为每毫升溶液的滴数,目前常用静脉输液器的点滴系数有3种,即10、15、20。

---

(2) 有无溶液渗出,注射局部有无肿胀或疼痛。有些药物如甘露醇、去甲肾上腺素、化疗药物等外渗后会引起局部组织坏死,如发现上述情况,应立即停止输液并通知医生予以处理。

(3) 密切观察患者有无输液反应,如患者出现心悸、畏寒、持续性咳嗽等情况,应立即减慢或停止输液,并通知医生,及时处理。

(4) 若采用静脉留置针输液法,要严格掌握留置时间。一般静脉留置针可以保留72~96小时。

2. 静脉导管维护

(1) 每天评估导管、穿刺部位及周围组织情况:确认导管位置及有无滑脱,导管内有无回血,穿刺点有无红肿、渗血、渗液、分泌物,透明敷料有无卷边、潮湿或松脱,周围皮肤有无水疱、皮疹等。

(2) 加强导管日常维护:①严格执行无菌操作原则,正确进行冲管与封管;②出现静脉炎,应及时处理;③根据局部皮肤情况选择适宜敷料,固定方法正确,使导管妥善固定;④做好患者健康宣教,提供导管相关知识,包括导管的优点、管理方式和潜在并发症,穿刺侧肢体活动方式。

(3) 冲管和封管:冲管是应用生理盐水脉冲式冲洗,防止两种不相容药物和液体混合,减少药物之间的配伍禁忌,避免药物发生相互作用导致导管的堵塞及药物残留在导管内。应用于两种药物之间或输液、封管前。封管是输液完毕,将肝素稀释盐水注入导管内,防止血液回流,凝结堵管,从而保持导管的通畅。

冲管和封管注意事项如下。

1) 手法:脉冲式冲管,即注射器推一下停一下的操作手法;正压封管,即封管时待注射器内液体余 0.5~1 ml 时,以边推边退的方法,拔出注射器针头,使导管内保持正压状态。

2) 经 PVC 输注药液前宜先输入生理盐水确定导管在静脉内;经 PICC、CVC、PORT 输注药液前宜先回抽血液以确定导管在静脉内。

3) PICC、CVC、PORT 的冲管和封管应使用 10 ml 及以上注射器或一次性专用冲洗装置。

4) 给药前后宜用生理盐水脉冲式冲洗导管,如果遇到阻力或者抽吸无回血,应进一步确定导管的通畅性,不应强行冲洗导管。

5) 输液完毕应用导管容积加延长管容积 2 倍的生理盐水或肝素盐水正压封管。

6) 肝素盐水的浓度,PORT 可用 100 U/ml,PICC 及 CVC 可用 0~10 U/ml。

(4) 更换敷料及输液接头:无菌透明敷料和输液接头应至少每 7 天更换一次,无菌纱布敷料应至少每 2 天更换一次;若穿刺部位发生渗液、渗血时应及时更换敷料;穿刺部位的敷料发生松动、污染等时应立即更换。PICC 导管维护在治疗间歇期间应至少每周一次。PORT 维护在治疗间歇期应至少每 4 周一次。

(5) 拔管:当治疗结束、插管部位或导管感染、导管堵塞、有静脉血栓形成时应立即拔管。CVC 置管留置时间与置入的部位有关,一般<1 个月。PICC 导管在没有并发症的情况下,可保留至 1 年。

3. 输液故障及处理

(1) 溶液不滴

1) 针头滑出血管外:液体注入皮下组织,可见局部肿胀并有疼痛。处理:将针头拔出,另选血管重新穿刺。

2) 针头斜面紧贴血管壁:阻碍液体顺利滴入血管。处理:调整针头位置或适当变换肢体位置,直到点滴通畅为止。

3) 针头阻塞:一手捏住滴管下端输液管;另一手轻轻挤压靠近针头端的输液管,若感觉有阻力,松手又无回血,则表示针头可能已阻塞。处理:更换针头,重新选择静脉穿刺。切忌强行挤压导管或用溶液冲注针头,以免血凝块进入静脉造成栓塞。

4) 压力过低:由于输液容器位置过低或患者肢体抬举过高或患者周围循环不良所致。处理:适当抬高输液容器或放低肢体位置。

5) 静脉痉挛:由于穿刺肢体长时间暴露在冷的环境中或输入的液体温度过低所致。处理:局部进行热敷以缓解痉挛。

(2) 茂菲滴管液面过高

1) 滴管侧壁有调节孔时,可先夹紧滴管上端的输液管,然后打开调节孔,待滴管内液面下降,见到点滴时,再关闭调节孔,松开滴管上端的输液管即可。

2) 滴管侧壁没有调节孔时,可将输液容器取下,倾斜输液容器,使插入瓶内的插头露出液面,待滴管内液体缓缓下流至露出液面,再将输液容器挂回输液架上继续点滴。

（3）茂菲滴管内液面过低

1) 滴管侧壁有调节孔时,先夹紧滴管下端的输液管,然后打开调节孔,待滴管内液面升至所需高度(一般为 1/2～2/3 滴管高度)时,再关闭调节孔,松开滴管下端的输液管即可。

2) 滴管侧壁无调节孔时,可先夹紧滴管下端的输液管,用手挤压滴管,迫使输液容器内的液体下流至滴管内,当液面升至所需高度(一般为 1/2～2/3 滴管高度)时,停止挤压,松开滴管下端的输液管即可。

（4）茂菲滴管内液面自行下降:输液过程中,如果茂菲滴管内的液面自行下降,应检查滴管上端输液管与滴管的衔接是否松动、滴管有无漏气或裂隙,必要时更换输液器。

### 🧠 问题与思考

根据患者王某的病情及治疗方案,在入急诊当天为其急行中心静脉置管术,因其上半身大面积烧伤,故选择股静脉处穿刺。请问应如何进行导管的维护? 患者经过 3 天的治疗生命体征趋于稳定,心肺功能正常,每天补液量为 2 000 ml。假设点滴系数为 20,请问他每天的补液约为多长时间?

## 任务六　静脉输液反应及防治

### 一、发热反应

【原因】　因输入致热物质引起,多由用物清洁灭菌不彻底,输入的溶液或药物制品不纯、消毒保存不良,输液器消毒不严或被污染,输液过程中未能严格执行无菌操作所致。

【临床表现】　多发生于输液后数分钟至 1 小时。患者表现为发冷、寒战、发热。轻者体温在 38℃ 左右,停止输液后数小时内可自行恢复正常;严重者初起寒战,继之高热,体温可达 40℃ 以上,并伴有头痛、恶心、呕吐、脉速等全身症状。

【护理评估】

1. 预防　①输液前认真检查药液的质量,输液用具的包装及灭菌日期、有效期;②严格无菌操作。

2. 处理　①发热反应轻者,应立即减慢点滴速度或停止输液,并及时通知医生;②发热反应严重者,应立即停止输液,并保留剩余溶液和输液器,必要时送检做细菌培养,以查找发热反应的原因;③对高热患者,应给予物理降温,严密观察生命体征的变化,必要时遵医嘱给予抗过敏药物或激素治疗。

## 二、循环负荷过重反应

循环负荷过重反应多表现为急性肺水肿(acute pulmonary edema)。

【原因】

(1) 由于输液速度过快,短时间内输入过多液体,使循环血容量急剧增加,心脏负荷过重引起。

(2) 患者原有心肺功能不良,尤多见于急性左心功能不全者。

【临床表现】 患者突然出现呼吸困难、胸闷、咳嗽、咯粉红色泡沫样痰,严重时痰液可从口、鼻腔涌出。听诊肺部布满湿性啰音,心率快且节律不齐。

【护理评估】

1. 预防 输液过程中,密切观察患者情况,注意控制输液的速度和输液量,尤其对老年人、儿童及心肺功能不全的患者需更加慎重。

2. 处理 ①出现上述表现,应立即停止输液并通知医生,进行紧急处理。如果病情允许,可协助患者取端坐位,双腿下垂,以减少下肢静脉回流,减轻心脏负担。同时安慰患者以减轻其紧张心理。②给予高流量氧气吸入,一般氧流量为 $6\sim8$ L/min,以提高肺泡内压力,减少肺泡内毛细血管渗出液的产生。同时,湿化瓶内加入 $20\%\sim30\%$ 的乙醇溶液,以降低肺泡内泡沫表面的张力,使泡沫破裂消散,改善气体交换,减轻缺氧症状。③遵医嘱给予镇静、平喘、强心、利尿和扩张血管药物,以稳定患者紧张情绪,扩张周围血管,加速液体排出,减少回心血量,减轻心脏负荷。④必要时进行四肢轮扎。用橡胶止血带或血压计袖带适当加压四肢以阻断静脉血流,但动脉血仍可通过。每 $5\sim10$ 分钟轮流放松一个肢体上的止血带,可有效地减少回心血量。待症状缓解后,逐渐解除止血带。

## 三、静脉炎

【原因】

(1) 主要是由于在外周静脉长期输注高浓度、刺激性较强的药液,或静脉内放置刺激性较强的塑料导管时间过长,引起局部静脉壁发生化学炎性反应。

(2) 在输液过程中未严格执行无菌操作,导致局部静脉感染。

【临床表现】 沿静脉走向出现条索状的红线,局部组织发红、肿胀、灼热、疼痛,有时伴有畏寒、发热等全身症状。

【护理评估】

1. 预防 严格执行无菌技术操作,对血管壁有刺激性的药物应充分稀释,放慢输注速度,并防止药液渗出血管外。同时,有计划地更换输液部位,以保护静脉。输注刺激性、腐蚀性药物建议选择中心静脉通路。

2. 处理 ①停止在此部位静脉输液,并将患肢抬高、制动;②局部用水胶体敷料或 $50\%$ 硫酸镁溶液进行湿热敷、超短波理疗、中药治疗(如意黄金散等);③如合并感染,遵医嘱给予抗生素治疗。

### 四、空气栓塞

【原因】

（1）输液管路内空气未排尽：导管连接不紧，有漏气。

（2）拔出较粗的、近胸腔的深静脉导管后，穿刺点封闭不严密。

（3）加压输液、输血时无人守护；液体输完未及时更换药液或拔针。

进入静脉的空气，随血流首先被带到右心房，然后进入右心室。如空气量少，则随血液被右心室压入肺动脉并分散到肺小动脉内，最后经毛细血管吸收，损害较小。如空气量大，空气进入右心室后阻塞在肺动脉入口，使右心室内的血液（静脉血）不能进入肺动脉（图 12-11），从而使机体组织回流的静脉血不能进入肺内进行气体交换，引起机体严重缺氧而死亡。

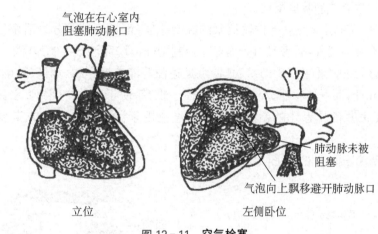

图 12-11 空气栓塞

【临床表现】 患者感到胸部异常不适或有胸骨后疼痛，随即发生呼吸困难和严重的发绀，并伴有濒死感。听诊心前区可闻及响亮的、持续的"水泡声"。心电图呈心肌缺血和急性肺心病的改变。

【护理评估】

1. 预防 ①输液前认真检查输液器的质量，排尽输液导管内的空气。②输液过程中加强巡视，及时添加药液或更换输液容器。输液完毕及时拔针。加压输液时应安排专人在旁守护。③拔出较粗的、近胸腔的深静脉导管后，必须立即严密封闭穿刺点。

2. 处理 ①如出现上述临床表现，应立即将患者置于左侧卧位，并保持头低足高位。该体位有助于气体浮向右心室尖部，避免阻塞肺动脉入口（图 12-11）。随着心脏的舒缩，空气被血流打成泡沫，可分次小量进入肺动脉，最后逐渐被吸收。②给予高流量氧气吸入，以提高患者的血氧浓度，纠正缺氧状态。③有条件时可使用中心静脉导管抽出空气。④严密观察患者病情变化，如有异常及时处理。

**问题与思考**

治疗第 5 天,早上 9:00,患者继续静脉滴注青霉素。30 分钟后患者突然寒战,继之高热,体温 40℃,并伴有头痛、恶心、呕吐,请问此患者可能出现了什么问题? 出现此问题最主要的原因可能是什么? 护士应采取哪些护理措施以解决出现的问题?

## 任务七 输液泵的应用

输液泵是机械或电子的输液控制装置,它通过作用于输液导管达到控制输液速度的目的。常用于需要严格控制输液速度和剂量的情况,如应用升压药、抗心律失常药,以及婴幼儿的静脉输液或静脉麻醉时。

1. 输液泵的分类及特点 按输液泵的控制原理,可将输液泵分为活塞型注射泵和蠕动滚压型输液泵两种,后者又可分为容积控制型(ml/h)和滴数控制型(滴/分)。

(1) 活塞型注射泵(图 12-12):其特点是输注药液流速平稳、均衡、精确,速率调节幅度为 0.1 ml/h,而且体积小、充电系统好、便于携带,便于急救中使用。多用于危重患者、心血管疾病患者及患儿的治疗和抢救。也应用于注入需避光的或半衰期极短的药物。

(2) 蠕动滚压型输液泵(图 12-13)

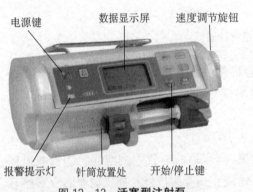

图 12-12 **活塞型注射泵**

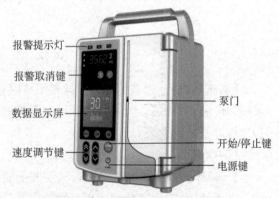

图 12-13 **蠕动滚压型输液泵**

1) 容积控制型输液泵:只测定实际输入的液体量,不受溶液的浓度、黏度及导管内径的影响,输注剂量准确。速率调节幅度为 1 ml/h。实际工作中只需选择所需输液的总量及每小时的速率,输液泵便会自动按设定的方式工作,并能自动进行各参数的监控。

2) 滴数控制型输液泵:利用控制输液的滴数调整输入的液体量,可以准确计算滴数,但因滴数的大小受输注溶液的黏度、导管内径的影响,故输入液量不够精确。

2. 输液泵的使用方法 输液泵的种类很多,其主要结构与功能大致相同。操作步骤如下。

（1）将输液泵固定在输液架上。

（2）接通电源，打开电源开关。

（3）按常规排尽输液管内的空气。

（4）打开"泵门"，将输液管呈"S"形放置在输液泵的管道槽中，关闭"泵门"。

（5）设定每毫升滴数以及输液量限制。

（6）按常规穿刺静脉后，将输液针与输液泵连接。

（7）确认输液泵设置无误后，按"开始/停止"键，启动输液。

（8）当输液量接近预先设定的"输液量限制"时，"输液量显示"键闪烁，提示输液结束。

（9）输液结束时，再次按"开始/停止"键，停止输液。

（10）按"开关"键，关闭输液泵，打开"泵门"，取出输液管。

3. 使用输液泵的注意事项

（1）护士应了解输液泵的工作原理，熟练掌握其使用方法。

（2）在使用输液泵主控制输液的过程中，护士应加强巡视。如输液泵出现报警，应查找可能的原因，如有气泡、输液管堵塞或输液结束等，并给予及时的处理。

（3）对患者进行正确的指导

1）告知患者，在护士不在场的情况下，一旦输液泵出现报警，应及时求助护士，以便及时处理出现的问题。

2）患者、家属不应随意搬动输液泵，防止输液泵电源线因牵拉而脱落。

3）患者输液侧肢体不应剧烈活动，防止输液管道被牵拉脱出。

4）告知患者，输液泵内有蓄电池，患者如需如厕，可以请护士帮忙暂时拔掉电源线，返回后再重新插好。

# ▌项目二　静 脉 输 血 术

## 案例导入

患者陈某，男性。进食油炸食品后，呕鲜红色血 1 000 ml，诊断为上消化道大出血送入急诊室。体格检查：体温 36.3℃、脉搏 130 次/分、呼吸 30 次/分、血压 90/50 mmHg，接诊后，快速建立静脉通路，输液扩容后，生命体征趋于平稳。检查血常规显示血红蛋白 55 g/L、白蛋白 22 g/L。作为护士，你认为该患者下一步应如何处理？

## 分析提示

作为接诊护士，如何通过评估判断患者的病情。同时分析目前患者存在的护理问题，并能根据护理问题的首优、次优顺序，有计划地为患者提供有针对性的护理措施。

静脉输血是将全血或成分血,如血浆、红细胞、白细胞或血小板等通过静脉输入体内的方法。输血是急救和治疗疾病的重要措施,在临床上广泛应用。

近年来,输血理论与技术发展迅速,无论是在血液的保存与管理、血液成分的分离,还是在献血人员的检测及输血器材的改进等方面,都取得了明显的进步,为临床安全、有效、节约用血提供了保障。

## 任务一 血液制品的种类

### 一、全血

全血是将人体一定量的血液采集入含有保存液的容器中,不作任何加工的血液。全血采集后会立即储存于(4±2)℃的专用冷藏储存单位内,经检测合格后方可发往医院输血科(血库)。全血的有效成分主要是红细胞、稳定的凝血因子和血浆蛋白,但由于全血中所含的凝血因子、血小板、白细胞数量有限,用新鲜全血来补充红细胞以外的血液成分无法达到治疗剂量,且现在有疗效更好的成分血或血液制品,故全血的应用已十分有限,临床多选用成分血。

### 二、成分血

1. 血浆　是全血经分离后所得到的液体部分。主要成分是血浆蛋白,不含血细胞,无凝集原。无需做血型鉴定和交叉配血试验,可用于补充血容量、蛋白质和凝血因子。血浆制品主要有新鲜血浆(FLP)、新鲜冰冻血浆(FFP)和普通冰冻血浆(FP)3种,FLP和FFP均含有全部的凝血因子,区别在于FLP保存于(4±2)℃,保存期为24小时;FFP保存于−20℃,保存期为1年。FFP与FP的主要区别是FP不含有不稳定的凝血因子Ⅴ因子和Ⅷ因子,FFP保存一年后即成为FP。国内的血浆剂量单位为毫升(ml)。

2. 红细胞　全血去除部分或全部血浆制备而成,可补充红细胞,改善机体缺氧状况。由200 ml全血制备的红细胞制品为一个单位。红细胞包括以下3种。

(1)浓缩红细胞:是新鲜血经离心或沉淀去除血浆后的剩余部分,适用于携氧功能缺陷和血容量正常的贫血患者。

(2)洗涤红细胞:红细胞经生理盐水洗涤数次后,再加适量生理盐水,含抗体物质少,适用于器官移植术后患者及免疫性溶血性贫血患者。

(3)红细胞悬液:提取血浆后的红细胞加入等量细胞保养液制成,适用于战地急救及中小手术者。

3. 白细胞浓缩悬液　新鲜全血离心后取其白膜层的白细胞,于4℃环境下保存,48小时内有效。新鲜全血离心后如添加羟乙基淀粉注射液,可增加粒细胞的获得率,用于粒细胞缺乏伴严重感染的患者。

4. 血小板浓缩悬液　全血离心所得,22℃环境下保存,24小时内有效,用于血小板减少或功能障碍性出血的患者。

5. **各种凝血制剂**　可有针对性地补充某些凝血因子的缺乏,如凝血酶原复合物等,适用于各种原因引起的凝血因子缺乏的出血性疾病。

### 三、其他血液制品

1. **白蛋白制剂**　从血浆中提纯而得,能提高机体血浆蛋白及胶体渗透压。临床上常用5%的白蛋白制剂,用于治疗由各种原因引起的低蛋白血症的患者,如外伤、肝硬化、肾病及烧伤等。

2. **纤维蛋白原**　适用于纤维蛋白缺乏症和弥散性血管内凝血(DIC)患者;抗血友病球蛋白浓缩剂,适用于血友病患者。

**问题与思考**

接诊后,遵照医嘱为患者陈某静脉输血。应首先考虑为患者输注哪种血液制品?

---

**任务二**　血型与交叉配血试验

### 一、血型

血型通常是指红细胞膜上特异性抗原的类型。若将血型不相容的两个人的血液混合,则红细胞可凝集成簇,这个现象称为红细胞凝集(agglutination)。在补体的作用下,凝集的红细胞破裂,发生溶血。当输入与患者血型不相容的血液时,其血管内可发生红细胞凝集和溶血反应,严重者可危及患者的生命。

红细胞凝集的实质是抗原-抗体反应。由于红细胞膜上的特异性抗原能促使红细胞凝集,在凝血反应中起抗原作用,故又称为凝集原(agglutinogen)。能与红细胞膜上的凝集原起反应的特异性抗体则称为凝集素(agglutinin)。凝集素为γ-球蛋白,存在于血浆中。

根据红细胞所含的凝集原不同,可把人的血型分成若干类型。迄今为止,世界上已经发现了29个不同的红细胞血型系统,然而与临床关系最密切的是ABO血型系统和Rh血型系统。

1. **ABO血型系统**　人的红细胞内含有A、B两种类型的凝集原,根据红细胞内所含凝集原的不同,将人的血液分为A、B、AB、O 4种类型(表12-2)。

表12-2　ABO血型系统

| 血型 | 红细胞膜上的抗原(凝集原) | 血清中的抗体(凝集素) |
|------|------------------------|---------------------|
| A | A | 抗B |
| B | B | 抗A |
| AB | A、B | 无 |
| O | 无 | 抗A+抗B |

血型系统的抗体包括天然抗体和免疫性抗体两类。ABO 血型系统存在天然抗体。新生儿的血液尚无 ABO 血型系统的抗体,出生后 2～8 个月开始产生,8～10 岁时达高峰。天然抗体多属于 IgM,分子量大,不能通过胎盘。因此,与胎儿血型不合的孕妇,体内的天然 ABO 血型抗体一般不能通过胎盘到达胎儿体内,不会使胎儿的红细胞发生凝集破坏。免疫性抗体是机体接受了自身所不存在的红细胞抗原的刺激而产生的。免疫性抗体属于 IgG 抗体,分子量小,能够通过胎盘进入胎儿体内。因此,若母体过去因外源性 A 或 B 抗原进入体内而产生免疫性抗体,则与胎儿 ABO 血型不合的孕妇可因母体内免疫性血型抗体进入胎儿体内而引起胎儿红细胞的破坏,发生新生儿溶血病。

2. Rh 血型系统

(1) Rh 血型系统的抗原与分型:Rh 血型系统是红细胞血型中最复杂的系统之一,现已发现 40 多种抗原,与临床输血关系密切的是 D、d、c、E、e 5 种,称为 Rh 抗原(又称为 Rh 因子),Rh 抗原只存在于红细胞上。因 D 抗原的抗原性最强,故临床意义最为重要。医学上通常将红细胞膜上含有 D 抗原者称为 Rh 阳性,而红细胞膜上缺乏 D 抗原者称为 Rh 阴性。

(2) Rh 血型系统的分布:在我国各族人群中,汉族和其他大部分民族的人 Rh 阳性者约为 99%,Rh 阴性者仅占 1% 左右。在有些民族的人群中,Rh 阴性者较多,如塔塔尔族为 15.8%,苗族为 12.3%,布依族和乌孜别克族为 8.7%。在这些民族居住的地区,Rh 血型的问题应受到特别重视。

(3) Rh 血型的特点及临床意义:与 ABC 血型系统不同,人的血清中不存在由抗 Rh 的天然抗体,只有当 Rh 阴性者在接受 Rh 阳性者的血液后,才会通过体液性免疫产生抗 Rh 的免疫性抗体,通常于输血后 2～4 个月血清中抗 Rh 的抗体水平达到高峰。因此,Rh 阴性的受血者在第一次接受 Rh 阳性血液的输血后,一般不产生明显的输血反应,但在第二次或多次再输入 Rh 阳性的血液时,即可发生抗原-抗体反应,输入的红细胞会被破坏而发生溶血。

Rh 血型系统与 ABO 血型系统之间的另一个不同点是抗体的特性。Rh 系统的抗体主要是 IgG,因其分子较小,能通过胎盘。当 Rh 阴性的孕妇怀有 Rh 阳性的胎儿时,Rh 阳性胎儿的少量红细胞或 D 抗原可以进入母体,使母体产生免疫性抗体,主要是抗 D 抗体。这种抗体可以透过胎盘进入胎儿的血液,使胎儿的红细胞发生溶血,造成新生儿溶血性贫血,严重时可导致胎儿死亡。由于通常只有在妊娠末期或分娩时才有足量的胎儿红细胞进入母体,而母体血液中的抗体的浓度是缓慢增加的,因此 Rh 阴性的母体怀有第一胎 Rh 阳性的胎儿时,很少出现新生儿溶血的情况;但在第二次妊娠时,母体内的抗 Rh 抗体可进入胎儿体内而引起新生儿溶血。因此,当 Rh 阴性的母亲分娩出 Rh 阳性的婴儿后,必须在分娩后 72 小时内注射抗 Rh 的 γ 蛋白,中和进入母体内的 D 抗原,避免 Rh 阴性的母亲致敏,从而预防第二次妊娠时新生儿溶血的发生。

## 二、血型鉴定和交叉配血试验

为了避免输入不相容的红细胞,献血者与受血者之间必须进血型鉴定和交叉配血试

验。血型鉴定主要是鉴定 ABO 血型和 Rh 因子,交叉配血试验是检验其他次要的抗原
与其相应抗体的反应情况。

1. 血型鉴定

(1) ABO 血型鉴定:通常是采用已知的抗 A、抗 B 血清来检测红细胞的抗原并确定
血型。若被检血液在抗 A 血清中发生凝集,而在抗 B 血清中不发生凝集,说明被检血液
为 A 型;若被检血液在抗 B 血清中发生凝集,而在抗 A 血清中不发生凝集,说明被检血
液为 B 型;若被检血液在抗 A 血清和抗 B 血清中均凝集,说明被检血液为 AB 型;若被
检血液在抗 A 血清和抗 B 血清中均不凝集,则被检血液为 O 型(表 12 - 3)。

表 12 - 3　ABO 血型鉴定

| 血型 | 与抗 A 血清的反应(凝集) | 与抗 B 血清的反应(凝集) |
|------|------------------------|------------------------|
| A | + | - |
| B | - | + |
| AB | + | + |
| O | - | - |

ABO 血型也可以采用正常人的 A 型和 B 型红细胞作为指示红细胞,检查血清中的
抗体来确定血型。

(2) Rh 血型鉴定:Rh 血型主要是用抗 D 血清来鉴定。若受检者的红细胞遇抗 D 血
清后发生凝集,则受检者为 Rh 阳性;若受检者的红细胞遇抗 D 血清后不发生凝集,则受
检者为 Rh 阴性。

2. 交叉配血试验　为了确保输血安全,输血前除做血型鉴定外,还必须做交叉配血
试验,即使在 ABO 血型系统相同的人之间也不例外。交叉配血试验包括直接交叉配血
试验和间接交叉配血试验。

(1) 直接交叉配血试验:用受血者血清和供血者红细胞进行配合试验,检查受血者
血清中有无破坏供血者红细胞的抗体。检验结果要求绝对不可以有凝集或溶血现象。

(2) 间接交叉配血试验:用供血者血清和受血者红细胞进行配合试验,检查供血者
血清中有无破坏受血者红细胞的抗体。如果直接交叉和间接交叉试验结果都没有凝集
反应,即交叉配血试验阴性,为配血相合,方可进行输血(表 12 - 4)。

表 12 - 4　交叉配血试验

| 对象 | 直接交叉配血试验 | 间接交叉配血试验 |
|------|----------------|----------------|
| 供血者 | 红细胞 | 血清 |
| 受血者 | 血清 | 红细胞 |

🔲 问题与思考

根据医嘱将为患者陈某静脉输注红细胞和血浆。输血前首先要做的是什么? 如何

采取血标本?

## 任务三　静脉输血的目的、适应证与禁忌证

【护理目的】

1. 补充血容量　增加有效循环血量,改善心肌功能和全身血液灌流,提升血压,增加心输出量,促进循环。用于失血、失液引起的血容量减少或休克患者。

2. 纠正贫血　增加血红蛋白含量,促进携氧功能。用于血液系统疾病引起的严重贫血和某些慢性消耗性疾病的患者。

3. 补充血浆蛋白　增加蛋白质,改善营养状态,维持血浆胶体渗透压,减少组织渗出和水肿,保持有效循环血量。用于低蛋白血症以及大出血、大手术的患者。

4. 补充各种凝血因子和血小板　改善凝血功能,有助于止血。用于凝血功能障碍(如血友病)及大出血的患者。

5. 补充抗体、补体等血液成分　增强机体免疫力,提高机体抗感染的能力。用于严重感染的患者。

6. 排除有害物质　改善组织器官的缺氧状况,用于一氧化碳、苯酚等化学物质中毒。因为上述物质中毒时,血红蛋白失去了运氧能力或不能释放氧气以供机体组织利用。此外,溶血性输血反应及重症新生儿溶血病时,可采用换血法;也可采用换血浆法以达到排除血浆中的自身抗体的目的。

【适应证】

1. 各种原因引起的大出血　为静脉输血的主要适应证。一次出血量<500 ml 时,机体可自我代偿,不必输血。失血量在 500~800 ml 时,需要立即输血,一般首选输注晶体溶液、胶体溶液或少量血浆增量剂。失血量>1 000 ml 时,应及时补充全血或血液成分。值得注意的是,血或血浆不宜用做扩容剂,晶体结合胶体液扩容是治疗失血性休克的主要方案。血容量补足之后,输血目的是提高血液的携氧能力,此时应首选红细胞制品。

2. 贫血或低蛋白血症　输注浓缩红细胞、血浆、白蛋白。

3. 严重感染　输入新鲜血以补充抗体和补体。

4. 凝血功能障碍　输注相关血液成分。

【禁忌证】　包括急性肺水肿、充血性心力衰竭、肺栓塞、恶性高血压、真性红细胞增多症、肾功能极度衰竭及对输血有变态反应者。

**问题与思考**

为患者陈某静脉输注红细胞和血浆的目的分别是什么?

## 任务四　静脉输血的原则和输血前准备

### 一、输血的原则

（1）输血前必须做血型鉴定及交叉配血试验。

（2）无论是输全血还是输成分血，均应选用同型血液输注。但是在紧急情况下，如无同型血，可选用 O 型血输给患者。AB 型血的患者除可接受 O 型血外，还可以接受其他异型血型的血（如 A 型血和 B 型血），但要求直接交叉配血试验阴性，而间接交叉试验可以阳性。因为输入的量少，输入血清中的抗体可被受血者体内大量的血浆稀释，而不足以引起受血者的红细胞凝集，故不出现反应。在这种特殊情况下，必须一次输入少量血，一般＜400 ml，且要放慢输入速度。

（3）患者如果需要再次输血，则必须重新做交叉配血试验，以排除机体已产生抗体的情况。

### 二、输血前准备

1. 备血　根据医嘱认真填写输血申请单，并抽取患者静脉血标本，将血标本和输血申请单一起送血库做血型鉴定和交叉配血试验。采血时禁止同时采集两个患者的血标本，以免发生混淆。

2. 取血　根据输血医嘱，护士凭领血单到血库取血，并和血库人员共同认真做好"三查十对"。三查：查血液的有效期、血液的质量及输血装置是否完好。十对：对姓名、床号、住院号、血袋编号（储血号）、血型、交叉配血试验的结果、血液的种类、血量、采血日期和有效期。核对完毕，确认血液没有过期，血袋完整无破漏或裂缝，血液无变色、浑浊，无血凝块、气泡或其他异常物质，护士在交叉配血试验单上签字后方可提血。

3. 取血后注意事项　血液自血库取出后，勿剧烈振荡，以免红细胞破坏引起溶血。库存血不能加温，以免血浆蛋白凝固变性而引起不良反应。如为库存血，需在室温下放置 15～20 分钟后再输入。

4. 核对　输血前，需与另一个护士再次进行核对，确定无误并检查血液无凝块后方可输血。

5. 知情同意　输血前，应先取得患者的理解并征求患者的同意，签署知情同意书。

**问题与思考**

作为护士，在为患者陈某静脉输血前应做好哪些准备措施？

## 任务五　静脉输血技术

目前临床均采用密闭式输血法，密闭式输血法有间接静脉输液法和直接静脉输液法两种。

【护理目的】 详见本章任务三"静脉输血的目的"。

【护理评估】 患者的病情、治疗情况;血型、输血史及过敏史;心理状态及对输血相关知识的了解程度;穿刺部位皮肤、血管状况:根据病情、输血量、年龄选择静脉,并避开破损、发红、硬结、皮疹等部位的血管。一般采用四肢浅静脉,急症输血时多采用肘部静脉,周围循环衰竭时,可采用中心静脉置管。

【护理计划】

1. 操作者准备 通过评估提出静脉输血过程中潜在的护理问题,做好相应的护理措施。操作者自身仪表规范准备,洗手、戴口罩。

2. 患者准备 向患者及家属解释输血的目的、方法、注意事项及配合要点;采血标本以验血型和做交叉配血试验;签写知情同意书;排空大小便,取舒适卧位。

3. 用物准备

(1) 间接静脉输血法:同密闭式输液法,仅将一次性输液器换为一次性输血器(滴管内有滤网,可去除大的细胞碎屑和纤维蛋白等微粒,而血细胞、血浆等均能通过滤网;静脉穿刺针头为9号针头)。

(2) 直接静脉输血法:同静脉注射,另备50 ml注射器及针头数个(根据输血量多少而定)、3.8%枸橼酸钠溶液、血压计袖带。

(3) 生理盐水、血液制品(根据医嘱准备)、一次性手套。

4. 环境准备 整洁、安静、舒适、安全。

【实施】 见表12-5。

表12-5 静脉输血操作步骤及要点说明

| 操作步骤 | 要点说明 |
| --- | --- |
| 1. 间接输血法 | 将抽出的血液按静脉输液法输给患者的方法 |
| (1) 再次检查核对:将用物携至患者床旁,与另一位护士同时再次核对和检查 | 严格执行查对制度,避免差错事故的发生<br>按取血时的"三查十对"内容逐项进行核对和检查,确保无误 |
| (2) 建立静脉通路:按静脉输液法建立静脉通路,输入少量生理盐水 | 在输入血液前先输入少量生理盐水,冲洗输血器管道 |
| (3) 摇匀血液:以手腕旋转动作将血袋内的血液轻轻摇匀 | 避免剧烈震荡,以防止红细胞破坏 |
| (4) 连接血袋进行输血:戴手套,打开血袋封口,常规消毒开口处塑料管,将输血器接头从生理盐水瓶上拔下,插入血袋的输血接口,缓慢将血袋倒挂与输液架上 | 戴手套是为了医务人员自身的保护 |
| (5) 操作后查对 | 按取血时的"三查十对"内容逐项进行核对 |
| (6) 调节滴速:开始输入时速度宜慢,观察15分钟后,如无不良反应再根据病情及年龄调节滴速 | 开始滴速不超过20滴/分<br>成人一般40～60滴/分,儿童酌减 |

| 操作步骤 | 要点说明 |
| --- | --- |
| （7）操作后处理<br>　　1）安置卧位：撤去治疗巾，取出止血带和小垫枕，整理床单位，协助患者取舒适卧位<br>　　2）将呼叫器放于患者易取处<br>　　3）整理用物，洗手<br>　　4）记录<br><br>（8）续血时的处理：如果需要输入 2 袋以上的血液时，应在上一袋血液即将滴尽时，常规消毒生理盐水瓶塞，然后将针头从血袋中拔出，插入生理盐水瓶中，输入少量生理盐水，最后再按与第一袋血相同的方法连接血袋继续输血<br>（9）输血完毕后的处理<br>　　1）用上述方法继续滴入生理盐水，直到将输血器内的血液全部输入体内再拔针<br>　　2）同"密闭式输液法"步骤（16）1）～3）<br>　　3）血袋及输血器的处理：输血完毕后，将输血管道放入医用垃圾桶中；将血袋送至输血科保留 24 小时<br>　　4）洗手，记录 | 告知患者如有不适及时使用呼叫器通知护士<br><br>在输血卡上记录输血的时间、滴速、患者全身及局部情况，并签全名<br>两袋血之间用生理盐水冲洗是为了避免两袋血之间发生反应<br><br><br><br>最后滴入生理盐水是保证输血器内的血液全部输入体内，保证输血量准确<br><br>以备患者在输血后发生输血反应时检查分析原因<br><br>记录的内容包括：输血时间、种类、血量、血型、血袋编号（储血号），有无输血反应 |
| 2. 直接输血法<br><br>（1）准备卧位：请供血者和患者分别卧于相邻的两张床上，露出各自供血或受血的一侧肢体<br>（2）查对：认真核对供血者和患者的姓名、血型及交叉配血结果<br>（3）抽取抗凝剂：用备好的注射器抽取一定量的抗凝剂<br><br>（4）抽、输血液<br>　　1）将血压计袖带缠于供血者上臂并充气<br><br>　　2）选择穿刺静脉，常规消毒皮肤<br>　　3）用加入抗凝剂的注射器抽取供血者的血液，然后立即行静脉注射将抽出的血液输给患者 | 将供血者的血液抽出后即输给患者的方法。适用于无库存血，而患者又急需输血及婴幼儿的少量输血时<br>方便操作<br><br>严格执行查对制度，避免差错事故发生<br><br>避免抽出的血液凝固<br>一般 50 ml 血液中需加入 3.8% 枸橼酸钠溶液 5 ml<br><br>使静脉充盈，易于操作<br>压力维持在 13.3 kPa（100 mmHg）<br>一般选择粗大静脉，常用肘正中静脉<br>抽、输血液时需 3 人配合：一人抽血，一人传递；另一人输注，如此连续进行<br>从供血者血管内抽血时不可过急或过快，并注意观察其面色、血压等变化，并询问有无不适<br>推注速度避免过快，随时观察患者的反应<br>连续抽血时，不必拔出针头，只需更换注射器，在抽血间期放松袖带，并用手指压迫穿刺部位前端静脉，以减少出血 |

| 操作步骤 | 要点说明 |
|---|---|
| （5）抽血完毕后的处理<br>　　1）输血完毕，拔出针头，用无菌纱布块按压<br>　　　穿刺点至无出血<br>　　2）同"密闭式输液法"步骤（16）2）～4） | 记录内容包括：输血时间、血量、血型，有无输血反应 |

【护理评价】

（1）患者及家属知晓静脉输血的注意事项。

（2）完成静脉输血治疗。

（3）没有输血反应的发生。

【注意事项】

（1）在取血和输血过程中，要严格执行无菌操作及查对制度。在输血前，一定要由两名护士根据需要查对的项目再次进行查对，避免差错事故的发生。

（2）输血前后及两袋血之间需要滴注少量生理盐水，以防发生不良反应。

（3）血液内不可随意加入其他药品，如钙剂、酸性及碱性药品、高渗或低渗液体，以防血液凝集或溶解。

（4）输血过程中，一定要加强巡视，观察有无输血反应的征象，并询问患者有无任何不适反应。一旦出现输血反应，应立刻停止输血，并按输血反应进行处理（详见本章"常见输血反应及护理"）。

（5）严格掌握输血速度，对年老体弱、严重贫血、心衰患者应谨慎，滴速宜慢。

（6）输完的血袋送回输血科保留 24 小时，以备患者在输血后发生输血反应时检查分析原因。

【健康教育】

（1）向患者说明输血速度调节的依据，告知患者勿擅自调节滴数。

（2）向患者介绍常见输血反应的症状和防治方法。并告知患者，一旦出现不适症状，应及时使用呼叫器。

（3）向患者介绍输血的适应证和禁忌证。

（4）向患者介绍有关血型的知识及做血型鉴定及交叉配血试验的意义。

🔲 问题与思考

作为护士，在为患者实施静脉输血操作时应如何做好核对和检查，确保正确无误？静脉输血时有哪些注意事项？

## 任务六　成分输血与自体输血

### 一、成分输血

【概念】　成分输血是指输入血液的某种成分。它是根据患者的需要,使用血液分离技术,将新鲜血液快速分离成各种成分,然后根据患者需要,输入一种或多种成分。这种疗法起到一血多用、减少输血反应的作用。

通常一份血可以分离出一种或多种成分,输给不同的患者,而一个患者可接受来自不同供血者的同一成分,这样可以发挥更大的临床治疗作用。随着现代科学技术的发展,根据血液各种成分的不同比重,将其分离提纯已变得很容易。多数情况下,输入患者所需的特定成分的血液比输入全血更合适。特定的成分血如红细胞、血小板、血浆、白细胞、白蛋白和凝血制剂等常被用于血液中缺乏这些成分的患者。这种现代输血技术,无论从医学生理学理论或从免疫学角度均体现出极大的优越性,是输血领域中的新进展。

【注意事项】

(1) 某些成分血,如白细胞、血小板等(红细胞除外),存活期短,为确保成分输血的效果,以新鲜血为宜,且必须在 24 小时内输入体内(从采血开始计时)。

(2) 除血浆和白蛋白制剂外,其他各种成分血在输入前均需进行交叉配血试验。

(3) 成分输血时,由于一次输入多个供血者的成分血,因此在输血前应根据医嘱给予患者抗过敏药物,以减少过敏反应的发生。

(4) 由于特殊成分血每袋只有 20 ml 左右,数分钟即可输完,故成分输血时,护士应进行严密的监护,以免发生危险。

(5) 如患者在输成分血的同时,还需输全血,则应先输成分血,后输全血,以保证成分血能发挥最好的效果。

### 二、自体输血

自体输血是指术前采集患者体内血液或手术中收集自体失血,经过洗涤、加工,在术后或需要时再输回给患者本人的方法,即回输自体血。自体输血是最安全的输血方法。

【优点】

(1) 无需做血型鉴定和交叉配血试验,不会产生免疫反应,避免了抗原抗体反应所致的溶血、发热和过敏反应。

(2) 节省血源。

(3) 避免了因输血而引起的疾病传播。

【适应证与禁忌证】

1. 适应证　①胸腔或腹腔内出血,如脾破裂、异位妊娠破裂出血者;②估计出血量为>1 000 ml 的大手术,如肝叶切除术;③手术后引流血液回输,一般仅能回输术后 6 小时内的引流血液;④体外循环或深低温下进行心内直视手术;⑤患者血型特殊,难以找到供血者时。

2. 禁忌证　①胸腹腔开放性损伤达 4 小时以上者；②凝血因子缺乏者；③合并心脏病、阻塞性肺部疾患或原有贫血的患者；④血液在术中受胃肠道内容物污染；⑤血液可能受癌细胞污染者；⑥有脓毒血症和菌血症者。

3. 形式

（1）术前预存自体血：对符合条件的择期手术的患者，在术前抽取患者的血液，并将其放于血库在低温下保存，待手术时再输还给患者。一般于手术前 3～5 周开始，每周或隔周采血一次，直至手术前 3 天为止，以利机体应对因采血引起的失血，使血浆蛋白恢复正常水平。

（2）术前稀释血液回输：于手术日手术开始前采集患者血液，并同时自静脉输入等量的晶体或胶体溶液，使患者的血容量保持不变，并降低了血中的红细胞压积，使血液处于稀释状态，减少了术中红细胞的损失。所采集的血液在术中或术后输给患者。

（3）术中失血回输：在手术中收集患者血液，采用自体输血装置，抗凝和过滤后再将血液回输给患者。多用于脾破裂、输卵管破裂，血液流入腹腔 6 小时内无污染或无凝血者。自体失血回输的总量应限制在 3 500 ml 以内，大量回输自体血时，应适当补充新鲜血浆和血小板。

**问题与思考**

给予患者陈某静脉输血属于哪种类型？为何采用此类型的输血？此类型的输血有哪些优点？

## 任务七　输血反应及护理

输血是具有一定危险性的治疗措施，会引起输血反应，严重者可以危及患者的生命。因此，为了保证患者的安全，在输血过程中，护士必须严密观察患者，及时发现输血反应的征象，并积极采取有效的措施处理各种输血反应。

### 一、发热反应

发热反应是输血反应中最常见的临床表现。

【原因】

（1）由致热原引起，如血液、保养液或输血用具被致热原污染。

（2）多次输血后，受血者血液中产生白细胞和血小板抗体，当再次输血时，受血者体内产生的抗体与供血者的白细胞和血小板发生免疫反应，引起发热。

（3）输血时没有严格遵守无菌操作原则，造成污染。

【临床表现】　可发生在输血过程中或输血后 1～2 小时内，患者先有发冷、寒战，继之出现高热，体温可达 38～41℃，可伴有皮肤潮红、头痛、恶心、呕吐、肌肉酸痛等全身症状,一般不伴有血压下降。发热持续时间不等,轻者持续 1~2 小时即可缓解,缓解后体温逐渐降至正常。

【护理评估】

1. 预防　严格管理血库保养液和输血用具,有效预防致热原,严格执行无菌操作。

2. 处理　①反应轻者减慢输血速度,症状可以自行缓解;②反应重者应立即停止输血,密切观察生命体征,给予对症处理(如发冷者注意保暖、高热者给予物理降温),并及时通知医生;③必要时遵医嘱给予解热镇痛药和抗过敏药,如异丙嗪或肾上腺皮质激素等;④将输血器、剩余血连同血袋一并送检。

## 二、过敏反应

【原因】

(1) 患者为过敏体质,对某些物质易引起过敏反应。输入血液中的异体蛋白质与患者机体的蛋白质结合形成全抗原而使机体致敏。

(2) 输入的血液中含有致敏物质,如供血者在采血前服用过可致敏的药物或进食了可致敏的食物。

(3) 多次输血的患者,体内可产生过敏性抗体,当再次输血时,抗原抗体相互作用而发生输血发应。

(4) 供血者血液中的变态反应性抗体随血液传给受血者,一旦与相应的抗原接触,即可发生过敏反应。

【临床表现】　过敏反应大多发生在输血后期或即将结束输血时,其程度轻重不一,通常与症状出现的早晚有关。症状出现越早,反应越严重。

1. 轻度反应　输血后出现皮肤瘙痒,局部或全身出现荨麻疹。

2. 中度反应　出现血管神经性水肿,多见于颜面部,表现为眼睑、口唇高度水肿。也可发生喉头水肿,表现为呼吸困难,两肺可闻及哮鸣音。

3. 重度反应　发生过敏性休克。

【护理评估】

1. 预防　①正确管理血液和血制品;②选用无过敏史的供血者;③供血者在采血前 4 小时内不宜吃高蛋白和高脂肪的食物,宜用清淡饮食或饮糖水,以免血液中含有过敏物质;④对有过敏史的患者,输血前根据医嘱给予抗过敏药物。

2. 处理　根据过敏反应的程度给予对症处理。①轻度过敏反应,减慢输血速度,给予抗过敏药物,如苯海拉明、异丙嗪或地塞米松,用药后症状可缓解;②中、重度过敏反应,应立即停止输血,通知医生,根据医嘱皮下注射 1:1 000 肾上腺素 0.5~1 ml 或静脉滴注氢化可的松或地塞米松等抗过敏药物;③呼吸困难者给予氧气吸入,严重喉头水肿者行气管切开;④循环衰竭者给予抗休克治疗;⑤监测生命体征变化。

## 三、溶血反应

溶血反应是受血者或供血者的红细胞发生异常破坏,或溶解引起的一系列临床症状。溶血反应是最严重的输血反应,分为血管内溶血和血管外溶血。

## (一) 血管内溶血

【原因】

1. 输入了异型血液 供血者和受血者血型不符而造成血管内溶血,反应发生快,一般输入 10～15 ml 血液即可出现症状,后果严重。

2. 输入了变质的血液 输血前红细胞已经被破坏溶解,如血液贮存过久、保存温度过高、血液被剧烈震荡或被细菌污染、血液内加入高渗或低渗溶液或影响 pH 的药物等,均可导致红细胞破坏溶解。

【临床表现】 轻重不一,轻者与发热反应相似,重者在输入 10～15 ml 血液时即可出现症状,死亡率高。通常可将溶血反应的临床表现分为以下 3 个阶段。

第一阶段:受血者血清中的凝集素与输入血液中红细胞表面的凝集原发生凝集反应,使红细胞凝集成团,阻塞部分小血管。患者出现头部胀痛,面部潮红,恶心、呕吐,心前区压迫感,四肢麻木,腰背部剧烈疼痛等反应。

第二阶段:凝集的红细胞发生溶解,大量血红蛋白释放至血浆中出现黄疸和血红蛋白尿(尿呈酱油色),同时伴有寒战、高热、呼吸困难、发绀和血压下降等。

第三阶段:一方面,大量血红蛋白从血浆进入肾小管,遇酸性物质后形成结晶阻塞肾小管;另一方面,由于抗原、抗体的相互作用,又可引起肾小管内皮缺血、缺氧而坏死脱落,进一步加重了肾小管阻塞,导致急性肾衰竭,表现为少尿或无尿,管型尿和蛋白尿,高钾血症、酸中毒,严重者可致死亡。

【护理评估】

1. 预防 ①认真做好血型鉴定与交叉配血试验;②输血前认真查对,杜绝差错事故的发生;③严格遵守血液保存规则,不可使用变质血液。

2. 处理 一旦发生输血反应,应给予以下处理:①立即停止输血,并通知医生;②给予氧气吸入,建立静脉通道,遵医嘱给予升压药或其他药物治疗;③将剩余血、患者血标本和尿标本送实验室检查;④双侧腰部封闭,热水袋敷于双侧肾区,以解除肾小管痉挛,保护肾脏;⑤碱化尿液:静脉注射碳酸氢钠,增加血红蛋白在尿液中的溶解度,减少沉淀,避免阻塞肾小管;⑥严密观察生命体征和尿量,插入导尿管,监测每小时尿量,并做好记录。若发生肾衰竭,予以腹膜透析或血液透析治疗;⑦若出现休克症状,应进行抗休克治疗;⑧心理护理:安慰患者,消除其紧张、恐惧心理。

## (二) 血管外溶血

多由 Rh 系统内的抗体(抗 D、抗 C 和抗 E)引起。反应的结果使红细胞破坏溶解,释放出的游离血红蛋白转化为胆红素,血液循环至肝脏后迅速分解,然后通过消化道排出体外。Rh 阴性患者首次输入 Rh 阳性血液时不发生溶血反应,但输血 2～3 周后体内即产生抗 Rh 因子的抗体。如再次接受 Rh 阳性的血液,即可发生溶血反应。Rh 因子不合所引起的溶血反应较少见,且发生缓慢,可在输血后几小时至几天后才发生,症状较轻,有轻度的发热伴乏力、血胆红素升高等。对此类患者应查明原因,确诊后,尽量避免再次输血。

## 四、与大量输血有关的反应

大量输血一般是指在 24 小时内紧急输血量相当于或大于患者总血容量。常见与大量输血有关的反应有循环负荷过重、出血倾向及枸橼酸钠中毒等。

### （一）循环负荷过重

即肺水肿，其原因、临床表现和护理同"静脉输液反应"。

### （二）出血倾向

【原因】　长期反复输血或超过患者原血液总量的输血，由于库存血中的血小板破坏较多，使凝血因子减少而引起出血。

【临床表现】　表现为皮肤、黏膜瘀斑，穿刺部位大块瘀血或手术伤口渗血。

【护理评估】　①短时间输入大量库存血时，应密切观察患者的意识、血压、脉搏变化，注意皮肤、黏膜或手术伤口有无出血；②严格掌握输血量，大量输注库存血的同时应补充凝血因子。

### （三）枸橼酸钠中毒反应

【原因】　大量输血使枸橼酸钠大量进入体内，如果患者肝功能受损，枸橼酸钠不能完全氧化和排出，而与血液中的游离钙结合使血钙浓度下降。

【临床表现】　患者出现手足抽搐，血压下降，心率缓慢。心电图出现 Q－T 间期延长，甚至心搏骤停。

【护理评估】　遵医嘱常规每输库存血 1 000 ml，静脉注射 10％葡萄糖酸钙 10 ml，预防发生低钙血症。

## 五、其他反应

如空气栓塞，细菌污染反应，体温过低及通过输血传染各种疾病（如病毒性肝炎、疟疾、艾滋病）等。因此，严格把握采血、贮血和输血操作的各个环节，是预防上述输血反应的关键。

### ⑫ 问题与思考

患者陈某，静脉输血 5 分钟后出现皮肤瘙痒，局部出现荨麻疹，请问这是哪种输血反应？应采取哪些护理措施？15 分钟后患者陈某眼睑、口唇高度水肿，此时应采取哪些护理措施？

---

**思考题** ••••••••••••••••••••••••••••••••••••••••••

1. 常见的静脉输液反应有哪些？发生后应如何处理？
2. 静脉输血的注意事项有哪些？

# 第十三章　标本采集

**学习目标**

1. 识记标本采集的原则、各种标本采集的目的及注意事项。
2. 识记留取 12 小时或 24 小时尿标本常用防腐剂种类、作用与用法。
3. 理解标本采集的意义,不同类型的静脉血标本采集的目的和方法,以及不同检测项目标本容器的选择、采血量有哪些不同。
4. 学会应用按照标本采集的原则,正确进行各种标本的采集,操作规范。

在临床护理工作中,往往要采集患者的血液、体液、排泄物、分泌物、呕吐物等标本送验,旨在通过实验室的检查方法来了解疾病的性质及病情的发展和预后。因此,正确的检验结果对患者病情的诊断、治疗和预后的判断具有重要意义。然而,准确、可靠的检验结果的获得与正确地采集标本密切相关,因此,掌握正确的方法采集、及时送检和妥善保管标本,以保证检验结果不受影响是护士应该掌握的一项基本知识和技能。

## 项目一　标本采集的意义与原则

标本采集是指采集患者少许的血液、排泄物(尿、粪)、分泌物(痰、鼻咽部分泌物)、呕吐物、体液(胸水、腹水)和脱落细胞(食管、阴道)等标本,通过物理、化学或生物学的实验室技术和方法进行检验,作为判断有无异常存在的依据。

### 任务一　标本采集的意义

随着现代医学和各类诊疗仪器的推陈出新,疾病的诊断可以通过各种检查方法来完成,但各种标本的检验仍然是最基本的诊断方法。标本采集的意义是:①协助明确疾病的临床诊断;②推测疾病预后;③制订治疗及护理措施;④观察病情及疗效。

护士在标本采集过程中扮演重要角色,因此护士应掌握各种标本的正确采集方法以及相关注意事项。

**标本采集的原则**

为了获得高质量的检验标本,采集标本时应遵循以下基本原则。

1. 遵照医嘱　严格按照医嘱采集各种标本。医生开具医嘱及检验申请单应字迹清晰,完整准确,包含患者信息、检验目的及检验项目并签全名。护士应认真查对,如对医嘱及申请单有疑问,应及时找相关医生询问,校准核实,确认无误后方可执行。

2. 充分准备

(1) 明确标本采集的相关事宜:采集标本前护士应明确检验项目与目的、采集标本的量、方法及注意事项以方便向患者进行解释工作。

(2) 患者准备:采集标本前应就检验相关事宜向患者进行解释,取得其理解和配合。应避免受检者有紧张、焦虑的情绪以及饮食、运动、药物、体位姿势、烟、酒、茶、咖啡等可能影响检验结果的因素。

(3) 物品准备:根据采集标本要求和患者情况选择合适的采集容器并贴上标有患者科室、姓名、性别、床号、住院号、检验项目和采集日期及时间的标签。

(4) 护士自身准备:操作者自身仪表规范准备,洗手,戴口罩、手套,必要时穿隔离衣。

3. 严格查对　严格执行查对制度,采集前应双人核对医嘱、检验申请单各个项目和患者的基本信息,确认无误后方可进行。

4. 正确采集

(1) 选择正确的采集时间:通常情况下采血时间以上午7:00~9:00为宜,静脉血标本宜在起床后1小时内采集。尿常规标本宜留取晨起第一次尿,痰标本亦宜留取清晨第一口痰。空腹血标本要求禁食8小时以上。口服葡萄糖耐量试验、药物浓度监测、激素测定等应在规定时间段内采集。采集培养标本应在使用抗生素前,若已使用抗生素或其他药物,应根据药物半衰期在血药浓度最低时采集并在检验单上注明。

(2) 选择正确的标本容器:按检验项目及要求选择适宜的标本容器。如用真空采血管留取血标本时应根据检测项目选择不同管帽颜色的真空管。采集细菌培养标本,培养液应足量,无浑浊、变质,不可混入防腐剂、消毒剂及其他药物。

(3) 采用正确的方法,留取正确的量:采集培养标本应严格遵守无菌技术原则,避免污染。如需患者自己留取标本时(如中段尿、24小时尿标本、痰标本、大便标本等),要详细告知患者标本留取的方法及注意事项。

5. 及时送检　标本采集后应连同检验申请单一起由专职工务员或护士及时送检,放置时间过久会影响检验结果。特殊标本(如血气分析等)应立即送检,并注明采集时间。各种标本应选择合适的运送容器,运送途中应妥善放置,避免剧烈震荡、容器破损,防止标本丢失、混淆和被污染,防止标本对环境造成污染、水分蒸发等。

# 项目二　各种标本的采集

## 案例导入

　　患者，女性，72 岁。有糖尿病病史 10 年余，此次因高热并伴有咳嗽、咳痰、气促来院就诊，接诊护士为其测量体温为 38.6°，为协助诊断，你将为其留取哪些标本？如何采集？

## 分析提示

　　根据患者症状和体征，考虑呼吸道感染可能，作为责任护士，需要我们了解医生可能会为其做哪些相关项目的检验，如血常规、血培养、痰培养、血气分析等，加上患者有伴随疾病，可能会检测其血糖情况，护士应掌握相关标本采集的目的、方法、注意事项及配合要点。

### 任务一　血液标本采集

　　血液检查是反映机体异常变化的重要指标，是临床最常用的检验项目之一。根据检测项目的不同，临床检验采用的血液标本种类有全血、血浆和血清。全血标本测定依采血部位不同，分为毛细血管采血法、静脉血标本采集法和动脉血标本采集法。

### 一、毛细血管采血法

　　毛细血管采血法又称末梢采血，常用采血部位为耳垂、手指末梢或足跟，一般由检验科工作人员实施。严重烧伤患者，可以选择皮肤完整处采血。此方法采血操作方便，但易发生溶血、凝血或混入组织液，影响检验结果，故临床一般多在急诊采用，由检验科人员完成。

　　静脉血标本采集是自静脉抽取血标本的方法，是目前最常用的采血方法。常用的采血部位有四肢浅静脉、颈静脉和股静脉。上肢常用贵要静脉、肘中正静脉、头静脉、腕部及手背静脉，下肢常用大隐静脉、小隐静脉及足背静脉。临床常用静脉血标本分为 3 种：①全血标本：用于检测血常规、红细胞沉降率及血液中某些物质如血糖、血氨等；②血培养标本：用于血液细菌或真菌培养及药物敏感试验；③血清标本：用于大部分临床生化和免疫检测，如肝功能、血脂、电解质、肿瘤标志物等。

　　【护理目的】　正确留取静脉血标本以供检验。

　　【护理评估】

　　(1) 患者的病情、意识状态、治疗情况、对采集血标本的认知反应及配合程度等。

　　(2) 有无紧张、焦虑的情绪，以及饮食、运动、药物、体位姿势、烟、酒、茶、咖啡等可能影响检验结果的因素,是否符合检查项目的要求。

(3)穿刺部位皮肤有无红肿、硬结、瘢痕等,静脉血管充盈及弹性情况。

【护理计划】

1. 操作者准备 了解操作的目的、方法及注意事项;自身仪表规范准备,洗手,戴口罩、手套,必要时穿隔离衣。

2. 患者准备 向患者及家属解释静脉血标本采集的目的、方法、注意事项及配合要点,以取得患者的理解与配合,保持情绪稳定,取舒适体位,暴露穿刺部位。

3. 用物准备 注射盘,一次性注射器(规格视血量而定)、针头或头皮针及所需适当容器或双向采血针及真空采血管(图13-1,图13-2,表13-1)(采集容器需贴上标有患者科室、姓名、性别、床号、住院号、检验项目和采集日期及时间的标签)、止血带、治疗巾、注射用小垫枕、胶布、检验单、手消毒液、垃圾桶(生活及感染)、锐器盒,按需要准备酒精灯、火柴。

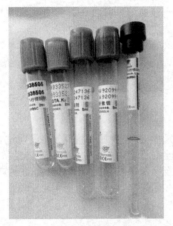

图13-1 真空采血管 蓝紫红绿黑

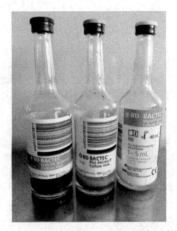

图13-2 血培养瓶 厌氧-需氧-真菌

4. 环境准备 环境清洁安静、温湿度适宜、光线充足、必要时屏风遮挡或拉上床帘。

【实施】 见表13-1。

表13-1 血液标本的采集操作步骤及要点说明

| 操作步骤 | 要点说明 |
| --- | --- |
| 1. 核对解释 携用物至患者床旁,核对患者信息、检验单、标本容器,解释操作目的、步骤、配合要点 | 操作前查对 |
| 2. 选择静脉 取舒适体位,选择合适的静脉及穿刺部位,垫小垫枕于穿刺部位下,铺治疗巾 | |
| 3. 消毒皮肤 穿刺点上方约6 cm处扎止血带,常规消毒皮肤 | 嘱患者握拳,使静脉充盈 |
| 4. 再次核对 | 操作中核对 |

（续表）

| 操作步骤 | 要点说明 |
|---|---|
| 5. 采血<br>（1）注射器采血<br>　　1）穿刺、抽血：持一次性注射器或头皮针，按静脉注射法进行穿刺，见回血后抽取所需血量 | 严禁在输液、输血侧采集标本<br>女性乳癌术后患者，应在对侧手臂采血<br>扎止血带时间以一分钟为宜，勿拍打患者前臂，患者不要进行松紧拳头动作<br>穿刺时一旦出现血肿应拔出针头局部按压，选择另外静脉重新穿刺 |
| 　　2）抽血后松止血带，嘱患者松拳，拔出针头，局部按压 1～2 分钟 | 凝血功能障碍病人延长按压时间 |
| 　　3）将血液注入标本容器<br>　　　①血培养标本：除去密封瓶盖，消毒瓶塞，更换针头后将血液注入瓶内，轻轻摇匀。 | 顺序：血培养瓶→抗凝管→干燥试管<br>临床采取双侧对照采血，一般在使用抗生素前、高热寒战时采血，如已使用抗生素应在检验单上注明<br>一般血培养取血 5 ml，亚急性细菌性心内膜炎患者取血 10～15 ml<br>勿将泡沫注入，防止凝血 |
| 　　　②全血标本：取下针头，将血液沿管壁缓慢注入装有抗凝剂的试管内，轻轻摇动混匀。 | |
| 　　　③血清标本：取下针头，将血液沿管壁缓慢注入干燥试管内。 | 勿将泡沫注入，防止溶血 |
| （2）真空采血器采血<br>　　1）穿刺、抽血：手持一次性采血针，按静脉注射法进行穿刺，见回血后松止血带，嘱患者松拳，固定采血针，拔除采血针另一端保护套，插入真空管，抽取所需血量。 | 顺序：血培养瓶→抗凝管→干燥试管<br>全血标本，需边采集边轻轻转动抗凝试管，至所需采血量后拔下试管摇动混匀<br>多管采血，可再接入所需真空管 |
| 　　2）采血结束，拔下真空管，拔出针头，局部按压 1～2 分钟。 | |
| 6. 操作后处理<br>（1）再次核对 | 操作后查对 |
| （2）协助患者取舒适卧位，整理床单位，按要求处理用物 | |
| （3）洗手，签字记录 | 特殊标本注明采集时间 |
| （4）及时将标本和检验单送检 | |

【护理评价】

（1）患者能理解静脉采血的目的，能主动配合操作

（2）患者在操作过程中无意外发生

（3）操作方法正确，部位选择合理，标本采集正确规范，常用真空采血管的用法见表 13-2。

表 13-2　真空采血管的用法

| 试管管盖颜色 | 添加剂种类 | 检测项目 | 采血量(ml) |
|---|---|---|---|
| 红色 | 不含添加剂 | 血清生化(肝功能，血糖，血脂，电解质，各种血清酶等)；血清免疫学试验(免疫球蛋白，补体，免疫复合物)；肿瘤 | 5 |

（续表）

| 试管管盖颜色 | 添加剂种类 | 检测项目 | 采血量(ml) |
|---|---|---|---|
| | | 标志物检测(甲胎蛋白、癌胚抗原、血清癌抗原等)；病毒检测(病毒性肝炎血清标志物、艾滋、梅毒等) | |
| 紫色 | 乙二胺四乙酸(EDTA)及其盐 | 血常规,C反应蛋白,糖化血红蛋白,定血型及交叉配血试验 | 2 |
| 蓝色 | 枸橼酸钠 | 凝血常规,D-二聚体,纤维蛋白原 | 2 |
| 绿色 | 肝素钠 | 心肌损伤标志物,血氨,淀粉酶,急诊生化、电解质 | 5 |
| 黑色 | 枸橼酸钠 | 红细胞沉降率 | 1.6 |

### 二、动脉血标本采集

动脉血标本采集是自动脉抽取动脉血标本的方法,主要用于血气分析,乳酸和丙酮酸的测定,对临床危重患者的监护和抢救尤为重要。常用动脉有股动脉、桡动脉。临床上目前一般由检验科人员负责采集。

【护理目的】　正确留取动脉血气标本以供检验。

【护理评估】

(1) 患者的病情、意识状态、治疗情况、对采集血标本的认知反应及配合程度等。

(2) 氧气或呼吸机使用情况。

(3) 穿刺部位皮肤有无红肿、硬结、瘢痕等,动脉血管弹性情况。

【护理计划】

1. 操作者准备　同本书"静脉的采集"。

2. 患者准备　向患者及家属解释动脉血标本采集的目的、方法、注意事项及配合要点,以取得患者的理解与配合,取舒适体位,暴露穿刺部位。

3. 用物准备　注射盘,一次性注射器(2 ml或5 ml)或动脉血气针(采集容器需贴上标有患者科室、姓名、性别、床号、住院号、检验项目和采集日期及时间的标签)、肝素适量、治疗巾、注射用小垫枕、胶布、无菌纱布、无菌手套、无菌软木塞或橡胶塞、小沙袋、检验单、手消毒液、垃圾桶(生活及感染)、锐器盒。

4. 环境准备　环境清洁安静、温湿度适宜、光线充足、必要时屏风遮挡或拉上床帘。

【实施】　见表13 - 3。

表13 - 3　动脉血标本采集操作步骤及要点说明

| 操作步骤 | 要点说明 |
|---|---|
| 1. 核对解释　携用物至患者床旁,核对病人信息、检验单、注射器或动脉血气针,解释操作目的、步骤、配合要点 | 操作前查对<br>住院患者须核对床号、姓名、腕带 |

（续表）

| 操作步骤 | 要点说明 |
|---|---|
| 2. 选择动脉 取舒适体位,选择合适的动脉及穿刺部位,垫小垫枕于穿刺部位下,铺治疗巾 | 选择桡动脉时手臂外旋,手掌向上<br>选择股动脉时患者取仰卧位,下肢伸直略外展外旋<br>新生儿宜选择桡动脉,因股动脉穿刺垂直进针易伤及髋关节 |
| 3. 消毒皮肤 常规消毒皮肤,以穿刺点为中心,范围≥5 cm;常规消毒操作者左手食指和中指或带无菌手套 | 桡动脉穿刺点为前臂掌侧腕关节上 2 cm 动脉搏动明显处<br>股动脉穿刺点在腹股沟动脉搏动明显处 |
| 4. 再次核对 | 操作中核对 |
| 5. 采血<br>（1）普通注射器采血<br>　　1）抽吸肝素 0.5 ml,湿润注射器管壁后弃去余液。<br>　　2）用左右示指与中指触及动脉搏动明显处,固定动脉于两指间,右手持注射器在两指间刺入动脉,见鲜红色血液涌进注射器,右手固定,左手抽取血液至所需量<br>（2）动脉血气针采血:取出并检查动脉血气针,将其活塞拉至所需血量刻度,穿刺,方法同上,见鲜红回血后固定血气针,血气针因自动形成的负压自动抽取所需血量。 | 防止血液凝固<br><br>一般桡动脉穿刺与动脉走向呈 40°角,股动脉选择垂直进针<br><br>血气采血量一般为 0.1～1 ml |
| 6. 采血结束,拔出针头,迅速插入软木塞或橡胶塞以隔绝空气,并轻轻搓动注射器使血液与肝素混匀,局部用无菌纱布加压止血 5～10 分钟。 | 注射器内不可有空气<br>防止凝血<br>必要时沙袋压迫止血<br>凝血功能障碍者适当延长按压时间 |
| 7. 操作后处理<br>（1）再次核对<br>（2）协助患者取舒适卧位,整理床单位,按要求处理用物<br>（3）洗手,签字记录<br>（4）及时将标本和检验单送检 | 操作后查对 |

【护理评价】

（1）患者能理解动脉采血的目的,能主动配合操作。

（2）患者在操作过程中无意外发生。

（3）操作方法正确,部位选择合理,标本采集正确规范。

## 任务二　尿液标本的采集

尿液的组成和性状除了关系着泌尿系统生理功能和病理变化外,也反映整个机体各个系统的功能与代谢状态。临床常用的尿标本分3种。①尿常规标本:用于检查尿液的颜色,透明度,尿比重,有无尿糖、尿蛋白、细胞及管型;②尿培养标本:用于细菌或真菌培养及药物敏感试验;③12小时或24小时尿标本:用于各种尿生化检查,如艾迪计数、尿蛋白定量、尿17-羟类固醇等,以及尿浓缩查结核分枝杆菌等。

【护理目的】 正确留取尿标本以供检验。

【护理评估】

(1)患者的病情、意识状态、治疗情况,对采集尿标本的认知反应及配合程度等。

(2)患者能否自行如厕排尿或者是否留置导尿管。

【护理计划】

1. 操作者准备 了解操作的目的、方法及注意事项;自身仪表规范准备,洗手,戴口罩。

2. 患者准备 向病人及家属解释尿标本采集的目的、方法、注意事项及配合要点,以取得病人的理解与配合,取舒适体位。

3. 用物准备 按需要准备尿标本容器(采集容器需贴上标有患者科室、姓名、性别、床号、住院号、检验项目和采集日期及时间的标签)、检验单、手消毒液、垃圾桶(生活及感染),按需要准备便盆或尿壶、导尿包,尿培养标本需另备无菌手套、无菌棉球、消毒液、长柄试管夹、火柴、酒精灯,12小时或24小时尿标本需准备3 000～5 000 ml集尿瓶、防腐剂。

4. 环境准备 环境清洁安静、屏风遮挡或拉上床帘。

【实施】 见表13-4,

表13-4 尿标本的采集操作步骤及要点说明

| 操作步骤 | 要点说明 |
| --- | --- |
| 1. 核对解释 携用物至患者床旁,核对患者信息、检验单、标本容器,解释操作目的、步骤、配合要点 | 操作前查对 |
| 2. 收集尿标本<br>(1)尿常规标本<br>    1)能自理的患者,给予标本容器,嘱其将晨起第一次尿留取30～50 ml于容器内送检 | 女性月经期不宜留取尿标本<br>晨尿浓度高,检验结果准确,尤其是做早孕诊断试验的患者<br>会阴部分泌物过多应清洁冲洗后再留取 |
|     2)行动不便的患者,协助使用便盆或尿壶,再收集标本于容器内 | 使用屏风,保护患者隐私,勿将卫生纸丢入便器内 |
|     3)留置导尿患者,于集尿袋下方引流口处打开夹子留取尿标本 | 婴儿或尿失禁患者可用尿套或尿袋协助收集 |
| (2)尿培养标本<br>    1)中段尿留取法<br>      ① 拉上屏风或床帘遮挡,协助患者取舒适卧位,放置便器<br>      ② 按导尿术清洁消毒外阴 | 防止细菌污染标本,消毒从上至下,由外至内,依次消毒,一次一个棉球 |

（续表）

| 操作步骤 | 要点说明 |
|---|---|
| ③ 嘱患者排尿,弃去前段尿,用试管夹夹住试管于酒精灯上消毒试管口,留取中段尿 5～10 ml,再次消毒试管口和盖子,盖紧试管,熄灭酒精灯。<br>④ 清洁外阴,协助患者穿好衣裤,整理床单位,清理用物<br>　2) 导尿术留置:按导尿术插入导尿管留取中段尿<br>(3) 12 小时或 24 小时尿标本<br>　1) 将标有患者姓名、床号、住院号的标签贴于集尿瓶上,注明留取尿液的起止时间。<br>　2) 留取 12 小时尿标本,嘱患者于试验前日 7 pm 排空尿液后开始留取尿液至次日晨 7 am 留取最后一次尿液;留取 24 小时尿标本,嘱病人于试验前日 7 am 排空膀胱后留取尿液至次日清晨 7 am 最有一次尿液,所有尿液倒入集尿瓶内<br>　3) 测 12 小时或 24 小时尿液总量,记录于检验单或标签上。混匀尿液后从中留取 40 ml 左右尿液用于检验,弃去余尿<br>　4) 清洁外阴,协助患者穿好衣裤,整理床单位,清理用物 | 严格无菌操作,留取标本时勿触及试管口<br>在患者膀胱充盈时留取,前段尿起到冲洗尿道作用<br><br><br><br><br>检查前膀胱内余尿,不应留取<br>集尿瓶应置于阴凉处,根据检验要求在患者留尿后加入防腐剂(表 13 - 5)<br>勿将卫生纸混入 |
| 3. 操作后处理<br>(1) 再次核对<br>(2) 协助患者取舒适卧位,整理床单位,按要求处理用物<br>(3) 洗手,签字记录<br>(4) 及时将标本和检验单送检 | 操作后查对<br><br><br>特殊标本注明采集时间,记录尿液色、质、量、味 |

【护理评价】

(1) 患者能理解采集尿标本的目的,能主动配合操作。

(2) 操作方法正确,标本采集正确规范,常用尿标本防腐剂用法见表 13 - 5。

表 13 - 5　常用尿标本防腐剂用法

| 防腐剂 | 作用 | 用法 | 临床应用 |
|---|---|---|---|
| 甲醛 | 防腐并固定尿中有机成分 | 每 30 ml 尿液加入 40% 甲醛 1 滴 | 艾迪计数(12 小时尿细胞计数)等 |
| 浓盐酸 | 使尿液在酸性环境中,防止尿液中激素被氧化 | 24 小时中加入 5～10 ml | 内分泌系统的检查,如 17 - 酮类固醇、17 - 羟类固醇等 |
| 甲苯 | 保持尿液中化学成分不变 | 每 100 ml 尿液加入 0.5%～1% 甲苯 2 ml,使之形成薄膜覆盖于尿液表面,防止细菌污染。如要测定尿中钾、钠、氯、肌酐、肌酸等则需加 10 ml | 尿蛋白定量、尿糖定量测定 |

## 任务三 粪便标本采集

粪便检验主要是了解患者消化系统功能,有无炎症、出血、感染等,协助疾病的诊断与治疗。临床常用粪标本分4种。①粪常规标本:用于检查粪便的颜色,性状、细胞等;②粪培养标本:用于细菌或真菌培养及药物敏感试验;③粪隐血标本:用于检查粪便内的微量血液;④粪寄生虫标本:用于检查粪便中的寄生虫、幼虫及虫卵计数。目前临床粪常规加隐血试验,作为粪便常规检查项目。

【护理目的】 正确留取粪标本以供检验。

【护理评估】

(1)患者的病情,意识状态,治疗情况,对采集痰标本的认知反应及配合程度等。

(2)患者是否有便意。

【护理计划】

1. 操作者准备 同"尿液标本采集"。

2. 患者准备 向患者及家属解释粪便标本采集的目的、方法、注意事项及配合要点,以取得病人的理解与配合,取舒适体位。

3. 用物准备 按需要准备粪标本容器(采集容器需贴上标有患者科室、姓名、性别、床号、住院号、检验项目和采集日期及时间的标签)、检验单、手消毒液、垃圾桶(生活及感染),清洁便盆、棉签或捡便匙,粪培养标本需另备无菌手套、无菌棉签、消毒便盆,寄生虫标本需备透明胶带或载玻片(查找蛲虫)。

4. 环境准备 环境清洁安静、屏风遮挡或拉上床帘。

【实施】 见表13-6。

表13-6 粪便标本采集操作步骤及要点说明

| 操作步骤 | 要点说明 |
| --- | --- |
| 1. 核对解释 携用物至患者床旁,核对病人信息、检验单、标本容器,解释操作目的、步骤、配合要点 | 操作前查对 |
| 2. 拉上床帘或屏风遮挡,嘱患者排尿 | 避免排便时大小便混合,影响结果 |
| 3. 收集粪便标本<br>(1)粪常规标本或隐血标本<br><br><br><br>1)嘱患者排便于清洁便盆内<br>2)用棉签或检便匙取中央部分或黏液脓血部分约5g,置于粪标本容器内<br>(2)粪培养标本<br>1)嘱患者排便于消毒便盆内<br><br>2)用无菌棉签或检便匙取中央部分或黏液脓血部分约5g,置于粪标本培养容器内 | 采集隐血标本时,嘱患者检查前3天禁食肉类、动物肝脏、血和含铁丰富的药物食物,以免假阳性<br>腹泻时水样便应盛于容器中送检<br><br><br><br>如患者无便意,用长无菌棉签蘸0.9%氯化钠溶液,由肛门插入6~7cm,顺一个方向轻轻旋转后退出,将棉签置于培养瓶,盖紧瓶盖送检<br>尽量多处取标本,提高检出率 |

（续表）

| 操作步骤 | 要点说明 |
|---|---|
| （3）粪寄生虫及虫卵标本<br><br>　1）检查寄生虫及虫卵：同粪常规标本留取<br>　2）检查蛲虫：嘱患者睡前或清晨未起床前，将透明胶带贴于肛周，取下将粘有虫卵的胶带面贴于载玻片上或将胶带对合，送检<br>　3）检查阿米巴原虫：将便器加温至接近人体温度，排便后连同便盆送检 | 如患者服用驱虫药或做血吸虫检查，应留取全部粪便<br>蛲虫常在午夜或清晨爬至肛门处产卵<br>必要时连续采集几天<br><br><br><br>保持阿米巴原虫的活动状态，因阿米巴原虫在低温环境下失去活力而难查到<br>及时送检，防止阿米巴原虫死亡 |
| 4. 操作后处理<br>　（1）再次核对<br>　（2）协助患者取舒适卧位，整理床单位，按要求处理用物<br>　（3）洗手，签字记录<br><br>　（4）及时将标本和检验单送检 | 操作后查对<br><br><br>特殊标本注明采集时间，记录粪便色、质、量、味 |

【护理评价】

（1）患者能理解采集粪便标本的目的，能主动配合操作。

（2）操作方法正确，标本采集正确规范。

## 任务四　痰标本采集

痰液检验主要是为了检测痰液中的微生物，了解患者呼吸系统状况，协助疾病的诊断与治疗。临床常用痰标本分 3 种。①痰常规标本：用于检查痰液的颜色，痰液中的细菌，虫卵或脱落癌细胞等；②痰培养标本：用于细菌或真菌培养及药物敏感试验；③24小时痰标本：用于检查 24 小时痰液的色、质、量或做浓缩结合杆菌检查。

【护理目的】　正确留取痰标本以供检验。

【护理评估】

（1）患者的病情，意识状态，治疗情况，对采集痰标本的认知反应及配合程度等。

（2）患者能否自行咳痰及是否使用辅助呼吸用具。

【护理计划】

1. 操作者准备　同"尿液标本采集"。

2. 病人准备　向患者及家属解释痰标本采集的目的、方法、注意事项及配合要点，以取得患者的理解与配合，取舒适体位。

3. 用物准备　按需要准备痰标本容器（采集容器需贴上标有病人科室、姓名、性别、床号、住院号、检验项目和采集日期及时间的标签）、检验单、手消毒液、垃圾桶（生活及感染),痰培养标本需另备无菌痰盒和漱口液,24小时痰标本需备大容量痰盒,必要时准备集痰器、无菌手套、负压吸引器。

4. 环境准备　环境清洁安静、光线充足,必要时屏风遮挡或拉上床帘。

【实施】　见表13-7。

表13-7　痰标本采集操作步骤及要点说明

| 操作步骤 | 要点说明 |
| --- | --- |
| 1. 核对解释　携用物至患者床旁,核对病人信息、检验单、标本容器,解释操作目的、步骤、配合要点 | 操作前查对 |
| 2. 收集痰标本<br>（1）痰常规标本<br>　　1）能自行咳痰者,嘱患者晨起后用清水漱口,深呼吸后用力咳出气管深处痰液进行留取 | 如痰液不易咳出,可进行生理盐水雾化,取合适位置,空心拳叩击胸背部后留取<br>查癌细胞应用10％甲醛或95％乙醇溶液固定痰液<br>不可将唾液、漱口水、鼻涕混入<br>清晨痰量及细菌较多,提高检出率 |
| 　　2）无力咳痰或不合作者,叩击背部使痰液松动后用集痰器连接负压进行吸痰收集痰液（图13-3） | 戴手套进行自我防护 |
| （2）痰培养标本<br>　　1）能自行咳痰者,嘱患者晨起后用漱口液漱口后清水漱口,深呼吸后用力咳出气管深处痰液进行留取 | 严格无菌操作,留取标本时勿触及痰盒口<br>需全部使用无菌物品 |
| 　　2）无力咳痰或不合作者,同痰常规标本留取。<br>（3）24小时痰标本<br>嘱患者7 am晨起后漱口后第一口痰起至次日晨7 am漱口留取最后一次痰液全部留于痰盒内 | 做痰量和分层检查时,应选无色广口瓶并放石炭酸防腐 |
| 3. 操作后处理<br>（1）再次核对<br>（2）协助患者取舒适卧位,整理床单位,按要求处理用物 | 操作后查对 |
| （3）洗手,签字记录<br>（4）及时将标本和检验单送检 | 观察并记录痰液色、质、量、味 |

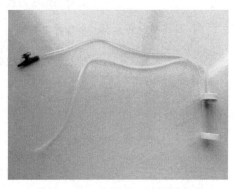

图13-3　一次性带吸痰管集痰器

【护理评价】

（1）患者能理解采集痰标本的目的，能主动配合操作。

（2）操作方法正确，标本采集正确规范。

## 任务五　咽拭子标本采集

咽拭子标本采集主要是为了留取鄂弓、咽部及扁桃体分泌物进行细菌培养或病毒分离，从正常菌群中分离出致病菌，用于诊断白喉、化脓性扁桃体炎、急性咽喉炎等。

【护理目的】　正确留取咽拭子标本以供检验。

【护理评估】

（1）患者的病情，意识状态，治疗情况，对咽拭子标本采集的认知反应及配合程度等。

（2）患者的进食时间。

【护理计划】

1. 操作者准备　同上述检查。

2. 患者准备　同上述检查。

3. 用物准备　按需要准备咽拭子培养管（采集容器需贴上标有患者科室、姓名、性别、床号、住院号、检验项目和采集日期及时间的标签）、检验单、手消毒液、垃圾桶（生活及感染）、酒精灯、火柴、压舌板。

4. 环境准备　环境清洁安静、光线充足，必要时屏风遮挡或拉上床帘。

【实施】　见表13-8。

表13-8　咽拭子标本采集操作步骤及要点说明

| 操作步骤 | 要点说明 |
| --- | --- |
| 1. 携用物至患者床旁，核对病人信息、检验单、标本容器，解释操作目的、步骤、配合要点 | 操作前查对 |
| 2. 点燃酒精灯，嘱患者张口，发"啊"音以暴露咽喉部 | 需进食2小时后方可采集，避免呕吐<br>必要时用压舌板轻压舌部 |
| 3. 用培养管内棉签擦拭鄂弓两侧，咽及扁桃体上分泌物 | 动作轻柔敏捷<br>做真菌培养时需在口腔溃疡面上采集<br>棉签勿触及其他部位造成污染 |
| 4. 在酒精灯上消毒试管口，将棉签插入试管，盖紧瓶塞 | 防止污染 |
| 5. 操作后处理 | |

（续表）

| 操作步骤 | 要点说明 |
| --- | --- |
| （1）再次核对<br>（2）协助患者取舒适卧位，整理床单位，按要求处理用物<br>（3）洗手，签字记录<br>（4）及时将标本和检验单送检 | 操作后查对 |

【评价】

（1）患者能理解采集咽拭子标本的目的，能主动配合操作。

（2）操作方法正确，标本采集正确规范。

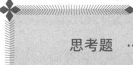

思考题 ·············································································

1. 标本采集的原则是什么？

2. 静脉采集血标本的注意事项有哪些？

# 第十四章　冷、热疗法

冷、热疗法是临床上常用的物理治疗方法,具有简单、经济、安全、有效的特点。作为冷、热疗法的实施者,护理人员应熟悉冷、热疗法的适用范围和影响因素,掌握正确的实施方法,观察患者的反应,并对治疗效果及时评价,以达到治疗目的。

## ▌项目一　冷、热疗法概述

### 案例导入

患者项先生,50 岁。下楼梯时不慎踏空,造成急性踝关节扭伤来医院就诊,现为伤后 2 小时,检查发现:踝关节肿胀,活动受限,X 线摄片检查无骨折。

### 分析提示

如果你作为当班护士,该为此患者当前应采取冷疗还是热疗,并思考正确实施的方法。

### 任务一　冷、热疗法的概念

冷、热疗法(cold and heat therapy)是利用低于或高于人体温度的物质作用于人体表面,通过神经传导引起皮肤和内脏器官血管的收缩和舒张,从而改变机体各系统体液循环和新陈代谢,达到降温、止痛、消炎、增进舒适感等目的。

任务二　冷、热疗法的原理及应用

　　温度感受器分为外周温度感受器和中枢温度感受器。外周温度感受器为游离神经末梢,包括冷觉感受器、温觉感受器。冷觉感受器位于真皮上层,温觉感受器位于真皮下层。冷觉感受器比较集中于躯干上部和四肢,且数量较温觉感受器多4～10倍,因此对刺激的反应,冷比热敏感。当温觉感受器及冷觉感受器受到强烈刺激时,痛觉感受器也会兴奋,使机体产生疼痛。

　　当皮肤感受器感受温度刺激后,神经末梢发出冲动,经传入神经纤维传到大脑皮质的感觉中枢,感觉中枢对冲动进行识别,再通过传出神经纤维发出指令,机体产生行动,所需时间仅0.01秒。当刺激强烈时,神经冲动可不经过大脑,只通过脊髓反射使整个反射过程更迅速,以免机体受损。

　　冷、热疗法分为干法(干冷及干热)和湿法(湿冷及湿热)两大类。湿法和干法(用热)比较,湿热法具有穿透力强、不易使患者皮肤干燥、体液丢失较少,且患者的主观感觉较好等特点;而干热法具有保温时间较长、较少浸软皮肤、烫伤危险性较少及患者更易耐受等特点。在临床护理工作中,应了解冷、热疗法的特点并正确实施,确保患者安全有效地应用冷、热疗法。

任务三　影响冷、热疗法效果的因素

　　1. 方式　水是一种良好的导体,其传导能力及渗透力比空气强。因此同样的温度,湿冷、湿热的效果优于干冷、干热。在临床应用中应根据病变部位和治疗要求进行选择。

　　2. 面积　冷、热疗法的效果与面积大小有关。应用面积大,则冷、热疗法效果就较强,反之,则较弱。但需注意作用面积越大,患者的耐受性越差,且易引起全身反应。如大面积冷疗,导致血管收缩,并且周围皮肤的血液分流至内脏血管,使患者血压升高,而大面积热疗,导致广泛性周围血管扩张,血压下降,若血压急剧下降,患者容易发生晕厥。

　　3. 温度　冷、热应用时的温度与体表的温度相差越大,机体对冷、热刺激的反应越强;反之,则越小。其次,环境温度也可影响冷、热效应,如室温过低,则散热快,热效应降低。

　　4. 时间　冷、热应用有一定的时间要求,在一定时间内其作用效应是随着时间的增加而增强,以达到最大的治疗效果。但如果时间过长,则会产生继发效应而抵消治疗效应,甚至还会引起不良反应,如冻伤、烫伤等。

　　5. 部位　冷、热反应的效果还与作用部位的皮肤厚度、血液循环等因素有关。如脚底、手心等区域皮肤较厚,对冷、热的耐受性大,冷、热疗法效果也较差;而躯体的皮肤较薄,对冷、热的敏感性强,冷、热疗法效果也较好。血液循环良好的部位,可增强冷、热应用的效果。不同深度的皮肤对冷、热反应也不同,皮肤浅层,冷觉感受器较温觉感受器浅表且数量也多,故浅层皮肤对冷较敏感。因此,临床上为高热患者物理降温时,应将冰袋、冰囊放置在患者的颈部、腋下、腹股沟等体表大血管流经处,以增加散热。

6. **个体差异** 年龄、性别、身体状况、居住习惯、肤色等差别影响冷、热治疗的效应。婴幼儿由于神经系统发育尚未成熟,对冷、热的适应能力有限;而老年人由于其功能减退,对冷、热刺激反应的敏感性降低,反应比较迟钝。女性比男性对冷、热刺激更敏感。意识障碍、血液循环障碍、血管硬化、感觉迟钝等患者,因其对冷、热的敏感性降低,要注意防止冻伤与烫伤。长期居住在热带地区者对热的耐受性较高,而长期居住在寒冷地区者对冷的耐受性较高。浅肤色比深肤色对冷、热的反应更强烈。

# 项目二 冷 疗 术

**案例导入**

　　患者戴某,男性,80岁。主诉腹痛、腹胀、恶心伴呕吐,体温＞39℃,B超检查显示化脓性胆管炎收治入院。作为责任护士,你将为患者选用何种物理降温方法?

**分析提示**

　　患者为高龄老人,在选用物理降温方法时应注意选择合适的方法,不仅要注意降温效果,还应考虑应用的安全性。

## 任务一 冷疗术的目的、适应证与禁忌证

1. **目的和适应证**

(1) 减轻局部充血或出血:冷疗可使局部血管收缩,毛细血管通透性降低,减轻局部充血;同时冷疗还可使血流速度减慢,血液的黏稠度增加,有利于血液凝固而控制出血。因而适用于局部软组织损伤的初期、扁桃体摘除术后、鼻出血等患者。

(2) 减轻疼痛:冷疗可抑制细胞的活动,减慢神经冲动的传导,降低神经末梢的敏感性而减轻疼痛。同时冷疗使血管收缩,毛细血管的通透性降低、渗出减少,减轻由于组织充血、肿胀而压迫神经末梢所导致的疼痛。适用于急性损伤初期、牙痛、烫伤等患者。

(3) 控制炎症扩散:冷疗可使局部血管收缩,血流量减慢、减少,降低细胞的新陈代谢和细菌的活力,从而限制炎症的扩散。适用于炎症早期的患者。

(4) 降低体温:冷直接与皮肤接触,通过传导与蒸发的物理作用,使体温降低。临床上常用于高热、中暑等患者。对脑外伤、脑缺氧的患者,可通过头部冷疗法降低脑细胞的代谢,减少脑细胞需氧量,以利于脑细胞功能的恢复。

2. 禁忌证

(1) 血液循环障碍:常见于大面积受损、全身微循环障碍、休克、周围血管病变、神经病变等患者,因循环不良,组织营养不足,若使用冷疗会进一步使血管收缩,加重血液循环障碍,导致局部组织缺血、缺氧而变性坏死。

(2) 慢性炎症或深部化脓病灶:因冷疗使局部血流减少,妨碍炎症的吸收。

(3) 组织损伤、破裂:冷疗可使血液循环减慢,不利于伤口愈合。对于大范围的组织损伤应绝对禁止。

(4) 对冷过敏:患者使用冷疗后可出现红斑、荨麻疹、关节疼痛、肌肉痉挛等过敏症状。

(5) 冷疗的禁忌部位

1) 枕后、耳郭、阴囊处:易引起冻伤。

2) 心前区:易引起反射性心率减慢、心房或心室纤颤、房室传导阻滞。

3) 腹部:易引起胃部痉挛、腹泻。

4) 足底:易引起反射性末梢血管收缩,影响散热或引起一过性冠状动脉收缩。

(6) 慎用:昏迷、感觉异常、年老体弱者应慎用。

## 任务二 常用冷疗术

冷疗法是用低于人体温度的物质,作用于机体的局部或全身,以达到止血、退热、消炎和止痛的治疗方法。根据冷疗面积及方式,冷疗法可分为局部冷疗法和全身冷疗法。局部冷疗法包括使用冰袋、冰囊、冰帽、冷湿敷法和化学制冷袋等;全身冷疗法包括温水擦浴、乙醇擦浴、冰盐水灌肠等。

### 一、局部冷疗术

#### (一) 冰袋的使用

【护理目的】 降低体温、减轻局部充血肿胀,限制炎症的扩散,减轻疼痛。

【护理评估】

(1) 患者的年龄、病情、体温、治疗情况。

(2) 患者活动能力,合作程度。

(3) 患者局部皮肤状况,如温度、颜色、硬结、炎症;有无感觉障碍及对冷过敏等。

【护理计划】

1. 操作者准备 通过评估提出实施过程中潜在的护理问题,做好相应的护理措施。操作者自身仪表规范准备,洗手、戴口罩。

2. 患者准备 向患者或家属解释使用冰袋的目的、方法、配合要点和注意事项,以取得患者的理解与配合,保持情绪稳定、体位舒适。

3. 用物准备 治疗盘内备冰袋或冰囊(图 14 - 1)、帆布袋、布套、毛巾、冰块、布袋、木槌、脸盆。

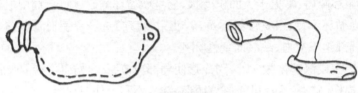

图 14-1 冰袋、冰囊

4. 环境准备 病室安静整洁、光线充足、温度适宜,酌情关闭门窗或拉上围帘,避免对流风直吹患者。

【实施】(以冰袋为例) 见表 14-1。

表 14-1 冰袋使用操作步骤及要点说明

| 操作步骤 | 要点说明 |
|---|---|
| 1. 准备冰袋<br>(1) 备冰:冰块装入帆布袋,木槌敲碎成小块,放入盆内用水冲去棱角<br>(2) 装袋:将小冰块装袋 1/2～2/3 满<br>(3) 驱气:排出冰袋内空气并夹紧袋口<br>(4) 检查:毛巾擦干,倒提,检查<br>(5) 加套:将冰袋装入布套 | 避免棱角引起患者不适及损坏冰袋<br><br>便于冰袋与皮肤接触<br>空气会加速冰的融化<br>检查冰袋有无破损、漏水<br>避免冰袋与患者皮肤直接接触,还可吸附冷凝水 |
| 2. 核对解释 携用物至患者旁,核对姓名,住院患者还须核对床号、腕带,并做好解释 | 确认患者 |
| 3. 放置部位<br>(1) 高热降温:冰袋置于前额、头顶部和体表大血管流经处(颈部两侧、腋窝、腹股沟等部位)<br>(2) 扁桃体摘除术后将冰袋置于颈前颌下 | 禁忌部位:枕后、耳郭、阴囊、心前区、腹部、足底 |
| 4. 放置时间＜30 分钟 | 以防止产生继发性效应 |
| 5. 观察 效果与反应 | 随时观察、检查冰袋是否夹紧,有无漏水<br>冰块融化后应及时更换,保持布袋干燥<br>观察用冷部位局部情况,皮肤色泽,防止冻伤<br>倾听患者主诉,有异常立即停止使用冷疗法<br>如用于降温,冰袋使用后 30 分钟需测体温,并将体温记录于体温单 |
| 6. 安置患者 | 撤冰袋,整理床单位,交代注意事项,患者取舒适体位 |
| 7. 用物处理 | 倒空袋内冰水,倒挂晾干,吹气入袋,夹紧袋口备用;布袋洗净备用 |
| 8. 洗手,脱口罩 | |
| 9. 记录 | 记录使用部位、时间、效果、反应,以便于评估 |

【护理评价】

（1）患者能理解使用冰袋的目的、作用与配合要点。

（2）患者舒适、安全、有效，达到治疗目的。

### （二）冰帽或冰槽的使用

【护理目的】 头部降温，防止脑水肿，减轻脑细胞损害。

【护理评估】

（1）患者的年龄、病情、意识、头部状况、治疗情况。

（2）患者合作程度。

【护理计划】

1. 操作者准备 同上述准备。

2. 患者准备 同上述准备。

3. 用物准备 冰帽或冰槽（图 14-2）、冰块、帆布袋、木槌、脸盆、棉花、海绵、水桶、肛表。若冰槽降温备不脱脂棉球及凡士林纱布。

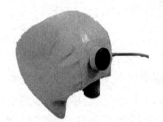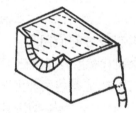

图 14-2 冰帽、冰槽

4. 环境准备 室温适宜，必要时关闭门窗或拉上围帘，避免对流风直吹患者。

【实施】 见表 14-2。

表 14-2 冰帽和冰槽的使用操作步骤及要点说明

| 操作步骤 | 要点说明 |
| --- | --- |
| 1. 备冰同冰袋法，将冰块装入冰帽或冰槽 | |
| 2. 携用物至患者旁，核对姓名，住院患者还须核对床号、腕带，并做好解释 | 确认患者 |
| 3. 降温<br>（1）冰帽降温：将患者头部置于其中，后颈部和耳廓用海绵保护，排水管放水桶内<br>（2）冰槽降温：双耳用不脱脂棉球塞紧，双眼覆盖凡士林纱布 | 防止枕后、外耳冻伤<br><br>防止冰水流入耳内及保护角膜<br>冰帽或冰槽内的冰块融化后，应及时更换或添加 |
| 4. 放置时间＜30 分钟 | 以防产生继发效应<br>如需连续使用，中间必须间隔 1 小时 |

(续表)

| 操作步骤 | 要点说明 |
| --- | --- |
| 5. 观察效果与反应 | 观察局部皮肤色泽,若耳郭出现青紫、麻木应立即停止冷疗<br>监测肛温,维持肛温在 33℃ 左右,不得＜30℃,以防心室纤颤等并发症出现<br>倾听患者主诉,有异常立即停止使用 |
| 6. 安置患者 | 撤冰帽或冰槽,整理床单位,交代注意事项,患者取舒适体位 |
| 7. 物品处理 | 冰帽处理同冰袋法,冰槽将冰水倒空以备用 |
| 8. 洗手,脱口罩 | |
| 9. 记录时间、效果、反应 | 便于评价 |

【护理评价】

(1) 患者能理解使用冰袋的目的、作用与配合要点。

(2) 患者舒适、安全、有效,达到治疗目的。

### (三) 化学制冷袋的使用

化学制冷袋可代替冰袋,具有无毒、无味、富有弹性,使用方便的特点。化学制冷袋有两种:①一次性的,它是将两种化学制剂分成两个部分装在特制密封的聚乙烯塑料袋

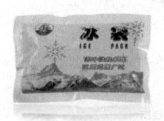

图 14-3　化学制冷袋

内,使用时将两种化学制剂充分混合便可使用。在使用过程中,需观察有无破损、漏液现象,以防损伤皮肤。②可反复使用,又称超级冷袋,其主要内容物为聚丙烯酸钠,是一种可代替冰作为热交换载体传递热量的冷冻介质。将其放入冰箱内 4 小时,其内容物由凝胶状态变为固态,使用时取出,在常温下吸热,又由固态变为凝胶状态(可逆过程)。使用后,冷袋外壁用消毒液擦拭,置冰箱内,可再次使用(图 14-3)。

## 二、全身冷疗术

### (一) 温水或乙醇擦浴

【目的】　为高热患者降温。利用挥发作用,吸收和带走机体大量的热,从而达到散热降温的目的。乙醇还具有刺激皮肤血管扩张的作用,因此其散热能力更强。

【护理评估】

(1) 患者的年龄、病情、体温、治疗情况。患者意识状态、活动能力,合作程度。

(2) 患者局部皮肤状况,如温度、炎症、破损等;有无感觉障碍及有无乙醇过敏史。

【护理计划】

1. 操作者准备　同上述准备。

2. 患者准备　同上述准备。

3. 用物准备　盆内放置 32～34℃温水,2/3 满,或治疗碗内放置 30℃25％～30％乙醇 200～300 ml,小毛巾、大毛巾、冰袋(套布套)、热水袋(套布袋),必要时备清洁衣裤、便器及屏风。

4. 环境准备　病室安静整洁,光线充足,关闭门窗,调节室温,拉上围帘,劝退异性家属。

【实施】　见表 14－3。

表 14－3　温水或乙醇擦浴操作步骤及要点说明

| 操作步骤 | 要点说明 |
|---|---|
| 1. 携用物至患者旁,核对姓名,住院患者还须核对床号、腕带,并做好解释 | 向患者解释操作的目的、过程,以取得配合<br>嘱患者排空膀胱 |
| 2. 拉围帘或屏风遮挡,松盖被 | 按需给予便器 |
| 3. 患者头部置冰袋,足底部置热水袋 | 以助降温并防止头部充血而致头痛<br>促进足底血管扩张而减轻头部充血,并使患者感到舒适 |
| 4. 协助患者脱去近侧衣袖,松裤带,露出近侧上肢及胸部,下垫大毛巾 | |
| 5. 将小毛巾浸入温水或乙醇中,拧至半干,手套式缠于手上,以离心方向进行擦拭,擦毕用大毛巾拭干皮肤(依次擦拭左上肢、背腰部、右上肢、穿衣、脱裤、擦拭两下肢、穿裤) | 顺序:<br>两上肢:①颈外侧→肩部→上臂外侧→前臂外侧→手背;②侧胸→腋窝→上臂内侧→手心<br>背腰部:背部→腰部→臀部,协助穿衣,脱裤<br>两下肢:①髂骨→下肢外侧→足背;②腹股沟→下肢内侧→内踝;③臀下→大腿后侧→腘窝→足跟,协助穿裤 |
| 6. 擦拭时间 | 每侧(四肢,背腰部)3 分钟,全过程 20 分钟内<br>擦浴至体表大血管分布处时,如腋窝、肘窝、手心、腹股沟、腘窝处应稍用力并延长停留时间,以促进散热 |
| 7. 观察效果与反应 | 禁擦胸前区、腹部、后颈及足底<br>乙醇擦浴禁用于新生儿及血液病患者<br>若体温＜39℃,取下冰袋<br>观察患者有无寒战、面色苍白,脉搏和呼吸异常。若有异常,立即停止拭浴,及时处理 |
| 8. 安置患者 | 擦浴后 30 分钟测量体温 |
| 9. 物品处理 | 分类放置、统一处理 |
| 10. 洗手,脱口罩 | |
| 11. 测量体温并记录 | 记录时间、效果、反应,以便于评价 |

【护理评价】
(1) 患者能理解温水或乙醇擦浴的目的、作用与配合要点。

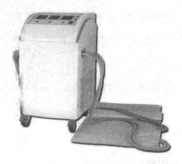

图 14-4　冰毯机

（2）患者舒适、安全、有效，达到治疗目的。

（二）冰毯机降温法

冰毯机降温法是利用半导体制冷原理，将水箱内蒸馏水冷却后通过主机与冰毯内的水进行循环交换，促使与毯面接触的皮肤进行散热，以达到降温的目的。冰毯机全身降温法分为单纯降温法及亚低温治疗法两种。前者适用于高热及其他降温效果不佳的患者，后者适用于重型颅脑损伤患者。使用时，在毯面上覆盖中单，协助患者脱去上衣，整个背部贴于冰毯上，设置肛温范围，冰毯机上连有肛温传感器，可根据肛温变化自动切换"制冷"开关。冰毯机使用过程中应注意监测肛温、传感器是否固定在肛门内、水槽内水量是否足够等（图14-4）。

# 项目三　热　疗　术

## 案例导入

　　患者李某，男性，60岁。1周前搬重物时不慎扭伤腰背部，现仍主诉腰部局部疼痛，且活动受限。目前应该指导患者如何进行正确的热疗术？

## 分析提示

　　采取热疗术前应对患者全身和局部的情况进行评估，注意患者的舒适度、安全性和有效性。

　　热疗法是一种利用高于人体温度的物质，作用于机体的局部或全身，以达到促进血液循环、消炎、解痉和解除疲劳的目的。

## 任务一　热疗术的目的、适应证与禁忌证

【目的和适应证】

1. 促进炎症的消散和局限　热疗可使局部血管扩张，血液循环加速，促进组织中毒素、废物的排出。同时白细胞数量的增多，吞噬能力增强和新陈代谢增加，使机体局部或全身的抵抗力和修复力增强。因此炎症早期运用热疗术，可促进炎性渗出物吸收与消散，炎症后期运用，可促进白细胞释放蛋白溶解酶，溶解坏死组织，使炎症局限。适用于睑腺炎（麦粒肿）、乳腺炎等患者。

2. 减轻疼痛　热疗可降低痛觉神经兴奋性,改善血液循环,加速组胺等致痛物质的排出,加快炎性渗出物的吸收,消除水肿以解除对局部神经末梢的压力,因而可减轻疼痛。同时热疗可使肌肉松弛,增强结缔组织伸展性,增加关节的活动范围,减轻肌肉痉挛、僵硬、强直。适用于腰肌劳损、肾绞痛、胃肠痉挛等患者。

3. 减轻深部组织充血　热疗使皮肤血管扩张,使平时大量呈闭锁状态的动静脉吻合支开放,皮肤血流量增多。由于全身循环血量重新分布,因而减轻深部组织的充血。

4. 保暖与舒适　热疗可使局部血管扩张,促进血液循环,使患者感到温暖、舒适。适用于年老体弱、早产儿、末梢循环不良等患者。

【禁忌证】

1. 急腹症未明确诊断者　热疗虽能减轻疼痛,但可能会掩盖病情真相,贻误诊断和治疗。

2. 面部危险三角区的感染　该处血管丰富,面部静脉无静脉瓣,且与颅内海绵窦相通。该部位使用热疗后血流速度加快,易导致细菌和毒素进入血液循环,促进炎症扩散,造成严重的颅内感染。

3. 软组织损伤或扭伤的初期(48小时内)　热疗可促进血液循环,增加血管通透性,加重皮下出血、肿胀、疼痛。

4. 各种脏器出血　热疗可使局部血管扩张,增加脏器的血流量和血管通透性而加重出血。

5. 其他

(1) 心、肝、肾功能不全者:大面积热疗使皮肤血管扩张,减少对内脏器官的血液供应从而加重病情。

(2) 皮肤湿疹:热疗可加重皮肤受损,还会增加患者的瘙痒等不适感。

(3) 急性炎症:热疗可使局部温度升高,导致细菌繁殖及分泌物增多,加重病情。如牙龈炎、中耳炎、结膜炎。

(4) 孕妇:热疗可影响胎儿的生长。

(5) 金属移植物部位:金属是热的良好导体,用热易造成烫伤。

(6) 麻痹、感觉异常、意识不清者使用热疗时应加强看护,防止烫伤。

## 任务二　常用热疗术

### 一、干热术(热水袋的使用)

【护理目的】　解痉、镇痛、保暖、舒适。

【护理评估】

(1) 患者的年龄、病情、体温、意识、治疗情况。

(2) 患者的活动能力,合作程度。

（3）患者局部皮肤状况,如温度、颜色、伤口;有无感觉障碍及对热的敏感性和耐受程度。

【护理计划】

1. 操作者准备　同上述准备。

2. 患者准备　同上述准备。

3. 用物准备　备热水袋及布套、水温计、毛巾、热水。

4. 环境准备　病室安静整洁,光线充足,室温适宜,酌情关闭门窗或拉上围帘,避免对流风直吹患者。

【实施】　见表14-4。

表14-4　热水袋的使用操作步骤及要点说明

| 操作步骤 | 要点说明 |
|---|---|
| 1. 携用物至患者旁、核对姓名、床号、腕带,并做好解释 | 确认患者,向患者告知使用热水袋的目的、方法、并发症,以及使用时的注意事项,以取得配合 |
| 2. 备水、测温 | 成人60~70℃,意识不清或精神障碍者、老人、婴幼儿、感觉迟钝,循环不良等患者,水温应低于50℃ |
| 3. 备热水袋<br>（1）灌袋:平放热水袋,去塞,左手持热水袋边缘,热水灌至1/2~2/3容量<br>（2）驱气:热水袋平放,驱尽袋中空气并拧紧筛子<br>（3）检查:用毛巾擦干热水袋,倒提,检查有无漏水<br>（4）加套:将热水袋装入布套 | 边灌边提高热水袋,使水不至溢出<br>灌水过多,热水袋会过度膨胀,舒适感下降<br>以防影响热传导<br>检查热水袋有无破损,以防漏水<br>可避免热水袋与患者皮肤直接接触,增进舒适感 |
| 4. 放置热水袋至所需部位,袋口朝向身体外侧 | 避免烫伤 |
| 5. 时间 | 热水袋用于解痉、镇痛时,<30分钟;用于保暖时,应保持水温 |
| 6. 观察效果与反应 | 悬挂热水袋使用标志<br>经常巡视并询问患者的感受,发现皮肤潮红或感觉疼痛,立即停止使用,给予相应的处理,并做好记录<br>观察患者的体温,四肢末梢循环及局部皮肤的颜色。记录热水袋启用时间、水温、异常及处理措施和效果使用热水袋时,护士应严格交接班 |
| 7. 安置患者 | 撤冰袋,整理床单位,交代注意事项,患者取舒适体位 |
| 8. 物品处理 | 倒空热水,倒挂晾干,吹气入袋,旋紧筛子,放阴凉处;布袋洗净备用 |
| 9. 洗手,脱口罩 | |
| 10. 记录 | 记录使用部位、时间、效果、反应,以便于评价 |

【护理评价】

(1) 患者能理解使用热水袋的目的、作用与配合要点。

(2) 患者舒适、安全、有效,达到治疗目的。

## 二、湿热术

### (一) 热湿敷

【护理目的】　解痉、消炎、消肿、止痛。

【护理评估】

(1) 患者的年龄、病情、意识、治疗情况。

(2) 患者的活动能力,合作程度。

(3) 患者局部皮肤状况,有无伤口、感觉障碍及对热的敏感性和耐受程度。

【护理计划】

1. 操作者准备　同上述准备。

2. 病人准备　同上述准备。

3. 用物准备　长钳2把、敷布2块、凡士林、纱布、棉签、弯盘、橡胶单、治疗巾、棉垫、水温计、脸盆内盛放热水、热水瓶或热源。必要时备大毛巾、热水袋、屏风,有伤口者需备换药用物。

4. 环境准备　病室安静整洁,光线充足,室温适宜,酌情关闭门窗或拉上围帘,避免对流风直吹患者。

【实施】　见表14-5。

表14-5　热湿敷操作步骤及要点说明

| 操作步骤 | 要点说明 |
| --- | --- |
| 1. 核对解释　携用物至患者旁,核对姓名、床号、腕带,并做好解释 | 确认患者,向患者告知使用热湿敷的目的、方法以及使用时的注意事项,以取得配合 |
| 2. 患者准备　暴露患处,在受敷部位下垫橡胶单和治疗单,受敷处涂上凡士林,盖纱布 | 保护皮肤及床单位 |
| 3. 热湿敷<br>(1) 敷布浸入热水中,长钳夹起拧至半干<br>(2) 抖开,折叠敷布敷于患处,上盖棉垫<br><br>(3) 每3~5分钟更换一次敷布,持续15~20分钟 | 水温为50~60℃,拧至不滴水为度,放在手腕掌侧试温,以不烫手为宜<br>可用热源或及时更换盆内热水维持水温,若患者感觉过热,可掀起敷布一角散热<br>以防发生继发效应 |
| 4. 观察效果与反应 | 观察局部皮肤颜色,全身情况,以防烫伤<br>若热敷部位有伤口,需按无菌技术进行操作,热敷后按外科换药法处理伤口<br>面部热敷者,应间隔30分钟方可外出,以防感冒 |

（续表）

| 操作步骤 | 要点说明 |
|---|---|
| 5. 安置患者 | 整理床单位,患者取舒适体位 |
| 6. 物品处理 | 分类放置、统一处理 |
| 7. 洗手,脱口罩 | |
| 8. 记录 | 记录部位、时间、效果、反应,以便于评价 |

【护理评价】

(1) 患者舒适、安全、有效,达到治疗目的。

(2) 护患沟通良好,患者理解配合。

### （二）热水坐浴

【护理目的】　消炎、消肿、止痛,用于会阴部、肛门疾病及手术后。

【护理评估】

(1) 患者年龄、病情、意识、治疗情况。

(2) 患者局部皮肤状况,有无伤口、感觉障碍等。

(3) 患者活动能力及合作程度。

【护理计划】

1. 操作者准备　同上述准备。

2. 患者准备　向患者或家属解释热水坐浴的目的、方法、配合要点和注意事项,以取得患者的配合。

3. 用物准备　坐浴椅(图 14 - 5)、消毒坐浴盆、热水瓶、水温计、药液(遵医嘱)、毛巾、无菌纱布。必要时备屏风、换药用物。

4. 环境准备　病室安静整洁,光线充足,室温适宜,酌情关闭门窗或拉上围帘。

【实施】　见表 14 - 6。

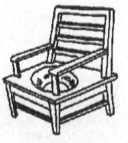

图 14 - 5　坐浴椅

表 14 - 6　热水坐浴操作步骤及要点说明

| 操作步骤 | 要点说明 |
|---|---|
| 1. 核对解释　携用物至患者旁,核对姓名、床号、腕带,并做好解释 | 确认患者,向患者告知使用热水坐浴的目的、方法及使用时的注意事项,以取得配合<br>嘱患者排空大小便 |
| 2. 配药、调温<br>(1) 配置药液置于坐浴盆内 1/2 满<br>(2) 水温 40~45℃ | 坐浴盆置于坐浴椅 |
| 3. 坐浴<br>(1) 围帘或屏风遮挡,暴露患处<br>(2) 协助患者脱裤至膝部,取坐姿 | 保护患者隐私 |

（续表）

| 操作步骤 | 要点说明 |
|---|---|
| （3）用纱布蘸拭,使臀部皮肤适应水温后再坐入浴盆中,持续 15～20 分钟 | 适应水温,避免烫伤<br>臀部完全浸入水肿<br>随时调节水温,尤其冬季应注意室温与保暖,防止患者着凉 |
| 4. 观察效果与反应 | 注意观察面色、脉搏、呼吸,倾听患者主诉,有异常应停止坐浴<br>坐浴部位若有伤口,须按无菌技术进行操作;坐浴后按外科换药法处理伤口<br>女性患者经期、妊娠后期、产后 2 周内、阴道出血和盆腔急性炎症不宜坐浴,以免引起感染 |
| 5. 安置患者 | 坐浴毕用纱布擦干臀部,协助穿裤子,卧床休息 |
| 6. 物品处理 | 分类放置、统一处理 |
| 7. 洗手,脱口罩 | |
| 8. 记录 | 记录药液、时间、效果、反应,以便于评价 |

【护理评价】

（1）患者舒适、安全、有效,达到治疗目的。

（2）护患沟通良好,患者理解配合。

　　思考题 •••••••••••••••••••••••••••••••••••••••••••••••••••

　　1. 试述温水擦浴的目的和评估要点。

　　2. 试述热序术的目的和禁忌证。

# 第十五章　病情观察和危重患者的抢救与护理

**学习目标**

1. 识记病情观察的主要内容与要求。
2. 识记心搏骤停的主要判定依据。
3. 识记洗胃的目的、适应证及禁忌证，以及心肺复苏术、洗胃术的主要步骤与方法。
4. 理解解释病情观察、嗜睡、意识模糊、昏睡、昏迷的概念，以及危重患者的护理要点。
5. 学会应用在规定时间内在模拟患者身上独立完成基础生命支持技术的实施。
6. 学会应用为敌敌畏、乐果、敌百虫、安眠药、灭鼠药、氰化物中毒的患者提供适当的洗胃液，并能在模拟患者身上正确实施洗胃术。

病情观察(clinical observation)是护士在护理工作中运用各种感觉器官及借助辅助工具，有目的、有计划地收集患者病情资料的过程。病情观察是临床护理工作的一项重要内容，也是临床护士必须掌握的核心技能之一。护士及时、全面、准确地观察病情可为协助医生诊治疾病、正确实施护理干预、有效促进患者康复提供有力依据。护士应熟悉病情观察的内容和要求，不断努力培养并提升主动观察病情的意识和能力。

危重患者(critical patient)是指病情严重、病情变化快、随时有生命危险的患者，抢救危重患者是临床医疗护理工作的重要内容，及时、有效的抢救对保障患者生命及生存质量十分重要。护士必须熟悉抢救工作的组织与实施，熟练掌握常见的抢救技术，并全面、细致地做好危重患者的身心整体护理。

## ▋项目一　病 情 观 察

**案例导入**

患者李某，男性，41 岁。因车祸致头部、四肢等多处受伤，由 120 急救中心送入医院急诊室，检查发现患者右下肢伤口出血，右侧头部有血迹。作为接诊护士，应如何处理？

**分析提示**

病情观察是抢救急诊危重症患者的重要内容,对多发伤急诊患者,护士应主动、细致地观察其病情变化,据此及时、准确地判断患者病情进展,和医生一起合作,积极、主动地制订诊疗护理计划,快速、准确地采取应对措施,以抢救患者生命。

## 任务一 病情观察的目的与要求

【病情观察的目的】

1. 为疾病诊断、治疗和护理提供依据 疾病对机体的损害达到一定程度后,机体便会产生一定的反应,并以一定形式表现出来。护理人员可以通过这些表现及其发展过程的观察和综合分析,为明确疾病诊断、确定治疗方案、制订护理计划提供依据。

2. 及时发现病情变化 患者在接受疾病的诊治过程中有可能会出现病情突变或发生各种并发症,护士应严密观察,及时发现病情变化,和医生协作,采取积极的治疗护理措施以使患者转危为安。

3. 预测疾病的发展趋势和转归 及时、准确的病情观察,有助于预测疾病的发展趋势和可能转归。如护士观察到患者在原有症状基础上又出现新的症状,常提示病情进展。

4. 了解治疗效果和用药反应 在疾病诊治过程中,护士需对治疗方案的效果、用药后反应等进行主动、细致地观察。如护士观察用药后反应可为治疗用药使用的合理性及是否需要调整提供依据。

【病情观察的要求】

1. 及时、主动地观察病情 观察病情是护士的基本职责,护士需主动利用一切机会做观察病情的有心人,及时发现病情变化。护士应经常巡视病房并与患者多沟通,养成在实施护理措施的同时及时、主动观察病情的习惯。

2. 准确、细致地观察病情 护士需努力学习护理知识和技能,努力提高自身专业能力,培养准确、细致观察病情的能力。护士要善于从细微处及时、准确地发现患者的病情变化,如护士观察到术后患者出冷汗,继而发现患者脉搏加速,需考虑术后出血性休克的可能。同时,病情观察常可受多种因素的干扰,如患者个性特征、耐受力、环境等,护士要善于鉴别影响因素,排除干扰,获取正确的观察结果。

3. 重点观察、全面兼顾 护士观察病情既要抓住重点又要兼顾全面。护士应熟悉每位患者的病情和当前治疗护理主要措施,根据不同的患者、不同的病情、不同的环境等确定不同的重点观察对象和重点观察内容。同时,要注意对重点观察对象的病情全过程及其重点观察内容进行全面、细致的观察,如对腹泻患者要全面观察腹泻出现的时间,大便的次数、性状、颜色、量及其伴随症状等。

4. 准确记录观察结果　护士应及时、准确地记录病情观察结果,能用计量单位表示的要用具体数量表示,如体温、尿量等,不能量化的要表达准确,如面色苍白、呼吸困难等。

5. 积极采取措施处置病情变化　护士发现患者病情变化时要及时通知有关人员并进行积极处理,同时作好后续的处理效果观察,并重点扼要地进行交班。

(1) 一般病情变化的处理:护士可在职责范围内给予适当处理以减轻或解除患者的痛苦,同时应将经过以口头或书面的形式详细记录并告知医生,也可先告知医生再作处理。如普通高热患者可先给予物理降温;一般术后患者夜间发生尿潴留时,可让患者听流水声或用温水冲洗尿道口,诱导排尿。需要注意的是,护士对一般病情变化及其处理都应进行详细记录,并作好后续的处理效果观察。

(2) 重要病情变化的处理:当发现患者病情恶化或有严重并发症征象或先兆时,如消化道溃疡患者排出黑便,心脏病患者出现呼吸困难等,护士应及时告知医生,同时继续严密观察病情,安抚患者情绪,并给予积极处理,如给氧、建立静脉通道、准备急救用品等。

(3) 紧急病情变化的处理:如发现患者突然发生心搏骤停或呼吸停止等紧急病情变化时,护士应当机立断采取必要的应急措施,如给氧、胸外心脏按压、人工呼吸等,同时设法通知医生,待医生到达后,按医嘱配合医生进行抢救。

### ⊠ 反馈与思考

护士立即对患者实施严密的病情观察,及时发现患者病情变化,准确掌握患者病情进展,协助医生一起抢救患者生命。护士应重点观察患者的哪些病情变化?

## 任务二　病情观察的内容

### 一、一般情况的观察

1. 发育　通常以年龄、智力和体格成长状态(身高、胸围、体重及第二性征等)之间的关系来判断。发育正常时,年龄与体格成长状态之间的关系是平衡的。发育受遗传、内分泌、营养代谢、体育锻炼等内外因素的影响。如在发育成熟前垂体前叶功能亢进,体格可异常高大称为巨人症;若在发育成熟后,则为肢端肥大症;若垂体功能减退,则体格可异常矮小,称为侏儒症。

2. 营养　营养状态是根据皮肤、毛发、皮下脂肪、肌肉等的发育情况综合判断的,也可通过测量一定时间内体重的变化来观察营养状况。良好的营养状态包括黏膜红润,皮肤光泽、弹性良好,皮下脂肪丰满而有弹性,肌肉结实,指甲、毛发润泽,肋间隙及锁骨上窝平坦,肩胛部和股部肌肉丰满。临床常见的营养异常状态包括营养不良(体重低于标准体重的 10%)和肥胖(体重超过标准体重的 20% 以上)。成人标准体重估算可参考公式：身高(cm)－105＝体重(kg)。

此外，国际上常用体质指数(body mass index，BMI)来衡量成人的胖瘦程度，是用体重公斤数除以身高米数平方得出的数字，正常值为 19.8～24.2。

3. 表情与面容　健康人表情自然、神态安怡，而患者由于病痛困扰常可出现特征性病态面容与表情。常见的特征性病态面容包括以下几种。

(1) 急性面容：两颊潮红，兴奋不安，鼻翼扇动，口唇疱疹，表情痛苦，见于急性热病，如大叶性肺炎、疟疾等患者。

(2) 慢性病容：面容憔悴，面色灰暗或苍白，目光暗淡，见于慢性消耗性疾病，如恶性肿瘤、肝硬化、尿毒症等患者。

(3) 贫血面容：面色苍白，唇舌色淡，表情疲惫乏力，见于各种贫血患者。

(4) 甲亢面容：面容惊愕，眼裂增大，眼球凸出，目光闪烁，兴奋，烦躁，见于甲状腺功能亢进患者。

(5) 病危面容：面容枯槁，面色苍白或铅灰，表情淡漠，目光无神，眼眶凹陷，鼻骨峭耸，见于大出血、严重休克、脱水、急性腹膜炎等患者。

4. 姿势和体位　姿势是指举止的状态，体位是指患者在卧位时所处的状态。患者的姿势和体位与疾病、治疗、护理有关。如极度衰竭或意识丧失的患者常呈被动卧位；支气管哮喘发作患者常采取强迫坐位；发绀型先天性心脏病患者往往在步行不远，或其他活动的进程中采取蹲距体位以缓解呼吸困难和心悸等症状。

5. 步态　即走动时所表现的姿态。某些特殊的步态常是一些疾病的特征性的表现。如佝偻病、进行性肌营养不良或双侧先天性髋关节脱位等患者可出现蹒跚步态(鸭步)；小脑疾患、乙醇中毒或巴比妥中毒患者可出现醉酒步态。此外，步态突然改变可能是病情变化的重要征兆，如高血压患者突然出现跛行，需考虑发生脑血管意外的可能。

6. 皮肤、黏膜　观察其弹性、颜色、温度、湿度及有无皮疹、出血、水肿等情况，常可反映身体的某些疾病。如贫血患者皮肤苍白，休克患者皮肤常苍白湿冷，肝胆疾病患者常有皮肤、巩膜黄染，出血性疾病患者皮肤、黏膜常有紫癜、斑点，脱水患者常出现皮肤干燥且弹性减低，肾脏疾病患者常可见全身水肿，而右心衰竭患者则可出现下肢水肿等。

## 二、生命体征的观察

生命体征的观察包括对体温、脉搏、呼吸和血压的观察(见第八章)。

## 三、意识和瞳孔的观察

1. 意识　是大脑高级神经中枢功能活动的综合表现，即对内外环境的知觉状态。意识障碍(disturbance of consciousness)是指个体对自身和环境的感知发生障碍的一种状态，常表现为对自身及外环境的认识和记忆、思维、定向力、知觉、情感等精神活动不同程度的异常改变。意识障碍是病情危重的表现，一般可分为以下几种表现。

（1）嗜睡（somnolence）：最轻的意识障碍，患者持续地处于睡眠状态，能被语言或轻度刺激唤醒，醒后能正确、简单而缓慢地回答问题和做出各种反应，刺激去除后很快又入睡。

（2）意识模糊（confusion）：意识水平轻度下降，患者对周围环境漠不关心，答话简短迟钝，表情淡漠，思维和语言不连贯，对时间、地点、人物的定向力完全或部分发生障碍；可有错觉、幻觉、躁动不安、谵妄或精神错乱等。

（3）昏睡（stupor）：患者处于熟睡状态，不易唤醒，经强刺激可被唤醒，醒后答话含糊或答非所问，刺激停止后又进入熟睡。

（4）昏迷（coma）：严重的意识障碍，按其程度又可分为以下几种。

1）轻度昏迷：意识大部分丧失，无自主运动，对周围事物及声、光刺激无反应，对强烈刺激（如压迫眶上缘）可有痛苦表情及躲避反应。角膜反射、瞳孔对光反射、吞咽反射、眼球运动等可存在。生命体征一般无改变，可有大小便失禁或潴留。

2）中度昏迷：对周围事物及各种刺激均无反应，对剧烈刺激可出现防御反射。角膜反射减弱，瞳孔对光反射迟钝，眼球无转动。

3）深度昏迷：意识完全丧失，对各种刺激均无反应，全身肌肉松弛，深、浅反射均消失。机体仅能维持循环和呼吸的最基本功能，但呼吸不规则、血压可下降，大小便失禁或潴留。

2. 瞳孔　瞳孔变化是颅内疾病、药物中毒、昏迷等疾病或病情变化的一个重要指征。观察瞳孔要注意两侧瞳孔的形状、位置、对称性、边缘、大小及对光反应等。正常瞳孔为圆形，位置居中，边缘整齐，两侧等大等圆，在自然光线下直径为 2～5 mm，对光反射和调节反射两侧相等。瞳孔直径<2 mm 称为瞳孔缩小，<1 mm 称为针尖样瞳孔；两侧瞳孔缩小常见于有机磷、吗啡、氯丙嗪等药物中毒；单侧瞳孔缩小常提示同侧小脑幕裂孔疝早期。瞳孔直径>5 mm 称为瞳孔散大，单侧瞳孔散大、固定常提示同侧小脑幕裂孔疝的发生；两侧瞳孔扩大常见于双侧小脑幕裂孔疝、枕骨大孔疝、颠茄类药物中毒及濒死状态等；危重症患者瞳孔突然扩大，常是病情急剧变化的标志。

正常瞳孔对光反应灵敏，在光亮处瞳孔收缩，昏暗处瞳孔扩大，当瞳孔大小不能随光线刺激而变化时，称为瞳孔对光反应消失，常见于危重或深昏迷患者。

### 四、脉搏血氧饱和度的监测与观察

脉搏血氧饱和度（pulse oxygen saturation，$SpO_2$）是用脉搏血氧饱和度仪经皮测得的动脉血氧饱和度值。动脉血氧饱和度（$SaO_2$）是血液中被氧结合的氧合血红蛋白（$HbO_2$）的容量占全部可结合的血红蛋白（Hb）容量的百分比，即血液中血氧的浓度。监测脉搏血氧饱和度可以对肺的氧合和血红蛋白携氧能力进行估计，并在一定程度上反映动脉血氧的变化，是临床监测危重患者呼吸循环功能的重要指标之一。护士应严密观察危重患者的 $SpO_2$，正常值为 95%～98%。一般认为 $SaO_2$<94% 为供氧不足，<90% 提

示低氧血症,常见于肺气肿等缺氧性肺疾病、循环性缺氧、组织性缺氧等。临床上常采用指套式光电传感器连接心电监护仪进行 $SpO_2$ 的监测(图 15-1),是一种连续无损伤血氧测量仪器。测量时,将血氧饱和度监测仪探头指套固定在患者指端,利用手指作为盛装血红蛋白的透明容器,使用波长 660 nm 的红光和 940 nm 的近红外光作为射入光源,测定通过组织床的光传导强度,来计算血红蛋白浓度及血氧饱和度。

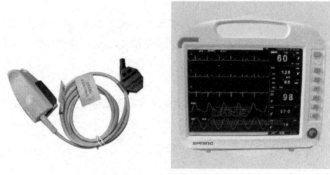

图 15-1　指套式光电传感器连接心电监护仪行 $SpO_2$ 监测

### 五、治疗后反应的观察

包括对药物治疗后及特殊治疗后反应的观察。护士应注意观察药物治疗的疗效和不良反应,如使用胰岛素治疗后应注意观察患者血糖的变化;应用强心苷类药物时应注意对患者心率、心律、神经系统反应等的观察。护士还应注意对特殊检查、特殊治疗后的病情观察,如各种造影检查、内镜检查或治疗,以及各种穿刺术、手术等,均应注意观察患者的生命体征是否平稳,局部创面敷料有无出血、渗血,引流是否通畅有效,有无并发症或不良反应等。

### 六、心理状态的观察

危重患者在经历病情变化的过程中会产生多种心理反应,护士应主动采用观察法、访谈法、量表法等心理评估的基本方法,通过对患者的语言和非语言行为、思维能力、认知能力、情绪状态、感知水平、记忆力水平等进行观察和评估,以及时了解患者的心理状态。同时,护士还应注意从患者对疾病的认知、角色适应与人际关系、价值观和信念等方面了解患者的社会心理适应状态,并帮助患者调适良好的心理状态以促进疾病康复。

### 反馈与思考

接诊护士立即测量患者的生命体征,观察患者意识、瞳孔的变化,并持续监测患者动脉血氧饱和度,同时积极及时配合医生开展止血、给氧、输液等抢救措施。

## 项目二　　危重患者的抢救与护理

**案例导入**

　　患者石某,男性,45 岁。因频发心绞痛入院第 2 天,用力排便后突感胸部闷痛,随即摔倒在地,不省人事。护士正好在该病房给另一位患者准备输液,此时她应如何处理该患者?

**分析提示**

　　患者频发心绞痛,用力排便时心脏负荷增加可致心搏骤停,护士汪某应立即停下手头工作,迅速至患者石某身旁,如呼叫患者无反应,应考虑患者突发心搏骤停,需立即开展心肺复苏,同时立即呼叫其他医生、护士前来协助抢救。

### 任务一　抢救工作的组织管理及抢救设备

#### 一、抢救工作的组织管理

　　1. 立即成立抢救小组　建立严密的抢救组织和管理制度是保证高质量、高效率地抢救患者的重要措施。当患者发生紧急病情变化时,应立即成立抢救小组,并指定专人负责。一般可分为全院性或科室(病区)性抢救。科室性抢救一般由科主任、护士长负责组织指挥。

　　2. 严格履行护士在抢救工作中的职责　护士是实施抢救工作的重要成员,也是各项抢救措施的直接执行者。护士在抢救工作应严格履行自己的职责。

　　(1) 参与制订抢救方案与抢救护理计划:护士应参与抢救方案的制订与实施,并在观察病情、收集资料的基础上,及时、准确地找出主要护理问题,制订正确、有效的护理计划。

　　(2) 实施抢救措施:抢救中各级人员应听从指挥,分工协作,严格遵照抢救负责人的指挥实施有序抢救。如在医生未到达前,护士应根据患者的病情需要,给予适当、及时的紧急处理,如给氧、吸痰、测量生命体征、止血、备血、人工呼吸、胸外心脏按压、建立静脉通道等。

　　(3) 做好抢救记录和查对工作:护士应及时准确、详细全面地做好抢救记录,并注明执行时间。各种急救药物需经两人核对后方可使用。口头医嘱需向医生复述一遍,尤其是药名、浓度、剂量、给药途径和时间等,双方确认无误后方可执行,抢救完毕后,请医生及时补写医嘱和处方。抢救中的空安瓿、输液空瓶(袋)、输血空袋等均应集中放置,以便统计查对。

（4）做好抢救后病情观察和交接班工作：抢救后护士仍需根据患者病情特点开展细致、全面、连贯的病情观察，并做好交接班工作，以使相关工作人员及时掌握患者病情，确保患者安全。

（5）平时注重保持胜任能力：责任护士平时应随医生参加查房、会诊和病例讨论，一方面熟悉患者病情；另一方面也提升护士的相关专业知识；护士还应勤学苦练，以确保熟练掌握常用抢救技术。

（6）严格抢救设备的科学管理：采用科学的方法严格管理，一切抢救设备及用品均应定点放置，保证应急使用。

## 二、抢救设备

1. 抢救室　急诊室和病区应设抢救室。病区抢救室应设在靠近护士办公室的单独房间内，抢救室要宽敞、安静、整洁、光线充足、设备齐全，并应有严密的科学管理制度。

2. 抢救床　最好是可升降的活动床，另备木板一块，做胸外心脏按压时使用。

3. 抢救车　抢救车内需备齐下列物品。

（1）急救药品：见表 15-1。

表 15-1　常用急救药品

| 类　别 | 药　　物 |
| --- | --- |
| 中枢神经兴奋药 | 尼可刹米、山梗茶碱等 |
| 升压药 | 去甲肾上腺素、肾上腺素、异丙肾上腺素、间羟胺、多巴胺等 |
| 降压药 | 利舍平、肼屈嗪、硫酸镁注射液等 |
| 强心剂 | 毛花苷 C（西地兰）、毒毛旋苷 K 等 |
| 抗心律失常药 | 利多卡因、维拉帕米、普鲁卡因酰胺等 |
| 血管扩张药 | 甲磺酸酚妥拉明、硝酸甘油、硝普钠等 |
| 止血药 | 卡巴克洛（安络血）、酚磺乙胺（止血敏）、维生素 $K_1$、氨甲苯酸（止血芳酸）、垂体后叶素、鱼精蛋白等 |
| 呼吸兴奋剂 | 氨茶碱等 |
| 止痛镇静药 | 哌替啶（度冷丁）、苯巴比妥（鲁米那）、氯丙嗪（冬眠灵）、吗啡等 |
| 解毒药 | 阿托品、解磷定、氯解磷定、亚甲蓝（美蓝）、二巯丙醇、硫代硫酸钠等 |
| 抗过敏药 | 异丙嗪、苯海拉明、氯苯那敏、阿司咪唑等 |
| 抗惊厥药 | 西地泮（安定）、异戊巴比妥、苯巴比妥钠、硫喷妥钠、苯妥英钠、硫酸镁等 |
| 脱水利尿药 | 20% 甘露醇、25% 山梨醇、尿素、呋塞米（呋喃苯胺酸、速尿）、依他尼酸等 |
| 碱性药 | 5% 碳酸氢钠、11.2% 乳酸钠 |
| 其他 | 氢化可的松、地塞米松、生理盐水、各种浓度的葡萄糖溶液、右旋糖酐 40 葡萄糖液、右旋糖酐 70 葡萄糖液、平衡液、10% 葡萄糖酸钙、氯化钾、氯化钙、代血浆等 |

（2）各种无菌急救包：如静脉切开包、气管插管包、气管切开包、开胸包、导尿包、穿刺包等。

（3）其他用物：治疗盘、血压计、听诊器、开口器、压舌板、舌钳、手电筒、止血带、输液架、输液器及输液针头、输血器、各种注射器及针头（包括心内注射用长针头）、各种型号及用途的橡胶或硅胶导管、玻璃接头、绷带、夹板、宽胶布、无菌敷料、无菌治疗巾、无菌手套、多头电源插座、皮肤消毒用物等。

（4）急救器械：氧气及加压给氧设备、吸引器、心电图仪、除颤仪、心脏起搏器、简易呼吸器、人工呼吸器、电动洗胃机等。

为了不贻误抢救时机，各种抢救药品、器械、设备应配备齐全并确保性能良好，应严格执行抢救物品的"五定制度"，即"定点放置、定人管理，定数量品种，定期消毒，定期检查维修"。护士必须熟练掌握各种抢救器械的性能和使用方法，以确保抢救和护理措施的有效落实。

### 🔅 反馈与思考

值班李医生及护士长接到护士汪某的打铃呼救后，立即赶赴患者病房，同时立即嘱护士赵某推抢救车进病房，即刻成立以李医生和护士长为主要负责人的抢救小组，有序组织抢救。经快速病情评估，判断患者发生了心搏骤停，应如何处置？

## 任务二 常用抢救技术

### 一、基础生命支持技术（心肺复苏术）

基础生命支持技术（basic life support，BLS），心肺复苏术（cardio-pulmonary resuscitation，CPR）是抢救心跳和（或）呼吸骤停者的关键措施。

#### （一）心搏骤停概念及判断标准

1. 概念 心搏骤停（cardiac arrest，CA）是指患者的心脏有效收缩和泵血功能突然停止。CA 导致循环中断，可引起全身严重缺血、缺氧，如未能及时复苏急救，患者常在数分钟内发生猝死。导致心搏骤停的原因很多，包括电击伤、溺水、气道异物阻塞、急性中毒、急性心肌梗死、严重的心律失常，如室颤、重型颅脑损伤、严重的电解质紊乱如高钾血症或低钾血症等。

2. 判断标准 ①突然意识丧失，呼叫患者无反应；②无呼吸或无正常呼吸（仅有喘息样呼吸）；③大动脉搏动消失，因颈动脉浅表且颈部易暴露，作为首选。颈动脉位于气管与胸锁乳突肌之间，可用示指、中指指端先触及气管正中，男性可先触及喉结，然后滑向颈外侧气管与肌群之间的沟内，触摸有无搏动。由于动脉搏动可能缓慢、不规律，或微弱不易触及。因此，非专业人员行 CPR 急救时不强调必须进行脉搏检查，专业人员检查脉搏时间<10 秒。

### （二）复苏的主要原则

尽快、有效的复苏是成功抢救心搏骤停患者的关键，根据《2010 年美国心脏病协会心肺复苏和心血管急症救治指南》，复苏包括 5 个环节的生存链（图 15 - 2），并应加强生存链各环节的连接。

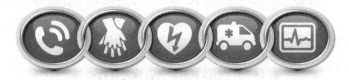

图 15 - 2　**生存链**

**小贴士**

**生存链的五个环节**

立即识别心搏骤停并启动急救系统；强调胸外按压的早期 CPR；快速除颤；有效的高级生命支持；综合的心搏骤停后治疗。

### （三）基础生命支持流程及实施

BLS 包括一系列的判断技能和支持/干预技术，即突发心搏骤停（sudden cardiac arrest, SCA）的识别、急救反应系统的启动、早期心肺复苏、迅速使用自动体外除颤仪（AED）除颤，一般可按 BLS 简化流程实施（图 15 - 3）。院内复苏在人力充足情况下由团队合作完成，团队成员同时实施上述若干急救措施，如一名施救者启动急救系统，一名施救者开始胸外按压，一名施救者提供通气或找到气囊面罩以进行人工呼吸，一名施救者找到并准备除颤器。

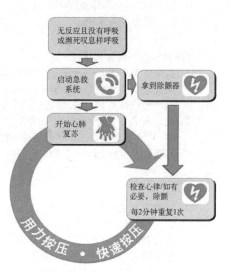

图 15 - 3　**BLS 简化流程**

【护理目的】　用人工方法迅速建立有效循环和呼吸，以尽快恢复患者心脏和呼吸功能。

【护理评估】

1. 环境　快速评估周围环境，确保现场对患者和施救者都是安全的。

2. 患者　快速评估患者心搏骤停的原因，是否具有心肺复苏的指征，有无严重胸廓畸形、广泛性肋骨骨折、血气胸、心脏外伤等并发症。

3. 施救者　是否专业施救者，可参与施救人数，可利用的施救资源等。

【护理计划】

1. **施救者准备** 视情况决定参与施救者,非专业人员必要时也可参与施救。

2. **用物准备** 视情况准备心脏按压板、除颤仪或自动体外除颤器、简易呼吸器、面罩或球囊面罩等,院内急救以上用物需常规保持备用状态,以便急救时可随时获取应用。

3. **环境准备** 移除危险物品或将患者搬离危险现场,以确保环境安全。

4. **患者准备** 清除患者口腔、气道内分泌物或异物,置心肺复苏体位。

【实施】 见表15-2。

表15-2 心肺复苏操作步骤及要点说明

| 操作步骤 | 要点说明 |
| --- | --- |
| 1. 确定周围环境安全 | |
| 2. 判断患者反应<br>(1) 轻拍或摇动患者双肩,并呼叫:"您怎么了"<br><br>(2) 检查患者有无呼吸<br>(3) 以示指、中指触摸患者气管正中,男性患者可触摸到喉结后,再滑向颈外侧气管与肌肉群之间的沟内触摸颈动脉搏动 | 如患者无反应则判断患者意识丧失<br>非专业施救者需立即启动急救反应系统<br>患者无呼吸或仅有叹息样呼吸<br>触摸颈动脉搏动时间<10秒<br>如触摸不到颈动脉搏动,即可判定心搏停止 |
| 3. 启动 EMS 系统<br>(1) 立即呼救,招呼最近的响应者<br>(2) 如在院外,应即刻拨打120急救中心电话,启动急救反应系统 | 在实施 CPR 同时进行<br>以取得他人帮助<br>由协助者电话呼救,急救者不可离开患者去呼救,电话中应讲清事故地点、回电号码、患者病情和治疗简况 |
| 4. 将患者放置心肺复苏体位<br>(1) 就地使患者去枕仰卧于坚实平面,如硬板床或地面上,使头、颈、躯干无扭曲,双上肢放置身体两侧,松开患者衣领和裤带<br>(2) 如患者面朝下,抢救者应一手托住患者颈部;另一手扶其肩部,使患者平稳地整体翻转为仰卧位,余同(1.1) | 现场无危险时一般应就地实施抢救<br>平卧有利于血液回流,并泵入脑组织,以保证脑组织血供<br>如患者睡软床,应在其肩背下垫一心脏按压板<br>应将患者整体翻转,即头、肩、躯干同时转动,保持头、颈部、躯干始终在同一轴面上 |
| 5. 胸外按压<br><br>(1) 抢救者站或跪于患者一侧,以一手掌根部(与患者胸骨长轴一致)置于患者胸部中央,胸骨下半部处(图15-4),手指翘起不接触胸壁;另一手掌根部置于此手的手背上,手指并拢或相互握持(图15-5) | 遇有严重胸廓畸形、广泛性肋骨骨折、血气胸、心包填塞、心脏外伤等,应禁忌胸外按压<br>抢救者应根据个人身高及患者位置,采用脚踏凳或跪式等不同体位,以确保按压力垂直作用于患者胸骨<br>确定正确按压部位的方法:抢救者用靠近患者足侧的手指触到靠近施救者一侧患者的胸廓下缘,手指向中线滑动,找到肋骨与胸骨连接处,将另一手掌贴在紧靠手指的患者胸骨的下半部,原手指的手掌重叠放在这只手背上,手掌根部长轴与胸骨长轴确保一致,保证手掌全力压在胸骨上<br>按压部位要准确,太低可能伤及腹部脏器或引起胃内容物反流,过高可伤及大血管,偏离胸骨则可引起肋骨骨折 |

（续表）

| 操作步骤 | 要点说明 |
|---|---|
| （2）两臂位于患者胸骨正上方，双肘关节伸直，双肩正对双手，利用上身重量垂直下压至少 5 cm（正常体型成人患者），然后迅速放松，解除压力，使胸壁自然完全回弹，放松时手掌根不离开胸壁 | 按压应快速、有力、有节奏，按压频率 100 次/分按压与放松时间比 1∶1，每次按压后应确保胸壁完全回弹，以使血液充分回流心脏为婴幼儿行胸外心脏按压，单人救援应用两指法，双人救援应用两拇指环压法（图 15-6），按压频率至少 100 次/分，按压深度至少为胸廓前后径的 1/3，婴幼儿约 4 cm，儿童约 5 cm |
| （3）反复进行 | 按压和通气比推荐为 30∶2有 2 名或以上施救者在场时，应每 2 分钟（或在每 5 个 30∶2 的按压-通气循环后）轮换一次以保证按压质量，轮换时尽量减少按压中断时间，一般在 5 秒内完成轮换；儿童、婴儿在两人施救时按压-人工呼吸比例为 15∶2 |
| 6. 开放气道<br>（1）清除患者口中异物和呕吐物：用指套或指缠纱布清除口腔中的液体分泌物；清除固体异物时，一手按压下颌；另一手食指将固体异物钩出；有活动假牙者应取下 | 以免影响人工呼吸效果，或将污物等吹入气道深处<br><br>以免活动假牙脱落坠入气道 |
| （2）手法开放气道 | 手法开放气道法可解除舌后坠所致上呼吸道阻塞，是进行人工呼吸前的首要步骤 |
| 1）仰头抬颏法<br>抢救者一手放在患者前额；用手掌把额头用力向后推，使头部向后仰；另一只手的手指放在患者下颌骨处，向上抬颏，使牙关紧闭，下颏向上抬动（图 15-7） | 适用于没有头或颈部创伤的患者勿用力压迫下颌部软组织，否则有可能造成气道梗阻，避免用拇指抬下颌 |
| 2）仰头抬颈法<br>抢救者一手抬起患者颈部；另一手以小鱼际肌侧下按患者前额，使患者头后仰，颈部抬起（图 15-8） | |
| 3）托颌法<br>抢救者将两手放置在患者头部两侧，肘部支撑在患者躺的平面上，握紧下颌角，用力向上托下颌，如患者紧闭双唇，可用拇指把口唇分开。如果需要进行口对口呼吸，则将下颌持续上托，用面颊贴紧患者的鼻孔（图 15-9） | 适用于有颈部损伤的患者 |
| 7. 人工呼吸<br>（1）口对口人工呼吸法 | 防止吹气时气体从鼻孔逸出 |
| 1）在仰头抬颏法开放气道的基础上，抢救者用按于患者前额一手的拇指与示指捏紧患者鼻翼下端 | |
| 2）深吸一口气，双唇包绕封住患者的嘴外缘形成一个封闭腔，用力向患者口内缓慢吹气，每次吹气应持续 1 秒以上，确保吹气时胸廓抬起（图 15-10） | 借助抢救者用力呼出的力量，把气体吹入患者肺内使肺泡被动膨胀，以维持肺泡通气和氧合作用潮气量一般 500～600 ml，以使吹气时胸廓抬起婴幼儿每次吹气持续 1～1.5 秒为防止交叉感染，可在患者口鼻部盖一单层纱布或面罩 |

（续表）

| 操作步骤 | 要点说明 |
|---|---|
| 3）吹气毕，松开捏鼻孔的手，抢救者头稍抬起，侧转换气，观察患者被动呼气情况 | 患者胸廓及肺可依靠其弹性自动回缩，排出肺内的 $CO_2$<br>通气适当的指征是看到患者胸部起伏并于呼气时听到或感到有气体逸出 |
| 4）按以上步骤反复进行 | 吹气频率为 8～10 次/分<br>若患者有微弱自主呼吸，人工呼吸应与患者自主呼吸同步进行 |
| （2）口对鼻人工呼吸法<br>　1）开放气道并保持通畅，用抬颏的手将患者口唇闭紧<br>　2）用双唇包住患者鼻部同上法吹气，吹气时用力要大、时间要长 | 适用于口部严重损伤或张口困难者<br>防止气体从口部逸出<br><br>以克服鼻腔阻力 |
| （3）口对口鼻人工呼吸法<br>　1）开放气道并保持通畅<br>　2）用双唇包住患者口鼻部同时吹气，吹气时用劲要小、时间要短 | 适用于婴幼儿<br><br>以防吹气过猛过大 |
| （4）口对面罩人工呼吸法<br>　1）连接好合适的面罩，用面罩紧贴住患者口鼻，左手拇指、示指固定面罩，用中指、无名指抬起下颌角以开放气道<br>　2）口对面罩吹气 1 秒，使患者胸廓隆起 | 在条件许可时，施救者应采取口对面罩进行人工呼吸以预防 CPR 感染，院内急救时应采用标准预防措施。 |
| （5）简易呼吸器人工辅助呼吸法<br>　1）连接好合适的面罩，用面罩盖住患者口鼻，左手拇指、示指固定面罩，用中指、无名指抬起下颌角<br>　2）右手挤压气囊约 2/3（1 L 容量的气囊）或 1/3（2 L 容量的气囊），持续 1 秒，连续 2 次<br>　3）有氧条件下，将简易呼吸器连接氧气，调节氧流量至少 10～12 L/min | 适用于自主呼吸消失或减弱者的途中转运，或无呼吸机时<br><br>提供潮气量约 600 ml，以使胸廓抬起维持氧合通气频率 8～10 次/分 |
| 8. 配合胸外按压，反复循环，每 5 个循环为一个周期（约 2 分钟），进行复苏效果评估，如未成功则继续进行 CPR | 胸外按压与人工呼吸比：气管插管前 30∶2；气管插管后胸外按压 100 次/分，人工呼吸每 6～8 秒通气 1 次<br>复苏效果评估不超过 10 秒<br>复苏有效的指征：可扪及大动脉搏动；血压维持在＞60 mmHg；口唇、面色、甲床等颜色转红润；呼吸逐渐恢复等 |
| 9. 除颤<br>（1）判断患者发生室颤或心搏骤停 | 引起心搏骤停最常见的致命性心律失常是室颤（约 80%），治疗室颤最有效的措施是电除颤，且除颤成功的可能性随着时间的流逝而减少或消失（除颤每延迟 1 分钟成功率将下降 7%～10%）。因此，尽早快速除颤是抢救心搏骤停患者生命的关键环节。 |
| （2）立即准备除颤仪：打开电源开关，设置所需除颤功率，确认电复率状态为非同步方式，充电 | 首次单相波除颤 360 J，双相波除颤 200 J |

（续表）

| 操作步骤 | 要点说明 |
|---|---|
| （3）暴露患者胸部，去除患者身上金属物品<br>（4）将俩电极板均匀涂抹导电糊后，分别置于患者胸骨右侧锁骨下区和左乳头外侧腋中线处，紧贴皮肤 | 尽量使胸壁和电极板紧贴，以减少肺容积和电阻 |
| （5）再次确认患者为室颤或心电直线，俩手同时按放电按钮 | 放电时施救者和其他人不可与患者身体接触<br>尽量缩短因除颤而中断的胸外按压时间 |

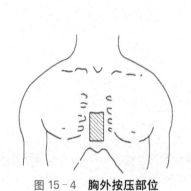

图 15-4 胸外按压部位

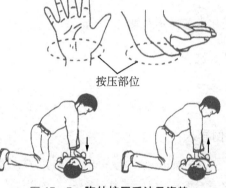

图 15-5 胸外按压手法及姿势

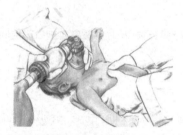

图 15-6 婴幼儿胸外按压两拇指环压法（两人救援法）
（引自 2010 年美国心脏病协会心肺复苏和心血管急症救治指南）

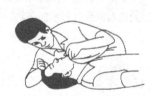

图 15-7 仰头抬颏开放气道法

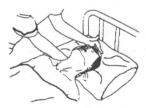

图 15-8 仰头抬颈开放气道法

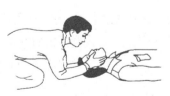

图 15-9 托颌法开放气道法

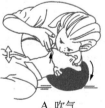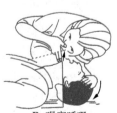

图 15-10 人工呼吸法

反馈与思考

　　经快速病情评估，判断患者心搏骤停后，抢救小组立刻开展了徒手心肺复苏，由李医生实施胸外心脏按压,护士汪某实施口对口人工呼吸,抢救车到病房后,护士赵某立刻给患者戴上面罩,采用简易呼吸器人工辅助呼吸,以替代口对口人工呼吸;护士长嘱其他护士推来除颤仪,管床医生也赶至病房,对患者实施电除颤。经抢救小组积极努力,10 分钟后,患者心跳、呼吸恢复,抢救成功。

## 二、氧气吸入术

氧气吸入术参见第八章。

## 三、吸痰术

吸痰术参见第八章。

## 四、洗胃术

### 案例导入

患者孙某,女性,20 岁。因与男朋友激烈吵架后自服半瓶安眠药 1 小时,被男友发现后送至医院急诊室,此时患者意识模糊。作为接诊护士,你将如何处理?

### 分析提示

护士需快速评估患者病情,详细了解患者所服药物,及时对患者实施口服催吐或洗胃术,以助患者彻底吐出所服药物。

洗胃术是将洗胃导管由口腔或鼻腔插入胃内,利用重力、虹吸或负压吸引作用的原理,将大量溶液灌入胃腔反复冲洗以排除胃内毒物或潴留食物的技术。根据使用动力不同,洗胃术通常又可分为漏斗胃管洗胃术、电动吸引器洗胃术和自动洗胃机洗胃术。

【护理目的】

1. 解毒 清除胃内毒物或刺激物,避免毒物吸收,还可利用不同灌洗液进行中和解毒,从而减少毒物吸收入血。洗胃应尽早进行,一般服毒物后 6 小时内洗胃均有效,如在口服毒物前胃内容物过多,毒物量大,或有的毒物胃吸收后又可再排至胃内者,>6 小时也不应放弃洗胃。

2. 减轻胃黏膜水肿 幽门梗阻患者,通过洗胃能将胃内潴留食物洗出,从而减轻潴留物对胃黏膜的刺激,减轻胃黏膜水肿与炎症。

3. 某些手术或检查前的准备 主要是胃部手术或检查,通过洗胃,既可利于检查,又可防止或减少术后感染。

【护理评估】

1. 患者中毒情况 患者所服毒物或药物的种类、剂型、浓度、量、中毒时间、途径、院前处理等,据此选定拮抗性溶液洗胃(表15-3)。

表15-3 常见毒物中毒的灌洗液和禁忌药物

| 毒　物 | 解毒用灌洗液 | 禁忌药物 |
|---|---|---|
| 酸性物 | 乳类、蛋清水①、米汤 | 强酸药液 |
| 碱性物 | 5%醋酸、白醋、蛋清水、牛奶 | 强碱药液 |
| 氰化物 | 3%$H_2O_2$②引吐,1∶15 000～1∶20 000 高锰酸钾 | |
| 敌敌畏 | 2%～4%碳酸氢钠、1%盐水、1∶15 000～1∶20 000 高锰酸钾洗胃 | |
| 对硫磷(1605)、内吸磷(1059)、马拉松(4049)、乐果 | 2%～4%碳酸氢钠 | 高锰酸钾③ |
| 敌百虫 | 1%盐水或清水洗胃,1∶15 000～1∶20 000 高锰酸钾洗胃 | 碱性药物④ |
| 灭害灵(DDT)、六氯代苯(666) | 温开水或生理盐水洗胃,50%硫酸镁导泻 | 油性泻药 |
| 酚类 | 50%硫酸镁导泻、温开水或植物油洗胃,洗胃后多次服用牛奶、蛋清保护胃黏膜 | 油性泻药 |
| 巴比妥类(安眠药) | 1∶15 000～1∶20 000 高锰酸钾洗胃,硫酸钠导泻⑤ | |
| 异烟肼(雷米封) | 1∶15 000～1∶20 000 高锰酸钾洗胃,硫酸钠导泻 | |
| 灭鼠药<br>(1)抗凝血素类(敌鼠钠等) | 催吐、温水洗胃、硫酸钠导泻 | 碳酸氢钠溶液 |
| (2)有机氟类(氟乙酰胺等) | 0.2%～0.5%氯化钙或淡石灰水洗胃、硫酸钠导泻,饮用豆浆、蛋白水、牛奶等 | |
| (3)磷化锌 | 1∶15 000～1∶20 000 高锰酸钾洗胃,0.5%硫酸铜洗胃,0.5%～1%硫酸铜溶液每次 10 ml,每5～10 分钟口服一次,配合用压舌板等刺激舌根引吐⑥ | 鸡蛋、牛奶、脂肪及其他油类食物⑦ |
| 毒蕈河豚、生物碱、发芽马铃薯 | 1%～3%鞣酸<br>1%活性炭悬浮液 | |

注:①蛋清可黏附在黏膜或创面上,从而起保护作用,并可使患者减轻疼痛;②氧化剂能将化学性毒品氧化,改变其性能,从而减轻或去除其毒性;③1605、1509、乐果(4049)等禁用高锰酸钾洗胃,否则可氧化成毒性更强的物质;④美曲膦酯遇碱性药物可分解出毒性更强的敌敌畏,其分解过程随碱性的增强和温度的升高而加速;⑤巴比妥类药物采用硫酸钠导泻,是利用其在肠道内形成的高渗透压,阻止肠道水分和残存的巴比妥类药物的吸收,促其尽早排出体外。硫酸钠对心血管和神经系统没有抑制作用,不会加重巴比妥类药物的中毒;⑥磷化锌中毒时,口服硫酸铜可使其成为无毒的磷化铜沉淀,阻止吸收,并促使其排出体外;⑦磷化锌易溶于油类物质,忌用脂肪性食物,以免促进磷的溶解吸收。

2. 患者有无洗胃禁忌证 吞服强酸或强碱等腐蚀性毒物者禁忌洗胃,上消化道溃疡、癌症患者不宜洗胃，食道阻塞、食道狭窄、食道胃底静脉曲张等禁忌插胃管，血小板减少症、胸主动脉瘤、心肌梗死等患者谨慎洗胃。

3. 患者病情　患者生命体征是否平稳、意识状态、瞳孔有无变化、口鼻腔黏膜有无受损、口中是否有异味、有无呕吐等。如患者病情危急，应首先进行维持呼吸循环的抢救，然后再进行洗胃。

4. 患者心理状态及合作意愿　自服毒物者若有轻生念头，常不愿意配合洗胃，护士应耐心而有效地劝导，积极鼓励，给予针对性的心理护理，并注意保护患者隐私，减轻患者心理负担。

【护理计划】

1. 护士准备　着装整洁，洗手、戴口罩、戴手套。

2. 环境准备　环境宽敞，地面整洁、干燥、平坦，便于操作。

3. 患者准备　向患者及家属解释洗胃的目的、方法、注意事项，指导患者及家属与护士配合，如患者有活动义齿应取出妥善放置。

4. 用物准备　根据患者所服毒物、病情及洗胃方法准备用物：①治疗车上备：水温计1只、量杯1个、塑料(或橡胶)围裙1条、水桶(放置洗胃液、放置污水)2只、洗胃溶液(25～38℃)1万～2万 ml，视需要备洗脸、漱口用物(取自患者处)；②治疗盘内备：胶布1卷，润滑油少许，开口器、牙垫、舌钳1套(昏迷病人需准备)，消毒压舌板1支；③漏斗胃管洗胃术另备：消毒胃管包1个(内备漏斗胃管1根、治疗碗2个、短镊1把、血管钳1把、纱布2块、弯盘1个)；④电动吸引器洗胃术另备：消毒洗胃包1个、电动吸引器1台、调节夹或止血钳2只(把)、"Y"形三通管1个或三通输液器1副、输液架、输液瓶；⑤自动洗胃机洗胃术另备：消毒洗胃包1个(内备洗胃胃管)、自动洗胃机1台。

【实施】

1. 口服催吐术　适用于清醒且愿意合作的患者(表15-4)。

表15-4　口服催吐术操作步骤及要点说明

| 操作步骤 | 要点说明 |
| --- | --- |
| 1. 了解患者病情，确定并配制所需洗胃溶液 | 根据毒物性质选用拮抗性溶液洗胃，毒物性质不明时可选用温开水或等渗盐水洗胃<br>吞服强酸、强碱等腐蚀性药物者禁忌洗胃，以免穿孔，可给予牛奶、豆浆、蛋清、米汤等物理性拮抗剂以保护胃黏膜<br>消除患者紧张情绪，以取得合作 |
| 2. 备齐用物，携至床边，解释催吐及洗胃的目的和方法 | |
| 3. 患者取坐位，围好围裙，污水桶置患者座位前 | 以防弄污衣物<br>便于盛放污物 |
| 4. 嘱患者自饮大量灌洗液后引吐，不易吐出时，可用压舌板压其舌根引起呕吐 | 一次饮入量约500 ml |

（续表）

| 操作步骤 | 要点说明 |
| --- | --- |
| 5. 反复进行,直至吐出的灌洗液澄清无味 | 表示毒物已基本洗净 |
| 6. 协助患者漱口、擦脸,必要时更衣,嘱患者卧床休息,整理床单位,清理用物 | |
| 7. 记录灌洗液名称及量、呕吐物颜色和气味、患者主诉,必要时留取标本送检 | |

2. 胃管洗胃术　见表15-5。

表 15-5　胃管洗胃术操作步骤及要点说明

| 操作步骤 | 要点说明 |
| --- | --- |
| 1. 了解患者病情,确定并配制所需洗胃溶液 | 选用洗胃液同口服催吐术 |
| 2. 评估患者中毒情况、病情、心理状态等,解释胃插管及洗胃的目的和方法,指导患者应如何合作 | 对自服毒物者应耐心而迅速有效地劝导<br>消除患者焦虑、紧张的情绪,并给予针对性的心理护理 |
| 3. 备齐用物携至患者床旁,协助患者取合适卧位,铺塑料围裙,弯盘置于口角边,污水桶置床头下方;有活动义齿者取出妥善放置 | 中毒较轻者可取坐位或半坐位,头转向一侧,中毒较重者取左侧卧位,因右侧卧位有助于胃排空,会加速毒物向十二指肠排空<br>以防活动义齿脱落误吞 |
| 4. 插管洗胃<br>（1）漏斗胃管洗胃<br>　1）同鼻饲术经口腔插入漏斗胃管 55～60 cm,确定胃管在胃内,用胶布固定<br>　2）将漏斗放置低于胃部水平的位置,挤压橡胶球,抽尽胃内容物,必要时应留取抽出物送检<br>　3）举漏斗高过头部 30～50 cm,将灌洗液缓慢倒入漏斗 300～500 ml,当漏斗内尚余少量溶液时,迅速将漏斗降至低于胃的位置,倒置于盛水桶内,利用虹吸作用引出胃内灌洗液(图 15-11)<br>　4）反复灌洗至洗出液澄清无味<br>（2）电动吸引器洗胃<br>　1）接通电源,检查吸引器功能,调节负压<br><br>　2）将输液管与"Y"形管主干连接,吸引器贮液瓶的引流管、洗胃管末端分别与"Y"形管两分支相连接,将灌洗液倒入输液瓶内,夹闭输液管,挂于输液架上(图 15-12) | 插管时动作宜轻、稳、柔,尽量减轻对患者的刺激<br><br>不合作者由鼻腔插入<br><br>若引流不畅时,可挤压橡胶球<br>以确定毒物性质<br><br>洗胃液温度为 25～38℃,过高则血管扩张,促进毒物吸收,过低可导致胃肌痉挛<br>每次灌入量应保持和吸出量基本相等,否则容易造成胃潴留<br><br><br>吸引器负压应保持 13.3 kPa 左右,过高易损伤胃黏膜 |

（续表）

| 操作步骤 | 要点说明 |
|---|---|
| 3）插洗胃管，确定在胃内后固定<br>4）开动吸引器，将胃内容物吸出<br>5）关闭吸引器，夹闭贮液瓶的引流管，开放输液管，使灌洗液流入胃内 300～500 ml<br>6）夹闭输液管，开放贮液瓶的引流管，启动吸引器，吸出灌入的液体<br>7）反复灌洗至洗出液澄清、无味<br>（3）自动洗胃机(图 15-13)洗胃<br>   1）将配好的灌洗液放入塑料桶内，将 3 根橡胶管分别与机器的药管、胃管和污水管口连接；将药管的另一端放入灌洗液桶内，污水管的另一端放入空塑料桶内，胃管的一端和已插好的患者洗胃管相连接；调节药量流速<br>   2）接通电源，按"手吸"键，吸出胃内容物，再按"自动"键，机器即开始对胃进行自动冲洗<br>   3）如发现有食物堵塞管道，水流减慢、不流或发生故障，可交替按"手冲"和"手吸"键，重复冲吸数次，直到管路通畅，再按"手吸"键将胃内残留液体吸出，按"自动"键，自动洗胃机即继续进行工作，直至洗出液澄清无味<br>   4）洗胃完毕需冲洗各管腔，将药管、胃管和污水管同时放入清水中，手按"清洗"键，机器自动清洗各管腔，清洗完毕后，将各管同时取出，待机器内水完全排尽后，按"停机"键，关机 | 毒物性质不明时，应将吸出物送检<br><br><br><br><br><br>药管管口必须始终浸没在灌洗液液面下<br><br><br><br><br><br>冲洗时"冲"红灯亮，吸引时"吸"红灯亮<br><br>管路通畅后，不可直接按"自动"键，而应先吸出胃内残留液，否则自动洗胃机再灌洗时灌入量会过多，造成胃扩张<br><br><br><br>以免各管道被污物堵塞或腐蚀 |
| 5. 随时观察患者面色、脉搏、呼吸和血压的变化及有无洗胃并发症的发生 | 洗胃并发症：大量低渗液洗胃致水中毒、水电解质紊乱、急性胃扩张，昏迷者误吸或过量胃内液体反流可致窒息，以及迷走神经反射性心搏骤停等<br>若患者出现腹痛、灌洗液呈血性或出现休克现象时，应立即停止洗胃，与医生联系，采取相应的急救措施 |
| 6. 洗胃完毕，反折胃管末端，拔出胃管 | 防止管内液体误入气道 |
| 7. 协助患者漱口、洗脸，必要时更衣，嘱患者卧床休息，整理床单位，清理用物 | |
| 8. 记录灌洗液名称及量，呕吐物颜色、气味，患者主诉，必要时留取标本送检 | 如为幽门梗阻患者洗胃，可用注洗器洗胃，在饭后 4～6 小时或空腹进行，并记录胃内潴留量，以了解梗阻程度：潴留量＝洗出量－灌入量 |

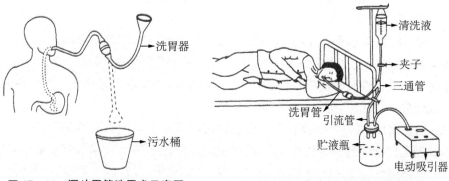

图 15‐11　漏斗胃管洗胃术示意图　　　　图 15‐12　电动吸引洗胃术示意图

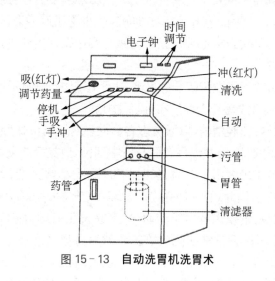

图 15‐13　自动洗胃机洗胃术

◢ 反馈与思考

　　经护士劝导,患者虽然愿意配合口服催吐法吐出所服药物,但由于无力配合催吐,护士给予患者经鼻插入洗胃管进行洗胃,直至洗出液澄清、无味。医生嘱密切观察病情,护士应如何实施支持性护理?

## 任务三　危重患者的支持性护理

　　危重患者病情重而复杂、变化快,随时可能发生生命危险,护士应在严密观察病情的基础上加强全身支持性护理,以确保治疗效果,预防并发症,减轻患者痛苦,促进早日康复,必要时应设专人护理。

　　1. 严密观察病情　护士必须严密观察并随时掌握患者的病情变化,尤其要重点加强对生命体征、意识、瞳孔等内容的观察,以随时了解心、肺、脑、肾、肝等重要脏器的功能状态及治疗反应与效果,及时、正确地采取有效的救治措施。

2. 维持重要脏器功能

(1)保持呼吸道通畅:昏迷患者常因呼吸道分泌物及唾液等积聚喉头,而引起呼吸困难甚至窒息,故应使患者头侧向一边,及时吸出呼吸道分泌物,保持呼吸道通畅。长期卧床患者易患坠积性肺炎,应经常帮助患者变换体位,清醒者应鼓励定时做深呼吸或轻拍背部以助分泌物咳出,防止发生坠积性肺炎。

(2)加强循环系统功能监测:护士应加强对循环系统功能的监测和维护,及时建立有效静脉通道以确保药物的及时输入,及时观测血压、脉搏等以了解循环功能状态。

(3)维持排泄功能:按医嘱密切观察尿量、尿比重等,以及时了解患者肾功能状态;对发生尿潴留的患者,可采取帮助患者排尿的方法,以减轻患者的痛苦,必要时可在无菌操作下导尿。对有留置导尿的患者,需引流通畅,防止泌尿道感染。如患者大便干结,可采用各种通便方法协助其排出,必要时护士可戴手套帮助取出粪块。

3. 加强基础护理

(1)眼的护理:眼睑不能自行闭合的患者,由于眨眼少,角膜干燥,易发生溃疡,并发结膜炎,可涂金霉素眼膏或盖凡士林纱布,以保护角膜。

(2)口腔护理:做好口腔清洁,以增进患者食欲。对不能经口腔进食的患者,更应做好口腔护理,防止口腔炎症、口腔溃疡、腮腺炎、中耳炎、口臭等并发症的发生。

(3)皮肤护理:危重患者由于应激、长时间卧床、大小便失禁、大量出汗及营养不良等原因,容易发生压疮。因此,必须加强皮肤护理,维护皮肤完好状态。

(4)肢体被动锻炼:危重患者由于活动少,容易发生肌腱、韧带退化和肌肉萎缩,关节日久不动也会僵硬而失去正常功能。故应注意保持患者肢体的功能位置,病情许可时,每日为患者做被动关节活动范围练习2~3次,如伸屈、内收、外展、内旋、外旋等活动,并进行按摩以促进血液循环,增加肌肉张力,帮助患者恢复功能,同时可预防静脉血栓的形成。

4. 补充营养和水分 危重患者分解代谢增强,机体消耗大,因此需补充营养和水分。对不能进食者,可采用鼻饲或胃肠外营养。对大量引流或额外体液丧失等水分损失较多的患者,应补充足够的水分。

5. 确保安全 对意识丧失、谵妄、躁动的患者,要注意安全,合理应用保护具以防止坠床摔伤并维持患者舒适。对牙关紧闭抽搐的患者,要用压舌板裹上数层纱布放于上下臼齿之间,以免因咀嚼肌痉挛而咬伤舌头。同时室内光线宜暗,医务人员动作要轻,避免因外界刺激而引起患者抽搐。此外,危重患者因抢救需要,有时体内插有多根引流管,护士应将各管妥善固定,安全放置,防止堵塞、扭曲、脱落,并保持其通畅,发挥其应有的效能。在操作中严格执行无菌技术,防止逆行感染。

6. 做好心理护理 危重患者常表现出各种心理问题,如急性起病或意外事件发病时可表现为恐惧、焦虑、过分敏感等,慢性病加重的患者常表现为消极、绝望、多疑等。因此,在抢救危重患者生命的同时,护士还应努力做好心理护理。护士应有较强的心理护理意识,根据患者的心理表现,区别其轻重缓急,有的放矢地解除患者的心理障碍,为患者提供有效的心理支持。鉴于危重患者的特殊性,心理护理更多的是通过非语言交流来完成。因此,在对患者进行护理时,态度应和蔼、宽容、诚恳、富有同情心;语言应精练、贴切、易于理解;举止应沉着、稳重;操作应娴熟认真、一丝不苟,给患者以充分的信赖感和安全感。此外,还要设法减少环境因素的刺激,如病室光线宜柔和、保持病室安静及保护患者隐私。

 **反馈与思考**

　　护士在给患者洗胃后,患者仍神志模糊,护士每 30 分钟观察患者生命体征、意识、瞳孔、尿量等的变化,同时给患者做好生活护理、心理护理,第 2 天患者神志恢复,生命体征正常,第 3 天即可出院。

**思考题** ••••••••••••••••••••••••••••••••••••••••••••••••

1. 危重患者病情观察包括哪些内容? 如何为危重患者提供支持性护理?
2. 如何判断患者发生心搏骤停? 如患者发生心搏骤停应如何实施抢救?
3. 如何为急性中毒患者选择适当的洗胃溶液? 如何正确实施洗胃术?

# 第十六章 临终护理

**学习目标**

1. 识记临终关怀、濒死、死亡的概念,临终患者的生理、心理变化及护理要点。
2. 识记死亡过程的分期。
3. 理解临终关怀的基本原则,以及临终患者家属的心理反应与护理。
4. 学会应用在模拟情境下,正确完成尸体护理。
5. 学会应用根据临终患者的语言、情绪、行为,判断其心理反应分期,并给予有效的护理措施。

生老病死是任何人都无法抗拒的自然规律,每个人都要经历从生到死的自然过程,死亡是一种不可避免的客观现象。支持和照护临终患者,使其坦然、平静地面对死亡,有尊严、安详地度过人生的最后阶段,同时对临终患者的家属给予安慰和支持,缓解家属的悲伤情绪,保持其身心健康,是每个医护人员的职责。

## 项目一 临终关怀概述

**案例导入**

张某,男性,65 岁。因肺癌晚期多处转移入院,患者主诉疼痛,呼吸困难,难以平躺入睡,感到极度痛苦,医生预测患者生命只剩下 2～3 个月。根据患者目前的情况,医护人员如何为患者提供更好的医疗护理服务?

**分析提示**

患者的疾病已无法治愈,预计生存期只有 2～3 个月,由于疼痛、呼吸困难等症状而感到极度痛苦,根据患者目前的病情,医护人员可以推荐其接受临终关怀服务,通过多学科合作的团队为临终患者及其家属提供姑息治疗、临终护理、心理咨询、精神和社会支持、居丧照护和死亡教育等服务,以提高临终患者的生命质量,使其能舒适、安详、有尊严地走完人生的最后旅程,并使家属的身心健康得到维护和增强。

## 任务一 临终关怀的概念

临终关怀(hospice care)又称善终服务、安宁服务、缓和医疗等,是由医生、护士、心理治疗师、社会工作者、宗教人员和志愿者等多学科、多方面人员组成的团队为临终患者及其家属所提供的一种全面的照护,包括医疗、护理、心理和社会等各个方面,其目标是提高临终患者的生命质量,使其能舒适、安详、有尊严地走完人生的最后旅程,并使家属的身心健康得到维护和增强。临终关怀不仅是一种医疗服务,也是一门以临终患者的生理、心理发展和为临终患者提供全面照料、减轻患者家属精神压力为研究内容的一门新兴学科。临终关怀以人为本,注重人文关怀,以提高人的生命质量为服务宗旨的人道主义精神和生物-心理-社会医学模式的具体体现,反映人类文化的时代水平,是人类文明的重要标志。

### 小贴士

#### 临终关怀的发展

临终关怀的起源可追溯到中世纪的西欧,当时修道院等宗教机构在其机构附近设置的安养院(hospice),为长途跋涉的朝圣者、旅游疲惫者、生病流浪者等提供中途休息的场所,由教士和修女照料这些人的生活和为濒死无助者提供精心照护,替死者祈祷和安葬。现代临终关怀的倡导者和奠基人桑德斯博士(D. C. Saunders)于1967年在英国伦敦创立了"圣克里斯多弗临终关怀院"(St Christopher Hospice),这是世界上第一所现代临终关怀机构,被誉为"点燃了世界临终关怀运动的灯塔"。在其影响和带动下,临终关怀服务首先在英国得到了快速发展,并相继在世界各国开展。目前,世界上已有60多个国家开展了此项服务,并进行了相关理论和实践研究。我国于1988年,在美籍华人黄天中博士的支持和天津医学院崔以泰教授等专家学者的努力下,天津医学院成立了我国第一个临终关怀研究中心,并于1990年建立了临终关怀病房。1988年,上海创建了我国首家临终关怀院——上海南汇护理院。1992年,北京松堂临终关怀医院、北京朝阳门医院临终关怀病区等机构相继建立。2006年,中国生命关怀协会在北京成立。迄今,我国大陆已有100多家临终关怀服务或研究机构。

### 任务二 临终关怀的对象与内容

1. 临终关怀的对象 临终关怀服务对象既包括临终患者,也包括临终患者的家属。临终关怀实施的是以临终患者为中心的整体照护,通过姑息照护控制患者的症状,以减轻患者的身心痛苦,对患者进行全面的照护,提高临终患者的生活质量。在临终关怀中,家属则不仅担当着为患者服务的角色,而且也成为医护人员或临终关怀团队成员的服务对象。医护人员在做好对临终患者关怀的同时,也要做好对临终患者家属的关怀照顾工作。特别是患者死亡和死后,要使家属能够加强自我护理,面对和适应"丧亲现实",以适应新的生活,这对于保护和增进家属的身心健康具有重要意义。

2. 临终关怀的内容　临终关怀的服务内容广泛全面,包括姑息治疗、临终护理、心理咨询、精神和社会支持、居丧照护和死亡教育等多学科、多方面的综合性服务,其范围一般包括对于疼痛和其他各种症状的控制,对临终患者和家属的心理安慰,发动社会各界对临终患者及其家属提供物质帮助和精神支持等社会支持,以及患者死亡后对家属的居丧照护等。通常医护人员根据临终患者及其家属的实际需求,和团队成员讨论制订临终关怀计划,并负责实施。此外,社会工作者、志愿者等帮助患者及家属提供社会资源,帮助他们建立社会支持系统,积极寻求社会支援。宗教服务人员也是国外临终关怀服务团队中比较活跃的成员,他们与其他成员一起为临终患者及家属提供精神和心理的支持。

(1) 姑息治疗:临终关怀需要拥有一定数量的掌握姑息医学理论和技术方法的医生和护士以及其他团队成员,常规地为临终患者提供内容充实的姑息照护,有效地控制和缓解疼痛等不适症状。临终关怀范畴内"治疗"的目的是为了缓和患者的症状,并不求得疾病好转或痊愈。这些措施是十分必要的,是临终关怀的核心服务内容之一,可以使患者免除许多疼痛等症状的折磨,从而能够安宁舒适地度过临终阶段。

(2) 临终护理:护士是临终关怀团队中的主要成员。临终关怀团队中的护理人员根据临终患者的需求,常规地为他们提供符合临终关怀质量要求的临终生活护理、症状护理和心理护理,同时能够向临终患者的家属提供有效的支持。

(3) 临终心理支持:为临终患者及其家属提供临终心理支持,有针对性地解除他们的心理痛苦,促进他们的心理康复,是临终关怀的基本目标之一。因此,临终关怀机构必须能够常规地向临终患者及其家属提供临终心理支持。

(4) 社会支持:临终关怀机构要努力争取支持,包括政府机关的财务拨款、慈善团体的物资、资金赞助及个人的捐赠等。临终关怀工作者除了自己的身体力行之外,还要争取社会有关方面对临终患者和患者家属的支持和帮助,这样可以直接或间接地向接受服务的临终患者及其家属提供各种社会支援。

### 问题与思考

在医护人员的推荐和帮助下,患者张某转入一家社区服务中心的临终关怀病房,经过医护人员的精心治疗和护理,其症状得以控制,家属希望医护人员能帮助患者多活一段时间。医护人员应该如何应对患者家属的要求?

## 任务三　临终关怀的基本原则

临终关怀强调的是维持患者的生存质量,而不是延长患者的生命,并对患者家属给予安慰和关怀,其基本原则有以下几个方面。

1. 以照护为中心的原则 临终关怀服务主要针对的是各种疾病的晚期、以治愈为主的治疗无效而生命即将结束的患者。因此,对此类患者应提供更多的照护,而非以治愈或康复为目的的治疗,其目的在于减轻患者的痛苦,增进患者的舒适,维护患者生命的尊严。

2. 适度治疗原则 临终关怀不主张以延长患者的生存时间为目的,使用昂贵的药物及各种积极的治疗方法,给患者带来许多躯体和心理痛苦,并给家属增加巨大的医疗费用负担。因此,对临终患者采取的治疗是以控制症状、解除或减轻患者的痛苦为目的的适度治疗。

3. 提高生活质量的原则 临终关怀从单纯地延长生命转为以提高患者的生活质量,让患者在有限的时间里,正确面对生命和即将到来的死亡,并在可控制的病痛下与家人共度余生。

4. 注重心理支持的原则 临终患者由于疾病的折磨,对生的依恋、对死的恐惧及对亲人的牵挂等,心态和行为反应极其复杂多变。因此,注重心理的关怀和支持是临终关怀的重要特点和基本原则之一。通过良好的心理关怀与支持,使患者坦然地面对死亡,使家属接受即将失去亲人的现实,并安然度过失去亲人的悲伤期。

5. 伦理关怀的原则 对临终患者应提供更多的爱心、同情与理解,尊重他们个人的权利与尊严,尽可能地了解及满足患者的各种需要,特别是控制患者的疼痛及其他临终症状,尽可能地使患者处于舒适的状态,使患者在人生的最后历程得到来自医护人员和亲朋好友的关心和照护。

**反馈与思考**

医护人员向患者家属解释临终关怀的目标是维持患者的生存质量,而不是延长患者的生命,并对患者家属进行适当的死亡教育,使其认识到死亡是生命的必然过程,逐步接受患者即将离开的事实。2个月后,患者病情恶化,向护士表示希望能回到家中,护士应该怎么处理?

## 任务四 临终关怀的组织形式

1. 机构性临终关怀服务 包括临终关怀的专门机构和附设的临终关怀机构。临终关怀的专门机构一般都有比较独立的医疗、护理设备,不隶属于任何医疗、护理或其他医疗保健服务机构,配备专业化的工作人员为临终患者服务,包括住院临终关怀服务和日间临终关怀服务等。目前我国已建立了为数不多的临终关怀医院,如北京松堂医院、上海南汇护理院。附设的临终关怀机构包括在医院、护理院、养老院、社区卫生服务中心等机构内设置的临终关怀病区、临终关怀病房、临终关怀科,或临终关怀单元等,为临终患者提供医疗、护理和生活照护,如上海市临汾社区卫生服务中心安宁病房。

2. 居家型临终关怀服务 即居家照护,是以社区为基础,以家庭为单位开展临终关怀服务。在医护人员的指导下,一般由临终患者家属为临终患者在家中提供基本的日常照护,医护人员根据临终患者的病情定期到患者家中为患者及家属提供专业照护。近年来,社区护理的开展,家庭病床的迅速发展,为居家型临终关怀服务提供了良好的条件,患者在家里接受照护,更能感受到亲人们的关心和陪伴,减轻生理和心理上的痛苦,而且受中国传统文化的影响,部分患者愿意在家中走完一生。因此,居家型临终关怀服务在我国有较大的发展前景。

### 反馈与思考

护士将患者的意愿反映给医生后,医生与患者及家属讨论出院事宜及注意事项,并向他们推荐居家照护,由医护人员定期到患者家中提供专业照护和帮助。该患者回到家中,2周后在家人的陪伴下平静地离开人世。

## 项目二　临终护理

**案例导入**

患者陈某,女性,46岁。因乳腺癌术后多处转移收治入院。医生预计患者的生存期<1个月。入院检查,患者极度消瘦、皮肤苍白、眼眶凹陷、呼吸困难,主诉全身多处骨骼疼痛,她对护士说:"我的时间不多了,希望能尽量多些时间跟家人在一起,希望最后的日子能不要这么痛苦地走完。"作为她的责任护士,应该如何处理?

**分析提示**

作为责任护士,应该对患者目前的生理和心理变化和需求进行全面的评估,并与患者及家属进行沟通,制订针对性的护理措施,帮助患者减轻生理和心理的痛苦,能在家人的陪伴下平静、安详地走完生命的最后旅程。

### 任务一　临终患者的生理变化和护理

1. 临终患者的生理变化

(1) 循环功能减退:表现为皮肤苍白、湿冷、大量出汗,指甲呈灰白或青紫色,四肢发绀,出现向中央发展的淤血斑点,心输出量减少,心音低弱,脉搏快而弱、不规则或测不出,血压降低或测不出。

(2) 呼吸功能减退:表现为呼吸困难,呼吸频率由快变慢,呼吸深度由深变浅,出现鼻翼呼吸、潮式呼吸、张口呼吸、点头样呼吸等,最终呼吸停止。由于分泌物在支气管内的潴留,可出现痰鸣音及鼾式呼吸。

（3）胃肠道蠕动逐渐减弱:表现为恶心、呕吐、食欲不振、腹胀、口干、脱水、便秘或腹泻等症状。

（4）肌肉张力丧失:表现为全身肌肉软瘫、无法维持良好舒适的功能体位,肢体软弱无力,不能进行自主躯体活动,吞咽困难等。由于患者肛门及膀胱括约肌松弛,可出现大小便失禁。

（5）面容改变:临终患者常见希氏面容,表现为面肌消瘦、面部呈铅灰色、眼眶凹陷、双眼半睁、目光呆滞、下颌下垂、嘴微张。

（6）感知觉、意识改变:表现为视觉逐渐减退,由视觉模糊发展到只有光感,最后视力消失。眼睑干燥,分泌物增多。但听觉常是人体最后消失的一个感觉。若疾病未侵犯神经系统,患者可以始终保持神志清醒状态。病变侵及或影响中枢神经系统,可以出现为嗜睡、意识模糊、昏睡、昏迷等意识改变,最终瞳孔对光反射、吞咽反射完全消失。

2. 临终患者的身体护理

（1）各系统症状的护理

1）循环系统护理:①密切观察患者的生命体征、皮肤色泽和温度以及尿量的变化,并及时做好记录;②注意保持患者的体温,加强保暖,必要时应用热水袋或加温毯;③注意皮肤的清洁、干燥;④做好抢救药品和器材的准备。

2）呼吸系统护理:①保持室内空气新鲜,定时通风换气;②神志清醒者,如果病情允许可采用半卧位或抬高头与肩部,扩大胸腔容量,减少回心血量,改善呼吸困难;③保持呼吸道通畅,拍背协助排痰,应用雾化吸入,必要时使用吸引器吸出痰液和口腔分泌物。意识不清患者采用仰卧位,头偏向一侧或侧卧位,防止呼吸道分泌物误入气管引起窒息或肺部并发症;④视呼吸困难程度给予吸氧,纠正缺氧状态,改善呼吸功能。

3）消化系统护理:①向患者和家属解释恶心、呕吐的原因,以减少焦虑情绪。②协助患者做好口腔清洁,口唇干裂者可用湿棉签湿润口唇,也可涂抹液状石蜡等,有口腔溃疡或感染者酌情局部用药。③了解患者的饮食习惯,注意食物的色、香、味,尽量满足患者的饮食要求。少量多餐,以减轻恶心,增进食欲。如患者感觉恶心,进餐前可遵医嘱给予止吐药、助消化药等。给予流质或半流质饮食,便于患者吞咽。必要时采用鼻饲法或完全胃肠外营养等,保证患者的营养供给。④加强监测患者的电解质指标及营养状况。

4）感知觉改变的护理:①提供舒适的环境,环境安静、空气新鲜、通风良好、温度和湿度适宜,光线照明要适当,避免临终患者因视觉模糊产生害怕、恐惧心理,增加安全感。②及时用清洁的湿纱布拭去眼部分泌物,对分泌物黏着结痂的,可用温湿的毛巾、棉球或纱布等浸生理盐水或淡盐水湿敷。直至黏结的分泌物或结痂变软后,再轻轻将其洗去。注意避免损伤皮肤、黏膜和结膜,禁忌用肥皂水洗眼。如患者眼睑不能闭合,可用刺激性小的眼药膏敷在裸露的角膜上加以保护,如涂金霉素、红霉素眼膏或覆盖凡士林纱布,以防止角膜干燥发生溃疡或结膜炎。③听觉是临终患者最后消失的感觉,因此,护士在护理中应避免在患者周围窃窃私语和床旁讨论病情,以免对患者有不良刺激。与患者交谈时,语调要柔和,语言要清晰,也可采用触摸患者的非语言交流方式,使临终者感觉亲切,减少孤独感。

(2) 疼痛的管理

1) 疼痛评估：医护人员应认真倾听患者的主诉，仔细观察和评估患者疼痛的性质、部位、程度、持续时间、性质变化、治疗效果及转归、疼痛对患者生活质量的影响等，并及时汇报医生和做好详细的记录(见第五章项目三)。

2) 药物止痛：目前推荐采用 WHO 三阶梯疗法控制临终患者的疼痛，护士应注意观察患者用药后的反应，把握好用药的阶段，密切观察药物的不良反应，根据患者的病情发展和个体差异，确定给药方法和剂量，防止用药过量(见第五章项目三)。

3) 非药物止痛：采用非药物止痛方法，如松弛术、音乐疗法、生物反馈法、外周神经阻滞疗法、针灸疗法、心理支持与治疗等来缓解患者的疼痛。护士还可通过有效的沟通交流，稳定患者情绪，转移其注意力转移减轻疼痛。

(3) 加强生活护理，促进患者的舒适

1) 维持良好、舒适的体位，定时翻身，更换体位，避免局部长期受压，促进血液循环，加强骨隆突部位的护理，防止压疮等并发症的发生。

2) 加强皮肤护理，大小便失禁者，注意会阴、肛门附近皮肤的清洁、干燥，必要时留置导尿管；大量出汗时，应及时擦洗干净，勤换衣裤。保持床单位清洁、干燥、平整、无碎屑。

3) 加强口腔护理，协助患者做好口腔清洁，注意观察口腔情况，必要时给予相应处理。

(4) 密切观察患者的病情变化

1) 密切观察患者的生命体征、瞳孔、意识状态等变化。

2) 监测心、肝、肺、脑、肾等重要脏器的功能状态。

3) 观察治疗反应、效果及不良反应等。

## 任务二　临终患者的心理变化和护理

1. 临终患者的心理变化　当一个个体接近死亡时，其心理反应是十分复杂的。美国精神病专家伊丽莎白·库布勒·罗斯博士(Dr. Elisabeth Kubler-Ross) 在其著作《On Death and Dying》中提出临终患者通常经历 5 个心理反应阶段，即否认期、愤怒期、协议期、忧郁期、接受期。

(1) 否认期(denial)：当得知自己病重将面临死亡，患者常常会感到震惊和否认，易产生猜疑或侥幸心理，认为"不，这不会是我，那不是真的！"以此极力否认、拒绝接受事实，或产生"是不是医生误诊"之类的想法。患者常常会怀着侥幸的心理四处求医，希望是误诊，无法听进对病情的任何说明与解释，否认自己病情严重，对疾病的结局缺乏心理准备，无法处理有关的问题或作出相关决定。否认是患者面对危机的一种心理防御机制，它可减少不良信息对患者的刺激，以使者躲避现实的压迫感，有较多的时间来调整自己,面对死亡。这段时间的长短因人而异,大部分患者能很快停止否认,而有些患者甚至会持续地否认直至死亡。

（2）愤怒期（anger）:当病情趋于严重,否认无法再持续下去时,患者常表现为生气与激怒,产生"为什么是我,这不公平"的心理。此期患者表现出生气和易激惹,情绪非常不稳定,难以接近或不合作,甚至将怒气转移到家属和医护人员身上,以发泄内心的苦闷与无奈。

（3）协议期（bargaining）:愤怒的心理消失后,患者开始接受死亡即将来临的事实,不再怨天尤人,而是请求医生尽力医治自己的疾病并期望奇迹出现。为了尽量延长生命,有些患者甚至许愿、以作出许多承诺作为交换条件,出现"请让我好起来,我一定……"的心理,以期博得上苍的怜悯而换取生命的延长。此期患者变得和善,对自己的病情抱有希望,愿意努力配合治疗。

（4）忧郁期（depression）:随着病情日趋恶化,患者意识到任何努力都无济于事时,会产生很强烈的失落感,"好吧,那就是我",出现悲伤、退缩、情绪低落、沉默、哭泣等反应,甚至会产生轻生的念头。此期患者开始交代后事或会见对自己有特殊意义的亲友,希望所爱的人守候在身边。部分患者在此期存在强烈的孤独感,沉闷压抑,甚至对周围的一切采取冷漠的态度,不愿与他人交流。

（5）接受期（acceptance）:经历了一切的努力、挣扎后,患者变得平静,已做好接受死亡降临的准备,产生"好吧,既然是我,那就去面对吧"的心理。此期的患者喜欢独处,睡眠时间增加,情感减退,平静地等待死亡的到来。

上述 5 个心理反应阶段,是因人而异的,有的可以重合,有的可以提前,有的可以推后,也有的可以始终停留在某一阶段。

2. 临终患者的心理护理

（1）否认期的护理

1）护士应与患者坦诚沟通,既不要揭穿患者的防卫机制,也不要欺骗患者,坦诚温和地回答患者对病情的询问,且注意保持与其他医护人员及家属对患者病情的言语一致性。

2）经常陪伴在患者身旁,注意非语言交流,协助患者满足生理、心理方面的需要,让他感到自己并没有被抛弃,时刻受到医护人员和家属的关心。

3）在与患者沟通中,要注意沟通技巧,了解患者对自己病情的认知程度,耐心倾听患者的倾诉,在交谈中因势利导,实施正确的人生观和死亡观教育,使患者逐步面对现实。

（2）愤怒期的护理

1）护士应把患者的"愤怒"看成是一种正常的适应性反应,对患者是有益的,认真倾听患者的心理感受,允许患者以发怒、抱怨、不合作行为来宣泄内心的不快,不应把患者的攻击看作是针对某个人而予以反击,用倾听的方式找到患者发怒的原因,用温和的语气为患者讲解,使患者慢慢恢复平静。应注意预防意外事件的发生,必要时辅以药物稳定患者情绪。

2）做好患者家属的工作,关爱、宽容和理解患者。

3）为患者提供表达或发泄内心情感的适宜环境,护理时尽量做到动作轻柔,态度和蔼可亲,得到患者的理解。

（3）协议期的护理

1）处于这一时期的患者对治疗是积极的,护士应主动关心和指导患者,鼓励其说出自己的内心感受和需求,给予更多的关爱和照料,并使患者更好地配合治疗,以减轻患者的痛苦,控制症状。

2）尊重患者的信仰,积极引导教育患者,减轻患者的心理压力。

3）为了保持患者的希望,对于患者提出的合理要求,护士应尽可能予以满足。

（4）忧郁期的护理:①给患者更多的同情和照顾,经常陪伴患者,允许其用不同方式宣泄情感,如忧伤、哭泣等;②给予精神上的安慰和支持,安排亲朋好友见面、相聚,尽量让家属陪伴身旁;③密切观察患者,注意心理疏导和恰当的死亡教育,预防患者的自杀倾向;④协助或帮助患者进行生活护理,保持身体的清洁与舒适。

（5）接受期的护理:①尊重患者,不要强迫与其交谈;②给予临终患者一个安静、舒适的环境,减少外界干扰;③了解并尽量帮助患者完成他们未竟的心愿和事宜;④保持适度的陪伴和支持,加强生活护理,让其安详、平静、有尊严地离开人间。

### 🔲 反馈与思考

医护人员对患者目前的生理、心理状况进行评估后制订了照护计划,通过药物控制患者的疼痛;保持室内空气新鲜,定时通风换气,采用半卧位改善呼吸困难,给予吸氧,纠正缺氧状态,改善呼吸功能;尽量满足患者的饮食要求,少量多餐,增进食欲,协助患者做好口腔清洁。患者心理上处于接受期,给患者提供安静、舒适的环境,让其与家人独处,给予一定的陪伴和支持,加强生活护理,保证了患者临终阶段的生活质量。

## 项目三　死亡后护理

### 案例导入

患者徐某,男性,78 岁。因蛛网膜下隙出血送入医院急诊室。检查患者昏迷,无自主呼吸,血压下降至 70/40 mmHg,患者的儿女请求医护人员全力抢救他们的父亲,表示愿意承担一切费用。医护人员给患者采取积极的治疗护理后,患者病情并未好转,各种迹象显示患者的生命即将终结。

### 分析提示

患者的病情危重,各种迹象表明死亡即将到来,作为医护人员应正确判断患者目前的病情,并告知患者家属做好相关准备。准确掌握死亡的标准,在患者死亡后,做好尸体护理,安慰患者家属,减轻痛苦。

## 任务一　基本概念

1. 濒死(dying)　即临终,是指患者已接受治疗性或姑息性治疗后,虽然意识清楚,但病情加速恶化,各种迹象显示生命即将终结。濒死过程与整个生命过程相比是很短暂的,不过是数月、数天、数小时甚至是数分钟。

2. 死亡(death)　是人的本质特征的消失,是机体生命活动过程和新陈代谢的终止。传统的死亡概念是指心肺功能的停止。美国布莱克(BLACK)法律辞典将死亡定义为:"血液循环全部停止及由此导致的呼吸、心跳等身体重要生命活动的终止。"

## 任务二　死亡的标准

1. 传统的死亡标准　以心脏停止跳动和停止呼吸作为死亡的定义和标准,在人类社会沿袭了数千年,直至今日。在医学实践中,宣布患者死亡的标准是:心跳、呼吸、血压的停止或消失,体温下降。但即使血压、脉搏和呼吸消失,而心脏功能的电证据尚存在,通常并不宣布死亡。

2. 脑死亡标准　现代医学研究表明,死亡是分层次进行的复杂过程,心肺功能丧失并不代表大脑、肾脏和人体其他主要器官功能的停止,心跳和呼吸的停止作为过程的一个层次,并不预示人作为一个整体死亡的必然发生。随着医学技术的发展,各种维持生命的技术、仪器、药物等得以应用,心跳、呼吸停止的人也可以维持生命。心脏移植技术的临床应用,表明心脏是可以替换的。这些均使传统死亡标准受到了挑战,医学专家提出了脑死亡的概念。脑死亡是包括脑干在内的全脑功能丧失的不可逆转的状态。

(1) 哈佛标准:1968 年,在世界第 22 次医学大会上,美国哈佛医学院特设委员会发表报告,提出了新的死亡概念,即死亡是不可逆转的脑死亡,其诊断标准有以下 4 点。

1) 对刺激无感受性和反应性:对外界刺激和内在需要完全无知觉和反应,甚至最强烈的疼痛刺激也不能引起发音、呻吟、肢体退缩或呼吸加快等。

2) 无运动、无呼吸:自发性肌肉运动消失;经医生观察>1 小时,撤去呼吸机 3 分钟仍无自主呼吸。

3) 无反射:瞳孔散大、固定,对光反射、角膜发射和眼运动反射消失;吞咽、喷嚏、发音、软腭反射等由脑干支配的反射也消失。

4) 脑电图波形平坦:脑电图检查显示脑电波平直或等电位。

(2) WHO标准:1968 年,WHO 建立了国际医学科学组织委员会,提出的脑死亡标准,基本同"哈佛标准":①对环境失去一切反应;②完全没有反射和肌张力;③停止自主呼吸;④动脉压陡降;⑤脑电图检查显示平直。

(3) 我国《脑死亡判定标准与技术规范(成人质控版)》:20 世纪 70 年代,我国开始了脑死亡判定的理论研讨与临床实践。2012 年 3 月,国家卫生和计划生育委员会(原卫生部)批准首都医科大学宣武医院作为国家卫生和计划生育委员会脑损伤质控评价中心。2013 年,该中心在 10 年来脑死亡判定临床实践与研究的基础上,对上述两个文件进行了修改与完善,提出新的《脑死亡判定标准与技术规范(成人质控版)》。

　　1) 判定的先决条件:①昏迷原因明确;②排除了各种原因的可逆性昏迷。

　　2) 临床判定:①深昏迷;②脑干反射消失;③无自主呼吸。

　　靠呼吸机维持通气,自主呼吸激发试验证实无自主呼吸。

　　以上 3 项临床判定必须全部具备。

　　3) 确认试验:①短潜伏期体感诱发电位:正中神经 SLSEP 显示双侧 N9 和(或)N13 存在,P14、N18 和 N20 消失;②脑电图检查,显示电静息;③经颅多普勒超声(transcranial Doppler,TCD)检查,显示颅内前循环和后循环血流呈振荡波、尖小收缩波或血流信号消失。

　　以上 3 项确认试验至少具备 2 项。

　　4) 判定时间:临床判定和确认试验结果均符合脑死亡判定标准者可首次判定为脑死亡。首次判定 12 小时后再次复查,结果仍符合脑死亡判定标准者,方可最终确认为脑死亡。

### 反馈与思考

　　患者徐某病情持续恶化,脑干反射消失,脑电图检查显示电静息,无自主呼吸,心跳停止,心电图检查显示波形平坦,医生宣布患者死亡。患者死亡后,尸体会发生哪些变化? 护士如何为患者进行尸体护理?

### 任务三　死亡过程的分期

　　死亡不是生命的骤然结束,而是一个逐渐发展的过程,医学上一般将死亡分为 3 个阶段,即濒死期、临床死亡期和生物学死亡期。

　　1. 濒死期(agonal stage)　又称临终状态,是死亡过程的开始阶段,此期的主要特点是脑干以上的神经中枢功能丧失或深度抑制,而脑干以下的神经功能尚存,但由于失去上位中枢神经的控制而处于紊乱状态,机体各系统的功能发生严重障碍。患者表现为意识模糊或丧失,各种反射减弱或逐渐消失,肌张力减退或消失;循环系统功能减退,心跳减弱,血压下降,表现为四肢发绀,皮肤湿冷;呼吸系统功能进行性减退,表现为呼吸微弱,出现潮式呼吸或间断呼吸;代谢紊乱,肠蠕动逐渐停止,感觉消失,视力下降。濒死期的持续时间可随患者的机体状况和死亡原因而异,年轻患者、慢性病患者较年老体弱者和急性病患者濒死期长。而某些猝死、严重颅脑损伤患者可不经过此期直接进入临床死亡期。

　　2. 临床死亡期(clinical death stage)　是濒死进一步发展的阶段,也是临床上判断死亡的标准,此期中枢神经系统的抑制过程已由大脑皮质扩散到皮质下部分,延髓处于深度抑制状态,表现为心跳、呼吸完全停止,瞳孔散大,各种反射消失,但各种组织细胞仍有微弱而短暂的代谢活动。此期一般持续 5～6 分钟,若得到及时有效的抢救治疗,生命有复苏的可能,若超过这个时间,大脑将发生不可逆的变化。但在低温条件下,此期可延长至 1 小时或更久。

3. 生物学死亡期(biological death stage) 是死亡过程的最后阶段,是指全身器官、组织、细胞生命活动停止,也称细胞死亡。此期从大脑皮质开始,整个中枢神经系统及各器官的新陈代谢完全停止,机体出现不可逆变化,无任何复苏可能。随着生物死亡期的进展,相继出现尸冷、尸斑、尸僵及尸体腐败等现象。

(1) 尸冷(algor mortis):是死亡后最先发生的尸体现象,死亡后因体内产热停止,散热继续,尸体温度逐渐降低,一般死亡后 10 小时内尸体温度下降速度约为每小时 1℃,10 小时后为 0.5℃,大约 24 小时,尸温与环境温度相同。

(2) 尸斑(livor mortis):死亡后血液循环停止,由于地心引力的缘故,血液向身体的最低部位坠积,皮肤呈现暗红色斑块或条纹,称为尸斑。一般尸斑的出现时间是死亡后 2～4 小时,12 小时后便发生永久性变色。尸体料理时,应注意将患者卧位调整为仰卧位,头下置枕,以防面部颜色发生改变。

(3) 尸僵(rigor mortis):尸体肌肉僵硬,关节固定称为尸僵。形成机制主要是三磷酸腺苷(ATP)酶的缺乏,即死后肌肉中 ATP 不断分解而不能再合成,致使肌肉收缩,尸体变硬。先由咬肌、颈肌开始,向下至躯干、上肢和下肢。尸僵一般在死后 1～3 小时开始出现,4～6 小时扩展到全身,12～16 小时发展至高峰,24 小时后尸僵开始减弱,肌肉逐渐变软,称为尸僵缓解。

(4) 尸体腐败(postmortem decomposition):死后机体组织的蛋白质、脂肪和碳水化合物在腐败细菌的作用下发生分解的过程,称为尸体腐败,表现为尸臭、尸绿等。尸绿是尸体腐败时出现的色斑,一般在死后 24 小时先从右下腹部出现,逐渐扩展至全腹,最后蔓延至全身。尸臭是死者肠道内有机物分解产生的气体经口、鼻、肛门逸出而形成的。气温高低可影响尸体腐败出现的时间和快慢。

## 任务四 尸体护理

尸体护理(postmortem care)是对临终患者实施整体护理的最后步骤,也是临终护理的重要内容之一。做好尸体护理不仅是对死者人格的尊重,而且是对死者家属心灵上的安慰,体现了人道主义精神和崇高的护理职业道德。尸体护理应在确认患者死亡,医生开具死亡诊断书后尽快进行,这样既可防止尸体僵硬,也可减少对其他患者的不良影响。护理人员应以唯物主义死亡观和严肃认真的态度尽心尽职做好尸体护理工作,尊重患者的遗愿,满足家属的合理要求。

【护理目的】

(1) 维持良好的尸体外观,易于辨认。

(2) 安慰家属,减轻哀痛。

【护理评估】

(1) 死者诊断、治疗、抢救过程、死亡原因及时间。

(2) 尸体清洁程度、有无伤口、引流管等。

(3) 死者家属对死亡的态度。

【护理计划】

(1) 操作者准备:着装整洁,洗手、戴口罩。

(2) 环境准备:安静、肃穆,围帘或屏风遮挡。

(3) 用物准备:①治疗盘内备,弯血管钳 1 把、剪刀 1 把、尸体识别卡(图 16-1)3 张、不脱脂棉球、梳子、松节油、绷带;②治疗盘外备,尸单 1 条,衣、裤、鞋、袜等;擦洗用具、手套;③有伤口者备换药敷料、胶布,必要时备隔离衣、屏风等。

```
姓名:_____    住院号:_____    年龄:_____    性别:_____

病室:_____    床  号:_____    籍贯:_____    诊断:_____

住址:_____

死亡时间:_____年_____月_____日_____时_____分

护士签名

_____医院
```

图 16-1　**尸体识别卡**

【实施】　见表 16-1。

表 16-1　**尸体护理操作步骤及要点说明**

| 操作步骤 | 要点说明 |
|---|---|
| 1. 填卡通知　填写死亡通知单 2 张(分别送医务处和患者家属),尸体识别卡 3 张 | 若家属不在,医院应尽快通知家属来院探视遗体 |
| 2. 布置环境　洗手,戴口罩、手套,备齐用物至死者床旁,用隔帘或屏风遮挡患者 | 若死者为传染病患者,护士必须穿隔离衣、戴手套,按隔离消毒原则进行尸体护理<br>维护患者隐私,减少对同病室其他患者的影响 |
| 3. 评估解释　评估死者一般情况、死亡原因、家属情况,向家属解释操作目的,询问家属是否有特殊要求。劝慰家属,请家属暂离病房或共同进行尸体护理 | 尊重死者及家属 |
| 4. 撤去用物　撤去治疗用物,如输液管、氧气管、导尿管等,便于尸体护理 | |
| 5. 安置体位　将床放平,使尸体仰卧,脱去衣裤,头下垫一枕,双臂放于身体两侧,用大单遮盖尸体 | 头下垫枕,防止面部淤血变色 |

（续表）

| 操作步骤 | 要点说明 |
|---|---|
| 6. 整理仪容　洗脸,协助闭上眼睑,不能闭合者,可用毛巾湿敷或于上眼睑下垫少许棉花,使上眼睑下垂闭合;嘴不能闭合者,轻揉下颌或用绷带托住;如有义齿为其装上,为死者梳理头发 | 可避免面部变形,口眼闭合维持尸体外观,符合传统习俗,且死者遗容整洁,对家属也是一种心理安慰 |
| 7. 填塞孔道　用血管钳将适量棉花分别填塞口、鼻、耳、阴道、肛门等孔道 | 防止体液外溢<br>如死者为传染病患者,应用浸有含氯消毒剂或过氧乙酸溶液的棉花填塞孔道 |
| 8. 清洁全身　依次擦净上肢、胸、腹、背、臀及下肢;如有胶布痕迹,用松节油擦净;有伤口者,更换敷料;有引流管者,将管拔出后缝合伤口或用蝶形胶布封闭并包扎 | 如死者为传染病患者,应用中效以上消毒剂清洁尸体 |
| 9. 包裹尸体　穿上衣裤,系一尸体识别卡在死者右手腕部,撤去大单。用尸单上、下两角遮盖头部和脚,再用左右两角将尸体整齐地包好,最后用尸单上端遮盖头部;在颈、腰及踝部用绷带固定,系第 2 张尸体识别卡在腰部的尸单上 | 避免认错尸体<br>传染病患者的尸体应用一次性的尸单包裹,装入不透水的袋子中,并做传染标记 |
| 10. 运送尸体　将尸体移至平车上,盖上大单,将尸体送太平间,置于停尸屉内,系第 3 张尸体识别卡于停尸屉外 | |
| 11. 处理物品　取回尸单,连死者其他被服一并消毒、清洗,清洁、消毒、处理床单位和用物。整理死者遗物,交还家属,若家属不在,应由两人清点后,列出清单交护士长保存 | 非传染病患者按一般出院患者方法处理,传染病患者,应按传染病终末消毒方法处理。原则上传染病死者衣物一律焚烧 |
| 12. 整理病历　洗手、脱口罩,填写死亡通知单,在当天体温单 40～42℃ 之间用红墨水笔纵写死亡时间;停止一切医嘱,注销各种执行单(包括药物、治疗及饮食卡等);按出院手续办理结账 | |

【护理评价】

（1）尸体整洁、无渗液,维持良好的尸体外观,表情安详,易于辨认。

（2）对死者家属的劝慰有效,哀痛减轻。

**反馈与思考**

患者宣布临床死亡后,进入生物学死亡期,尸体相继出现尸冷、尸斑、尸僵及尸体腐败等现象。护士应在确认患者死亡,医生开具死亡诊断书后尽快进行尸体护理,这样既可防止尸体僵硬,也可减少对其他患者的不良影响。进行尸体护理时尊重患者的遗愿,满足家属的合理要求,整理死者仪容、填塞孔道、清洁全身、包裹尸体,维持良好的尸体外观,并安慰死者家属,减轻哀痛。

# 项目四　临终患者家属及丧亲者的护理

**案例导入**

　　患者李某,男性,67岁。因结肠癌术后2年复发入院,检查发现患者腹腔内肿瘤广泛转移,患者有血便、血尿、呕吐等症状,主诉疼痛难忍。患者儿女求主管医护人员不惜一切代价进行抢救治疗。医护人员应该如何应对?

**分析提示**

　　临终患者的家属,内心非常痛苦,尤其是患者遭受疾病的折磨而自己又无能为力时,医护人员应理解临终患者的家属,循序渐进地向其说明患者病情及对患者最有利的治疗和护理措施,帮助他们正确面对现实,并给他们一定的护理知识和方法指导,使其在照护患者的过程中获得心理上的安慰。在患者逝去后,医护人员还要对死者家属做好丧亡指导,给予必要的支持与安慰,帮助他们应对失去亲人的痛苦。

　　对临终患者的家属的照护是临终关怀的重要组成部分。从患者患病到死亡,直至死亡之后,临终患者的家属承受着巨大的精神打击和情感折磨,同时也承担着照顾患者的压力和疾病治疗带来的经济压力,需要护士给予支持与安慰,帮助他们应对危机。

## 任务一　临终患者家属的心理反应

　　当患者被宣布即将离开人世时,家属在情感上难以接受即将失去亲人的现实,会出现一些心理反应。

　　1. 震惊　当家属得知自己的亲人患绝症或病情无法医治后,会十分震惊,难以接受既成事实。

　　2. 否认　患者经过一段时间治疗,病情暂时缓解,家属这时往往会幻想疾病可以治好,或是怀疑医生诊断错误,抱有一线希望而四处求医问药。

　　3. 愤怒　看到患者病情每况愈下,家属会产生怨恨自己无能的情绪;看到周围的人和家庭都能健康、平安地生活,而自己的亲人却要遭受痛苦与不幸,往往产生愤怒与不平的心理。

　　4. 悲痛　当朝夕相处、相依为命的亲人因患上绝症而要离自己而去,回想起以往美满幸福的家庭即将支离破碎,临终患者家属内心无限悲痛,特别是当亲人承受巨大的痛苦时,守护在其身旁的亲属更痛不欲生。但又不能在患者面前流露出悲哀的情绪,还要强打精神安慰和照顾患者。

　　5. 恐惧　患者对死亡的恐惧,也会传递到家属身上。患者家属因想到即将到来的与亲人的生离死别、家庭不再团圆美满的可怕后果产生恐惧不安的心理,特别是家属也患有类似疾病、害怕患者疾病传染或遗传的情况下。

6. 自责 得知自己亲人患绝症,家属常感觉未尽到责任,甚至觉得自己要对亲人的疾病和死亡负责,他们情绪忧郁,害怕失去亲人的失落感和孤独感加重。

7. 忧虑 临终患者家属需要长期照护患者,原本正常的生活秩序被打乱,疾病治疗带来的经济压力与亲人治愈无望的现实,让临终患者家属承受巨大的压力,忧心忡忡,无处排解。

**问题与思考**

看到患者病情每况愈下,患者女儿对护士说觉得自己很没用,什么事情都不能为患者做,希望护士能多帮助患者减轻他的痛苦。作为护士,针对患者家属的心理反应,应该如何处理?

## 任务二 临终患者家属的心理支持

医护人员对临终患者的家属应给予同情、理解和支持,帮助他们正确面对现实,促进他们的心理适应。

(1)循序渐进地向临终患者家属说明患者病情,让他们有一定的思想准备,帮助其认识生老病死是自然规律,理解死亡的意义。

(2)为临终患者家属提供与患者单独相处的时间,营造温馨安静的环境,让患者与家属互诉衷肠,有利于临终患者家属的心理安慰。

(3)安排临终患者家属与患者主管医生见面,使他们能够准确及时地了解患者病情进展和治疗方案。

(4)与临终患者家属共同讨论患者身心状况的变化,制订相应的护理计划。

(5)积极争取临终患者家属对医疗、护理活动的支持与参与。

(6)为临终患者家属提供相关护理知识和方法,指导他们为临终患者进行适当的护理,使其在照护患者的过程中获得心理上的安慰。

(7)与临终患者家属建立良好关系,积极与他们沟通,倾听他们表达自己的感情和需要,引导他们在患者面前控制悲伤的情绪。

(8)鼓励临终患者家属与亲友联系,并调动患者的社会关系为家属提供社会支持,帮助其安排好自己的生活,尽量解决他们的实际问题。

**反馈与思考**

作为临终患者的家属,亲眼目睹患者的痛苦,内心十分悲痛。医护人员应该与家属建立良好的信任关系,倾听他们表达自己的感情和需要,并让家属积极参与患者的照护活动,提供相关护理知识和方法,使其在照护患者的过程中获得心理上的安慰。

李某的病情愈加严重,终因救治无效死亡,其儿女可能会有哪些心理反应,护士应该采取哪些针对性的护理措施?

## 任务三　丧亲者的心理反应

丧亲者即死者家属,主要指失去父母、配偶、子女者(直系亲属)。失去亲人,是一个重大的生活事件,直接影响丧亲者的身心健康、生活、工作,因此对丧亲者做好护理工作是十分重要的。

1. **丧亲者的心理反应**　悲伤是丧亲者必然的心理反应,根据安格乐理论,可以分为以下 4 个阶段。

(1) 震惊与怀疑:这是丧失亲人后的第一反应,是一种防卫机制,将死亡事件暂时拒之门外,让自己有充分的时间加以调整,特点是震惊、拒绝接受、感觉麻木。此阶段在病程较短或突发意外死亡时反应明显。

(2) 觉察:意识到亲人确实死亡,痛苦、空虚、气愤情绪伴随而来,哭泣常是此阶段的主要特征。

(3) 恢复常态:家属带着悲痛的情绪着手处理死者后事,准备丧礼。

(4) 释怀:随着时间的流逝,丧亲者认清亲人已逝,逐渐从颓丧中解脱出来,重新对生活产生兴趣,将逝者永远怀念。

心理反应阶段持续时间不定,丧偶可能需 2 年或更久,一般约需一年左右时间。

2. **影响丧亲者心理反应的因素**

(1) 对死者的依赖程度及亲密度:丧亲者对死者经济上、生活上、情感上依赖性越强,原有的关系越亲密,丧亲者的悲伤程度越重,面对患者死亡后的调适越困难,如配偶关系。

(2) 病程的长短:急性死亡病例,由于家属对突发事件毫无思想准备,易产生自责、内疚心理;慢性死亡病例,家人已有预期性心理准备,则较能调适。

(3) 死者的年龄:死者的年龄越轻,丧亲者越易产生惋惜和不舍,增加内疚和罪恶感。在我们国家中"白发人送黑发人"历来是最悲哀的感觉。

(4) 支持系统:丧亲者拥有有效的支持系统,如亲朋好友、单位组织、宗教信仰等,且能提供有效的支持,满足其需要,则较易调适心理反应。

(5) 失去亲人后的生活改变:失去亲人后的生活改变越大,越难调适,如中年丧夫、老年丧子等。

(6) 丧亲者的个体特征:丧亲者个体特征,如年龄、个性特征、文化水平、生理和精神方面的健康状态,所经历悲哀和危机的次数及性质等都会影响到丧亲后的心理反应。

## 任务四　丧亲者的护理

死亡是患者痛苦的结束,但同时又是丧亲者悲伤的高峰,长期的抑郁和痛苦,必将影响丧亲者的身心健康和生活质量。作为医护人员,应对丧亲者予以同情、理解和帮助,进行情感上的支持和心理的疏导,以缓解他们的身心痛苦。

1. 正确分析评估丧亲者的心理应激反应程度　通过分析影响丧亲者的悲伤症状和相关影响因素,对其应激水平和适应能力给予全面、准确的评估,并按悲伤的不同阶段制定相应护理措施。

2. 加强对丧亲者的支持

(1) 做好尸体护理:尸体护理不仅是对死者的尊重,也是对生者的抚慰。尊重患者的遗愿,满足家属的合理要求,如宗教仪式和风俗习惯等。

(2) 鼓励家属宣泄情感:护理人员应认真倾听丧亲者诉说,协助其表达其内心的真实情感,如通过哭泣来纾解内心悲伤情绪,适当运用沟通技巧,表达对丧亲者的理解和支持。

(3) 心理疏导:讲解有关死亡教育的相关知识,提供应对方法,安慰丧亲者面对现实,使其意识到安排好未来的工作和生活是对死者最好的悼念,积极地面对现实。

(4) 调动丧亲者的重要社会关系和朋友作为支持性资源,并指导他们如何给予丧亲者有效的帮助。

3. 协助解决实际问题　患者去世后,丧亲者会面临许多需要解决的实际问题,医护人员应了解家属的实际困难,并尽力提供支持和帮助,协助其解决实际问题。

4. 丧亲者随访　目前在国外,临终关怀机构通过信件、电话、家庭访视等方式,对丧亲者进行随访。

### 反馈与思考

死者的家属可能会出现的心理反应过程包括震惊与怀疑、觉察、恢复常态、释怀等,护士应协助家属做好尸体护理,认真倾听其诉说,让家属有机会宣泄自己的情感,安慰其面对现实,安排好患者的后事,并勇敢地面对未来的工作和生活。

### 思考题

1. 临终患者的生理、心理变化如何？护士应如何进行护理？
2. 如何正确实施尸体护理？

# 第十七章 医疗和护理文件记录

**学习目标**

1. 识记医疗与护理文件记录的意义、原则及管理要求,医嘱处理的基本原则。

2. 识记长期医嘱、临时医嘱、长期备用医嘱、临时备用医嘱的概念。

3. 识记出入液量记录的内容及要求,病室报告的书写顺序和要求。

4. 理解医疗与护理文件记录的重要性,医嘱的种类,各种医嘱的不同点,并能举例说明护理病历的种类及记录要求。

5. 学会应用根据所提供的资料,正确绘制体温单和处理各种医嘱。

6. 学会应用本章所学的知识,准确书写入院评估单、出入液量记录单、护理记录单、跌倒危险因素评估单、压疮危险因素评估单、病室报告等。

病历(case file)是指医务人员在医疗活动过程中形成的文字、符号、图表、X线影像、病理切片等资料的总和,包括门(急)诊病历和住院病历。它是患者患病的历程和医务人员的医疗行为过程综合记录,在病房住院期间称为病历,患者出院后归档送至病案室后称为病案。

病历又称医疗与护理文件,是医院和患者重要的档案资料,记录了患者疾病发生、诊断、治疗、发展及转归的全过程。为医疗、护理、科研、教育和有关法律事务提供重要资料。医疗与护理文件的记录是护理人员每天工作的一项重要内容,是护士对患者进行病情观察和实施护理措施的原始文字记载。因此,医疗和护理文件必须书写规范并妥善保管,以保证其正确性、完整性和原始性。目前,全国各级医院记录的方式不尽相同,但遵循的原则是一致的。

## 小贴士

电子病历(electronic medical records,EMR),通常是指计算机化的病案(computer-based patient record,CPR),它是基于一个特定系统的电子化病人记录,该系统可以使医护人员便捷地获得完整准确的数据。电子病案的内容包含了纸质病案的所有信息,但它绝不只是利用计算机将纸质病案移植为电子载体,而是将纸质病案中的文字的、图表的信息变为计算机能够识别和理解的格式化数据予以输入、存储、处理和查询。它不仅包括了静态的病案信息,还可以利用信息技术将文本、图像、声音结合起来,进行多媒体的信息综合处理。

# 项目一 医疗与护理文件书写及管理要求

## 案例导入

患者刘某,男性,69 岁。诊断为急性心肌梗死。为进一步诊治而收治入院。收入病区(监护室)后,患者患病的历程和医护人员的医疗活动行为过程需要进行综合的记录,你又将如何完成各类护理文件的记录? 又将如何执行各项医嘱呢?

## 分析提示

作为病区(监护室)护士应按行业标准认真、及时、客观、真实、准确的记录各类护理文件。医疗与护理文件书写是指医务人员通过问诊、查体、辅助检查、诊断、治疗、护理等医疗活动获得有关资料,并进行归纳、分析、整理形成医疗活动记录的行为。病历主要分门(急)诊病历与住院病历。住院病历内容包括住院病案首页、入院记录、病程记录、手术同意书、麻醉同意书、输血治疗知情同意书、特殊检查(特殊治疗)同意书、病危(重)通知书、医嘱单、辅助检查报告单、体温单、入院护理评估单、护理记录单、病室交班报告、特别护理记录单、患者转运交接单、出入液量记录单等。护士在病历记录和管理中必须明确记录的重要意义,做到认真、细致、负责,并遵守专业技术规范。

## 任务一 医疗与护理文件记录的意义

医疗与护理文件既是宝贵的医学资料又是法律依据,它为临床教学科研提供了原始信息资料,也为医疗质量的控制提供了依据。

1. 提供患者疾病转归信息 医疗与护理文件是对患者病情变化、诊疗护理以及疾病转归的全程、全面、客观、及时、动态的记录,是医护人员正确诊疗护理患者的依据,也是各级医护人员交流合作的载体。如体温、脉搏、呼吸、血压、出入量、用药后效果描述等,常是医生明确诊断、了解病情进展、调整治疗方案的重要参考依据。

2. 为教学科研提供资料 完整、客观的医疗护理记录是很好的临床教学资料,每一份病历就是一本生动的教材,使后学者能够从中获取经验和教训。也可为 PBL (problem-based learning,PBL)情景教学、病历讨论、个案分析提供良好的素材;完整、客观的医疗护理记录也是开展科研工作有价值的重要资料来源,尤其是对回顾性研究具有重要的参考价值。如不同技术治疗同一疾病的优劣比较;新技术、新业务临床实用的效果评价;临床医疗护理经验的归纳总结等等。同时,也为流行病学研究、传染病管理、防病调查等提供了统计学方面的资料,是卫生管理机构制订和调整政策的重要依据。

3. 为医院管理提供质量评价依据 医疗护理文件书写质量是衡量医院医疗护理质

量和医疗管理水平的关键指标之一。也是医院等级评定、医护人员考核的重要指标之一。通过对病历科学的统计分析能够提供大量的关于医务人员医疗质量、技术水平、服务态度和工作效率等方面的信息,管理人员则可以据此制定出有针对性的管理举措。

4. 为医疗纠纷提供法律依据 由于医疗与护理记录是病情和诊疗全过程的客观原始记录,是为法律所认可的证据。所以可作为一些医疗纠纷、伤残处理、保险索赔、犯罪刑事案件及遗嘱查验的证明。凡涉及以上诉讼案件,调查处理时都要将病案、护理记录作为依据加以判断,明确法律责任。因此,对患者住院期间的病情、治疗、护理应做好及时、完整、准确、客观地记录,为法律提供有效的依据并保护医务人员自身的合法权益。

**⚏ 反馈与思考**

为什么护理人员在繁忙的临床诊疗护理过程中,还要认真、客观地记录医疗护理文件?

## 任务二 医疗与护理文件书写基本规范

(1) 医疗与护理文件书写应当客观、真实、准确、及时、完整、规范。

1) 客观:病历应该真实地反映医疗过程,要如实记录,不能主观臆测。

2) 真实:字迹清楚,字体端正,卷面保持整洁,不得涂改、剪贴、刮擦和简化字。

3) 准确:医疗与护理文件记录的内容必须在时间、内容及可靠程度上真实、无误,尤其对患者的主诉和行为应进行详细、真实、客观的描述,不应是护理人员的主观解释和有偏见的资料,而应是临床患者病情进展的科学记录,必要时可成为重要的法律依据。记录者必须是执行者。记录的时间应为实际给药、治疗、护理的时间,而不是事先安排的时间。有书写错误时应在错误处用所书写的钢笔在错误字词上划双线删除,并注明修改时间,签名确认。

4) 及时:医疗与护理记录必须及时,不得拖延或提早,更不能漏记、错记,以保证记录的实效性,维持最新资料。如因抢救急危重症患者未能及时记录的,有关医护人员应当在抢救结束后6小时内据实补记,并注明抢救完成时间和补记时间。

5) 完整:眉栏、页码须填写完整。各项记录,尤其是护理表格应按要求逐项填写,避免遗漏。记录应连续,不留空白。每项记录后签全名,以示负责。如患者出现病情恶化、拒绝接受治疗护理或有自杀倾向、意外、请假外出、并发症先兆等特殊情况应详细记录并及时汇报、做好交接班等。

6) 规范:记录内容应重点突出、语言简洁流畅。不得滥用简化字。应使用医学术语和公认的缩写,避免笼统含糊不清或过多修辞,以方便医护人员快速获取所需信息,此外,护理文件均可以采用表格式,以节约书写时间,使护理人员有更多时间和精力为患者提供直接护理服务。

(2) 病历书写应当使用蓝黑墨水、碳素墨水,需复写的病历资料可以使用蓝或黑色油水的圆珠笔。计算机打印的病历应当符合病历保存的要求。

(3) 病历书写应当使用中文,通用的外文缩写和无正式中文译名的症状、体征、疾病名称等可以使用外文。

(4) 病历书写应规范使用医学术语,文字工整,字迹清晰,表述准确,语句通顺,标点正确。

(5) 病历书写过程中出现错别字时,应当用双线划在错字上,保留原记录清楚、可辨,并注明修改时间,修改人签名。不得采用刮、粘、涂等方法掩盖或去除原来的字迹。上级医务人员有审查修改下级医务人员书写的病历的责任。

(6) 病历应当按照规定的内容书写,并由相应医务人员签名。

(7) 实习医务人员、试用期医务人员书写的病历,应当经过本医疗机构注册的医务人员审阅、修改并签名确认。进修医务人员应经过进修医疗机构,根据其胜任本专业的实际工作能力认定后书写病历。

(8) 病历书写一律使用阿拉伯数字书写日期和时间,采用 24 小时制记录。

(9) 对需取得患者书面同意方可进行的医疗活动,应当由患者本人签署知情同意书。患者不具备完全民事行为能力时,应当由其法定代理人签字;患者因病无法签字时,应当由其授权的人员签字;为抢救患者,在法定代理人或被授权人无法及时签字的情况下,可由医疗机构负责人或者授权的负责人签字。

因实施保护性医疗措施不宜向患者说明情况的,应当将有关情况告知患者近亲属,由患者近亲属签署知情同意书,并及时记录。患者无近亲属的或者患者近亲属无法签署同意书的,由患者的法定代理人或者关系人签署同意书。

**⚖ 反馈与思考**

医疗护理文件的书写应当如何遵循客观、真实、准确、及时、完整、规范等基本原则?

## 任务三 医疗与护理文件管理要求

病历按照记录形式不同,可区分为纸质病历和电子病历。电子病历与纸质病历具有同等效力。为加强医疗机构病历管理,保障医疗质量与安全,维护医患双方的合法权益。医疗机构应当建立健全病历管理制度,设置病案管理部门或者配备专(兼)职人员,负责病历和病案管理工作。医疗机构及其医务人员应当严格保护患者隐私,禁止以非医疗、教学、研究目的泄露患者的病历资料。

1. 病历管理

(1) 门(急)诊病历原则上由患者负责保管。

(2) 患者住院期间,住院病历由所在病区统一保管。

(3) 因医疗活动或者工作需要,须将住院病历带离病区时,应当由病区指定的专门人员负责携带和保管。

（4）患者出院后，住院病历由病案管理部门或者专（兼）职人员统一保存、管理。

（5）医疗机构应当严格病历管理，任何人不得随意涂改病历，严禁伪造、隐匿、销毁、抢夺、窃取病历。

2. 病历保存

（1）医疗机构可以采用符合档案管理要求的缩微技术等对纸质病历进行处理后保存。

（2）门（急）诊病历由患者自行保管。

（3）住院病历由医疗机构保管，保存时间自患者最后一次住院出院之日起不少于30年。

（4）医疗机构变更名称时，所保管的病历应当由变更后医疗机构继续保管。

3. 病历复制

（1）患者本人或其代理人、死亡患者近亲属或其代理人有权复印或复制患者的病历。

（2）医疗机构可以为申请人复制住院病历中的体温单、医嘱单、住院志（入院记录）、手术同意书、麻醉同意书、麻醉记录、手术记录、病重（病危）患者护理记录、出院记录、输血治疗知情同意书、特殊检查（特殊治疗）同意书、病理报告、检验报告、辅助检查报告单、医学影像检查资料等病历资料。

（3）公安、司法、人力资源社会保障、保险以及负责医疗事故技术鉴定的部门，因办理案件、依法实施专业技术鉴定、医疗保险审核或仲裁、商业保险审核等需要，提出审核、查阅或者复制病历资料要求的，经办人员提供相关证明材料后，医疗机构可以根据需要提供患者部分或全部病历。

4. 病历封存与启封

（1）封存病历时，应当在医疗机构或者其委托代理人、患者或者其代理人在场的情况下，对病历共同进行确认，签封病历复制件。

（2）医疗机构申请封存病历时，医疗机构应当告知患者或者其代理人共同实施病历封存；但患者或者其代理人拒绝或者放弃实施病历封存的，医疗机构可以在公证机构公证的情况下，对病历进行确认，由公证机构签封病历复制件。

（3）医疗机构负责封存病历复制件的保管。封存后病历的原件可以继续记录和使用。

5. 病历排列顺序

（1）住院期间病历排列顺序：①体温单（按时间先后倒排）；②医嘱单（按时间先后倒排）；③入院记录；④病程记录（手术、分娩记录单等）；⑤术前讨论记录；⑥手术同意书；⑦麻醉同意书；⑧麻醉术前访视记录；⑨手术安全核查记录；⑩手术清点记录；⑪麻醉记录；⑫手术记录；⑬麻醉术后访视记录；⑭术后病程记录；⑮病重（病危）患者护理记录；⑯出院记录；⑰死亡记录；⑱输血治疗知情同意书；⑲特殊检查（特殊治疗）同意书；⑳会诊记录；㉑病危（重）通知书；㉒病理资料；㉓辅助检查报告单；㉔医学影像检查资料。

（2）出院（转院、死亡）后病历排列顺序：①住院病案首页；②入院记录；③病程记录；④术前讨论记录；⑤手术同意书；⑥麻醉同意书；⑦麻醉术前访视记录；⑧手术安全核查记录；⑨手术清点记录；⑩麻醉记录；⑪手术记录；⑫麻醉术后访视记录；⑬术后病程记录；⑭出院记录；⑮死亡记录；⑯死亡病例讨论记录；⑰输血治疗知情同意书；⑱特殊检查(特殊治疗)同意书；⑲会诊记录；⑳病危(重)通知书；㉑病理资料；㉒辅助检查报告单；㉓医学影像检查资料；㉔体温单(按时间先后顺排)；㉕医嘱单(按时间先后顺排)；㉖病重(病危)患者护理记录。

### 四 反馈与思考

患者出院后，住院病历与出院病历在摆放顺序上有哪些不同？一旦发生医疗纠纷，患者提出封存病史，护理人员应该如何处置？处置中又应注意哪些问题？

## 项目二 医疗与护理文件的书写

医疗与护理文件的书写，包括填写体温单、处理医嘱、记录特别护理记录单和书写病区交班报告等。按照国家卫计委《病历书写基本规范》要求客观、真实、准确、及时、完整、规范地填写各类护理文件已成为护理人员必须掌握的基本技能。

### 任务一 体 温 单

体温单为表格式，以护士填写为主。主要用于记录患者的生命体征及其他情况。

1. 记录内容和要求 内容包括患者姓名、科室、床号、入院日期、住院病历号(或病案号)、日期、手术日、手术后天数、体温、脉搏、呼吸、血压、疼痛、大便次数、出入液量、体重、药物过敏、住院周数等。住院期间体温单排在病历的最前面，以便于查阅。

2. 记录方法

(1) 眉栏

1) 用蓝(黑)钢笔或水笔填写患者科室、病区、姓名、床号、住院号、住院周数等项目。

2) 填写"日期"栏时，每页第一天应填写年、月、日，其余6天只写日。如在6天中遇到新的年度或月份开始，则应填写年、月、日或月、日。

3) 填写"住院天数"栏时，从患者入院当天为第一天开始填写，直至出院。

4) 填写"手术(分娩)后天数"栏时，用红钢笔填写，以手术(分娩)次日为第1天，依次填写至第14天为止。若在14天内进行第二次手术，则将第一次手术日数作为分母，第二次手术日数作为分子进行填写。

(2) 40~42℃横线

1) 用红钢笔或红色印章在40~42℃横线之间相应的时间格内纵向填写或加盖患者入院、转入、手术、分娩、出院、死亡等。

2）填写入院、转入、分娩、出院、死亡等项目后写"于"或划一竖线，其下用中文书写时间。时间均采用 24 小时制，精确到分钟，如"入院 14∶20"。

3）填写手术时间，不写具体手术名称，如"手术 9∶00"。

4）填写转入时间由转入病区填写，如"转入 20∶30"。

（3）体温曲线的绘制

1）体温符号：口温以蓝点"●"表示，腋温以蓝色"Ⓧ"表示，肛温以蓝色"⊙"表示。

2）每一小格为 0.2℃，将实际测量的度数，用蓝笔绘制或蓝点印章盖印于体温单 35～42℃的相应时间格内，相邻温度用蓝线相连。

3）物理或药物降温 30 分钟后，应重测体温，测量的体温以红圈"○"表示，划在物理降温前温度的同一纵格内，并用红虚线与降温前的温度相连，下次测得的温度用蓝线仍与降温前温度相连。

4）体温<35℃时，为体温不升，应在 35℃线以下相应的时间纵格内用红钢笔写"不升"，不再与相邻温度相连。

5）若患者体温与上次温度差异较大或与病情不符时，应重新测量，重测相符者在原体温符号上方用蓝笔写上一小写英文字母"v"（verified，核实）。

6）若患者因拒测、外出进行诊疗活动或请假等原因未能测量体温时，则在体温单 40～42℃横线之间用红色钢笔或水笔在相应时间纵格内填写"拒测"、"外出"或"请假"等，并且前后两次体温断开不相连。

（4）脉搏、心率曲线的绘制

1）脉搏、心率符号：脉搏以红点"●"表示，心率以红圈"○"表示。

2）每一小格为 4 次/分，将实际测量的脉率或心率，用红笔绘制或红点（圈）章盖印于体温单相应时间格内，相邻脉率或心率用红线相连，相同两次脉率或心率间可不连线。

3）脉搏与体温重叠时，先划体温符号，再用红笔在外划红圈"○"。如系肛温，则先以蓝圈表示体温，其内以红点表示脉搏。

4）脉搏短绌时，相邻脉率或心率用红线相连，在脉率与心率之间用红笔划线填满。

5）安装心脏起搏器患者，心率以红色Ⓗ表示。

（5）呼吸曲线的绘制

1）呼吸符号：呼吸以蓝圈"○"表示。

2）每一小格为 2 次/分，将实际测量的呼吸用蓝笔绘制或蓝圈印章盖印于体温单相应时间格内，相邻呼吸用蓝线相连，相同两次呼吸间可不连线。

3）使用呼吸机患者的呼吸以Ⓡ表示，在体温单相应时间内顶格用蓝（黑）水笔画。

（6）疼痛曲线的绘制

1）疼痛符号：疼痛以蓝色"Ⓟ"表示。

2）每一小格为 2 分，将通过使用常用的疼痛评估方法和工具评估后的实际分值，用蓝笔绘制或蓝色印章盖印于体温单相应时间格内，相邻疼痛评分用蓝线相连。

（7）底栏 底栏的内容包括大便次数（次/日）、入水量（ml）、出水量（ml）、血压

（mmHg）、体重（kg）、身高（cm）、药物过敏及其他等。数据以阿拉伯数字记录，免写计量单位，用蓝（黑）水笔填写在相应栏内。

1) 大便次数：每天记录 1 次，当天记录前一日的大便次数。未解大便以"0"表示；大便失禁以"※"表示；人工肛门以"☆"表示；灌肠以"E"表示；灌肠后排便以 E 作分母、排便次数做分子表示。例如"$\frac{1}{E}$"表示灌肠后排便 1 次；"$1\frac{2}{E}$"表示自行排便一次，灌肠后又排便 2 次；"$\frac{4}{2E}$"表示灌肠 2 次后排便 4 次。

2) 入水量：以毫升（ml）为单位填入。每天记录一次，当天记录前一日 24 小时总入量在相应的日期栏内。也有的体温单中入水量和出水量合在一栏内记录，则将前一日 24 小时的出入总量填写在相应日期栏内，分子为出量、分母为入量。

3) 出水量：以毫升（ml）为单位填入。每天记录一次，当天记录前一日 24 小时的尿液总量。导尿以"C"表示；尿失禁以"※"表示。例如"1 500/C"表示导尿患者排尿 1 500 ml。

4) 血压：以 mmHg 为单位填入。新入院患者当日应测量血压并记录。住院患者应根据病情及医嘱测量并记录。记录方式为收缩压/舒张压。一日内连续多次测量血压时，则上午血压写在前半格内，下午血压写在后半格内。术前血压写在前面，术后血压写在后面。如为下肢血压则应当标注。

5) 体重：以 kg 为单位填入。新入院患者当日应测量体重并记录，住院患者应根据病情及医嘱测量并记录。病情危重或卧床不能测量的患者，应在体重栏内注明"卧床"。

6) 身高：以 cm 为单位填入。一般新入院患者当日应测量身高并记录。

7) 药物过敏：患者有药物过敏时，应用刻有药物名称和阳性字样的红色印章盖印于相应栏目内。或用红色钢笔或水笔填写某药物阳性。

8) "其他"栏：根据病情需要填写，如特殊用药、腹围、管道引流量等。

9) 页码　用蓝（黑）水笔逐页填写。电子体温单无需填写页码，以第几周标注。

3. 保存　患者出院或死亡后，体温单应随病历留档保存。电子体温单通常在患者出院时一并打印。

## 小贴士

护理电子病历是电子病历的重要组成部分。它包括体温单、各种护理记录单、各种护理评估单等。电子体温单是电子病历中已应用较广的一种。它可用图形化方式直观再现患者的生命体征信息。护理人员只需将患者体温、脉搏、呼吸、疼痛等相关数据输入手持机或计算机，其系统会依照预先设计的程序自动生成图像。电子体温单版面整洁、数字清晰、信息全面、制图规范，避免了手工绘制体温单出现的图画不准确、字迹潦草、涂改、错填、漏填、信息不符、续页时间序号错误等问题。通常电子体温单储存于电脑中，可随时供查询与再次连续性输入相关信息。鉴于打印成本等原因，一般都在患者出院时统一打印归档保存。但若有临时或特殊需要也可随时打印。

凹 反馈与思考

请梳理总结体温、脉搏、呼吸、疼痛绘制过程中不同图示的表达含义？ 体温、脉搏、呼吸每小格的数值各是多少？

## 任务二 医 嘱 单

医嘱是指医师在医疗活动中下达的医学书面指令由医护人员共同执行。医嘱必须书写在医嘱单上,并经医生签名后方为有效。医嘱单分为长期医嘱单和临时医嘱单。

### 小贴士

医嘱系统(computerized physician order entry, CPOE)是医院应用较早,普及程度较高的临床信息系统。该系统使医生在医生工作站计算机终端录入的医嘱,在护士工作站计算机终端中显示,再经护士双人核对确认后发送信息,即可将相关信息传送至各部门计算机终端,包括住院药房、静脉输液配置中心、收费处、检验科、放射科、手术室等。即可产生各种执行单,如病房自动生成新的医嘱单、医嘱执行单;住院药房自动生成病区药物申领总表和单个患者明细表;药费则自动划价与收费处联网入账,住院费及部分治疗项目也会按医嘱自动收费;手术室自动生成患者手术相关信息;检验科、放射科自动生成患者相关检查内容与特殊准备、预约检查时间等信息。

1. 记录内容和要求

(1) 长期医嘱单内容包括患者科室、病区、姓名、床号、住院病历号(或病案号)、页码、医嘱起始日期和时间、长期医嘱内容、停止日期和时间、医师签名、执行时间、执行护士签名等。

(2) 临时医嘱单内容包括患者科室、病区、姓名、床号、住院病历号(或病案号)、页码、医嘱起始日期和时间、临时医嘱内容、医师签名、执行日期和时间、执行护士签名等。

(3) 医嘱内容及起始、停止时间应当由医师书写。医嘱内容应当准确、清楚,每项医嘱应当只包含一个内容,并注明下达时间,应当具体到分钟。

(4) 医嘱不得涂改。需要取消时,应当由医生使用红色墨水在该医嘱栏标注"取消"字样并签名。

(5) 一般情况下不执行口头医嘱,在抢救或手术过程中医生下达口头医嘱时,执行护士应先复诵一遍,双方确认无误后方可执行,事后应及时据实补写医嘱。

2. 与医嘱相关的表格

（1）医嘱单：是医生开启医嘱所用，包括长期医嘱单和临时医嘱单。

（2）执行卡：包括服药单、注射单、治疗单、输液单、饮食单等，护士将医嘱转录于各种执行卡上，并经核对正确以便于治疗和护理的实施。

（3）长期医嘱执行单：是护士执行长期给药医嘱后的记录，包括表格式和粘贴式。表格式长期医嘱执行单用于护士执行医嘱后直接书写所用药物、执行时间和签名；粘贴式医嘱执行单用于电子医嘱直接生成的原始医嘱及执行记录。

随着电子病历的推进，各种给药卡已逐渐被由电脑自动生成的医嘱执行单所取代。临床护士可依据医嘱定时或不定时按需选择打印单个或多个患者长期医嘱或临时医嘱执行单，护士执行后签名核对并黏贴。

3. 医嘱的种类

（1）长期医嘱：是指自医生开写医嘱起，至医嘱停止，有效时间＞24 小时的医嘱。如一级护理、心内科护理常规、低盐饮食、异山梨酯 10 mg 每天 3 次口服等。当医生注明停止时间后医嘱失效。

（2）临时医嘱：有效时间在 24 小时内，应在短时间内执行，有的需立即执行（st），通常只执行一次，如地西泮 5 mg（口服）st；有的需要在限定时间内执行，如会诊、手术、检查、X 线片及各项特殊检查等。另外，出院、转科、死亡等也列入临时医嘱。

（3）备用医嘱：根据病情需要分为长期备用医嘱和临时备用医嘱两种。

1）长期备用医嘱：是指有效时间＞24 小时，必要时用，两次执行之间有时间间隔，由医生注明停止日期后方失效。如哌替啶 50 mg，肌注，q6h prn。

2）临时备用医嘱：是指自医生开写医嘱起 12 小时内有效，必要时用，过期未执行则失效，如索米痛 0.5 g（口服）sos。需一日内连续用药数次者，可按临时医嘱处理，如奎尼丁 0.2 g q2h，共计 5 次。

4. 医嘱的处理

（1）长期医嘱处理：医生开写长期医嘱于长期医嘱单上，注明日期和时间，并签上全名。护士将长期医嘱单上的医嘱分别抄录至各种执行单上（如服药卡、注射卡、治疗卡、输液卡、饮食卡等）抄录时需于医嘱相应栏注明执行的具体时间并签全名。定期执行的长期医嘱应在执行卡上注明具体的执行时间。如硝苯地平 10 mg，每天 3 次，在服药卡上则应注明硝苯地平 10 mg、8am、12n、4pm。护士执行长期医嘱后应在长期医嘱执行单上注明执行的时间，并签全名。若使用序号式长期医嘱执行单，务必保证长期医嘱执行单上的序号与长期医嘱对应，与执行医嘱的内容相一致。

（2）临时医嘱的处理：医生开写临时医嘱于临时医嘱单上，注明日期和时间，并签上全名。需立即执行的医嘱，护士执行后，必须注明执行时间并签上全名。有限定执行时间的临时医嘱，护士应及时抄录至临时治疗本或交班记录本上。会诊、手术、检查等各种申请单应及时送到相应科室。

（3）备用医嘱的处理

1）长期备用医嘱处理：由医生开写在长期医嘱单上，必须注明执行时间，如哌替啶

50 mg,肌注,q6h prn。护士每次执行后,在临时医嘱单记录执行时间并签全名,以供下一班参考。

2)临时备用医嘱的处理:由医生开写在临时医嘱单上,12 小时内有效。如地西泮5 mg,口服 sos,过时未执行,则由护士用红笔在该项医嘱栏内写"未用"两字。

(4)停止医嘱的处理:停止医嘱时,应把相应执行单上的有关项目注销,同时注明停止日期和时间,并在医嘱单原医嘱后,填写停止日期、时间,最后在执行者栏内双人签全名。

(5)重整医嘱的处理:长期医嘱单>3 张,或医嘱调整项目较多时需重整医嘱。重整医嘱时,应在原医嘱最后一行下面划一红色横线,在红线下用蓝(黑)钢笔或水笔写"重整医嘱",再将红线以上有效的长期医嘱,按原日期、时间的排列顺序抄于红线下。重整医嘱经双人核对无误后,应在整理之后的有效医嘱执行者栏内签上两人全名。当患者手术、分娩或转科后,也需重整医嘱,即在原医嘱最后一项下面划一红横线,并在其下用蓝(黑)钢笔或水笔写"术后医嘱"、"分娩医嘱"、"转入医嘱"等,然后再开写新医嘱,注明日期和时间,并签上全名。红线以上的医嘱自行停止。

(6)其他

1)医嘱的执行和抄录必须有双人核对。医嘱处理时,应先急后缓,即先执行临时医嘱,再执行长期医嘱。

2)对有疑问的医嘱,必须核对清楚后方可执行。

3)医嘱需每班、每日核对,每周总核对,核对无误后应签全名确认。

目前,各医院医嘱的书写和处理方法不尽相同,有些医院使用医嘱本,医生医嘱开在医嘱本上有护士转抄医嘱;有些医院则由医生将医嘱直接写在医嘱单上,护士直接在医嘱单上执行;有些医院使用计算机医嘱处理系统。

5. 医嘱的计算机处理

(1)医嘱信息库的建立:结合临床实践,从用药、检验、放射、手术、护理等各个方面广泛收集信息,采用数字码和拼音码输入方式建立全面的医嘱信息库。通过针对医嘱信息、范围、内容实施标准化和规范化管理并适时更新,以便更好地运用医嘱信息。

(2)医嘱录入:医生通过医生工作站直接录入医嘱,并下达护士工作站。

(3)医嘱实施

1)提取医嘱:病区护士录入个人信息、密码,进入护士工作站后提取待处理医嘱。

2)处理医嘱:医嘱应有双人核对,确认无误后方可处理。核对内容包括医嘱类别、内容及执行时间等。有疑问的医嘱应及时询问医生,避免盲目处理。

3)执行医嘱:医嘱经处理后汇总生成医嘱执行单。住院药房根据此信息发放单包装口服药物送至病区、发放针剂送至静脉输液配置中心或送至病区。病区护士可通过终端机直接打印当天各种执行单或专项治疗单,包括注射、口服、输液、抽血等长期、临时医嘱。并根据执行单或专项治疗内容执行医嘱,执行单上应有执行时间和执行/核对护士双人签名。

(4)医嘱核对:①医嘱核对遵循"每班查对、每日核对、每周总查对"的原则;②核对内容包括医嘱单、执行单、各种标识(饮食、护理级别)等；③医嘱核对者,应在医嘱执行单上签名确认；④医嘱执行单应在各病区保留1周。

(5) 医嘱处理的监控

1) 在医嘱录入、校对、汇总、生成、总查、删除等每一个处理环节中,实施操作码管理。操作码与操作人员一一对应,操作人员只有凭借操作码才能进入计算机医嘱处理系统,操作人员的姓名可在总台显示。

2) 职能部门可通过监控系统浏览、查对住院患者或出院患者的全部医嘱；浏览、查阅全院(包括出院)患者的某一项医嘱等,从而监控各个科室医嘱处理的环节质量和终末质量。

6. 保存　患者出院或死亡后,医嘱单应随病历留档保存。电子医嘱单通常在患者出院时一并打印。

### 反馈与思考

医嘱从医生开出到护士处理执行的全过程中,有哪些环节是容易出错的？护理人员应该如何预防？

## 任务三　24 小时出入液量记录单

正常人体每日液体的摄入量和排出量之间保持着动态的平衡。当摄入水分减少或是由于疾病导致水分排出过多,都可引起机体不同程度的脱水,应及时经口或其他途径(静脉或皮下等)补液以纠正脱水；相反,如果水分过多积聚在体内,则会出现水肿,应限制水分摄入。因此,护理人员必须正确的测量和记录患者每日液体的摄入量和排出量,以作为了解患者病情转归、做出诊断、决定治疗方案的重要依据。休克、大面积烧伤、大手术后或心脏病、肾脏疾病、肝硬化腹水等患者尤其需要严格记录 24 小时出入水量。

1. 记录内容和要求

(1) 每日摄入量:包括每日的饮水量、食物中的含水量、输液量、输血量等。患者饮水时应使用固定的饮水容器,并测定其容量；固体食物应记录单位数量或重量,如米饭 1 中碗(约 100 g)等,再根据医院常用食物含水量(表 17-1)及各种水果含水量(表 17-2)核算其含水量。

表 17-1　医院常用食物含水量

| 食物 | 原料重量(g) | 含水量(ml) | 食物 | 原料重量(g) | 含水量(ml) |
|---|---|---|---|---|---|
| 米饭 | 100 | 70 | 大米粥(稀) | 50 | 300 |
| 大米粥(稠) | 50 | 200 | 面包 | 100 | 33 |

（续表）

| 食物 | 原料重量(g) | 含水量(ml) | 食物 | 原料重量(g) | 含水量(ml) |
|---|---|---|---|---|---|
| 捞面条 | 100 | 73 | 馄饨 | 100 | 350 |
| 汤面条 | 100 | 300 | 牛奶 | 100 | 87 |
| 馒头 | 50 | 20 | 豆腐干 | 100 | 70 |
| 花卷 | 50 | 16 | 豆腐脑 | 100 | 91 |
| 烧饼 | 50 | 20 | 豆浆 | 100 | 92 |
| 油饼 | 100 | 25 | 豆腐 | 100 | 90 |
| 油条 | 100 | 23 | 牛肉 | 100 | 69 |
| 大饼 | 100 | 22 | 猪肉 | 100 | 29 |
| 菜包 | 150 | 80 | 猪肝 | 100 | 71 |
| 子 | 100 | 70 | 鸡蛋 | 40 | 30 |
| 水饺 | 100 | 300 | 咸鸭蛋 | 50 | 35 |
| 蒸饺 | 100 | 70 | 青菜 | 100 | 92 |
| 豆沙包 | 50 | 34 | 大白菜 | 100 | 96 |
| 蛋糕 | 50 | 25 | 羊肉 | 100 | 59 |
| 饼干 | 7/块 | 2 | 冬瓜 | 100 | 97 |
| 藕粉 | 50 | 210 | 带鱼 | 100 | 50 |
| 鸭蛋 | 100 | 72 | 河虾 | 100 | 81 |

表 17 - 2　各种水果含水量

| 水果 | 重量(g) | 含水量(ml) | 水果 | 重量(g) | 含水量(ml) |
|---|---|---|---|---|---|
| 西瓜 | 100 | 79 | 葡萄 | 100 | 65 |
| 甜瓜 | 100 | 66 | 桃 | 100 | 82 |
| 西红柿 | 100 | 90 | 杏 | 100 | 80 |
| 萝卜 | 100 | 73 | 柿子 | 100 | 82 |
| 黄瓜 | 100 | 96 | 香蕉 | 100 | 82 |
| 樱桃 | 100 | 67 | 橘子 | 100 | 54 |
| 黄瓜 | 100 | 83 | 菠萝 | 100 | 86 |
| 苹果 | 100 | 87 | 柚子 | 100 | 85 |
| 木梨 | 100 | 89 | 广柑 | 100 | 88 |
| 鸭梨 | 100 | 88 | 草莓 | 100 | 91 |
| 石榴 | 100 | 79 | 李子 | 100 | 68 |

（2）每日排出量：主要为尿量，此外还有其他途径的排出液，如大便量、呕吐量、呕血量、咯血量、咯痰量、伤口引流量、胃肠减压量、胸腔引流量、创面渗液量等，也应作为排出量加以记录。除大便记录次数外，液体以毫升(ml)为单位记录。为了准确记录昏迷患者、尿失禁患者，或需密切观察尿量的患者，最好留置导尿；婴幼儿测量尿量可先测量干尿布的重量，再测量湿尿布的重量，两者之差即为尿量；对于不易收集的排出量，可依据定量液体浸润棉织物的情况进行估算。

2. 记录方法

（1）用蓝(黑)水笔填写眉栏各项，包括患者姓名、床号、诊断、科别、病房、住院病历号及页码。

（2）记录均以毫升(ml)为单位。

（3）12 小时(日间 6：00 至夜间 18：00)或 24 小时(日间 6：00 至次晨 6：00)就患者的出入水量做一次小结或总结。

（4）12 小时小结，用蓝(黑)水笔在 18：00 记录的下面一格上下各划一横线，将 12 小时小结的液体出入量记录在划好的格子上；24 小时做总结，用红钢笔在次晨 7：00 记录的下面一格上下各划一横线，将 24 小时总结的液体出入量记录在划好的格子上，需要时应分类总结，并将结果分别填写在体温单相应的栏目上。

## 任务四 危重护理记录单

凡危重、抢救、大手术后、特殊治疗，或需严密观察病情者，须记录危重护理记录单，以便及时观察和全面了解掌握患者的生命体征、病情变化，治疗或抢救后效果等。目前，各大医院已推广使用表格式危重护理记录单。

1. 记录内容

（1）基本信息：包括科别、病区、床号、姓名、性别、年龄、诊断、住院号、页码。

（2）记录栏目：护理级别、体温、脉搏、呼吸、血压、血氧饱和度、神志、饮食、晨晚间护理、排泄、导管评估及护理、治疗及其他、通知医生、签名等。

（3）备注说明：相关填写该表的说明。

2. 记录方法

（1）各项用蓝(黑)水笔填写。

（2）每页首行记录应有年、月、日、时(24 小时制)，该页使用中遇有跨月、跨年则应注明某月某年。

（3）准确记录患者生命体征，计量单位已录入项目标题栏内。记录栏只填数字。记录时间准确到分钟。

（4）晨间/晚间护理用序号表示相关内容。具体内容记录与备注说明。

（5）排泄记录除填写量外，颜色、性状描述记录于其他栏，每日将 24 小时总量记录于体温单相应栏内。

（6）患者病情、特殊治疗护理以及效果应在治疗及其他栏内记录。

（7）患者一旦发生病情变化或有不适主诉，护士应即刻通知医生并在相应时间栏内打钩。

（8）所有项目填写都应有相应的时间及记录者签名。

（9）每班或24小时就患者总出入量、病情、治疗、护理做一小结或总结，24小时总结可用红色水笔或划双红线用蓝（黑）水笔填写。

（10）首次记录时间不足24小时，则按实际小时数总结记录出入水量。

（11）备注说明栏是对各记录项目的具体描述，便于具体记录过程的简化以打钩"√"表示。

3. 保存　患者出院或死亡后，特别护理记录单应随病历留档保存。

**小贴士**

除危重护理记录单外，还包括手术护理记录单、孕妇病程录等。手术护理记录单是巡回护士对手术患者手术中护理情况及所用器械、数料的记录。孕妇病程录主要用于产前未临产的孕妇，内容包括遵医嘱监测胎心（位置、频率）、胎膜、特殊情况及处理等并记录。

## 任务五　入院护理评估单

入院护理评估单，用于对新入院患者应进行初步的护理评估，并通过评估找出患者的健康问题，确立护理诊断。主要内容包括患者的一般资料（性别、年龄、职业、民族、婚姻状况、文化程度、入院方式、过敏史等）、护理体检（生命体征、神志、语言沟通、肢体活动、吞咽、视力、听力、皮肤、导管等）、生活状况（排尿方式、排便方式、吸烟、饮酒、自理能力等）。护士应在患者入院24小时内逐项完成评估，并签名确认，护士长应及时审核并签名确认。

## 任务六　跌倒危险因素评估单

跌倒危险因素评估单，用于对新入院患者进行跌倒危险因素的逐项评估，结果于项目栏中"√"表示。并通过评估找出患者可能导致跌倒的危险因素，并在告知栏中"√"表示已告知患者或家属相应的预防措施。主要内容包括跌倒的危险因素（神志不清、烦躁不安、无自主行为能力、儿童/孕妇/残疾、年龄、行动不便、曾有因疾病跌倒史、使用特殊药物、有直立性低血压等）、预防措施（床栏的使用、约束保护、家属陪护、床尾悬挂警示标记、健康教育等)。护理措施可用序号表示。护士可参照行业标准逐项完成评估,并签名确认。护士长应及时审核并签名确认。

## 任务七 压疮危险因素评估单

目前常用的压疮评估工具有 Braden 压疮风险评估量表、Braden Q 儿童压疮风险评估量表、Norton 压疮风险评估量表、Waterlow 压疮风险评估量表。临床使用较普遍的是 Braden 压疮风险评估量表。

该量表主要用于成年人。通常在所有患者(包括已发生压疮者)新入院时逐项进行压疮风险评估,并将评估结果于相应分值栏中"√"表示。主要内容包括患者的感觉、活动力、移动力、营养、潮湿、摩擦力和剪切力等。护士可参照行业标准逐项完成评估,并签名确认。护士长应及时审核并签名确认。

压疮危险因素评估表总分 23 分,最低 6 分。总分≤18 分提示病人有发生压疮的风险,应采取预防措施。其中评分≤9 分为极高危险;9 分<评分≤12 分为高风险;12 分<评分≤14 分为中风险;14 分<评分≤18 分为低风险。除了在患者新入院时进行初次评估外,在患者手术后或病情发生变化或相关的风险因素发生变化时需要再次评估。如果评分提示中度危险及以上的患者需要持续每周评估一次。

## 任务八 压疮评估处理随访单

压疮评估处理随访单见"本书课件平台",主要用于发生或带入压疮的患者。内容主要包括压疮发生的部位、压疮分期、创面评估、创面处里、预防措施等。压疮部位应在压疮评估处理随访单的图示上标注并以"序号"表示,描述压疮分期、创面大小、基底颜色、渗出量、气味、愈合期等均在相应栏内"√"表示。根据压疮分期给予的创面处理,预防措施,应在相应时间段用压疮评估处理随访单罗列的创面处理、预防措施的相关序号表示。发生或带入压疮的患者,护士可参照行业标准逐项完成评估,并签名确认。护士长应及时审核并签名确认。

## 任务九 病 室 报 告

病区交班报告是由值班护士书写的书面交班报告,其内容为值班期间病区的情况及患者病情的动态变化。通过阅读病区交班报告,接班护士可全面掌握整个病区的患者情况、明确需继续观察的问题和实施的护理。

1. 交班内容

(1) 出院、转出、死亡患者:出院者写明离院时间;转出者注明转往的医院、科别及转出时间；死亡者简要记录抢救过程及死亡时间。

(2) 新入院及转入患者：应写明入院或转入的原因、时间、主诉、主要症状、体征、既往重要病史(尤其是过敏史)，存在的护理问题以及下一班需观察及注意的事项，给予的治疗，护理措施及效果。

(3) 危重患者、有异常情况以及做特殊检查或治疗的患者：应写明主诉、生命体征、神志、病情动态、特殊抢救及治疗护理，下一班需重点观察和注意的事项。

(4) 手术患者：准备手术的患者应写明术前准备和术前用药情况等。当天手术患者需写明麻醉种类，手术名称及过程，麻醉清醒时间，回病房后的生命体征、伤口、引流、排尿及镇痛药使用情况。

(5) 产妇：应报告胎次、产式、产程、分娩时间、会阴切口或腹部切口及恶露情况等；自行排尿时间；新生儿性别及评分。

(6) 老年、小儿及生活不能自理的患者：应报告生活护理情况，如口腔护理、压疮护理及饮食护理等。

此外，还应报告上述患者的心理状况和需要接班者重点观察及完成的事项。夜间记录还应注明患者的睡眠情况。

2. 书写顺序

(1) 用蓝黑钢笔填写眉栏各项，如病区、日期、时间、患者总数和入院、出院、转出、转入、手术、分娩、病危及死亡患者数等。

(2) 先写离开病区的患者(出院、转出、死亡)，再写进入病区的患者(入院、转入)，最后写本班重点患者(手术、分娩、危重及有异常情况的患者)。同一栏内的内容，按床号先后顺序书写报告。

3. 书写要求

(1) 应在巡视和了解患者病情的基础上认真书写。

(2) 书写内容应全面、真实、简明扼要、重点突出。

(3) 字迹清楚、不得随意涂改、粘贴、日间用蓝(黑)钢笔书写，夜班用红钢笔书写。

(4) 填写时，先写姓名、床号、住院病历号、诊断，再简要记录病情、治疗和护理。

(5) 对新入院、转入、手术、分娩患者，在诊断的右下角分别用红笔注明"新"、"转入"、"手术"、"分娩"，危重患者用红笔注明"危"或做红色标记"※"。

(6) 写完后，注明页数并签全名。

(7) 护士长应对每班的病区交班报告进行检查，符合质量后签全名。

**思考题**

1. 医疗与护理文件书写的基本规范？
2. 医疗与护理文件管理的要求？

# 参考文献

1. 胡必杰,刘荣辉,陈文森. SIFIC 医院感染预防与控制临床实践指引. 上海:上海科学技术出版社,2013
2. 胡必杰,郭燕红,高光明,等. 医院感染预防与控制标准操作. 上海:上海科学技术出版社,2010
3. 2006 卫生部《医院感染管理办法》中华人民共和国卫生部令　第 48 号
4. 李雅英. 医院消毒新标准贯彻实施与消毒新技术操作要点及供应室安全管理必备手册. 北京:人民卫生出版社,2010
5. 李小寒,尚少梅. 基础护理学. 第 5 版. 北京:人民卫生出版社,2012
6. 钱晓璐,余剑珍. 临床护理教程. 第 2 版. 上海:复旦大学出版社,2009
7. 卫生行业标准《医院隔离技术规范》(WS/T 311~2009)
8. 桑未心. 护理学基础. 北京:高等教育出版社,2011
9. 中华人民共和国卫生部. 临床护理实践指南. 北京:人民军医出版社,2011
10. 赵佛容. 口腔护理学. 上海:复旦大学出版社,2004
11. 石琴,施雁,戴琳峰. 新编护理学基础. 上海:复旦大学出版社,2012
12. 侯桂玲. 落实生活护理的影响因素及管理对策. 天津护理,2014,22(3):273~274
13. 李佳,杨红兰,翟秀丽. 泌尿外科老年患者晨间护理体会. 西南军医,2011,13(3):548~549
14. 刘艳艳. 卧床患者的晨间护理体会. 中国健康月刊,2011,30(11):208~209
15. 周敏,马青华. 舒适护理临床应用研究进展. 全科护理,2012,10(12):3242~3243
16. 萧丰富. 萧氏舒适护理模式. 第 6 版. 台北:华杏出版有限公司,1998,9
17. 张宏. 舒适护理研究进展. 国外医学·护理分册,2001,2(16):15~16
18. 吕探云. 健康评估. 第 2 版. 北京:人民卫生出版社,2006
19. 钱晓路. 护理学基础. 上海:复旦大学出版社,2011
20. 姜安丽. 护理学基础. 第 2 版. 北京:人民卫生出版社,2012
21. 吕淑琴. 护理学基础. 第 2 版. 北京:全国中医药出版社,2012
22. 施永兴,王光荣. 缓和医学理论与生命关怀实践. 上海:上海科学普及出版社,2009
23. 施永兴. 安宁护理与缓和医学. 上海:上海科学普及出版社,2002
24. 查尔斯·科尔,克莱德·内比,多娜·科尔著. 榕励译. 死亡课:关于死亡、临终和丧亲之痛. 北京:中国人民大学出版社,2011
25. 钟华荪. 静脉输液治疗护理学. 北京:人民军医出版社,2007
26. 吴玉芬,彭文涛,罗斌. 静脉输液治疗学. 北京:人民卫生出版社,2012
27. 静脉治疗护理技术操作规范. 中华护理管理,2014(1)

**图书在版编目（CIP）数据**

基础护理/徐筱萍,赵慧华主编.—上海:复旦大学出版社,2015.7（2020.8 重印）
全国高等医药院校护理系列教材
ISBN 978-7-309-11347-1

Ⅰ. 基… Ⅱ.①徐…②赵… Ⅲ. 护理学-医学院校-教材 Ⅳ. R47

中国版本图书馆 CIP 数据核字（2015）第 063244 号

**基础护理**

徐筱萍 赵慧华 主编
责任编辑/王晓萍

复旦大学出版社有限公司出版发行
上海市国权路 579 号 邮编：200433
网址：fupnet@ fudanpress.com http://www.fudanpress.com
门市零售：86-21-65102580 团体订购：86-21-65104505
外埠邮购：86-21-65642846 出版部电话：86-21-65642845
常熟市华顺印刷有限公司

开本 787×1092 1/16 印张 26.75 字数 556 千
2020 年 8 月第 1 版第 3 次印刷
印数 8 101—10 200

ISBN 978-7-309-11347-1/R · 1458
定价：58.00 元